Andreas H. Grün / Richard Viebahn (Hrsg.)

Medizin für Nichtmediziner

Ein Handbuch von Ärzten und weiteren Experten
für Nichtmediziner im Gesundheitswesen

Gestaltung und Satz: LineDesign Ursula Stephan, Wetzlar
Umschlaggestaltung: Wolf Hartmann, creo Druck & Medienservice GmbH, Bamberg
Druck: creo Druck & Medienservice GmbH, Bamberg

Andreas H. Grün / Richard Viebahn (Hrsg.)

Medizin für Nichtmediziner

Ein Handbuch von Ärzten und weiteren Experten
für Nichtmediziner im Gesundheitswesen

Konzepte und Beiträge von:

Prof. Dr. Andreas H. Grün

Dr. Karin Parutsch

Prof. Dr. Robert Behr

Prof. Dr. Dr. Michael Streppel

*Priv. Doz. Dr. Parwis
Massoudy-Touiserkan*

Prof. Dr. Richard Viebahn

Priv. Doz. Dr. Achim Lies

*Prof. Dr. Dr. Walter Ludwig
Strohmaier*

Dr. Martin Schütte

Prof. Dr. Johannes Brachmann

Dr. Helmut Förster

Prof. Dr. Christoph Rosak

Univ.-Prof. Dr. Wolf D. Oswald

Dr. Klaus Post

Priv. Doz. Dr. Dieter Melchart

Dr. Ulrich Haaf

Dr. Albert Möller

Priv. Doz. Dr. Jamshid Farahati

Dr. Martin Bünning

*Prof. Dr. Pedro Michael
Faustmann*

Carlo Stahl

Winfried Gill

Wolfgang Müller

Peter Möckel

Gesine Dannenmaier

Andreas H. Grün · Richard Viebahn (Hrsg.)
Medizin für Nichtmediziner
Ein Handbuch von Ärzten und weiteren Experten
für Nichtmediziner im Gesundheitswesen
Kulmbach: Baumann Fachverlage, 2007
(ku-profi-Reihe)
ISBN 978-3-938610-43-5

Bibliografische Information der Deutschen Bibliothek
Die Deutsche Bibliothek verzeichnet diese Publikationen in der Deutschen
Nationalbibliografie; detaillierte bibliografische Daten sind im Internet über
http://dnb.ddb.de abrufbar.

August 2007
Baumann Fachverlage GmbH & Co. KG
Verlagsort: Postfach 1149, 95301 Kulmbach

Inhalt

Vorwort

Rasante Veränderungen in einem strukturell unsicheren Handlungsumfeld stellen heute besondere Anforderungen an die Steuerung von Einrichtungen im deutschen Gesundheitswesen.

Marktlage und Vorgaben der Gesetzgebung versetzen diese in ein klassisches Führungsdilemma: Die Anpassung langfristiger Strategien an ein dynamisches Umfeld.

Im Hinblick auf die dauerhafte finanzielle Sicherung von Unternehmen aller Branchen erleben wir derzeit die Suche nach sinnvollen Instrumenten nachhaltiger und in der Hauptsache prozessorientierter Organisation.

Im Rahmen dieses Ansatzes kommt einer direkten, verständlichen Kommunikation der beteiligten Berufsgruppen auf kurzen Wegen besondere Bedeutung zu.

Die Ausrichtung dieser Veröffentlichung entspricht dem Ziel, Missverständnisse zu vermeiden durch die Förderung einer Berufsgruppen übergreifenden Kommunikation im Gesundheitswesen über die Vermittlung medizinischen Grundlagenwissens, insbesondere an administrativ Tätige dieser Branche.

Das Werk beinhaltet sowohl die Definition des jeweiligen medizinischen Fachgebietes und Abgrenzung gegenüber Nachbarfächern, die Übersicht der dort führenden Krankenhausdiagnosen sowie deren Vorstellung über Definition, Ursachen, Epidemiologie, Klinik, Grundzüge der Behandlung und ihre Komplikationen als auch Besonderheiten unter dem Aspekt der Krankenhausbehandlung, spezielle Aspekte der Qualitätssicherung und DRG's.

Zudem ermöglicht die zusätzliche Betrachtung von Schnittstellen zum medizinischen Kernbereich weitere Antworten auf vielschichtige aktuelle Fragestellungen, wie Schwerpunktbildung und Synergieeffekte, medizinische und medizintechnische Entwicklung sowie Kosten-Nutzen-Betrachtungen.

Möge dieses Werk dazu beitragen, die interstrukturelle Kommunikation im Gesundheitswesen verständlicher und effektiver zu gestalten.

Andreas H. Grün   *Richard Viebahn*

im Juli 2007

Prof. Dr. Andreas H. Grün

MEDIZIN UND ÖKONOMIE IM SPANNUNGSFELD?

Gliederung:

1. Hintergründe gewachsener Strukturen und aktueller Entwicklungen

Zu den wichtigsten Lebensthemen eines Menschen zählt die Erhaltung und Wiederherstellung der persönlichen Gesundheit. Diese ist die Grundlage des Handelns einer Person in allen anderen Lebensbereichen; für die momentane Aktivität genauso wie für die Planung der Zukunft. Seit Menschengedenken haben sich um das Thema Gesundheit Professionen und Berufe entwickelt. Gleichermaßen vollzieht sich die Entwicklung des Fachgebietes der Medizin. Den Kernbereich des Gesundheitswesens bilden nach wie vor die Einrichtungen und Personengruppen, welche ihre Leistung direkt dem Menschen zukommen lassen.

Mit dem Entstehen der modernen Industriegesellschaften in der zweiten Hälfte des 19. Jahrhunderts sind Gesundheit und medizinische Versorgung der Bevölkerung zunehmend auch zu einer wichtigen politischen Frage geworden. Für die Entwicklung des Gesundheitssystems in Deutschland war die Einführung der gesetzlichen Krankenversicherung durch die Bismarck'sche Sozialgesetzgebung im Jahr 1883 über das „Gesetz betreffend die Krankenversicherung der Arbeiter" mit Regelungen zu ärztlicher Behandlung, Arzneimitteln und Krankengeld besonders prägend. Otto von Bismarck sah es als eine Aufgabe staatserhaltender Politik, für die „hilfsbedürftigen Mitglieder der Gesellschaft" zu sorgen. Der Staat hat seither durch vielfältige Gesetze, Regelung von Zuständigkeiten und Gründung von Institutionen die Gesundheit berührende Bereiche geregelt (Mommsen, W. 1966).

Dass sich das Gesundheitswesen in Deutschland heute mit mehr als vier Millionen Beschäftigten zu einem der bedeutendsten Wirtschaftssektoren und wichtigem Teilsystem der Gesellschaft entwickelt hat, ist durch weitere Einflüsse begründet (Grün, A. H., S. 2, 2004).

Die Dynamik des medizinischen und medizintechnischen Fortschritts, die zunehmende Vielfalt von gesundheitsbezogenen Produkten, Dienstleistungen und Anbietern sowie die stetig wachsende Nachfrage der Bevölkerung nach Gesundheitsleistungen tragen neben staatlichen Aktivitäten zu dessen Position bei.

Die Politik unternahm in den vergangenen Jahren den Versuch, sich dem Vokabular von Finanzressourcen, Beitragssatzstabilität, Wirtschaftswachstum, Bedarf und Budgetierung u.a. anzunehmen (Grün, A.H., Wettbewerb versus Regulierung, S. 7, 2005). Die Gesetzes- und Verordnungsflut der vergangene Jahrzehnte fordert die Akteure im Gesundheitswesen heraus. Es entstand eine auffallende Reform, das GKV-Wettbewerbsstärkungsgesetz. In der Entstehung dieses Gesetzes wurden zwei in Ihren Ansätzen letztes Endes nicht vergleichbare Begrifflichkeiten im Dschungel der Finanzierungsstrukturen und -probleme zum Selbstbildnis der jeweiligen Interessensvertreter. Einerseits die Kopfpauschale als Finanzierungsentscheidung, welche die Frage nach dem ‚Wie' stellt und andererseits die Bürgerversicherung als Beteiligungsentscheidung, welche nach dem ‚Wer' fragt. Wohlwissend, dass beide noch so diametral unterschiedlichen Diskussionsgegenstände parteienpolitisch nicht vereinbar waren, boten bereits die Charakteristika letzten Endes keine Vergleichbarkeit.

Dass hieraus das eigentliche Problem der Finanzierungsproblematik nicht gelöst wurde, darf jedoch nicht darüber hinwegtäuschen, dass diese Reform nachhaltig an den Grundfesten der Beteiligten rüttelt.

So kann festgehalten werden, dass tiefgehende Veränderungen beschlossen wurden. Hierunter sind auszugsweise die Reform

1. der Versorgungsstrukturen und der Kassenorganisation,
2. der Finanzierungsordnung,
3. der privaten Krankenversicherung und
4. die Einführung der Krankenversicherung für alle aufzuführen.

Die Auswirkungen für die einzelnen Beteiligten im Gesundheitswesen sind beachtlich. Betrachtet man z. B. den stationären Sektor, einen Bereich, in dem immerhin noch circa 1,1 Millionen Beschäftigte tätig sind, und der circa ein Drittel der Gesamtausgaben dieser Branche verausgabt, so wird transparent, dass Mehrkosten in Milliardenhöhe entstehen.

Die Deutsche Krankenhausgesellschaft bezifferte Anfang 2007 die Lasten der Krankenhäuser wie folgt:
1. durch die Gesundheitsreform:
    a. Minus 380 Millionen Euro (Rechnungskürzung, Mindererlösausgleich, ausbleibende Rückzahlungen Integrierte Versorgung)
    b. Minus 200 Millionen Euro (Verlängerung Anschubfinanzierung Integrierte Versorgung)
2. durch gesetzlich- und tarifbedingte Kosten- und Ausgabensteigerungen
    a. 1,5 Milliarden Euro (TVöD-Umstellung, neue und erwartete Tariferhöhungen für Klinikärzte)
    b. 1,3 Milliarden Euro (erwartete Mehrkosten durch Änderung Arbeitszeitgesetz)
    c. 500 Millionen Euro (Mehrwertsteuererhöhung ab 2007)
    d. 1 Milliarde Euro (durch gesetzliche Auflagen wie Naturalrabattverbot, steigende Anforderungen an Qualitätssicherung, sicherheitstechnische Auflagen)

3. durch Investitionsstau:
   50 Milliarden Euro Investitionsstau wegen ausbleibender gesetzlich vor-
   gesehener Investitionsfinanzierung durch Bundesländer
   Hierzu ein Standpunkt: „Faktisch haben wir keine duale Finanzierung. […]
   Wir reden hier alle so, als ob es eine duale Krankenhausfinanzierung gibt,
   aber dies ist nicht der Fall, weil die Länder ihren Zahlungsverpflichtungen
   nicht nachkommen." (Rebscher, H., Gesundheitssystem, S. 296, 2007)
4. durch gesetzlich begrenzte maximale Budgetsteigerung der Krankenhäuser:
   für 2007: 0,28 Prozent der Krankenhausbudgets West; 1,05 Prozent Ost.
   (Grün, A.H. in: George, W., Gesundheitsmarkt, 2007)

„Die jüngste Gesundheitsreform könnte einen Paradigmenwechsel markie-
ren – den langsamen Abschied von einem guten Vierteljahrhundert Kosten-
dämpfungs-Politik. Denn auch wenn man im „GKV-Wettbewerbsstärkungsgesetz" […] noch Kostendämpfungs-Vorschriften findet – letztlich wird mit dieser
Reform zum ersten Mal seit dem Beginn der Kostendämpfungs-Gesetzgebung
akzeptiert, dass mittelfristig mehr Geld in das Gesundheitssystem fließen muss,
wenn man das Leistungsniveau aufrechterhalten und den Versicherten medizinische und medizintechnische Innovationen zugute kommen lassen will."
(Preusker, U. K., S. 21, 2007)

„Ärzte und Kliniken bewegen sich unter einem demnächst etwas weniger stark
verschlossenen Budgetdeckel, der letztlich zu Rationierungen im System führt."
(Mihm, A., S. 46, 2007)

2. Selbstbilder

2.1 Ärztliches Selbstverständnis im Wandel

Freie Arztwahl, Qualität der ärztlichen Berufsausübung und das vertrau-
ensvolle Arzt-Patienten-Verhältnis sind unantastbare Werte des ärztlichen
Selbstverständnisses.

In der Erfüllung ihres Berufes tragen Ärzte Verantwortung gegenüber ihren Patienten, aber auch gegenüber ihren Mitarbeitern, gegenüber der Allgemeinheit, dem Staat und der Öffentlichkeit.

Neben ärztlichen Dokumentationspflichten tragen Mediziner heute unter anderem auch Rechnungslegungs- und Bilanzierungspflichten.

Die Sicht der Ärzteschaft auf die medizinische Leistungserstellung hat sich demnach gewandelt. Heute ist die Ausübung des ärztlichen Berufes vor allem durch den enormen Kostendruck im Gesundheitswesen bestimmt. Die unsichere Finanzierung des Gesundheitssystems in Deutschland ist seit Jahren ein viel diskutiertes, aber ungelöstes Problem. Diese Umstände sind bereits den Studierenden der Medizin aus der allgemeinen Diskussion bekannt. Besonders die stetig steigenden Kosten der stationären Versorgung werden kritisch betrachtet. Neben der bekannten Anpassung der Vergütungssätze auf bundeslandeinheitliche Niveaus innerhalb der DRG-Konvergenzphase sind nun weitere Budgetveränderungen für die Krankenhäuser in der Diskussion. Dies lässt den wirtschaftlichen Druck auf die Einrichtungen des Gesundheitswesens teils enorm ansteigen. Und das bekommen die am Patienten tätigen Ärzte, Pflege- und Funktionskräfte wie auch alle übrigen Krankenhausmitarbeiter zu spüren. Die Phase, in der mit Abschluss des Medizinstudiums eine solide finanzielle Grundlage verbunden war, scheint für Manche vorüber. Daneben erscheinen jungen Ärzten heute gute Arbeitsbedingungen und Teamwork wesentlich lohnender. Verständlich sind in Zeiten derartiger Veränderungen jedoch die Unsicherheiten dieser Berufsgruppe.

Nachfolgende Übersicht stellt wesentliche Aufgaben eines Mediziners speziell im Krankenhausbetrieb und in den Schnittstellenbereichen zum betriebswirtschaftlichen Management dar:

Abbildung 1: Medizin und Ökonomie in der ärztlichen Praxis

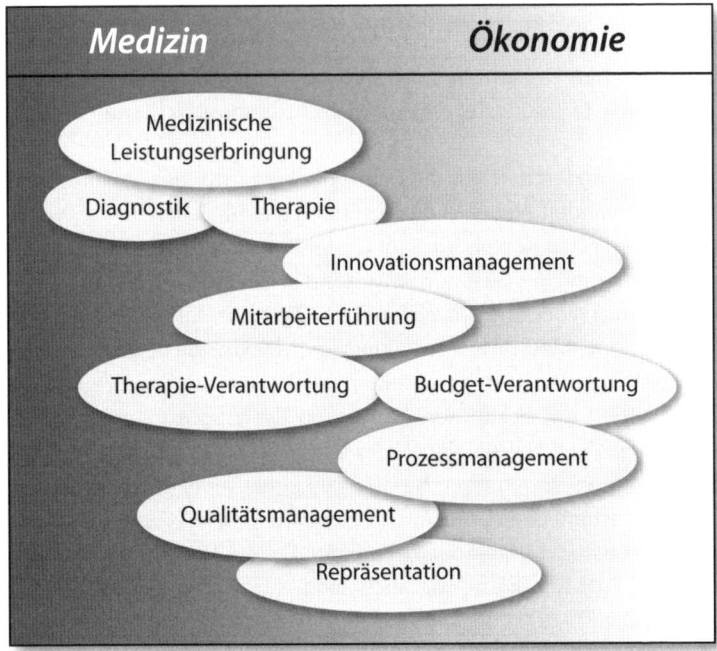

Eine gewisse Unsicherheit im Selbstverständnis des Mediziners unserer Tage wird auch durch die Notwendigkeit von Befragungen unter dem Motto des Arztbildes der Zukunft deutlich. Grundlage derartiger Maßnahmen ist die kontroverse Diskussion der Einbindung der Ökonomie in die ärztliche Ausbildung und damit letztlich deren Berufsausübung.

Eine Antwort auf diese Fragestellung liegt bereits auf der Hand, denn nicht zuletzt bildet der Arzt die Schnittstelle zum Patienten ab. Diese eigentliche Kernaufgabe birgt ein erhebliches wirtschaftliches Potenzial, das die Förderung eines Kostenbewusstseins mit begründet.

Die Beziehung zwischen Arzt und Patient stellt die wichtigste Schnittstelle zwischen einem stark arbeitsteiligen System und dem Empfänger dessen Leistung dar.

Die Aufrechnung der Einzelentscheidungen (Zuteilungen) der Ärzte bestimmt über Kostenströme in Milliardenhöhe. Das wirtschaftliche Überleben medizinischer Einrichtungen hängt somit nicht unwesentlich von der Möglichkeit der betriebswirtschaftlichen Steuerung der Arzt-Patient-Beziehung ab.

Das Vertragsrechtsänderungsgesetz (VÄndG) eröffnet seit 01. Januar 2007 dem Arzt eine weitere Dimension des Unternehmertums. Von der überörtlichen Gemeinschaftspraxis, der fachfremden Anstellung von Kollegen bis hin zum Ketten-MVZ reicht die Spannbreite, um effizientere interdisziplinäre Betreuung nicht zuletzt ebenso unter aktiver Einbeziehung von Klinikärzten zu erzielen. Gleichermaßen wird die Teilzulassung mit halbem Versorgungsauftrag und paralleler Tätigkeit in der Klinik legitimiert. Eine Entwicklung, die dem Mediziner ein hohes Maß an Fähigkeiten in den Bereichen Führung und Teamleitung, Wert- und Kostenmanagement, Controlling, Projekt-, Prozess-, Qualitäts- sowie Innovationsmanagement u. a. abverlangt.

2.2 Der Ökonom im Gesundheitswesen – Vom Verwalter zum Manager

Noch vor wenigen Jahren wurde der Ökonom oder Betriebswirt gerade im Krankenhaussektor auf die Verwaltung von Ressourcen reduziert. Dies ist weniger auf die eigene Motivation als die relativ sicheren – vor allem finanziellen – Rahmenbedingungen zurückzuführen.

Heute muss auch das Management im Gesundheitswesen zur Sicherung einer erfolgreichen Existenz mehr denn je in der Lage sein, Strukturen und Prozesse innerhalb einer Organisation festzulegen und immer wieder an die Gegebenheiten des Marktes, also Rahmenbedingungen, anzupassen und optimal gestalten zu können. Betrachtet man alleine die politischen Einflüsse über diverse Reformen des Gesundheitswesens der letzten Jahre, ist es gerade die heutige Dynamik dieser Rahmenbedingungen, die den Ökonomen als Manager fordert.

Bereits die strategisch nun möglichen Optionen im Kooperationsbereich erfordern ein fundiertes Wissen und Handeln. Dabei steht die Bestimmung des eigenen Standpunktes in Stärken und Schwächen am Anfang jeder zielgerichteten Veränderung. Auch jede Bemühung um zusätzliche Wirtschaftlichkeit und Effizienz bedarf einer stichhaltigen Standortbestimmung. Eine zielführende Handhabung von Instrumenten wie Wirtschaftlichkeitsanalysen, Expertisen zur Effizienz, Machbarkeitsstudien oder unternehmensinternen und -externen Benchmarkings, die Beurteilung von Netzwerken und Marktpositionen in Abhängigkeit vom Portfolio (Stichwort: Case Mix) ist jedoch auch nur dann möglich, wenn Klarheit über die Prozesse im Kernbereich des eigenen Unternehmens besteht.

Der Krankenhausmanager wird bei dem sich vollziehenden Übergang vom Budgetsystem hin zu einem Einheitspreis vor große Herausforderungen gestellt.

Als wesentliches Unterscheidungsmerkmal ist die Qualität bei ansonsten nahezu einheitlichen Preisen heranzuziehen. Unabdingbar sind daher ein weitestgehend umfassendes Qualitäts- und Managementsystem, um Struktur-, Prozess- und Ergebnisqualität bei gleichzeitiger Steigerung der Effizienz zu erreichen.

„Basis des Risikomanagements ist die Definition und Kommunikation von Unternehmenszielen. Darauf aufbauend erfolgt die

- Identifikation und Bewertung der wesentlichen Risiken und Chancen aus dem Gesamtfeld möglicher Unternehmens- und Gesundheitsmarktrisiken und -chancen,
- Analyse und Bewertung der Überwachungsmaßnahmen im Unternehmen für die wesentlichen festgestellten Risiken und Chancen durch die Identifizierung von Verbesserungspotenzialen bei der Aufdeckung von Kontrolldefiziten oder Prozesslücken,
- Implementierung von notwendigen Veränderungen im Kontroll- und Prozesssystem aufgrund der aufgedeckten Schwachstellen, die Überwachung von Prozessen und Kontrollen,
- Dokumentation der Risiken und Chancen im Risikomanagementsystem und der Aufbau bzw. die Anpassung eines Berichtswesens mit dem Ziel der Darstellung von risiko- und chancen-relevanten Informationen." (Roeder et al, S. 430, 2007)

2.3 Führung – Ein Team mit einem Vorsitzenden

Wendet man sich dem Krankensektor auszugsweise zu, so fanden sich in der Vergangenheit zumeist Strukturen, bestehend aus Kaufmännischem, Ärztlichem sowie Pflegedirektor.

Der Pflege kommt eine besondere Bedeutung zu. Ist sie zumeist Opfer, wenn es um die Mobilisierung von Wirtschaftlichkeitsreserven geht. Die Pflege ist es jedoch zugleich, welche ‚in Ausbildung' befindende Mediziner aufgrund einer umfassenden eigenen Ausbildung bei vorhandener Berufserfahrung aktiv begleitet.

Ausgebildete Mediziner mit entsprechender Berufserfahrung suchen als Verantwortliche in der Pflege zumeist die unterstützenden, dem Patienten zugewandten qualifizierten Kräfte, wobei die letztendliche Verantwortung für den Patienten beim Arzt verbleibt. Hierbei entwickelte sich die größte Berufsgruppe hin zum Pflege- und Servicemanagement. Gemeinsam mit Ärzten werden Inhalte und Prozessabläufe geplant und umgesetzt.

Eines vereint alle Berufsgruppen. Sie arbeiten unmittelbar oder mittelbar für den Patienten bzw. an dem Patienten.

Aus diesem Grund Grund sind gegenseitige Akzeptanz sowie Verständnis und Rücksichtnahme unabdingbar. Daher müssen die leitenden Persönlichkeiten der vg. Berufsgruppen aus dem Krankenhaus, darüber hinaus aber gleichermaßen Führungskräfte aus sämtlichen Sektoren des Gesundheitswesens in die Lage versetzt werden, auf der Grundlage bereits vorhandener Berufserfahrung und wissenschaftlich erarbeiteter sowie vermittelter Kenntnisse und Fähigkeiten, eigenständig wirtschaftliche Probleme von Organisationen im Gesundheitswesen zu erkennen und einer Lösung zuzuführen. Hierbei geht es auch um die Befähigung, Wissen und Techniken zur Problemlösung weiter zu entwickeln.

Eine Konzentration auf das operative Tagesgeschehen der Unternehmen im Gesundheitswesen lässt gerade den ärztlichen und pflegerischen Mitarbeitern kaum die Möglichkeit, einen angemessenen Überblick über Managementfunktionen zu gewinnen oder das eigene Handeln unter Managementgesichtspunkten zu beleuchten. Aus diesem Grund ist eine den Veränderungen des Marktes angepasste Weiterqualifizierung unabdingbar (Grün, A. H., Aktuelle Entwicklungen, S. 13, 2005).

Die Vermittlung von wirtschaftlichen Kenntnissen bezieht sich schwerpunktmäßig auf betriebswirtschaftliche Begrifflichkeiten, Theorien und Techniken, die zur Leitung von Organisationen im Gesundheitswesen notwendig sind. Wirtschaftliche Kenntnisse betreffen auch gesamtwirtschaftliche Elemente, welche die Einordnung des Gesundheitswesens als Wirtschaftssektor in einer

Volkswirtschaft betreffen. Dies erscheint notwendig, da der Bereich des Gesundheitswesens (noch) überwiegend als staatliche Aufgabe verstanden wird.

Ein Profilierungselement hierbei ist, dass die wirtschaftlichen Beziehungen und Abhängigkeiten der Einrichtungen des Gesundheitswesens aufgegriffen werden („Wertschöpfungskette") und dazu die notwendigen Führungsfähigkeiten bereitzustellen sind.

Einrichtungen mit unmittelbarem oder mittelbarem Bezug zum Gesundheitsmarkt reichen von Kassenärztlicher Vereinigung, Gesundheitszentren (Krankenhäuser, Rehabilitationseinrichtungen, Altenheime, ambulanten Pflege- und Hilfsorganisationen etc.), Medizintechnischer- sowie Pharma-Industrie, Wirtschaftsprüfer, Versicherungs-, Berater- und IT-Branche bis hin zum gesundheitspolitischen Sektor und darüber hinaus (Grün, A. H., Patient Gesundheitswesen, S. 7, 2007).

Für Führungskräfte an der Spitze von Unternehmen oder großen Unternehmensteilen sind nachstehende Inhalte unabdingbar, welche die Methoden-, Führungs- und Sozialkompetenz sowie Bereiche der fachlichen Qualifikation betreffen:

Abbildung 2: Notwendige Kompetenzbereiche von Führungskräften im Gesundheitswesen

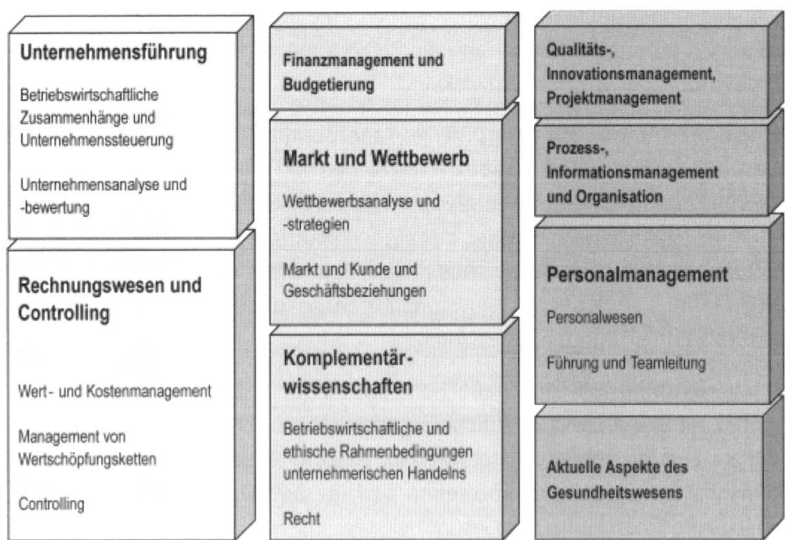

Die Frage nach dem „Wer führt?", lässt sich eindeutig beantworten: Zunächst einmal setzt sich ein Unternehmen, z.B. das Krankenhaus, aus verschiedensten Berufsgruppen zusammen. Daher ist es unverzichtbar, dass innerhalb eines Direktoriums/Vorstands gewisse Berufsrichtungen durch Leitungspersönlichkeiten vertreten sind. Diesem Gremium sollte jedoch nur eine Person vorstehen, welche letzten Endes als Vorsitzende die letzte Entscheidung trifft und auch zu verantworten hat. Die Frage, ob dies z.b. im Krankenhaus ein Kaufmann/Jurist, Mediziner oder Pflegedirektor sein sollte, leitet sich aus der Rechtsvertretung, Kompetenz und Persönlichkeit wie folgt ab:

1. Ein im Handelsregister eingetragener Hauptgeschäftsführer einer GmbH sollte als juristischer Vertreter in der Lage sein, seine mit dieser Aufgabe bestehenden Risiken verantwortungsvoll zu steuern.

2. Neben der Fachkompetenz in der eigenen Profession ist ein Maß an berufsübergreifender Qualifikation nötig. Der Kaufmann sollte hinsichtlich der Top 20 DRGs, der Epidemiologie, der evidenzbasierten Medizin sowie der Kosten-Nutzen-Analysen seiner Einrichtung ebenso konkret zu berichten wissen, um eine nachhaltige Unternehmensstrategie für das Jahr 2020 benennen zu können, wie der Mediziner es erlernen muss, um in für ihn zumeist neuen Feldern, wie Wert- und Kostenmanagement, Personalmanagement, Führung und Teamleitung, Controlling etc. inhaltlich umfassend gerüstet zu sein.

3. Letzten Endes sollten die zuvor benannten Inhalte Selbstverständlichkeiten darstellen, die in der Folge durch die Persönlichkeit abzurunden sind. Manch ein Top-Manager, nicht zuletzt als Kaufmann, war keineswegs Geschäftsführer und vertrat „sein" Unternehmen als z.B. kaufmännischer Direktor „Kraft Auftretens" sowie „Kraft Persönlichkeit" nachhaltig erfolgreich, als wäre er Geschäftsführer.

3. Paradigmenwechsel

Gemessen an den Entstehungszeiträumen beider Disziplinen – Medizin und Ökonomie – ist die Veränderung des deutschen Gesundheitswesens innerhalb des Zeitraumes von etwa einer Dekade als rasant anzusehen. Wenn-

gleich längst bekannt, trat hier die Frage nach der Reaktion auf die gesellschaft-
lich zahlenmäßige Entwicklung auch politisch verstärkt in den Vordergrund.

3.1 Demographie und Wachstum

Demographie

Abbildung 3: Bevölkerungsentwicklung

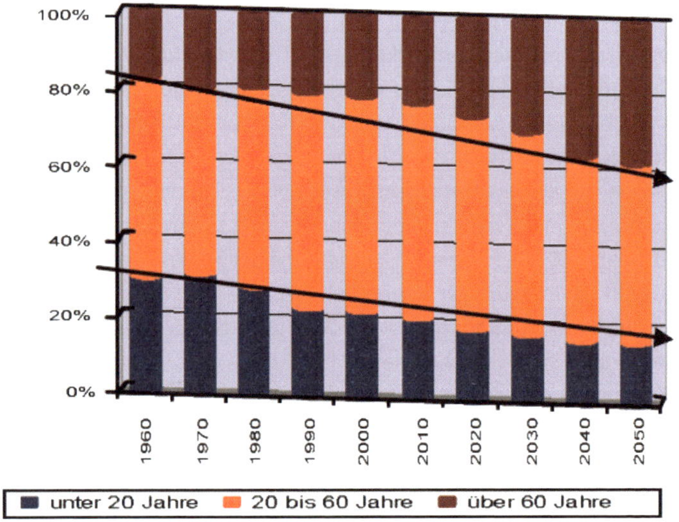

Quelle: Statistisches Bundesamt 2004

Darüber hinaus zeigt die demographische Entwicklung, in Zusammenhang
mit den Ausgabenfaktoren für Gesundheit betrachtet, nur einen der pro-
blemverstärkenden Effekte in der Finanzierung des Gesundheitswesens.
Betrachtet man die Verteilung der Krankheitskosten nach dem Lebensalter,
so ist beispielsweise gerade bei der Gruppe der 65–85-Jährigen eine Aus-
gabenspitze von mehr als 36 Prozent zu beobachten (Statistisches Bundesamt; Werte 2004).

Wachstum

Abbildung 4: Ausgabenentwicklung der Gesetzlichen Krankenversicherung bis 2005

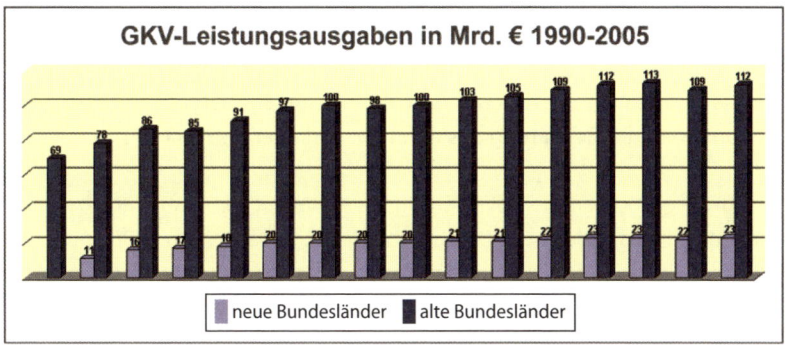

Quelle: Statistisches Bundesamt 2006

Die Solidarität der jetzt geborenen Generation stünde bei Fortführung einer solidarischen Finanzierung von Gesundheitsleistungen in Anbetracht der Entwicklung unserer gesamten Gesellschaft auf einem harten Prüfstand.

Demgegenüber bildet nicht nur der Trend steigender Ausgaben, sondern vielmehr der des absehbar steigenden Versorgungsbedarfes auch das Potenzial für ein Wachstum der gesamten Gesundheitsbranche.

3.2 DRGs

Eine der größten Herausforderungen an das Umdenken im Gesundheitswesen stellte sich mit Wirkung zum 1.1.2004: die Veränderung der Leistungsvergütung für Krankenhäuser durch die Einführung der Diagnosis Related Groups (DRGs). Die Grundentscheidung für ein DRG-basiertes Vergütungssystem wurde mit der GKV-Gesundheitsreform 2000 getroffen. Seit dem Jahr 2003 läuft auf Basis der G-DRGs die stufenweise Einführung von DRGs als Vergütungsgrundlage. Die politische Erwartung aus der DRG-Einführung sind wesentliche Impulse für die Struktur und Gestalt der zukünftigen Krankenhausversorgung in Deutschland.

Im Einzelnen soll hierdurch die Basis für Vergleichsmöglichkeiten von Krankenhausleistungen und für eine leistungsgerechte Vergütung geschaffen werden.

Das Vergütungssystem der DRGs bildet somit die Grundlage für die strategische Ausrichtung des Leistungsspektrums eines Krankenhauses. Das heißt, es fordert geradezu diejenigen Beteiligten, welche Kosten und Leistungen in der Vergangenheit nicht detailliert einander gegenübergestellt haben, auf, die Optionen der Gestaltung des nunmehr vorliegenden Systems zu nutzen.

Die fünfte grundlegende Novellierung des seinerzeit aus Australien übernommenen Fallpauschalensystems steht mit dem G-DRG-System 2008 an. Es gilt, die Entwicklung derart zu implementieren, dass die jeweilige IST-Situation in deutschen Krankenhäusern erhoben wird und den folgenden DRG-Katalog auf Basis der jeweiligen Kalkulations- und Leistungsdaten zu erstellen. Auf diese Weise sollen die dynamischen Veränderungen innerhalb des Leistungsgeschehens in deutschen Krankenhäusern Berücksichtigung finden. „Als Stichpunkte seien der Rückgang der Verweildauer, die zunehmende Leistungsspezialisierung, die Leistungsverschiebungen in andere Vergütungsbereiche wie auch die verbesserte Leistungstransparenz in den Häusern selber zu nennen. […] Für die Fallkostenkalkulation des DRG-Systems 2008 wurden die Kalkulationsvorschriften gemäß Kalkulationshandbuch in einem noch nie da gewesenen Umfang angehoben. […] Die differenzierte Zuordnung von Gemeinkosten oder auch Personalkosten auf die der Kalkulation zugrunde liegenden Fälle gestattet damit erstmals und perspektivisch zunehmend eine exakte und aufwandsgerechte Fallkostenkalkulation." (Heimig, F., S. 136, 2007)

3.3 Qualität und Wirtschaftlichkeit

Leistungserbringer im Gesundheitswesen, insbesondere die Krankenhäuser, sind unternehmerische Einheiten. Gleich, ob diese eine privatwirtschaftliche Gewinnerzielung anstreben oder gemeinnützig handeln, ist ihnen ein Bestreben gemein, nämlich die Existenz- und Versorgungssicherung. Im Unterschied zu anderen Dienstleistungsunternehmen unterliegen sie jedoch einer besonderen ethischen Verpflichtung durch die Erbringung ihrer Leistung am Menschen. Dieser soll als Patient im Mittelpunkt allen Handelns stehen.

Schlagworte wie Über-, Unter- und Fehlversorgungen als einige Gründe für das Umdenken im Gesundheitswesen waren in diesem Zusammenhang weniger als Kritik an der Qualität der eigentlichen Leistungserbringung zu sehen. Vielmehr stehen sie stellvertretend für die Notwendigkeit von Veränderungen in der Zusammenarbeit der Sektoren von ambulanter über stationäre Versorgung bis Rehabilitation etc., um Ineffizienzen zu vermeiden.

Letztlich bleibt dem Krankenhaus hieraus nur eine Handlungsalternative: Die möglichst schnelle Transformation von der traditionellen Versorgungseinrichtung zum konkurrenzfähigen Unternehmen in der Gesundheitswirtschaft.

Resultat der Förderung von (Markt-)Wirtschaftlichkeit ist einerseits die grundsätzliche Verschiebung der Machtverhältnisse zugunsten der Finanzierer; andererseits ist dies zugleich auch die Verschiebung des wirtschaftlichen Risikos von der Finanzierungs- bzw. Versicherungsseite auf die Seite der leistungserbringenden Einrichtungen.

Abbildung 5: Allgemeine Trends im Gesundheitswesen

- Rückzug des Staates aus der Finanzierung der Investitionskosten
- Verknappung der Finanzmittel
- Zunahme wettbewerblicher Elemente
- Private Kapitalisierung (z.B. Förderstiftungen)
- Verzahnung der Versorgungssektoren
- Verstärkte ambulante Versorgung
- Zunahme von gesetzlichen Mindestmengenbegrenzungen
- Stärkung der Prävention
- Reduktion stationärer Behandlungen (als politische Ziele)
- Zunahme der EU-Dimension

3.4 Zentrenbildung

Entwicklung stationär und ambulant

Gerade die politisch gewollte Verzahnung des stationären mit dem ambulanten Sektor bietet, verstärkt durch die beschriebenen Demographie- und Wachtumsaussichten, eine der Chancen für das Gesundheitswesen. Insbesondere ist dies eine der Möglichkeiten für Leistungserbringer, die sonst durch die pauschalierte Vergütung über DRGs wenig fokussierte Erlösseite positiv zu beeinflussen.

Bereits die aus Effekten wie der Erhöhung des Anteils älterer, multimorbider Patienten prognostizierte Fallzahlentwicklung lässt Rückschlüsse auf ein entsprechendes Potenzial zu.

Abbildung 6: Prognose der Fallzahlen in 2010 im stationären und ambulanten Bereich

Fallzahlspektrum	2004	2010
stationäre Fallzahlen: A00–Z99	17.244.857	17.360.454
Schätzwert / Prognose ambulante Fälle	18.969.343	19.984.171
davon: ambulante Operationen	1.160.573	2.056.024
davon: alle anderen ambulanten Fälle	17.808.770	17.928.147
Fallzahlen insgesamt	*38.214.200*	*37.344.624*

Quelle: DKI 2006

Die Abbildung verdeutlicht, dass die Chancen aus Fallzahlsteigerungen nicht im stationären Bereich liegen, welcher sich fast unverändert darstellt. Die wesentliche Zunahme wird im Bereich ambulanter Fälle mit Schwerpunkt auf den ambulanten Operationen liegen, welche in den gezeigten Prognosewerten mit 79,2 Prozent den wesentlichen Anteil des gesamten Steigerungseffekts ausmachen. Andere ambulante Fälle schlagen hierin mit 10,6 Prozent nieder. Das heißt, dass der ambulante Bereich prognostizierte 89,8 Prozent der gesamten Fallzahlveränderung abdeckt. Demgegenüber ist die Beteiligung alleine der stationären Fallzahlen mit 10,2 Prozent an der Gesamtentwicklung kein Ankerpunkt für eine strategische Ausrichtung.

Integriertes Medizinisches Zentrum (IMZ)

Symbolisch für den nachhaltigen und strukturierten Umgang mit den Ansätzen der Integrierten Versorgung, Möglichkeiten zur Anbindung Medizinischer Versorgungszentren und einer tatsächlichen Integration in die Wertschöpfungskette steht das IMZ.

Abbildung 7: Bausteine und Partner des Integrierten Medizinischen Zentrums

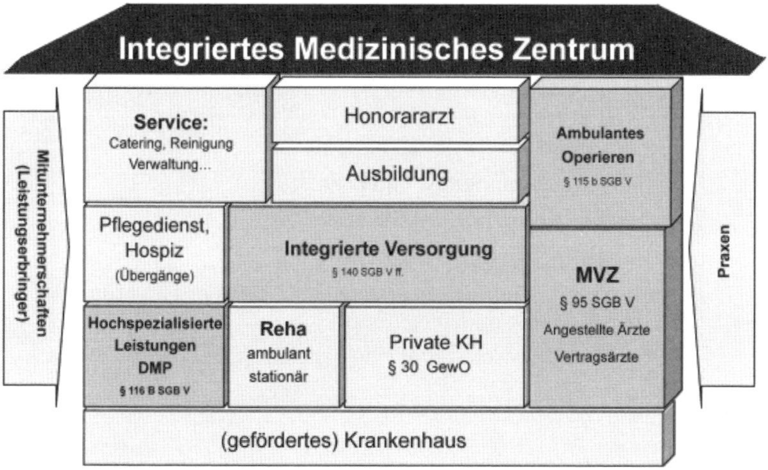

Durch die umfassende Berücksichtigung verschiedener Verzahnungsoptionen unter einem Management – wie der Einbindung des ambulanten Operierens, von Pflegediensten oder auch der Option, Mitunternehmerschaften anzubieten – ist neben dem gewünschten Verzahnungseffekt auch eine strategisch ausgerichtete Erlösbasis geschaffen. Als nur ein weiterer positiver Einzeleffekt sei hier die Umgehung der Problematiken des Mehrerlösausgleiches genannt.

Für die Bildung derartiger Strukturen besteht jedoch sowohl für das betriebswirtschaftliche als auch das ärztliche Management im stationären und ambulanten Sektor auch die Notwendigkeit, grundsätzliche Fragestellungen im Dialog zu bearbeiten.

Abbildung 8: Fragestellungen der Vernetzung

- Verhältnis von MVZ und Integrierter Versorgung
- Akteure in der IV
- Gründung, Zulassung und Betrieb von IMZs
- Auswirkungen der Änderungen des Vertragsarzt-Rechts
- Integriertes MVZ zur Organisation der IV
- Organisatorische Rahmenbedingungen des Krankenhauses
- Einbettung in das Leistungsangebot des Krankenhauses
- Ambulante Leistungen als Teil des Grundportfolios
- Konkurrenz vs. Kooperation mit niedergelassenen Ärzten
- Strukturgestaltung /-beibehaltung
- Managementkompetenz und Ziele
- Ärztliche Leitung und Geschäftsführung
- Serviceaufgaben der Verwaltung
- Aufbau und Organisation ärztlicher Kooperationsstrukturen bzw. Anstellung und Vergütung
- Ertrags- und Umsatzsteuerliche Aspekte

4. Aufgaben im Wandel

Die aus der Strukturveränderung notwendigen Anpassungsaufgaben sind für die Krankenhausführung vielfältig. Grundlage der Existenzsicherung ist die strategische Standortbestimmung.

Abbildung 9: Strategische Standortbestimmung Krankenhaus und deren Instrumente

Aufgaben	Ausgewählte Instrumente
• (strategische) Neupositionierung • Optimierung der operativen Auslastung • effektive und nachhaltige Senkung der Sachkosten • Effizienzsteigerung der Arbeitsprozesse • Finanzierung notwendiger Investitionen • konsequente Veränderungen der Krankenhausorganisation und der Führungsstruktur	• Trendprognosen • Portfolio- und Potenzialanalysen • Bestimmung des optimalen Leistungsprogramms • Projektmanagement • Projektkostenrechnung • Soll-/Ist-Vergleiche • Prozesskostenrechnung • Target Costing • Cash-Flow-Analysen • Kennzahlensysteme • Balanced Scorecards • Investitionscontrolling • Benchmarking • Früherkennungssysteme

Die Realisierbarkeit ist rein betriebswirtschaftlich betrachtet unumstritten. Kontroverse Diskussionen bestehen hinsichtlich des WIE. Dass aufgrund des Drucks auf ein gesamtes Versorgungssystem die wesentliche Fragestellung somit nicht diejenige nach dem Bereich für die wirtschaftliche Optimierung, sondern vielmehr die nach der Methodik eines ganzheitlichen wirtschaftlichen Systems, d. h. kosteneffizienten und nachhaltigen Arbeitens unter DRGs sein muss, liegt deutlich vor uns.

Kostenoptimierung

Neue Versorgungsformen wie die Integrierte Versorgung oder Medizinische Versorgungszentren eröffnen zwar neue Einnahmequellen und somit auch Verschiebungen, um z. B. der Mehrerlösausgleichsfalle aus dem stationären Sektor zu entfliehen. Die grundsätzliche Problematik der Steuerbarkeit von Erlösen bleibt jedoch bestehen.

Da Krankenhäuser über den Faktor DRG vergütet werden, beschränken sich die Bemühungen um Effizienz nachhaltig auf den Kostenbereich (Cost Targeting). Das Ergebnis sind die bekannten Kostensenkungsrunden. Deren Auswirkungen kann nur verstehen, wer die Kostenstruktur des Dienstleistungsunternehmens Krankenhaus kennt. Dieser Sektor weist eine Personalkostenintensität von zumeist etwa 70 Prozent, also mehr als zwei Dritteln der Gesamtkosten auf. Dem gegenüber stehen circa 30 Prozent Betriebsmittelkosten. Hierbei geben nicht selten Krankenhäuser in privater Trägerschaft Anschauungsunterricht, welche deutlich niedrigere Personalkostenanteile ausweisen.

Personal- und Sachkosten

Neben der fachlich korrekten Leistungserbringung sind Krankenhäuser aber auch Dienstleistungsunternehmen mit sozialem Auftrag. Das Krankenhaus als Dienstleister kennt die Bedeutung der Personal-Patienten-Beziehung mit deren Auswirkungen auf die entsprechende Kundenzufriedenheit. Es wäre vor dem Hintergrund stetiger Veränderungen unangebracht, ohne ein ausgereiftes Personalmanagementkonzept zu arbeiten. Daher gilt es, für die Personalstrukturen innovative Personalkonzepte und Vergütungssysteme in den Einrichtungen einzuführen. Dies gerade vor dem Hintergrund möglicher Veränderungen der Personalkostenstruktur aus Tarifverhandlungen oder gesetzlichen Einflüssen, wie der Entscheidung zu ärztlichen Bereitschaftszeiten.

Positive Beispiele wie die Optimierung der Arbeitsabläufe oder die Verlagerung von ärztlichen Tätigkeiten auf Pflegekräfte oder Dokumentations- und Verwaltungskräfte und von examiniertem Pflegepersonal auf Hilfskräfte sowie Springereinsatz zeigen, dass es dabei nicht in erster Linie zu Freisetzungen kommen muss. Hier können die Implementierung von angebundenen oder integrierten Patientenhotels angeführt werden. „Unter den Bedingungen der Fallpauschalen […] sind ‚Patientenhotels' kostenneutral und bieten Vorteile. Patientenhotels bieten nicht nur mehr Service für den Kranken, sondern auch erweiterte Möglichkeiten, Verträge der integrierten Versorgung zu vereinbaren. Eine ambulante Operation mit Unterbringung im Patientenhotel vermeidet eine vollstationäre Operation." (Rebscher, H: in Rolfes, G., Patientenhotel, S. 25, 2007)

In Anbetracht aller vorgenannter Entwicklungen spielt jedoch der „Faktor Mensch" im Unternehmen Krankenhaus auch in Zukunft eine wichtige Rolle bei der Bereitstellung von Gesundheitsleistungen.

Ein anderes Bild ergibt sich für den Bereich der Sachkosten. Im Gegensatz zu den Personalkosten sind diese weniger von sozialem Konfliktpotenzial geprägt.

Beschaffungsmanagement

Bei Betrachtung der Zusammensetzung von Sachkosten wird deutlich, dass mit etwa 50 Prozent der Kostenanteil des medizinischen Bedarfs erheblich ist. Hier liegt insgesamt, abgesehen von einigen Ausnahmen wie Einkaufsgemeinschaften und privaten Klinikketten mit zentral organisierten Einkaufsabteilungen, ein ungenutztes Potenzial von etwa 22,6 Mrd. Euro (lt. Gesundheitsberichterstattung des Bundes für 2005).

Eine Schlüsselrolle bei der Optimierung kommt der Beschaffung als Bestandteil des integrativen Versorgungsprozesses zu. Hierbei ist die Beschaffungsdisposition nur ein Teil des Gesamtkonzepts. Die der Beschaffungsdisposition zugeordneten Aufgaben haben die Bereitstellung nach Art und Umfang vorgegebener Objekte am richtigen Ort, zur richtigen Zeit, in der richtigen Menge und Qualität sowie zu möglichst geringen Kosten zum Ziel. Insgesamt betrachtet ist Beschaffung ein Teil der Wertschöpfung. Die strategische Bedeutung der Identifikation und Sicherung von Erfolgspotenzialen in der Beschaffung wurde in der Vergangenheit häufig unterschätzt. Nicht zuletzt aber haben Beschaffungsentscheidungen Konsequenzen für sämtliche Prozessabläufe und damit auf das gesamte Kostenvolumen.

Betrachtet man den Einkauf, lassen sich u. a. drei dominierende Modelle differenzieren:

1. *„Externe Einkaufsgemeinschaften*
   Sie erzielen durch die Bündelung ihrer Volumina attraktive Preise. Mit den Herstellern werden Rahmenverträge vereinbart – sie sind Kernbestandteil der Geschäftspartnerschaft.
2. *Internes Beschaffungsmanagement*
   Zusätzlich zur Volumenbündelung versuchen Kliniken, weitergehende Vorteile in der Beschaffung durch Standardisierung und Optimierung von Teilprozessen zu erzielen.
3. *Integrale Beschaffungskonzepte*
   Produktentscheidungen, Prozessverbesserungen und Ergebniskontrolle sind bei diesem ganzheitlichen Ansatz integraler Bestandteil des Managements. Ein hoher Standardisierungsgrad und hohe Verbindlichkeit kennzeichnen das Konzept, ebenso die Vernetzung und

die Nutzung von bestehendem Wissen und vorhandenen Strukturen. Integrale Beschaffungskonzepte lehnen sich an die jeweilige Unternehmenszielsetzung an." (Jakobs-Schäfer, A., 591-592, 2007)

Zumeist war der Klinikeinkauf in der Vergangenheit ein reiner Bestellabwickler, „der mit Themen wie Beschaffungsmarktforschung, Standardisierung/ Harmonisierung, Qualitätssicherung, strategischem Kostenmanagement, Lieferantenauswahl und -management oder Kliniklogistik wenig befasst war. […] Das hierfür notwendige Personal kann z. B. aus den Reihen der Medizin und Pflege entwickelt werden". (Da-Cruz, P., S. 606, 2007)

Abbildung 10: Gründe für eine Neuausrichtung der Beschaffung

- **direkte Kostenwirksamkeit (Hebeleffekt)**
  - Senkung der Sachkosten
  - Senkung der Prozesskosten
  - Senkung der Obsoleszenzkosten
- **Beschaffung bei Outsourcing?**
- **DRG-Einführung:**
  - organisatorische Prozesse umsetzen
  - Allokation bei Fallkostenermittlung
  - Kosten als Zielvorgabe (statt Erlöse)
- **Beeinflussung von Behandlungspfaden**
- **Qualitäts(zu)sicherung**
- **Optimierungspotenziale nutzen:**
  - Einsatz von IT-Lösungen
  - Strategische Bedeutung durch externe Orientierung der Beschaffung
  - Beispiel: Einkaufsverbünde

Vom Sektor zum Behandlungsprozess

Nicht nur das hier exemplarisch dargestellte prozessorientierte Beschaffungsmanagement zeigt bei strukturierter Handhabung enorme Potenziale.

Es gilt für das Prozessmanagement im Allgemeinen, dass dies die zuverlässige Zusammenarbeit u. a. zwischen Menschen sichert und hierdurch den Unternehmenserfolg im Markt bestimmt.

Es wurde gerade mit dem Bereich der Beschaffung auch einer derjenigen betrachtet, der traditionell von ärztlicher Seite auch individuell gehandhabt wurde. Umso bedeutender zur Konfliktvermeidung ist es, die Ärzteschaft in die Entwicklung solcher Prozesse einzubeziehen. Das kann auch bedeuten, dass innerhalb einer vorgesehenen Optimierung von Behandlungsprozessen die Bedeutung der eingesetzten Produkte hinsichtlich Methodik und Einfluss auf zeitliche Komponenten analysiert und gemeinsam in die hausinternen Standards eingepflegt werden. Dies birgt einerseits den Vorteil einer messbaren Qualität von Produkten sowie Möglichkeit des Austauschs von Kennzahlen bei Nutzung eines Einkaufsverbundes, letztlich somit evidenzbasiertes Handeln im Sinne der Qualitätssicherung.

In der erwiesenen Änderung des Verbrauchsverhaltens durch Standards liegt zudem ein zusätzlicher Hebel zur Verringerung des Materialaufwandes.

Hierbei ist selbstverständlich die Krankenhauslogistik gleichermaßen tangiert, welche sich sicherlich nicht nur auf das Bestellwesen reduzieren lässt. „Viele Krankenhäuser leiden unter der Stoffwechselkrankheit logistic mellitus. Aufgrund vererbter bzw. erworbener krankhafter Veränderungen der Ver- und Entsorgungsabläufe kommt es zu einer logistischen Fettleibigkeit, die gekennzeichnet ist durch ineffiziente und ineffektive Aktivitäten und Tätigkeiten. Neben diesen Akutkomplikationen bewirkt das logistic mellitus auch Begleit- und Folgeerkrankungen (demotivierte und überlastete Mitarbeiter, sinkende Patientenzufriedenheit durch Wartezeiten, teilweise technisch veraltetes Material aufgrund mangelnder Investitionen etc.), die sich in einer unwirtschaftlichen und Existenz bedrohenden Krankenhausorganisation manifestieren können." (Kriegel, J., S. 598, 2007)

Prozesskosten

Auch die Sinnhaftigkeit und Funktionsweise der Prozesskostenrechnung ist wie bei anderen Instrumenten abhängig davon, wie viele Informationen über das innerbetriebliche Leistungsgeschehen, speziell die Kernprozesse, vorliegen. Möglichkeiten zur Kostenreduktion sind nur dann erkennbar, wenn zuvor Abläufe und insbesondere Kostenzusammenhänge verdeutlicht werden.

Was damit in jedem Fall notwendig wird, ist eine entsprechende Transparenz über die Abläufe in den Kernbereichen der Leistungserstellung. Grundlage ist der prozessorientierte Aufbau der internen Kosten-Leistungs-Betrachtung, gekoppelt an eine prozessuale Denkhaltung. Dies bedeutet auch: Um in einem Krankenhaus mit der Prozesskostenrechnung arbeiten zu können, bedarf es

zunächst des grundsätzlichen Paradigmenwechsels von der historisch gewachsenen funktionalen oder auch hierarchischen Betrachtungsweise zur ab-
lauforganisatorischen Sicht – und es bedarf des Umsetzungswillens in allen
Bereichen!

Die Wahl der Zurechnungsobjekte ist auch im Rahmen der Prozesskostenrechnung wie in anderen Kostenrechnungssystemen eine zentrale Fragestellung. Grundsätzliches Ziel des Einsatzes ist es, Informationsbedürfnisse
abzudecken. Mit dem Ansatz einer prozessorientierten Unternehmenssicht
erhöht sich jedoch die Bedeutung von Prozessen als Kostenobjekte, was die
Eignung unter DRG-Gesichtspunkten herausstellt.

Während sich ein prozessorientiertes Management – auch das QM – auf die
gesamte Einrichtung erstreckt, soll die Prozesskostenrechnung dort gezielten
Einsatz finden, wo sich Bereiche mit wiederholenden Tätigkeiten und geringer
Anzahl einzelner Entscheidungen identifizieren lassen. Die Grundlage für eine
Entscheidung zugunsten der PKR ist aufgrund des entsprechenden Aufwands
der notwendigen Aktivitätenanalyse immer eine Kosten-Nutzen-Betrachtung.
Typische Bereiche, die einen relativ hohen Nutzen aus der Anwendung der Pro-
zesskostenrechnung absehen lassen, sind

- einerseits Kostenbereiche, die in der bisherigen Kostenrechnung nur
  unzureichend betrachtet werden und/oder aus denen relevante Informationen nicht in ausreichender Weise vorliegen,
- andererseits solche mit hoher betrieblicher Bedeutung (beispielsweise
  der OP) sowie
- Kostenbereiche, die einer unterschiedlichen Beanspruchung durch
  verschiedene Dienstleistungen bzw. Produkte unterliegen.

Zugleich beruht ein prozessorientierter Ansatz auf der Beachtung und
gleichzeitigen Koordination verschiedener Einflussgrößen. Diese können
gleichermaßen auch Synergieeffekte mit sich bringen. So lassen sich beispielsweise über eingesetzte Methoden wie das Qualitätsmanagement
Aussagen zum Leistungsgeschehen treffen, die künftige Planungen der
Prozesse beeinflussen.

Besondere Bedeutung erhält das Prozesskostenmanagement beispielsweise
bei niedrigem CMI – ein durchaus gewollter Effekt im Rahmen der Zentren-
bildung – zur Schaffung von Transparenz und Steuerung der Wirtschaftlichkeit.
Denn gerade in diesen Fällen ist die Quersubventionierung, also der Ausgleich
von Allokationseffekten durch breit gefächerte DRGs, vielfach erschwert.

5. Der praktische Konflikt

5.1 Allgemeines

Konfliktpotenzial findet sich zumeist dort, wo sich Leistungs- und Entscheidungsbereiche der beiden Berufsgruppen Mediziner und Ökonom überschneiden. Besonders hoch ist dieses Potenzial, wenn durch Entscheidungen gegenseitige Beeinträchtigungen erwartet werden; sei es einerseits durch die empfundene Beschneidung der Kompetenz oder andererseits durch Einfluss auf die wirtschaftliche Entwicklung. Gerade durch die starke Tendenz zur Prozesssicht im Gesundheitswesen werden Überschneidungen der Kompetenz- und Einflussbereiche zunehmen. Inwieweit dies Konfliktpotenziale birgt, wird von den Handelnden bestimmt.

Kritiker resümieren die Einflussnahme der Ökonomen auf die Arzt-Patienten-Beziehung, oft als Verbetrieblichung und Integration der medizinischen Arbeit, Entwicklung einer Vielzahl von Instrumenten zum rein betrieblichen Management der Arzt-Patient-Beziehung Bürokratisierung und Kommerzialisierung der medizinischen Versorgung ohne eigene Ideen der weiterhin tragfähigen Finanzierung.

Den Argumenten ist entgegenzuhalten, dass die Geldmittel, die im Rahmen der gesetzlichen Versicherung zur Verfügung stehen, die Hauptrestriktion des Managements im Gesundheitswesen darstellen. Zurzeit geben die Versicherten etwa 2.200 Euro pro Jahr und Kopf in den Solidartopf. Ärzte und Krankenhäuser sind gefragt, die Gesundheitsversorgung möglichst ,preiswert' zu organisieren.

Dass dies im Prozessumfeld vorrangig gemeinsam zu lösende Aufgaben birgt, zeigen auch die positiven Beispiele der nachfolgenden Kapitel dieses Buches.

5.2 Wirtschaftliches Denken contra ärztliche Therapiefreiheit?

Beispiel Qualität und Wirtschaftlichkeit in der Praxis

Der zielgerichtete Umgang mit Qualität erfordert ein Qualitätsmanagement – oder kurz QM –, dessen Aufgabe es ist, im Idealfall entsprechende Strukturen und Prozesse der Leistungserstellung sowie deren Ergebnisse im Zusammenhang zu analysieren. In besonderem Maße ist hier die Verknüpfung von Fach- und Methodenkompetenz in ökonomischer und medizinischer Hinsicht gefordert.

Eine besondere Parallele zeigt sich hier zum Ursprung der DRGs: Diese wurden ab 1967 von Fetter und Thompson an der Yale-Universität entwickelt, um Leistung und Qualität messbar zu machen. Das heißt, dass diese nicht als Vergütungssystem, sondern als ein reines Patientenklassifikationssystem angelegt waren, welches als Managementwerkzeug die Messung, Evaluierung und Steuerung der Behandlungen im Krankenhaus ermöglichen sollte.

Aus der Ausrichtung auf die Prozesse der Einrichtung als Grundlage für die Qualität der erbrachten Leistung resultiert der berufsgruppen- und hierarchieübergreifende Bezug. QM ist demnach ein umfassender Führungsauftrag, der allein durch die Überzeugung und Leistungsbereitschaft von Leitung und Mitarbeiterschaft umgesetzt werden kann. Im Blickfeld steht hier, dass die zentrale Aufgabe der Befriedigung von Patientenbedürfnissen nur erfüllt werden kann, wenn zugleich alle anderen Interessengruppen wie Zuweiser, Kostenträger, Gesellschaft, Politik und Beschäftigte gleichermaßen Berücksichtigung finden und die Prozessgestaltung kontinuierlich an deren Ansprüchen ausgerichtet wird.

Abbildung 10: Wertschöpfungsprozess Krankenhaus

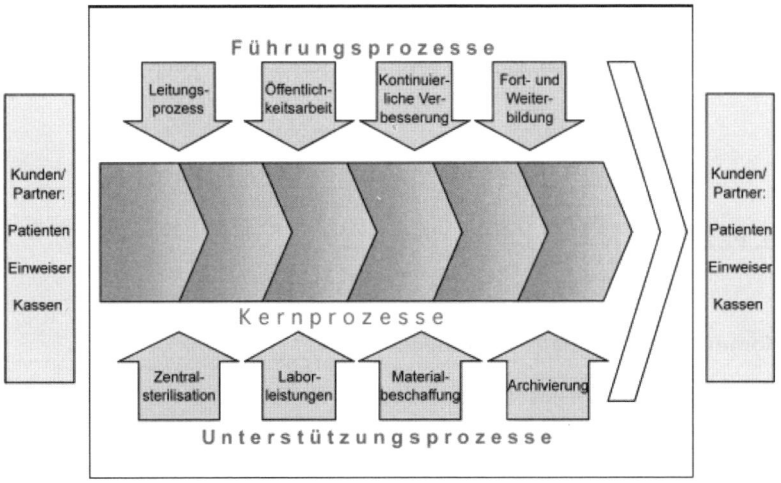

Quelle: Grün, A.H. in: Rebscher, H. (Hrsg.), Gesundheitsökonomie ud Gesundheitspolitik 2006

Bei der Entwicklung liegt das Problem oft in Detailfragen:

„Am Beispiel der Standardisierung lässt sich dies eindrucksvoll schildern. Zumeist werden interdisziplinäre Standardisierungs-Arbeitsgruppen oder Artikelkommissionen in den Krankenhäusern eingesetzt, in denen sowohl medizinische als auch ökonomische Aspekte einer Standardisierung aufgerufen werden. Gelingt es in medizinisch unkritischen Bereichen, wie beispielsweise Verbandsmaterialien, noch einen einheitlichen Nenner zu finden, so wird dies in Produktbereichen, wie Handschuhen oder Implantaten, bereits schwieriger. Schon hier treffen der Ruf nach ärztlicher Therapiefreiheit und die Notwendigkeit von wirtschaftlichem Denken oft hart und kontrovers aufeinander.

Um diesen Konflikt zu lösen, bedarf es neben einer qualifizierten Moderation der offenen und direkten Aussprache. Einfach ist es immer, sich auf das qualitativ hochwertigste (und teuerste) Produkt in der Standardisierung zu einigen. Allein schon aus wirtschaftlichen Aspekten ist dies für das Krankenhaus jedoch nicht vertretbar. Hier muss in gemeinsamen Diskussionen das Für und Wider geklärt werden.

Gelegentlich bedarf es auch nur einer gemeinsamen Praxiserprobung. Aus der Sicht des Klinikarztes, der sich an oftmals auch durch das Produkt implizierte Prozessabläufe gewöhnt hat, ist eine Artikelstandardisierung oder Umstellung auf andere Produkte ungewohnt und unbequem – manchmal wird sie zunächst einmal als Machtverlust, oft sogar als Beeinträchtigung der ärztlichen Therapiefreiheit empfunden." (Schwarz, R. 2006)

6. Fazit

Kommunikation schafft Vertrauen

Klarheit über die Abläufe, Prozesse und Schnittstellen des Kernbereiches der Wertschöpfung sind die Grundlage für die Überschaubarkeit kosten- und leistungsorientierten Handelns.

Ökonomie ist unverzichtbar, um das medizinische Angebot in seiner heute machbaren Vielfalt für die Patienten zu erhalten.

Ärzte haben die Option, diese mitzugestalten. Beispielsweise über die entsprechenden Fragestellungen an die gesundheitsökonomische Forschung. So werden diese u. a. in die Lage versetzt, alternative Therapieansätze unter Kostengesichtspunkten abzuwägen, bei durch sie einschätzbarer gleich bleibender Qualität.

In diesem Spannungsfeld zwischen Kostendämpfung und einer qualitätsvollen Versorgung – in dem Ärzte wie Management gleichermaßen agieren – ist eine grundlegende Voraussetzung die Entwicklung der Dialogfähigkeit. Auch bei kritischer Betrachtung bleibt ein Fazit: Ärzteschaft und Management im Gesundheitswesen erfüllen bei ihrer Zusammenarbeit die gemeinsame Aufgabe, als Dienstleister im Sinne des Patientenwohls zu handeln. Beide verbindet hiermit mehr, als sie trennt, nämlich ein gemeinsames Ziel. Die Sicherung der Existenz und wirtschaftlichen Leistungsfähigkeit einer Einrichtung ruht demnach auf dem Fundament der Kommunikation als Voraussetzung für Schnittstellen übergreifendes Agieren.

Die Grundlage jeder Verständigung ist eine einheitliche Sprache und das Ziel die Schaffung gegenseitiger Transparenz.

Die lange gewachsenen Selbstbilder zu einer gemeinsamen Zielorientierung zu führen, muss kein unlösbarer gordischer Knoten sein. Bei sensiblem Vorgehen ist durchaus eine Synthese zwischen traditionellem Bild bei Arzt und Ökonom und neuem unternehmerischem Geschäftsdenken machbar. Wenn man also nicht über die Hierarchie des einen über den anderen, sondern ein arbeitsteiliges zielführendes Miteinander spricht, ist das Wissen über den Beruf des Partners der erste Ansatzpunkt.

Gute Medizin und gute Ökonomie stellen also per se keinen Gegensatz und keinen unlösbaren Konflikt dar. Jedoch kann nur einer als Vorsitzender – wie bereits in Kapitel 2.3 beschrieben – die letztendliche Entscheidung in unternehmerischen Fragestellungen treffen.

Prof. Dr. Andreas H. Grün

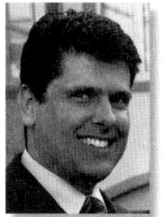

Professor an der Hochschule Coburg

Leiter des MBA-Studiengangs „Management im Gesundheitswesen"

Zuvor Krisenmanager und Geschäftsführer eines Krankenhauses mit ca. 600 Beschäftigten

Sowie Senior Manager, Gutachter und Berater in einer bundesweit im Gesundheitswesen agierenden Management- und Beratungsgruppe

Ferner Kern- und Strategieteamleiter, Bereichsleiter Finanz- und Rechnungswesen, zugleich Assistent der Geschäftsleitung bei einer Krankenhausbetriebsgesellschaft

Studium der Betriebswirtschaftslehre an der Universität Frankfurt / Main, berufsbegleitende Promotion sowie Lehrauftrag als Repetitor

Ausbildung zum Bankkaufmann

Dr. Karin Parutsch

ANÄSTHESIE

Gliederung:

1. Geschichte der Anästhesie

2. Anästhesiologische Praxis

1. Geschichte der Anästhesie

Das seit jeher bestehende menschliche Bestreben ist es, das Leid und Leiden erträglich zu machen. Daraus ist die Kunst des Heilens in allen Kulturen entstanden, die sowohl körperliches als auch seelisches Leid zu verringern vermochte. Zahnärztliche und chirurgische Eingriffe waren seit jeher und sind bis heute mit großen Schmerzen verbunden und haben unzählige Menschen das Leben gekostet. Um diese Schmerzen zu reduzieren, sind sowohl bewusstseinsverändernde Mittel gefunden und eingesetzt worden als auch örtliche Betäubungsmittel, die man bereits in der Antike in einem gewissen Umfang kannte (Opium, Hypnose oder Ätherdämpfe). Im Mittelalter sind viele „anästhesiologische" (anaesthesis, griech.: ohne Gefühl) Errungenschaften verloren gegangen, als die christliche Einstellung der primären Schuldhaftigkeit des Menschen (Ursünde) Schmerz und Leiden als eine von Gott gegebene Sühne betrachtet hat, d.h. einen göttlichen Heilsweg. Die Säkularisierung der Medizin während der Renaissance und der Moderne mit dem Beginn der technischen Entwicklung bildete den Nährboden des menschlichen Forschergeistes. Die zunehmende Steigerung der Produktivität in der sich anbahnenden bürgerlichen Gesellschaft führte zur Wiederaufnahme der Suche nach schmerzlindernden Mitteln, welche die Durchführung von Operationen an allen Körperteilen mit dem Ziel der Erhaltung der Arbeitskraft und der Selbstständigkeit der Menschen ermöglichen sollte.

1540 wurde zum ersten Mal Diethyläther, ein bewusstseinsbetäubender inhalierbarer Dampf, hergestellt. Es dauerte allerdings weitere 300 (!) Jahre bis zur Einführung dieser Substanz in die ärztliche Praxis. William E. Clarke (Amerika) applizierte Äther zur Zahnextraktion und Morton schaffte den Durchbruch der Methode nach der öffentlichen Vorführung im Massachusetts General Hospital 1846. Der Begriff „Anästhesie" wurde geprägt.

Abbildung 1: Anfänge der modernen Anästhesie

„Gentleman – this is no humbug"

- *1846: William Thomas Green Morton, amerikanischer Zahnarzt, führt am 16. Oktober am Massachusetts General Hospital die erste erfolgreiche Demonstration von Diethyläther durch.*
- *Oliver Wendell Holmes prägt den Begriff „Anästhesie".*

Es folgt der Einsatz eines anderen Anästhesiedampfes: Chlorophorm, den John Snow Königin Victoria bei zwei Geburten appliziert. Dabei fällt auf, dass die Inhalation dieser Dämpfe nicht nur eine Bewusstseinsbeeinträchtigung bis zur Bewusstlosigkeit zur Folge hat, sondern viele andere Veränderungen der Körperfunktionen eintreten, die unter Umständen außer Kontrolle geraten können – bis hin zum Tode.

Die weitere Entwicklung der Anästhesie ist begleitet von zahlreichen Forschungen auf dem Gebiet der Atmung, des Kreislaufes, der Hirnfunktion und Neurochirurgie, der Kinderheilkunde und von der rasanten Entwicklung der Technik (Messmethoden).

Die moderne Anästhesiologie mit ihren vielschichtigen Bereichen besteht erst seit circa einhundert Jahren. Im Mittelpunkt stehen Erkenntnisse über den Flüssigkeitsersatz während Krankheit und Operation, Bluteigenschaften und Bluttransfusion sowie Schmerzfortleitung. Ein wichtiger Schritt war die Erkenntnis, dass während der Bewusstseinseintrübung die Atemwege geschützt werden müssen bzw. die Beamtungsfunktion von Beatmungsgeräten übernommen werden sollte, um Leben zu erhalten und Chirurgie zu ermöglichen.

Kleine Historie der Anästhesie:

- *1540 erste Herstellung von Diethylether*
- *1842 William E. Clarke (Amerika) appliziert Äther zur Zahnextraktion. Er berichtet jedoch erst nach der Vorführung durch Morton 1846 darüber.*
- *1853 John Snow verabreicht Königin Viktoria Chloroform zur Geburt (1853 und 1857).*
- *1902 Harvey Williams Cushing (Neurochirurg und Chirurg) führt Blutdruckmessung nach Riva-Rocci ein und protokolliert die Werte.*
- *1907 erster IPPV-Ventilator (Pulmotor, Dräger Werke)*
- *1564 Paré (Frankreich) komprimiert Nerven, um lokale Schmerzlosigkeit zu erreichen.*
- *1646 Severino (Italien) setzt Kälte als „Lokalanästhetikum" ein.*
- *1884 Carl Koller, Augenarzt in Wien, berichtet über erfolgreiche Anwendung von Cocain zur Hornhautanästhesie. Er wurde von seinem Studienkollegen S. Freud auf die anästhesierende Wirkung von Cocain aufmerksam gemacht, die er bei seinen Untersuchungen als Nebenbefund fand.*

Harvey W. Cushing (1869–1939, Philadelphia) erkennt als Erster die Wichtigkeit der „stressfreien" Operation, die in engem Zusammenhang mit dem Überleben der Patienten steht. Er praktizierte die Kombination der örtlichen Betäubung (= Regionalanästhesie) zur post-operativen Schmerzlinderung mit der Inhalation von Lachgas oder Äther für die Operation.

Die Beobachtungen über Zusammenhänge von Änderungen der Körperfunktion, chirurgischem Eingriff und lebensbedrohlicher Situation führen parallel zur Entwicklung der Notfallmedizin aus der Anästhesie.

Die spannende Entwicklungsgeschichte des Faches ist eine Präambel zum Verständnis der „Drehscheiben"-Position und der im Fach inbegriffenen Vielschichtigkeit.

Abbildung 3: Die vier Säulen der Anästhesie

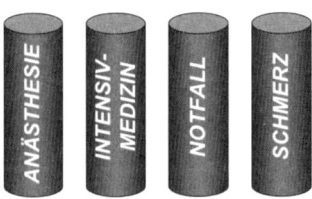

Der „Narkosearzt" hat sich in einen vielseitig ausgebildeten Anästhesisten verwandelt, der

- Allgemeinanästhesien (die Voll-Narkose),
- Regionalanästhesien (Betäubung von Körperregionen durch Nervenblockaden); zunehmend in der Geburtshilfe,
- Behandlungen post-operativer und chronischer Schmerzzustände und
- Behandlungen Schwerstkranker auf der Intensivstation und Schwerverletzter in den Notaufnahmen und im Rettungsdienst beherrscht.

Der Anästhesist verbindet und ermöglicht die Zusammenarbeit von Fachgebieten:

Abbildung 4: Interdisziplinäre Betrachtung

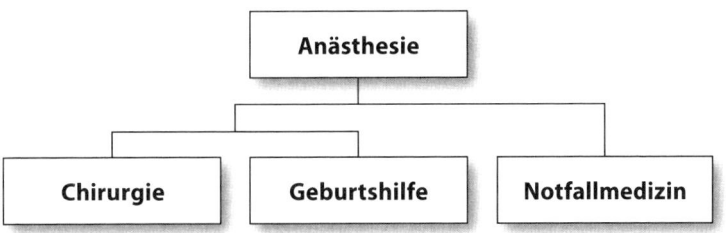

Durch die Kinderanästhesie werden Operationen an Frühgeborenen, schwerstkranken oder missgebildeten Säuglingen und Kindern ermöglicht und hierdurch deren Lebenschancen erheblich gesteigert.

Viele diagnostische Schritte sind in der Pädiatrie nur in Allgemeinanästhesie durchführbar.

2. Anästhesiologische Praxis

Die anästhesiologische Praxis spielt sich an sehr unterschiedlichen Orten ab: Operationsraum, Kreissaal, Ambulanz; interventionelle Standorte wie Radiologie, Endoskopie, Aufwachraum, Intensivstation, Schmerzambulanzen oder Schockraum. Anästhesisten wurden zunehmend als Organisatoren der Abläufe im OP eingesetzt, da sie einen differenzierten Einblick in weite Bereiche des klinischen Ablaufes haben. Je mehr ambulantes Operieren praktiziert wird, desto mehr Bedeutung kommt der Patientensicherheit zu, die nur durch die heutigen hohen Anästhesie-Standards gewährleistet werden kann. Anästhesisten waren die Pioniere der Intensivbetreuung und ihre qualifizierte Präsenz steht auch heute in direktem Zusammenhang mit höheren Überlebenschancen der Patienten.

Arbeitsabläufe in der Anästhesie

Das **Aufklärungsgespräch** beinhaltet die körperliche Untersuchung, dient dem Abbau der Angst vor der „Magie der Narkose" und vor deren Komplikationen.

Es erfordert:

- Einsichtnahme sämtlicher Unterlagen zur Einschätzung des Narkoserisikos,
- Erläuterung der Komplikationen,
- Besprechung der zusätzlich notwendigen Maßnahmen (Venenkatheter, Magensonden, Nachbehandlung bzw. -beatmung auf der Intensivstation),
- Planung der Schmerztherapie nach dem operativen Eingriff.

Die wichtigsten **Komplikationen** müssen im Gespräch erläutert, gewichtet bzw. relativiert werden.

Abbildung 5: Übersicht über die häufigsten Komplikationen

Narkose
- Zahn- und Schleimhaut-Verletzungen
- Allergien
- Kreislaufprobleme bis zum Herzstillstand, abhängig von der Art des Eingriffs und dem Zustand des Patienten
- Eingriffspezifische Komplikationen

Regionalanästhesie
- Nervenverletzungen
- Entzündungen und Blutergüsse
- Allergien
- Kreislaufprobleme (vorwiegend bei wirbelsäulennahen Verfahren)
- Notwendigkeit der Allgemeinanästhesie

Die **Einleitung** der Narkose ist der Moment der Kontaktaufnahme zwischen Patient und betreuendem Anästhesisten, der nicht zwangsläufig auch der aufklärende Anästhesist war (Abb. 6). Ein ruhiges, freundliches Ambiente ist daher sehr wichtig und dient der Herstellung eines Vertrauensverhältnisses und maximaler Konzentration.

Abbildung 6: Bestandteile der Narkoseeinleitung

- *Einleitung der Narkose im Narkoseeinleitungsraum nach vorheriger Begrüßung und Überprüfung der Identität*
- *Legen eines venösen Zugangs und des Überwachungs-EKGs, der Blutdruckmessung und der Sauerstoff-Sättigungsmessung*

So kann ein Großteil der genannten Komplikationen in dieser vulnerablen Situation vermieden werden.

Die **Narkoseführung** erfordert permanente klinische Beobachtung des Patienten, gekoppelt an ein vielschichtiges Monitoring (Überwachung von Atmung, Kreislauf, Bewusstseinszustand).

Während des Operationsablaufs ist der Anästhesist verantwortlich für:

- Die Herstellung und Erhaltung der bestmöglichen Funktion aller Organe,
- die Gabe von Blutprodukten, wenn nötig,
- die Erhaltung der Anästhesiequalität, d.h. der Bewusstlosigkeit bzw. Schmerzfreiheit.

Darüber hinaus ist ein Blick „über das Tuch" unverzichtbar, um die OP-Schritte zu erkennen und die Narkoseführung an die Erfordernisse der Operation anzupassen.

Abbildung 7: Eine OP aus Sicht des Anästhesisten

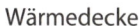

Beatmungs-schlauch

Wärmedecke

Die **Regionalanästhesie** gewinnt zunehmend an Bedeutung, sowohl zur Durchführung von Eingriffen an Gliedmaßen als auch im urologisch-gynäkologischen Bereich (besonders Geburtshilfe). Es gibt viele Nervenblockadetechniken, die für den Patienten wenig belastend sind und nach entsprechender Übung und Erfahrung des Anästhesisten hohe Erfolgsquoten haben. Entsprechend hoch ist die Patientenzufriedenheit. Diese müssen die Kontrolle über ihren Körper und ihr Bewusstsein nicht aufgeben und erholen sich post-operativ schneller. Die Regionalverfahren werden in wirbelsäulennahe (Spinalanästhesie, Periduralanästhesie) und wirbelsäulenferne Verfahren (periphere Nervenblockaden) eingeteilt. Sie eignen sich besonders auch für alte Menschen, weil sie kreislaufschonend sind und weniger zu schweren Verwirrungszuständen führen.

Abbildung 8: Regionalanästhesie eines hochbetagten Patienten

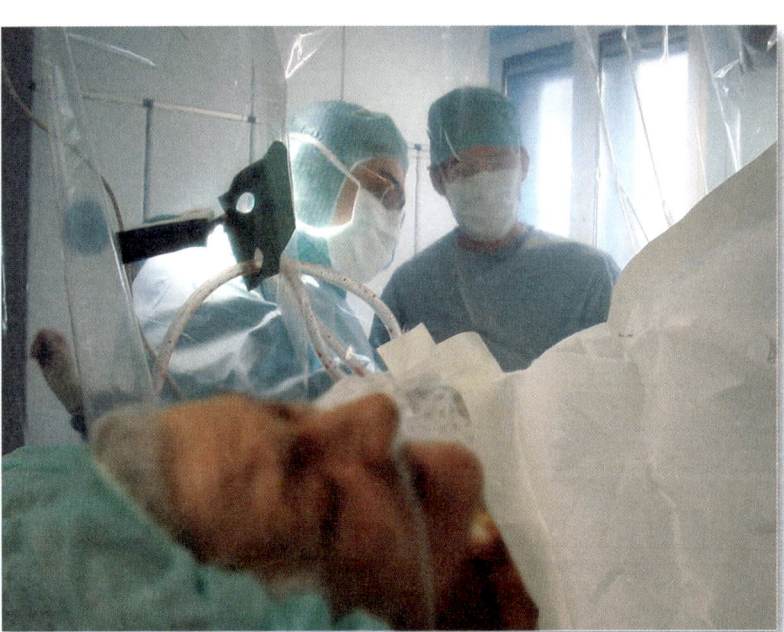

Die **Ausleitung** ist so ähnlich wie die Einleitung ein sehr empfindlicher und komplikationsträchtiger Moment der Narkose.

Abbildung 9: Faktoren der Narkoseausleitung

> * *Das Beenden der Narkose sollte zeitnah zum Beenden der Operation erfolgen!*
> * *Der Patient sollte schmerzfrei, aber bei Bewusstsein in den Aufwachraum transportiert werden.*
> * *In besonderen Fällen erfolgt die Verlegung der weiterhin beatmeten Patienten unter Monitoring auf die Intensivstation.*

Anschließend findet die weitere Überwachung im Aufwachraum statt, der wie ein OP Einleitungsraum, jedoch ohne Narkosegerät, ausgestattet ist. Eine Pflegekraft überwacht vier bis sechs Patienten und informiert bei Auffälligkeiten den zuständigen Anästhesisten. Auf die Intensivstation werden Patienten verlegt, bei denen Komplikationen zu erwarten sind, die auf einer peripheren Station nicht optimal erkannt und behandelt werden können, oder bei denen eine Nachbeatmung erforderlich ist (altersbedingt, operationsbedingt, Schwerkranke oder Mehrfachverletzte, denen Organversagen drohen).

Die *Behandlung Schwerstkranker* sollte immer zusammen mit dem Anästhesisten erfolgen, da dieser vertraut ist mit:

* Kompliziertestem katheterabhängigem Monitoring
* Organersatzverfahren bei Ausfall von Organfunktionen:
  * Nierenersatz (Hämofiltration)
  * Lungenersatzverfahren
    (Beatmungsgeräte, Lungenmaschinen) sowie
* Kreislaufunterstützung.

Der **Schmerzdienst** ist für die Betreuung aller Patienten mit Schmerzen zuständig. Primär sind es post-operative, akute Schmerzen, Schmerzen unter der Geburt, aber auch chronische Schmerzen (u. a. Krebspatienten, Diabetiker, Gefäßpatienten).

Dieser ist als **APS** – the **A**cute **P**ain **S**ervice – ein wichtiger Bestandteil des modernen Dienstleistungsunternehmens Krankenhaus. Zu dessen Aufgaben gehören die Betreuung aller Patienten mit Schmerzen, vorwiegend

nach Operationen, das Überwachen der „Schmerzkatheter" auf allen Stationen und die Einstellung der „Schmerzpumpen".

Abbildung 10: Vorteile eines Acute Pain Services

Warum APS?
- *Weil schmerzfreie Patienten zufriedene Patienten sind!*
- *Weil Schmerzfreiheit eine schnelle Mobilisierung
  ermöglicht und hierdurch weniger Komplikationen
  (Lungenentzündungen durch langes Liegen) auftreten.*
- *Weil durch schnellere Wundheilung kürzere
  Krankenhausaufenthalte entstehen.*

Nicht zuletzt ist die **Notfallmedizin** aus der Anästhesie hervorgegangen
und bildet die vierte Säule des Faches.

Im Schockraum jedes Krankenhauses sollte eine klare Kompetenzzuweisung
für die Notfallversorgung erfolgen. Aufgrund seiner Ausbildung und seiner Funktion bei der Wiederherstellung, Erhaltung und Überwachung der
Vitalfunktionen des Patienten wird der Anästhesist die Regie führen über
diese drei Punkte:

- die Versorgung der Notfallpatienten (Verletzungen, Vergiftungen, Herz-
  Kreislauf-Notfälle),
- die Ausstattung und
- die Schulung des dort tätigen Personals.

Die Versorgung der Patienten erfolgt in enger Absprache mit den beteiligten
Disziplinen, wie beispielsweise Traumatologie, Kardiologie, etc.

Der Anästhesist wird häufig mit der Organisation der OP-Abläufe betraut
(Schnittstellenposition). Damit ist er Leistungsmanager des OPs und führt
eine Integrations- und Organisationstätigkeit aus. Das heißt, er trainiert das
gesamte Personal, welches im kostenintensiven OP-Bereich tätig ist, um
Störfaktoren effektiv beseitigen zu können: Es werden Bestellroutinen erarbeitet, Pünktlichkeit, Zuverlässigkeit von Zeitangaben und Kommunika-
tionsformen werden aktiv geübt. Dies hat zur Folge:

- eine effizientere Nutzung von Ressourcen,
- eine finanzielle Verbesserung, wichtig gerade im Zeitalter der kürzeren Liegezeiten, der ambulanten Versorgung und der Diagnose bezogenen Vergütung von Behandlungen (DRGs) im Krankenhaus.

Dr. Karin Parutsch

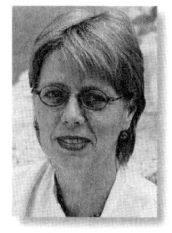

Seit 2002 Oberärztin der Anästhesie und OP-Koordinatorin im Krankenhaus Sachsenhausen in Frankfurt am Main mit Zusatzschwerpunkt Spezielle Schmerztherapie und Anästhesie

Zuvor Funktionsoberärztin an der Universitätsklinik Marburg

2001 fakultative Weiterbildung: „Spezielle Anästhesiologische Intensivmedizin"

Prof. Dr. Robert Behr

NEUROCHIRURGIE

Gliederung:

1. **Historische Anmerkungen und aktuelle Situation**

2. **Erkrankungen von Kopf und Gehirn**

3. **Erkrankungen von Wirbelsäule und Rückenmark**

4. **Erkrankungen der peripheren Nerven**

1. Historische Anmerkungen und aktuelle Situation

Die Neurochirurgie ist im Vergleich zu anderen chirurgischen Fächern als junge selbstständige medizinische Disziplin einzustufen. Dennoch reichen ihre Wurzeln sehr weit zurück in die Menschheitsgeschichte. Bereits vor 12.000 Jahren, im Neolithikum, wurden von unseren Vorfahren in Europa, Asien und Afrika Eingriffe am Schädel durchgeführt. Es handelte sich dabei natürlich nicht um Operationen im heutigen Sinn, denn der Grund zum Eingriff lag meist im rituellen, spiritistischen Bereich und weniger im therapeutischen. Die herausgeschabten Knochenteile wurden nicht selten als Amulette um den Hals getragen. Auch ist davon auszugehen, dass die äußere harte Hirnhaut nicht eröffnet wurde. Dennoch ist erstaunlich, dass viele „Patienten" solche Eingriffe überlebt haben. Nach den Funden liegen entsprechende Reparaturprozesse am Knochen in bis zu 80 Prozent vor. Auch heute noch werden derartige Trepanationen, Schädelknochenöffnungen, von Eingeborenen in Ostafrika, den Kisii, durchgeführt.

Viel später, in der ägyptischen Hochkultur 1600 Jahre vor Christus, der 17. ägyptischen Dynastie, finden sich erste schriftliche Zeugnisse über die Behandlung von Krankheiten. Im Papyrus Edwin Smiths sind auch Anweisungen zum Umgang mit Schädelhirnverletzungen beschrieben.

Dieses Wissen ist durch die Zeiten hindurch wieder verloren gegangen und die Renaissance der Neurochirurgie begann am Ende des 19. Jahrhunderts. Neue Erkenntnisse über den Bau und die Funktion des Nervensystems ermöglichten erste Eingriffe am Gehirn. So punktierte Paul Broca 1871 erstmals einen Abszess im Gehirn. Es folgten dann auch Operationen von Tumoren mit anfangs sehr schlechten Erfolgen. Die Sterblichkeit bei einer Akustikusneurinomoperation lag Anfang des 20. Jahrhunderts noch bei circa 70 Prozent.

Mit der Entwicklung der Neurochirurgie in Deutschland ist der Name von Fedor Krause eng verbunden, der durch seine umfangreiche klinische und wissenschaftliche Tätigkeit ein wesentlicher Wegbereiter war.

Aus diesen ersten bescheidenen Anfängen entwickelten sich im Laufe der Jahre kleine neurochirurgische Abteilungen, so 1934 in Würzburg unter Wilhelm Tönnis. Die erste eigenständige Neurochirurgische Universitätsklinik wurde in Köln 1950 mit Prof. Tönnis als Ordinarius gegründet. Damit war der Grundstein für die universitäre, wissenschaftliche und klinische Fortentwicklung der Neurochirurgie in Deutschland gelegt.

Heute gibt es in Deutschland 134 selbstständige Neurochirurgische Kliniken und 50 Belegabteilungen. Die Deutsche Gesellschaft für Neurochirurgie hat derzeit circa 1.000 Mitglieder. Die Ausbildung zum Arzt für Neurochirurgie ist eigenständig und nicht mit anderen chirurgischen Fächern verknüpft. Sie dauert zwischen sechs bis acht Jahre und umfasst nahezu das gesamte Spektrum des Faches. Häufig erfolgt danach eine weitere Schwerpunktsetzung.

2. Erkrankungen von Kopf und Gehirn

Grundsätzlich lassen sich diese Erkrankungen in Verletzungen, Tumoren, Gefäßerkrankungen, Fehlbildungen, Störungen der Liquorzirkulation und Entzündungen einteilen. Dabei spielen die drei Erstgenannten die wichtigste Rolle.

Das **Schädelhirntrauma** (SHT) ist in Deutschland die Haupttodesursache der 1- bis 34-Jährigen. Zu 70 Prozent sind Verkehrsunfälle die Ursache. Daneben spielen Sport- und Freizeitunfälle eine große Rolle. Von jährlich circa 230.000 SHTs sind etwa 160.000 behandlungspflichtig, was 2.000 pro 1 Mio. Einwohnern entspricht. 1990 ergab sich die Zahl von 5,1 Mio. tödlicher Unfälle in den westlichen Industrieländern, die für das Jahr 2020 auf 8,4 Mio. geschätzt wurde *(Murray, Ch. et al., Lancet 349, 1997)*. Sie nehmen damit den fünften Platz in der Todesursachenstatistik ein, weltweit sogar den dritten Platz.

Eine entscheidende Rolle bei den SHTs spielen die traumatischen Blutungen. Durch die Gewalteinwirkung können Blutgefäße in den Hirnhäuten und im Gehirn selbst zerreißen und zu bedrohlichen Blutungen führen. Häufig ist auch eine Zerreißung des Hirngewebes selbst beteiligt. Die sich ausdehnende Blutung führt neben der Zerstörung von Hirngewebe auch zu einer Steigerung des Druckes im Schädelinneren, da die knöcherne Schädelkapsel nicht nachgeben kann. Hieraus resultiert eine akut lebensbedrohliche Situation. Das epidurale Hämatom ist ein klassisches Beispiel dafür.

Abbildung 1: Epidurales Hämatom
über der rechten Hirnhälfte mit starker Druckwirkung.

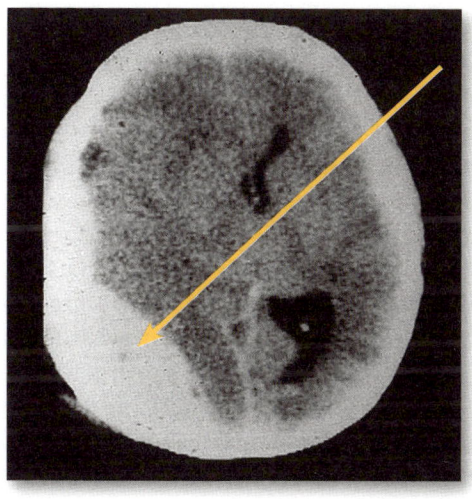

Eine oft nur relativ leichte Verletzung mit kurzer Bewusstlosigkeit oder Benommenheit führt zum Einriss der mittleren Hirnhautarterie (A. meningea media). Der Betroffene ist dann für einige Zeit, bis zu wenigen Stunden, wieder unauffällig und trübt dann zunehmend ein. Ursache ist die sich zwischen Schädelknochen und äußerer Hirnhaut langsam ausdehnende Blutung, die zu einer zunehmenden Drucksteigerung im Schädel führt. Ohne Behandlung stirbt der Betroffene. Die Operation selbst ist relativ einfach. Der Knochen über der Blutung muss entfernt werden, die Blutung wird abgesaugt und das eröffnete Gefäß unterbunden. Der Knochendeckel wird dann wieder eingesetzt. Die Gesamtmortalität liegt bei fünf bis zehn Prozent, bei rechtzeitiger Entlastung der Blutung kann der Betroffene ohne jeglichen Hirnschaden davonkommen, da meist keine primäre Hirnverletzung vorliegt. Entscheidend ist also die schnelle Zuweisung in ein Krankenhaus mit neurochirurgischer Abteilung.

Ganz anders ist die Situation beim akuten subduralen Hämatom. Hier entsteht die Blutung zwischen der äußeren, harten und der inneren, weichen Hirnhaut. Ursache ist der Abriss einer Brückenvene und / oder eine direkte Hirn- und Hirngefäßzerreißung mit Blutaustritt. Diese Patienten sind meist sofort und anhaltend bewusstlos mit deutlich schlechterer Gesamtprognose. Die Letalität liegt zwischen 30–80 Prozent, je nach Begleitverletzungen, Alter und Latenz bis zur Versorgung. Kommt es zu Gewebs- und Gefäßzerreißungen im Gehirngewebe entstehen die traumatischen intrazerebralen Hämatome. Auch diese haben eine hohe Letalität von 40–70 Prozent. In vielen Fällen, besonders bei Hochgeschwindigkeitsverletzungen mit schneller Beschleunigung, Abbremsung und Rotation des Kopfes treten Kombinationen dieser Blutungen auf. Es entwickelt sich als Reaktion auf die Verletzung eine Vermehrung des Gewebewassers, ein Ödem, das ebenfalls zur allgemeinen Drucksteigerung beiträgt. Es können sich dabei in kürzester Zeit Hirndruckwerte aufbauen (normal bis 20 mmHg), die die Blutzirkulation im Gehirn behindern oder sogar über dem arteriellen Blutdruck liegen. Dann wäre keine Hirndurchblutung mehr gegeben mit der Folge des globalen Gewebeunterganges und der Symptomatik des Hirntodes. Lässt sich der erhöhte Hirndruck nicht ausreichend durch intensivmedizinische Maßnahmen senken, so müssen operative Schritte eingeleitet werden. Durch die partielle Entfernung der Schädelkapsel und Öffnung der harten Hirnhaut kann dem geschwollenem Hirn Platz gegeben werden. Zu einem späteren Zeitpunkt wird der Schädelknochen wieder eingesetzt oder eine Schädeldachplastik angefertigt. Die Behandlung des SHT hat somit grundsätzlich zum Ziel, raumfordernde Blutungen zu entfernen, die Hirnschwellung zu behandeln und alles zu tun, um sekundäre Läsionen, die nicht direkt beim Unfall entstanden sind, zu verhindern. Zu diesem Zweck braucht es die neurochirurgische Intensivmedizin und moderne Monitoringverfahren wie die Hirndruckmessung, die Hirnsauerstoffmessung und die Überwachung von Hirnstoffwechselprozessen. Die bildgebende Darstellung des Gehirns mittels CT und MRT sowie Angiographie hat ebenfalls eine zentrale Bedeutung in der oft wochenlangen Behandlung des SHT, an die sich eine intensive und ebenfalls langdauernde Neurorehabilitation anschließt.

Gefäßerkrankungen des Gehirns sind sehr häufig, pro Jahr ist mit fast 400.000 in Deutschland zu rechnen. Der Schlaganfall macht davon den größten Teil aus. Man unterscheidet ihn in die weitaus häufigeren Hirninfarkte, 80 Prozent, und die selteneren spontanen Hirnblutungen, meist wegen Hypertonie. Andere Ursachen sind seltener, die subarachnoidale Blutung (SAB) durch Platzen eines Gefäßsäckchens macht circa zehn bis zwölf Prozent aus. Typisch ist der plötzliche Beginn der Symptome, deshalb auch „Schlaganfall", mit neurologischen Ausfällen wie Lähmungen, Sprachstörungen und auch Bewusstseinsstörungen. Mit Auftreten des Symptome beginnt ein Wettlauf mit der Zeit. Es muss sofort ein CT durchgeführt werden, um zwischen Infarkt und Blutung zu differenzieren. Die spontane Hirnblutung erfordert nicht immer eine Operation. In vielen Fällen muss der Patient zunächst überwacht und das CT kontrolliert werden. Bei großer initialer oder zunehmender intrazerebraler Raumforderung ist die operative Entlastung der Blutung indiziert.

Im Gegensatz zur hypertonen Hirnblutung, die zumeist Ältere betrifft, ereignet sich die Subarachnoidalblutung meist bei jüngeren Patienten zwischen 30 und 50 Jahre. Ursache ist eine angeborene Gefäßwandschwäche mit blasenartiger Ausstülpung der Wand des arteriellen Blutgefäßes. Diese Schwachstelle kann leicht einreißen und es entwickelt sich eine Blutung zwischen die weichen Hirnhäute, betont an der Basis des Gehirns. In manchen Fällen kann die Blutung, die ja arteriellen Druck aufweist, in die Hirnsubstanz einbrechen und sofort zu neurologischen Ausfällen oder zum Tod führen. Die Symptomatik der SAB ist typischerweise durch einen plötzlichen, vernichtenden Kopfschmerz gekennzeichnet: wie ein Messer im Kopf. Oft folgt eine Phase von Bewusstseinstrübung oder Bewusstlosigkeit. Der Betroffene klagt über massive Kopfschmerzen, Nackenhinterkopfschmerzen, Nackensteife und Lichtscheu. Das Bild ähnelt einer Hirnhautentzündung, beginnt aber viel plötzlicher und ohne Fieber. Die initiale Letalität ist sehr hoch und wird auf circa 40–50 Prozent geschätzt. Statistisch ereignen sich in Deutschland circa 12–15 Fälle auf 100.000 Einwohner jährlich, Frauen sind etwas häufiger betroffen. Der Betroffene muss sofort in neurochirurgische Behandlung. Die Diagnosesicherung erfolgt mit dem CT, im Anschluss muss sofort eine Hirngefäßdarstellung erfolgen, mit der der Nachweis und die Lokalisation der Blutungsquelle in über 80 Prozent gelingt.

Abbildung 2: Großes Aneurysma an der vorderen Hirnschlagader.
Blutgefäßdarstellung (Angiographie) der Hirngefäße.

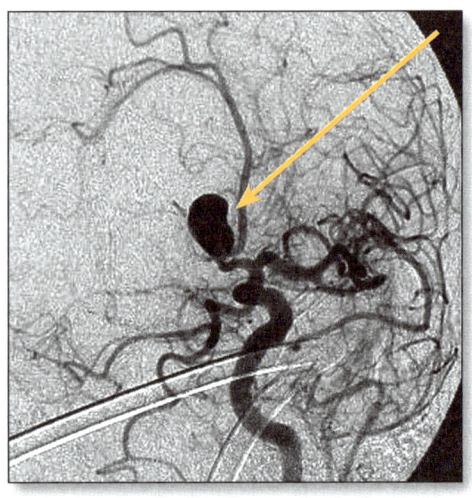

Die Gefäßwandbläschen, so genannte Aneurysmen, finden sich zu 40 Prozent an der vorderen Hirnschlagader, zu je 20 Prozent an der inneren und mittleren Hirnschlagader. Die anderen Lokalisationen sind deutlich seltener. Nach Diagnosestellung und Nachweis der Blutungsquelle muss das Aneurysma ausgeschaltet werden, um nicht Ursache einer weiteren Blutung zu sein, die sich bei bereits einmal eingerissener Gefäßwand leicht einstellt. Das Risiko der Nachblutung in den ersten 14 Tagen liegt bei 20–40 Prozent mit einer nochmals erhöhten Letalität von bis zu 80 Prozent. Eine mögliche Methode ist die operative Abclippung, bei der ein Mikrotitanclip auf den Hals des Säckchens aufgesetzt wird. Damit ist die ehemalige Schwachstelle definitiv behandelt. Das zweite Verfahren ist die Ausstopfung des Säckchens mit Platinspiralen (Coils) über einen in die Leistenschlagader eingelegten Mikrokatheter, so genanntes Coiling des Aneurysmas. Dafür ist keine Schädelöffnung nötig, das Aneurysma kann sich aber wieder ausbilden, sodass regelmäßige Kontrollen erfolgen müssen. Beide Methoden haben ihre klaren Indikationen aber auch Grenzen. Bewährt hat sich die interdisziplinäre Behandlung an Großkrankenhäusern und Unikliniken, die Erfahrungen mit beiden Methoden haben und so die jeweils richtige individuelle Behandlung auswählen können. Die Ausschaltung des Aneurysmas sollte möglichst frühzeitig, innerhalb von drei Tagen nach der Blutung erfolgen. Danach können sich in circa 30 Prozent Gefäßspasmen, Verkrampfungen der Hirngefäße, entwickeln, die zu Durchblutungsstörungen bis zum Hirninfarkt führen können. Die Behandlung dieser Gefäßspasmen erfordert eine hochentwickelte neurochirurgische Intensivmedizin und enge Kooperation mit der Neuroradiologie. Grundprinzip ist die Anhebung des Blutdruckes auf Werte bis zu 180–200 mmHg, deshalb muss das Aneurysma sicher ausgeschaltet sein, die optimale Sauerstoffversorgung und gegebenenfalls die Erweiterung verengter Gefäße über aufblasbare Ballons, die mit Mikrokathetern über die Leistenarterie eingeführt werden. Dies ist die Aufgabe des Neuroradiologen in enger Zusammenarbeit mit dem Neurochirurgen. Nur durch die gebündelte Anwendung moderner Technologien und die interdisziplinäre Kooperation kann diesem schweren Krankheitsbild wirksam begegnet werden. Hierzu zählen auch die Möglichkeiten moderner Rehabilitation.

Das große Kapitel der **Hirntumoren** würde diesen kurzen Abriss der Neurochirurgie sprengen, sodass nur zwei Tumorarten beleuchtet werden sollen. Grundsätzlich ist zwischen den gutartigen und den bösartigen Hirntumoren zu unterscheiden. Das Meningeom stellt den häufigsten gutartigen Tumor im Schädel dar (bis 34 Prozent). Es ist kein eigentlicher Hirntumor, da es von Zellen der Hirnhaut ausgeht und echte Hirnzellen nicht beteiligt sind. Frauen sind in einem Verhältnis von 2:1 bevorzugt. Dieser Tumor wächst sehr langsam und verdrängt, komprimiert das umliegende Hirngewebe. Dadurch können auch Symptome ausgelöst werden. Nicht selten sind Kopfschmerzen, epileptische Anfälle und je nach Lokalisation des Tumors Lähmungen, Hör-, Seh- und auch Sprachstörungen. Öfters finden sich auch neuropsychologische Veränderungen wie Konzentrations- und Aufmerksamkeitsstörungen oder reduzierte Gedächtnisleistungen.

Abbildung 3: Beispiele zweier Meningeome, links an der Schädelkapsel gelegen, rechts ein petroclivales Meningeom, das ungleich schwieriger zu entfernen ist.

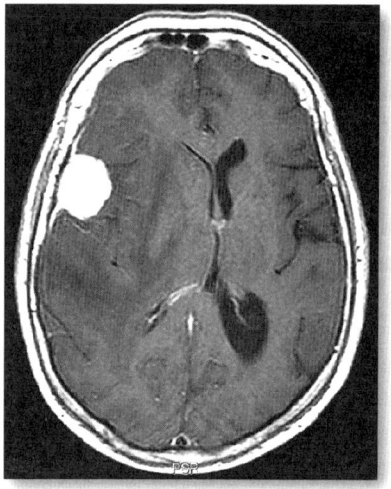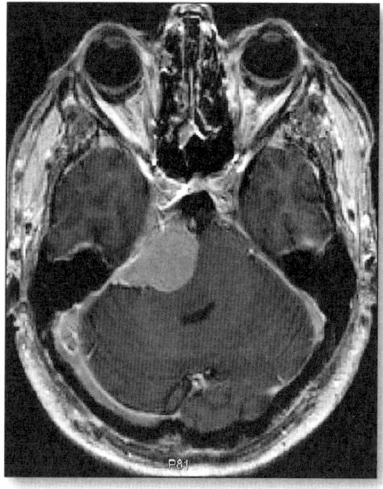

Die Behandlung dieser Tumore ist differenziert zu betrachten. Keineswegs muss immer eine Operation erfolgen. In einigen Fällen genügt eine regelmäßige Kontrolle und erst bei Tumorwachstum ist eine Operation zu indizieren. An manchen Stellen ist es aber besser, den Tumor zu entfernen, wenn er noch klein ist, da dadurch Funktionen besser erhalten werden können; z. B. in der Nähe von Seh- oder Hörnerv oder an funktionell wichtigen Hirnarealen wie dem Sprachzentrum. Die Entscheidung zur Op-Indikation muss der Neurochirurg zusammen mit dem sorgfältig informierten Patienten stellen. Die Operation selbst erfolgt mikrochirurgisch, d. h. unter dem Operationsmikroskop, wobei je nach Lage des Tumors weitere technische Hilfsmittel wie die Neuronavigation, das elektrophysiologische Monitoring und auch der intraoperative Ultraschall sinnvoll sind. In manchen Fällen, z. B. bei ausgedehnten Meningeomen der Schädelbasis, ist eine vollständige Resektion nicht möglich. Hier kann dann eine Nachbestrahlung zur Hemmung des Tumorwachstums indiziert sein. Eine regelmäßige postoperative Kontrolle ist notwendig, da diese Tumoren auch rezidivieren können.

Unter den bösartigen Tumoren steht das **Glioblastom** an erster Stelle. Es macht 12–15 Prozent aller Tumoren im Schädel aus und 50–60 Prozent der astrozytären Tumoren, also der Tumoren, die von den Hirnstützzellen, den Astrozyten (Sternzellen wegen ihrer Fortsätze), ausgehen. Die Symptome, die durch das Tumorwachstum ausgelöst werden, sind denen des Meningeoms sehr ähnlich, entwickeln sich aber schneller. Das Glioblastom ist einer der bösartigsten Tumoren des Menschen und eine Heilungschance gibt es derzeit noch nicht. Die statistische Überlebenszeit unter Therapie beträgt nach zwölf Monaten 64 Prozent und nach 24 Monaten 29 Prozent (Lacroix et al. J. Neurosurg 95, 2001). Nach Schätzungen des Robert Koch Institutes aus dem Jahre 1998 ist die Häufigkeit dieses Tumors von 1990 bis 1998 um zehn Prozent angestiegen.

Abbildung 4: Glioblastom in der linken Hirnhälfte.
Großer, teils solider, teils zystischer Tumor.

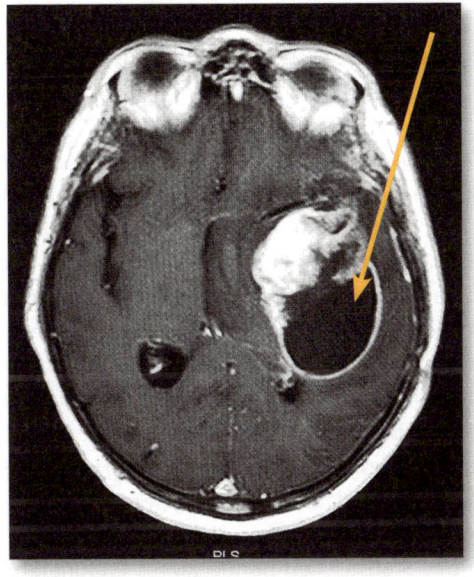

Die Überlebenszeit ist von mehreren Faktoren abhängig. Von Bedeutung sind das Alter bei Erkrankungseintritt, unter 60 Jahre ist günstiger, und der allgemeine Zustand des Betroffenen, gemessen mit dem Karnofski Index. Liegt dieser über 70 ist die Prognose auch besser. Entscheidend ist aber auch das Ausmaß der Tumorentfernung bei der Operation. Gelingt eine komplette Resektion der sichtbaren Tumoranteile, ist die Überlebenszeit länger (Laws et al. J Neurosurg 09/2003). Das Problem der chirurgischen Tumorbehandlung ist zum einen die Lage der Tumors in und an wichtigen Hirnrealen, die zum Teil eine Teilresektion erzwingt, zum anderen aber auch die Tatsache, dass der Tumor sich bereits weit im Gehirn verzweigt hat, ohne dort erkennbare

Tumorknoten zu bilden. Er ist deshalb dort nicht zu erkennen und aus funktionellen Erwägungen, den Betroffenen nicht zu schädigen, auch nicht zu entfernen. Die weiteren Standbeine der Behandlung des Glioblastoms sind die postoperative Bestrahlung, die durch eine begleitende Chemotherapie ergänzt werden kann, und die Chemotherapie, die in mehreren Zyklen nach der Bestrahlung fortgesetzt wird. Die heute zur Verfügung stehenden Substanzen sind hoch wirksam, aber auch gut verträglich, sodass die Behandlung ambulant erfolgen kann. Das primäre Ziel der Therapie stellt die Verlängerung der Überlebenszeit bei bestmöglichster Lebensqualität dar.

3. Erkrankungen von Wirbelsäule und Rückenmark

Eine wichtige Domäne der Neurochirurgie ist die Behandlung von Wirbelsäulenerkrankungen, die als Folge auch das Rückenmark oder die Nervenfasern im Bereich der Wirbelsäule betreffen. Es handelt sich dabei meist um degenerative Prozesse wie Bandscheibenschäden und Verengungen des Wirbeloder Wurzelkanales, die Druck auf das Nervengewebe ausüben und dadurch Schmerzen und neurologische Ausfälle erzeugen. Seltener kommen auch Verletzungen oder Tumoren der Wirbelsäule vor und an dritter Stelle rangieren Tumoren oder andere Erkrankungen des Rückenmarkes selbst. Die degenerativen Erkrankungen stehen zahlenmäßig an erster Stelle, was sich allein schon aus der demographischen Entwicklung in den meisten Industrienationen ergibt. Man geht davon aus, dass 80 Prozent der Bevölkerung mindestens einmal in ihrem Leben mit Rückenschmerzen konfrontiert sind. Nach Angaben des Statistischen Bundesamtes ereigneten sich 1999 circa 80.000 stationär zu behandelte Bandscheibenschäden, d.h. 1 pro 1.000 Einwohner. Die Zahl der ambulanten Behandlungen und die, die nicht erfasst werden konnten, liegt aber sicher noch weit höher. Im ambulanten Sektor wurden 1999 umgerechnet 1,2 Mrd. € für Rückenleiden ausgegeben und circa 14 Prozent aller Krankheitsfehltage waren dadurch bedingt. Rückenleiden stellen also einen wesentlichen ökonomischen Faktor des Gesundheitssystems dar.

Die Wirbelsäule unterliegt einem physiologischen Verschleißprozess, der bereits in der Adoleszens beginnt und bis ins hohe Alter anhält. Wasserverlust der Bandscheibe und Rissbildungen im Bandscheibenringgewebe führen zu so genannten weichen **Bandscheibenvorfällen** an der Hals- und Lenden-wirbelsäule, die ihr Häufigkeitsmaximum in der vierten und fünften Lebens-dekade haben. Weiches Bandscheibenkerngewebe tritt dabei durch den Faserring hindurch und drückt auf Nervenwurzelfasern oder auch auf das Rückenmark. In späteren Lebensjahren entstehen durch Knochenanbauten an den Wirbeln, besonders auch den Wirbelgelenken, und durch Bandver-dickungen Einengungen der Wirbel- und oder Wurzelkanäle. In machen Fällen entwickelt sich auch eine Lockerung der Wirbelverbindung, die zum Wirbelgleiten und zur Instabilität der Wirbelsäule führt.

*Abbildung 5: Weicher Bandscheibenvorfall mit Druck auf die
linke Nervenwurzel L5*

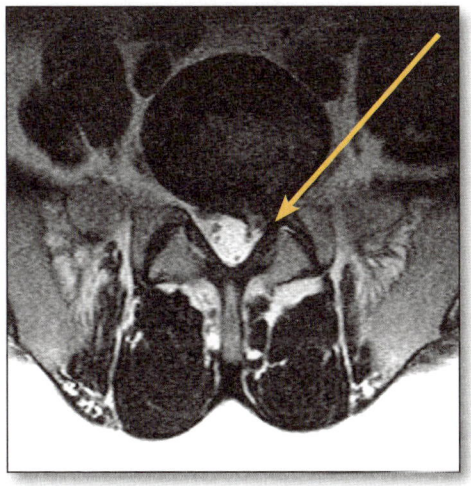

Der weiche Bandscheibenvorfall (BSV) hat eine gute spontane Heilungsaus-sicht. Auch ohne Operation sind bereits 58 Prozent der Betroffenen innerhalb eines Monats symptomfrei, nach drei Monaten bereit 75 Prozent und nach sechs Monaten 88 Prozent (M. Benoist, Joint Bone Spine 2002, 69). Wichtig ist aber in dieser Zeit zu erkennen, ob sich neurologische Störungen entwickeln, damit eine eventuelle Op-Indikation rechtzeitig gestellt werden kann. Auch ist eine adäquate Schmerztherapie von großer Bedeutung. Der BSV sollte als immer ärztlich betreut und behandelt werden.

Die Operationsindikation ergibt sich zum einen aus der Größe und der Lage des BSV, aber auch daraus, wie gut die Schmerzen zu behandeln sind und ob sich Gefühlsstörungen oder Lähmungen entwickeln. Auch soziale Aspekte, wie beruflicher Ausfall oder die familiäre Situation, können mitentscheidend sein, da mit einer Operation die Beeinträchtigung des Betroffenen meist schneller beseitigt werden kann als durch monatelange konservative Behandlung, die dann später doch in eine Operation mündet. Die Operation selbst wird in aller Regel in mikrochirurgischer Technik unter dem Operationsmikroskop durchgeführt. Ziel ist die Entfernung der Strukturen, die das Nervengewebe komprimieren, ohne zu viel vom stabilitätsgebenden Wirbelsäulenknochen zu resezieren.

Nach dem Eingriff wird eine zügige Mobilisation angestrebt, eine Rehabilitation ambulant oder stationär schließt sich in vielen Fällen an.

Danach ist die normale Belastung der Wirbelsäule und auch eine ausgewogene sportliche Betätigung wieder möglich und wünschenswert.

Im Bereich der Halswirbelsäule wird der BSV meist von vorne entfernt, was die komplette Resektion der Bandscheibe bedingt. Anstelle der Bandscheibe wird zur Stabilisierung der Wirbelsäule ein Implantat eingesetzt, meist aus Titan, das dieses Bewegungssegment verblockt. Neuere Verfahren ermöglichen die Implantation einer Bandscheibenprothese, die die Beweglichkeit in dem operierten Segment erhält. Langzeitergebnisse liegen aber hierzu noch nicht vor.

Abbildung 6: Röntgenaufnahme der Halswirbelsäule mit normalem
Titanimplantat (unten) und Bandscheibenprothese (oben).
Die Bewegungsaufnahmen (2. und 3. Bild) zeigen eine gute Beweglichkeit
in diesem operierten Segment.

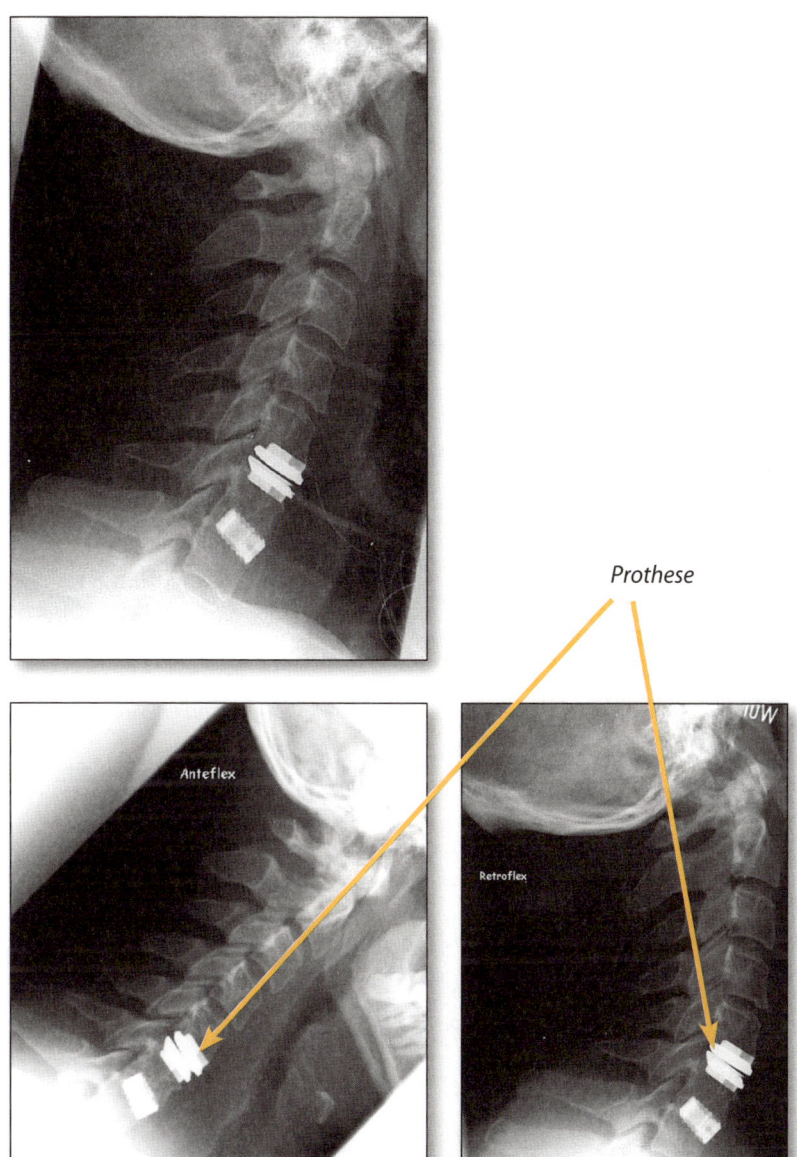

Prothese

Die Einengung des Wirbelkanales, so genannte Spinalkanalstenose, entwickelt sich in späteren Lebensjahren und führt zu einer schmerz- und schwächebedingten Verkürzung der Gehstrecke. Aber auch Missempfindungen in den Beinen und Lähmungen können nicht selten auftreten. Bei sehr starker Belastung der Wirbelsäule kann es auch zu Lockerungen zwischen den einzelnen Wirbeln kommen, die dann abgleiten und wegen der sich entwickelnden Instabilität zu starken Rückenschmerzen führen. In vielen Fällen liegt eine Kombination aus Einengung und Instabilität vor. Im Gegensatz zum weichen BSV hat die Stenose des Wirbelkanales keine gute spontane Heilungschance. Dies liegt daran, dass die Stenose überwiegend knöchern bedingt ist und der Knochen sich nicht wieder zurückbildet. Medikamente können deshalb nur kurzfristig Schmerzen lindern. In den meisten Fällen lässt sich eine Operation nicht umgehen. Diese hat zum Ziel, den vermehrten Knochen zu beseitigen als auch verdickte Bänder zu resezieren, sodass die normale Weite des Wirbelkanales wieder hergestellt wird.

Abbildung 7: MRT einer Verengung des Lendenwirbelkanales,
so genannte Spinalkanalstenose

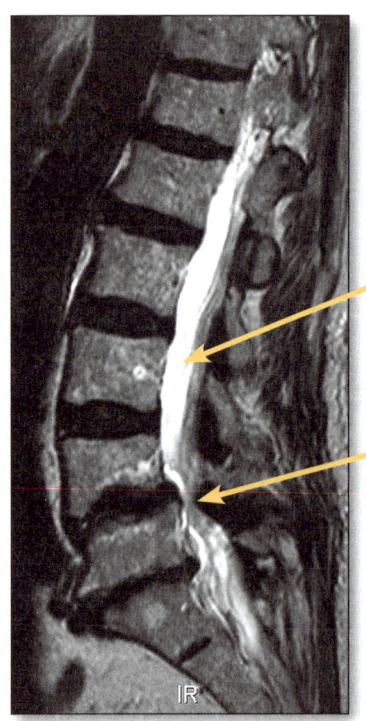

Normaler Wirbelkanal

Verengter Wirbelkanal

Liegt ein Wirbelgleiten vor, das auch eine entsprechende Symptomatik herbeiführt, so muss eine stabilisierende Operation der Wirbelsäule erfolgen. Gleichzeitig wird eine mitbestehende Einengung der Spinalkanales oder der Wurzelkanäle beseitigt. Nach erfolgter Dekompression des Nervengewebes wird durch Titanschrauben und Titanimplantate zwischen den Wirbeln die normale Stellung der Wirbelkörper zueinander wiederhergestellt und fixiert. Die mit Knochenspänen aufgefüllten Implantate zwischen den Wirbeln sorgen für eine knöcherne Verbindung der Wirbelkörper. Diese knöcherne Heilung braucht ähnlich wie ein Knochenbruch aber circa drei Monate Zeit, in der noch körperliche Schonung erfolgen sollte.

Nach Ausheilung ist die Wirbelsäule wieder im normalen Rahmen belastbar. Regelmäßiges Rüchenmuskeltraining und eine wechselnde Belastung, besonders aber eine Körpergewichtsnormalisierung, sind anzustreben.

Abbildung 8: Wirbelgleiten mit Einengung des Wirbelkanales.
Myelographische Darstellung

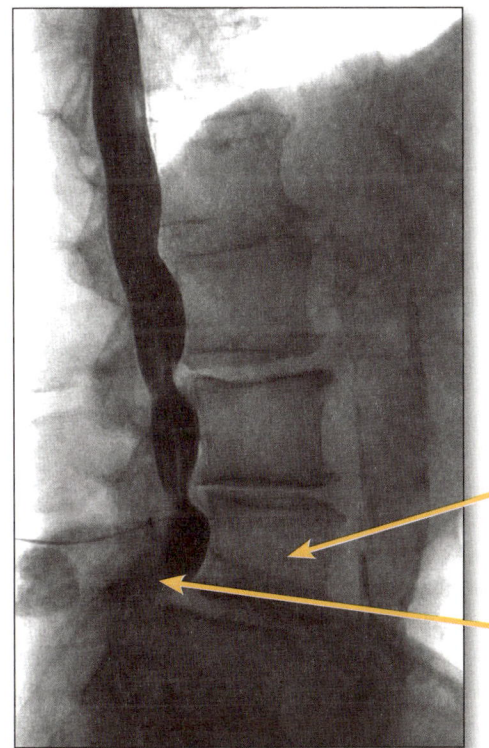

4. Lendenwirbel nach vorne abgeglitten und gekippt

Engstelle im Wirbelkanal

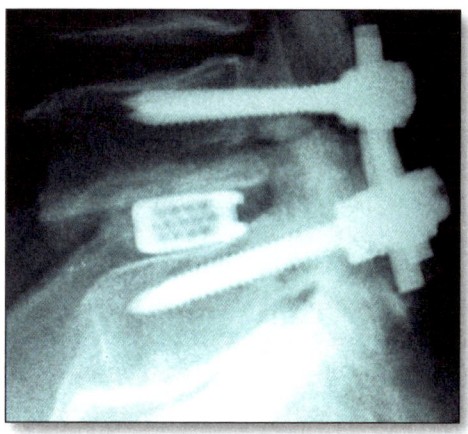

4. Erkrankungen der peripheren Nerven

Schädigungen der peripheren Nerven, also der Nerven, die jenseits der Wirbelsäule und des Schädels, z.B. in Armen und Beinen, verlaufen, gehören ebenfalls zum Aufgabengebiet des Neurochirurgen. Von größter Bedeutung sind die Druckschäden der peripheren Nerven, so genannte Kompressionsneuropathien. Verletzungen spielen ebenfalls eine große Rolle, Tumorerkrankungen sind insgesamt seltener.

Im Hinblick auf die Druckschäden ist vor allen Dingen das **Karpaltunnelsyndrom** (KTS) zu nennen. Es handelt sich dabei um eine Einengung der Mittel(hand)nerven, N. medianus, an der Unterseite des Handgelenkes, die durch eine Bandverdickung ausgelöst wird. Hierdurch kommt es zu Schmerzen und Gefühlsstörungen, aber auch zu Kribbelgefühlen in den ersten drei Fingern. Oft sind die Beschwerden nachts vorhanden und Frauen sind deutlich häufiger betroffen (3:1). Das KTS kommt sehr häufig vor, man rechnet mit 3,4 auf 1.000 Einwohner. Falls die konservative Behandlung nicht anspricht, ist die Operation indiziert. Dabei wird das verdickte Band über dem Handgelenk gespalten und der Nerv so entlastet. Neben der offenen OP-Technik hat sich auch die endoskopische Methode etabliert, die aber nicht in allen Fällen möglich ist und auch etwas höhere Risiken beinhaltet. Nach Entlastung des Nervs kann mit einer schnellen Heilung und Rückbildung der Beschwerden gerechnet werden.

Abbildung 10: Intraoperativer Befund bei KTS. Man kann den eingedellten Nerv gut erkennen. Unten: Schnittführung und postoperativer Zustand.

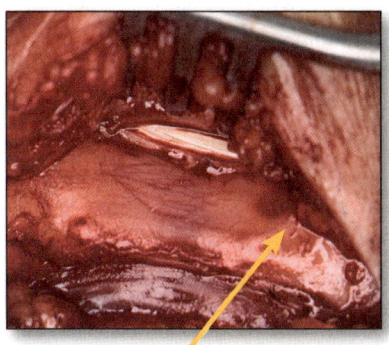 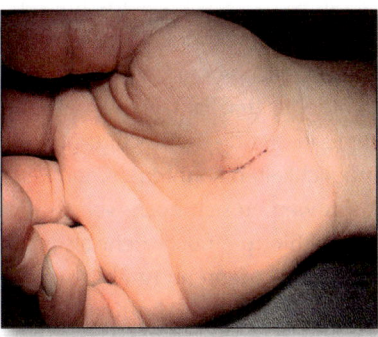

Nerv mit Eindellung

Ein weiteres wichtiges Engpasssyndrom ist das Sulcus ulnaris Syndrom mit Kompression des Ellennervs an der Innenseite des Ellenbogens. Dies führt zu Schmerzen und Missempfindungen an der Handkante und an den beiden äußeren Fingern. Auch dieser Engpass kann durch einen einfachen Eingriff beseitigt werden. Hier ist allerdings zu beachten, dass die Operation nicht zu spät erfolgt, da sich Ausfälle des Ellennervs nur langsam und inkomplett zurückbilden und störende Missempfindungen als auch Schmerzen bestehen bleiben können.

Abschließend seien noch die Nervenverletzungen erwähnt, die je nach Sachlage eine sofortige oder auch um einige Wochen aufgeschobene Operation mit Nervennaht oder auch Nerventransplantation benötigen. Besonders schwierig sind dabei die Verletzungen des Armnervengeflechtes, des Plexus brachialis, die meist bei verunfallten Zweiradfahrern auftreten. Das Kapitel der Nerventumoren ist ebenfalls umfangreich und speziell, sodass im Rahmen dieses Beitrages darauf verzichtet werden muss. In all diesen Fällen ist jedoch die neurochirurgische Expertise und operative Erfahrung für die nicht selten interdisziplinäre Behandlung von ausschlaggebender Bedeutung.

Zusammenfassung

Wie diese wenigen Seiten verdeutlichen, spannt die Neurochirurgie einen weiten Bogen über Erkrankungen des gesamten peripheren und zentralen Nervensystems wie Gehirn, Rückenmark und periphere Nerven, aber auch über die Erkrankungen, die sich an den Umhüllungen des Nervensystems abspielen, allen voran der Wirbelsäule. Von den technologischen Entwicklungen der letzten Jahrzehnte, besonders der Datenverarbeitung und der Bildgebung, hat die Neurochirurgie sehr stark profitiert und die Behandlungsmöglichkeiten konnten immer weiter ausgedehnt werden. Auch in der Zukunft werden sich noch weitere spannende Entwicklungen auftun, die die Neurochirurgie noch mehr als jetzt zu einem Hightech-Fach machen werden. Von Bedeutung ist aber auch, dass die Neurochirurgie auch ein immer wichtigerer Partner im Konzept der interdisziplinären Behandlung vieler Erkrankungen, besonders auch der Krebserkrankungen, werden wird. In einem Großkrankenhaus wird deshalb die neurochirurgische Präsenz immer wichtiger werden. Dies setzt aber auch die Investition in moderne Technologien voraus, die sowohl im Operationssaal, aber auch in der Diagnostik und der Intensivtherapie unabdingbar sind.

Prof. Dr. Robert Behr

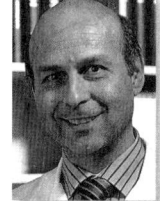

Seit Juli 2001 Direktor der Klinik für Neurochirurgie am Klinikum Fulda gAG

U. a. 1992–1999 leitender Oberarzt an der Neurochirurgischen Klinik der Universität Würzburg

Ruf auf die C3 Professur, Schädelbasis-Chirurgie, an der Neurochirurgischen Klinik der Universität zu Köln im Dezember 1998

1992 Habilitation für das Fach Neurochirurgie

Prof. Dr. Dr. Michael Streppel

HALS-, NASEN- UND OHRENHEILKUNDE

Gliederung:

1. Einleitung und Definition des Fachgebietes der Hals-, Nasen- und Ohrenheilkunde (HNO)

2. Abgrenzung des Fachgebietes der Hals-, Nasen- und Ohrenheilkunde mit interdisziplinärer Kooperation

3. Versorgungsübersicht

4. Qualitätssicherung

5. Betriebswirtschaftliche Gesichtspunkte

6. Anatomische Vorbemerkungen

7. Typische Erkrankungsbilder (Top 20)

1. Einleitung und Definition des Fachgebietes der Hals-, Nasen- und Ohrenheilkunde (HNO)

Das Fachgebiet der Hals-, Nasen- und Ohrenheilkunde umfasst die Vorbeugung, Erkennung, konservative und operative Behandlung, Nachsorge und Rehabilitation von Erkrankungen, Verletzungen, Fehlbildungen, Formveränderungen und Tumoren des Ohres, der Nase, der Nasennebenhöhlen, der Mundhöhle, des Rachens (Pharynx) und des Kehlkopfes (Larynx) und von Funktionsstörungen der Sinnesorgane dieser Regionen sowie von Stimm-, Sprach-, Sprech- und Hörstörungen.

Aus der vorgenannten Definition heraus ergibt sich ein sehr umfangreiches und heterogenes Fachgebiet, was im Gegensatz zur landläufigen Laienmeinung steht. Diese sieht häufig die Tätigkeit des Facharztes für Hals-, Nasen- und Ohrenheilkunde begrenzt auf die Entfernung von Ohrschmalz, auf die Behandlung von Tinnitus und Schnupfen sowie auf die operative Entfernung der Rachenmandeln. Tatsächlich erstreckt sich aber das Fachgebiet HNO entsprechend der eingangs erwähnten Definition darüber hinaus, u. a. auf weite Bereiche der Sinnesphysiolgie (Hören, Gleichgewicht, Geruch, Geschmack), auf Gebiete der Onkologie (bösartige Erkrankungen), auf angeborene und erworbene Veränderungen sowie auf das Gebiet der Kommunikationsstörungen.

Heterogen ist zudem auch das Patientenspektrum, welches im Fachgebiet der HNO behandelt wird. Neugeborene, Säuglinge, Kinder, Jugendliche und Erwachsene gehören in das Spektrum ebenso wie ältere Patienten und Greise. Im Überblick über das gesamte Fachgebiet lässt sich ein Altersgipfel nicht feststellen. Zwar existieren deutliche Unterschiede im Krankheitsspektrum der vorgenannten Altersgruppen, in der Gesamtheit sind die einzelnen Gruppen aber weitgehend gleich verteilt.

Es wird im Weiteren in einer Übersicht dargestellt, welche Bereiche in welchem Umfang und in welcher Behandlungsform das Fachgebiet abdeckt.

2. Abgrenzung des Fachgebietes der Hals-, Nasen- und Ohrenheilkunde mit interdisziplinärer Kooperation

Die Integration des Fachgebietes HNO in die so genannten Kopfkliniken spiegelt die vielfältigen Schnittstellen zu benachbarten Disziplinen wider.

Anatomisch direkt benachbart sind die Fachgebiete der Augenheilkunde, der Neurologie, der Zahnmedizin sowie der Neurochirurgie. Hier ergeben sich zwangsläufig enge differentialdiagnostische, aber auch therapeutische Kooperationsansätze hinsichtlich der Behandlung übergreifender Krankheitsbilder.

Partielle direkte Überschneidungen existieren zwischen dem Fachgebiet der Mund-Kiefer-Gesichtschirurgie und der HNO. Aus dieser Konstellation erwächst zunächst eine Konkurrenzsituation, die sich aber in vielen großen Kliniken zu einer vorteilhaften Zusammenarbeit entwickelt hat.

Zwangsläufig besteht eine enge Kooperation zur Anästhesiologie in den Kliniken und ambulanten OP-Zentren, die den operativen Teil des Fachgebietes durchführen. Nachgeordnete Intensiveinheiten werden in diesen Fällen gelegentlich kooperativ von Anästhesisten und HNO-Ärzten gemeinsam betreut.

Das Fachgebiet der Kinderheilkunde (Pädiatrie) hat weitere, teils sehr enge Schnittstellen zur HNO. Häufig finden sich Kliniken, in denen gemeinsam betreute Kinder auf den Stationen der Kinderklinik behandelt werden. Hierzu gehört in diesen Fällen auch die postoperative Überwachung z. B. nach Mandelentfernung.

Bei der Behandlung bösartiger Erkrankungen (Onkologie) kristallisiert sich in der jüngeren Vergangenheit eine Entwicklung zu onkologischen Zentren heraus. Diese Entwicklung vereint verschiedene onkologisch orientierte Disziplinen, um bei speziellen Tumorformen eine umfassende und optimale Diagnostik und Therapie für den betroffenen Patienten zur Verfügung stellen zu können. Unter dem Dach dieser integrierten onkologischen Zentren sind in der Regel onkologisch operativ ausgerichtete Kliniken (z. B. Chirurgie, Mund-Kiefer-Gesichtschirurgie, Neurochirurgie, etc.), die Innere Medizin mit dem Schwerpunkt der Onkologie sowie besonders die Strahlentherapie integriert.

Die Behandlung entzündlicher Erkrankungen stellt einen wichtigen Teilbereich in der HNO dar. Nicht alle entzündlichen Erkrankungen können durch eine einfache Antibiotikamedikation erfolgreich behandelt werden. Als Reaktion auf die zunehmende Resistenzentwicklung im nosokomialen Bereich (im Krankenhaus erworbene Infektionen), auf die quantitative Zunahme immuninkompetenter Patienten (z. B. HIV, Zytostatikabehandlung, Patienten mit Organtransplantationen, Diabetes mellitus, etc.) etablierten sich in vielen Kliniken nicht nur der Maximalversorgung enge Kooperationen zur Infektiologie.

Weitere Kontakte bestehen auf den Gebieten der Pneumologie (Lungenheilkunde), der Orthopädie sowie der Dermatologie.

3. Versorgungsübersicht

In Deutschland sind etwa 5.600 HNO-Ärzte tätig. Mit einem Arzt/Patienten-verhältnis von etwa 1:16.000 nimmt die Bundesrepublik einen Spitzenplatz in der Gesundheitsversorgung in Europa ein (Tabelle 1).

Tabelle 1: Arzt/Patientenverhältnis für das Fachgebiet der HNO
im europäischen Vergleich

	Einwohner	HNO-Ärzte	Arzt/Einwohner
Griechenland	11,2	1250	1: 9.000
Italien	57,3	5009	1: 11.000
Irland	3,6	325	1: 11.000
Norwegen	4,5	314	1: 14.000
Deutschland	**82**	**5204**	**1: 16.000**
Spanien	40	2250	1: 18.000
Belgien	11	550	1: 20.000
Portugal	10	470	1: 22.000
Frankreich	60	2600	1: 23.000
Schweden	8,9	573	1: 30.000
Niederlande	16	372	1: 43.000
Großbritannien	**57**	**550**	**1:116.000**

Lediglich Griechenland, Italien und Irland verfügen über eine höhere Dichte an HNO-Ärzten. Auffallend ist die geringe Zahl der HNO-Ärzte in Großbritannien und den Niederlanden.

In der Bundesrepublik verteilt sich die Versorgung auf eine ambulante und auf eine stationäre Ebene. In der Regel wird die ambulante Versorgung von niedergelassenen Fachärzten mit Zulassung durch die so genannten Kassenärztlichen Versorgungseinrichtungen (KV), dem Organ der ärztlichen Selbstverwaltung, vorgenommen. Diese Ärzte dürfen demnach neben privat auch gesetzlich versicherte Patienten behandeln und liquidieren.

Einige niedergelassene HNO-Ärzte betreiben zudem eine operative Tätigkeit in Belegabteilungen. Die überwiegende Anzahl der Belegärzte führt die so genannte kleine und mittlere HNO-Chirurgie durch. Die Belegabteilungen werden von Krankenhäusern zur Verfügung gestellt und vom niedergelassenen HNO-Arzt eigenverantwortlich betreut. In den letzten Jahren ist die Anzahl dieser Abteilungen ökonomisch motiviert deutlich gesunken. Bundesweit existieren derzeit etwa 250 Belegabteilungen.

Deutlich geringer ist die Anzahl der HNO-Hauptabteilungen, respektive Kliniken. Unter den etwa 150 Institutionen befinden sich auch die 36 Kliniken der Universitäten in unterschiedlicher Trägerform. Mit einigen anderen Hauptabteilungen, insbesondere der Großstädte, gehören sie zu den Kliniken der Maximalversorgung. Auch wenn diese Kliniken der Maximalversorgung zur Spezialisierung neigen, erfolgt hier in der Regel das gesamte Behandlungsspektrum der Hals-, Nasen- und Ohrenheilkunde.

Alle vorgenannten Kliniken sind in den länderspezifischen Versorgungsplänen als HNO-Kliniken aufgenommen. Damit unterscheiden sie sich von den etwa 40 Privatkliniken, die derzeit in der Bundesrepublik rein privat versicherte Patienten behandeln.

4. Qualitätssicherung

Wie andere Gesellschaften beschäftigt sich auch die wissenschaftliche Fachgesellschaft der HNO, die Deutsche Gesellschaft für Hals-, Nasen- und Ohrenheilkunde, Kopf- und Halschirurgie, seit Jahren intensiv mit verschiedenen Ansätzen zur Qualitätssicherung. Historisch entwickelte sich die Qualitätssicherung aus den Fachgebieten der Chirurgie und der Onkologie (Eckel et al 2000).

Grundsätzlich ist bei den verschiedenen Ansätzen zur Qualitätssicherung zu unterscheiden zwischen internen und externen Sicherungsverfahren. Die internen Verfahren sind kursorisch in Tabelle 2 aufgelistet.

Tabelle 2: Verfahren zur internen Qualitätssicherung

1. Visiten
2. Interne Fortbildungen
3. Fallkonferenzen
4. Erhebung nosokomialer Infektionen
5. Morbidity-Mortality-Konferenzen
6. Definition von Standards
7. Checklisten
8. Klinikinterne Leitlinien
9. etc.

Darüber hinaus stellen z. B. die Erhebung nosokomialer Infektionen, aber auch die Komplikationserfassung im Rahmen des ambulanten Operierens Werkzeuge zur Qualitätssicherung dar. In der HNO wurden zudem in der jüngeren Vergangenheit Erhebungen zum operativen Outcome nach Septorhinoplastik (Operation der Nase und der Nasenscheidewand) bundesweit durchgeführt.

Kontinuierliche Verfahren zur Qualitätserhebung und -kontrolle sind zurzeit in der Entwicklung. Hierzu zählen besonders die qualitätsbewertenden Indikatoren, die Aussagen zur Struktur-, Prozess- und Ergebnisqualität erlauben (Streppel et al 1998, Wittekindt et al 2002).

5. Betriebswirtschaftliche Gesichtspunkte

Die stationäre Behandlung der HNO wird seit 2003 entsprechend den gesetzlichen Vorgaben durchgängig nach Pauschalen abgerechnet. Das deutsche DRG-System, ursprünglich in Australien entwickelt, stellt im Jahre 2006 für die HNO die folgenden Pauschalen zur Verfügung.

Tabelle 3: G-DRGs entsprechend der Fallpauschalenvereinbarung 2006

D01B	Kochleaimplantation **(9,2)**
D02Z	Komplexe Resektionen mit Rekonstruktionen an Kopf und Hals **(6,1)**
D05Z	Komplexe Eingriffe an den Speicheldrüsen
D06Z	Eingriffe an Nasennebenhöhlen, Mastoid, komplexe Eingriffe am Mittelohr und andere Eingriffe an den Speicheldrüsen
D08Z	Eingriffe an Mundhöhle und Mund bei bösartiger Neubildung
D09Z	Tonsillektomie bei bösartiger Neubildung oder verschiedene Eingriffe an Ohr, Nase, Mund und Hals mit äußerst schweren CC
D12Z	Andere Eingriffe an Ohr, Nase, Mund und Hals
D13Z	Kleine Eingriffe an Nase und Ohr
D15AB	Tracheostomie **(2,5 oder 1,8)**
D17Z	Plastische Rekonstruktion der Ohrmuschel
D22Z	Eingriffe an Mundhöhle und Mund außer bei bösartiger Neubildung
D23Z	Implantation eines Hörgerätes
D24Z	Komplexe Hautplastiken und große Eingriffe an Kopf und Hals
D25Z	Mäßig komplexe Eingriffe an Kopf und Hals
D29	Operationen am Kiefer und andere Eingriffe an Kopf und Hals außer bei bösartiger Neubildung
D30	Tonsillektomie außer bei bösartiger Neubildung oder verschiedene Eingriffe an Ohr, Nase, Mund und Hals ohne äußerst schwere CC
D35	Eingriffe an Nase und Nasennebenhöhlen bei bösartiger Neubildung
D36	Sehr komplexe Eingriffe an den Nasennebenhöhlen
D37	Sehr komplexe Eingriffe an der Nase
D38	Mäßig komplexe Eingriffe an der Nase
D39	Andere Eingriffe an der Nase
D60AB	Bösartige Neubildungen an Ohr, Nase, Mund und Hals
D61	Gleichgewichtsstörungen (Schwindel)
D62	Epistaxis
D63	Otitis media oder Infektionen der oberen Atemwege
D64AB	Laryngotracheitis und Epiglottitis

Im Vergleich zum Einführungsjahr 2003 sind die relevanten DRGs wesentlich umfangreicher und komplexer geworden. In der Entwicklung ist zu beobachten, dass das ursprünglich diagnosen-zentrierte System zunehmend therapierelevante Inhalte bekommt. Damit wird aber die initiale Idee des Systems konterkariert.

Wie auch in den anderen operativen Fächern wurden in den vergangenen Jahren in der HNO Eingriffe des Fachgebietes aus dem stationären in den ambulanten Bereich verlagert. Der Gesetzgeber hat hierzu im § 115 b SGB V sowie dem entsprechenden Anhang ambulant durchführbare Operationen und sonstige stationsersetzende Eingriffe definiert (siehe auch Tabelle 4).

Tabelle 4: Beispiele ambulant durchführbarer Operationen und sonstiger stationsersetzender Eingriffe

5-300.3	Exzision und Destruktion von erkranktem Gewebe des Larynx: Destruktion
5-273.5	Inzision, Exzision und Destruktion in der Mundhöhle: Exzision, lokal, Lippe
5-260.21	Inzision und Schlitzung einer Speicheldrüse und eines Speicheldrüsenausführungsganges: Entfernung eines Speichelsteines: Ausführungsgang
5-221.0B	Operationen an der Kieferhöhle: Fensterung über unteren Nasengang
5-200.5B	Parazentese [Myringotomie]: Mit Einlegen einer Paukendrainage

Die wissenschaftliche Fachgesellschaft wie auch der Berufsverband sieht diese Entwicklung kritisch. Die oben genannten Eingriffe erfolgen in großer Zahl bei Kindern. Da sie zum Teil die oberen Atemwege betreffen, kann bei akuter Blutung oder Schwellung im ambulanten Bereich ein kritischer Zustand schnell erreicht werden, der im Extremfall letal endet.

6. Anatomische Vorbemerkungen

Die HNO umfasst das Gebiet der Ohren, der Nase mit den Nasenneben-höhlen, des Rachens (Nasenrachen, Mundrachen, Schlund), der Mundhöhle, des Kehlkopfes, der Speicheldrüsen und des Halses mit den jeweils umge-benden und versorgenden anatomischen Strukturen.

Das Ohr liegt in der seitlichen Schädelbasis und wird unterteilt in ein äußeres Ohr, das Mittelohr und das Innenohr.

Das äußere Ohr besteht aus der Ohrmuschel und dem Gehörgang. Die Ohrmuschel besteht aus einer komplex konfigurierten Hautfalte, weitestge-hend stabilisiert durch elastischen Knorpel und das Ohrläppchen. Der anschlie-ßende Gehörgang ist luftgefüllt und endet am Trommelfell. Er besteht aus einem knorpeligen und einem knöchernen Anteil. Die im äußeren knorpeligen Anteil lokalisierten Ohrenschmalzdrüsen erzeugen das Cerumen. Der innere knöcherne Anteil ist frei von Drüsen. Die primäre Funktion des Außenohres ist die Aufnahme des Luftschalls und die Weiterleitung zum Mittelohr.

Primäre Funktion des Mittelohres ist die Weiterleitung des Schalls in Form von Schwingungen des Trommelfells und der Gehörknöchelchen vom äu-ßeren Ohr zum Innenohr. Da das Innenohr mit Flüssigkeit gefüllt ist, dient das Mittelohr der Impedanzwandlung (akustischer Widerstand), bei dem der hohe Schallwellenwiderstand der Flüssigkeit durch die Flächentransforma-tion (große Fläche des Trommelfells auf die kleine Fläche des ovalen Fensters) und die Hebelwirkung der Gehörknöchelchen überwunden wird.

Das Mittelohr wird im Mesotympanon (mittlerer Anteil des Mittelohres) durch die Eustachische Röhre, respektive Tuba auditiva belüftet. Im Mittelohr sind die Gehörknöchelchen (Hammer, Amboss und Steigbügel) mit verschiedenen Bändern komplex verankert. Vom kranialen Anteil, dem Epitympanon, aus führt das Mittelohr in das Antrum mastoideum und weiter in das pneuma-tische System des Schläfenbeins, dem Warzenfortsatz.

Die Tuba auditiva verbindet die Paukenhöhle mit dem Nasenrachenraum und ist ebenso wie die übrige Mukosa des Mittelohres mit Flimmerepithel ausge-kleidet. Sie dient dem Druckausgleich und Sekretabfluss zwischen Mittelohr und Nasenraum.

Das Innenohr (Schnecke oder Cochlea) bildet mit dem Vestibularorgan (Gleichgewichts-, Dreh- und Beschleunigungssinn mit drei Bogengängen und Vorhof mit Sacculus und Utriculus) eine funktionelle Einheit (knöchernes und häutiges Labyrinth).

Für den Hörvorgang von entscheidender Bedeutung ist die Cochlea. Sie ist ein schneckenhausförmiges Gebilde mit 2,5 Windungen, das im ausgerollten Zustand eine Länge von etwa 32 mm hat. Die Cochlea transformiert die Wellenbewegung in ein elektrophysiologisches Signal.

Die Nase stellt mit den Nasennebenhöhlen eine funktionelle Einheit dar. Die äußere Nase besteht aus dem knöchernen Nasengerüst, das fest mit dem Gesichtsschädel verbunden ist und dem weichen Knorpelgerüst im Bereich der Nasespitze. Die vorderen Teile der knorpeligen Nase, die Flügelknorpel sowie die Dreiecks-(oder Seiten-)Knorpel sind tastbar. Die äußere Form ist sowohl abhängig von den knöchernen als auch von den verschiedenen knorpeligen Anteilen der Nase und auch von der darüber liegenden Haut. Das Naseninnere wird durch die Nasenscheidewand in zwei anatomisch getrennte Haupthöhlen mit den Nasenmuscheln und dem angrenzenden Nebenhöhlensystem geteilt. Die Atemluft, die in die Lunge gelangt, wird durch die Nase von größeren Fremdkörpern gereinigt, angewärmt und feucht gehalten.

Der Rachen (Pharynx) wird in Nasen- (Naso-), Mundrachen (Oropharynx) und den Schlund (Hypopharynx) gegliedert.

Der Nasopharynx ist der mit Flimmerepithel ausgekleidete Rachenraum hinter der hinteren Nasenöffnung. In ihm befinden sich die Tubenostien und die Rachenmandel (Tonsilla pharyngea, im Volksmund „Polypen"). Er reicht bis zum Weichgaumen.

Der Oropharynx ist der Rachenraum hinter dem vorderen Gaumenbogen mit der Gaumenmandel (Tonsilla palatina).

Der Hypopharynx erstreckt sich vom Epiglottisrand, lateral des Larynx bis in den Ösophaguseingang. Oropharynx und Hypopharynx sind von nicht verhornendem Plattenepithel bedeckt.

Am Übergang von Mundhöhle zum Pharynx befindet sich der Waldeyer-Rachenring. Zu ihm gehören die Tonsillae palatinae, die Tonsilla pharygea, die Tonsilla lingualis und die Plicae pharyngicae (lymphatischen Seitenstränge). In der Kindheit findet meist bei starker Abwehrfunktion eine Größenzunahme statt. Ab dem Pubertätsalter kommt es zu einer Involution des lymphatischen Gewebes.

Physiologische Funktionen der Mundhöhle und des Pharynx sind die Nahrungsaufnahme, der Nahrungstransport (Schluckakt), die Verdauung, die Artikulation von Sprache und die Infektabwehr. Im Rachen kreuzen Luft- und Speiseweg. Um eine Aspiration von Nahrung zu vermeiden, muss der Luftweg im Kehlkopfbereich verschlossen werden.

Alle Anteile des Atemtrakts vom Kehlkopf (Larynx) abwärts gehören zu den unteren Luftwegen. Das Kehlkopfskelett beginnt äußerlich mit dem Zungenbein (Os hyoideum) und nimmt den oberen, vorderen Teil des Halses ein, sodass die Stimmritze beim Erwachsenen etwa in Höhe des fünften Halswirbels liegt, aber beim Greis tiefer sinkt. Der Hochstand beim Säugling ist ein Grund dafür, dass das Atmen und das Schlucken gleichzeitig möglich wird. Beim Mann springt der Schildknorpel (Cartilago thyroidea) als Adamsapfel (Prominentia laryngea) vor. Hinten berührt der Rachen (Pharynx) die Kehlkopfwand. Unterhalb des Kehlkopfeingangs ist es die dort entstandene Speiseröhre (Oesophagus). Die Seitenflächen besitzen enge Beziehungen zu den Schilddrüsenlappen.

Die hyalinknorpligen Teile des Kehlkopfs beginnen oben mit dem Schildknorpel. Nach ihm folgt der Ringknorpel (Cartilago cricoidea), dem die Stellknorpel (Cartilagines arytenoideae) aufgesetzt sind. Diese Skelettelemente werden durch feste, breite Bandzüge (Membrana thyrohyoidea bzw. Ligamentum cricothyroideum) und Gelenke miteinander verbunden. In den Gelenken zwischen dem Schild- und Ringknorpel regeln Kippbewegungen die Spannung der Stimmbänder. Über die Stellknorpelgelenke erfolgt die Weiteneinstellung der Stimmritze. Die hier angreifenden inneren Kehlkopfmuskeln bilden die Grundlage des Stimmbandes (Lig. oder M. vocalis) und sorgen mit verschiedenen anderen Faserrichtungen für die abgestufte Engstellung beim Sprechen (Phonationsstellung).

7. Typische Erkrankungsbilder (Top 20)

Die folgende Tabelle 5 zeigt die typischen Erkrankungsbilder einer HNO-Klinik der Maximalversorgung. Diese Auswahl differiert natürlich von Klinik zu Klinik.

Tabelle 5: TOP 20 der häufigsten Diagnosen in einer HNO-Klinik der Maximalversorgung (jeweils ICD 10 kodiert)

J32	chronische Sinusitis
H71	Cholesteatom
J34	sonstige Krankheiten Nase und Nasennebenhöhlen
D11	gutartige Neubildungen der großen Speicheldrüsen
C01	bösartige Neubildung Zungengrund
C32	bösartige Neubildung Larynx
C13	bösartige Neubildung Hypopharynx
J35	chronische Krankheiten Gaumen- und Rachenmandeln
J36	Peritonsillarabszess
H91	sonstiger Hörverlust
J33	Nasenpolyp
J38	Krankheiten der Stimmlippen und des Kehlkopfes
H66	eitrige und nicht näher bezeichnete Otitis media
G51	Krankheiten des N. facialis
H80	Otosklerose
H90	Hörverlust
H81	Störungen der Vestibularisfunktion
C02, C07, C31	bösartige Neubildung Zunge, Parotis, NNH

Bei der genaueren Analyse dieser Diagnosen lassen sich drei Gruppen voneinander unterscheiden:

1. onkologische Erkrankungen (C01, C02, C07, C13, C31, C32)
2. chronische Entzündungen (J32, J33, J34, J35, J36, H66, H71)
3. Störungen der Sinnesleistungen (H81, H90, H91)

Stellvertretend für eine dieser Gruppen wird im Folgenden auf jeweils eine Erkrankung der drei Gruppen näher eingegangen.

a) Larynxkarzinom

Der Kehlkopfkrebs (Larynxkarzinom) ist eine bösartige Tumorerkrankung im Kehlkopf. Jährlich erkranken in der Bundesrepublik Deutschland etwa 3.300

Männer und 500 Frauen an dieser Tumorentität. Die meisten Patienten sind zum Zeitpunkt der Diagnosestellung zwischen 50 und 70 Jahre alt. Etwa drei Prozent aller bösartigen Neuerkrankungen betreffen bei Männern den Kehlkopf. Tabelle 6 gibt hierzu eine Übersicht.

Tabelle 6: Inzidenz ausgewählter maligner Tumoren bei Männern in Industrieländern (in Prozent aller bösartigen Neuerkrankungen)

Lokalisation	Inzidenz in Prozent
Mundhöhle	3,3
Rachen	2,7
Kehlkopf	2,7
Prostata	9,2
Lunge	18
Magen	11,9

Hauptrisikofaktoren für Kehlkopfkrebs sind Rauchen und Alkohol. Da sich die Zahl der Raucherinnen in Deutschland deutlich erhöht hat, erkranken zunehmend auch Frauen an dieser Krebsart. Dabei sind Alkohol und Nikotin nicht nur Risikofaktoren, sondern fördern direkt die Entstehung bösartiger Zellen in der Schleimhaut des Kehlkopfes, die sich dann ungehemmt vermehren und den Zellverband verlassen. Es resultiert ein invasives, bösartiges, destruierendes Wachstum. Auch Viren können bei der Entstehung des Kehlkopfkrebses eine gewisse Rolle spielen, da bei manchen Patienten die Erbsubstanz bestimmter Viren in den Krebszellen gefunden wurde. Zudem stellt Asbest ebenfalls einen Risikofaktor dar.

Frühsymptome sind oft eine anhaltende Heiserkeit sowie eine Dysphonie (Stimmstörung). Daneben können auch Räusperzwang oder ein Fremdkörpergefühl Hinweise auf ein Larynxkarzinom sein. Schluckbeschwerden stellen häufig ebenso wie Luftnot ein Spätsymptom dar. Ebenso können ins Ohr ausstrahlende Schmerzen und blutiger Auswurf auftreten. Auch die selteneren Tumoren der angrenzenden Bezirke, die so genannten Hypopharynxtumore, können durch eine identische Symptomatik auffallen. Heiserkeit und Schluckbeschwerden oder beides gleichzeitig, die ohne oder mit Behandlung länger als vier Wochen andauern, müssen immer von einem HNO-Facharzt abgeklärt werden.

Die Abklärung erfolgt über eine einfach durchzuführende endoskopische Untersuchung des Kehlkopfes mit dem so genannten Laryngoskop. Gegebenenfalls werden die dynamischen Bewegungen der Stimmlippen mittels Stroboskop beurteilt (Stroboskopie). Bei Auffälligkeiten wird ein diagnostischer Eingriff in Narkose notwendig, bei dem Gewebsproben aus dem Kehlkopf oder den angrenzenden Arealen entfernt werden (Abbildung 1).

Abbildung 1: Mikrolaryngoskopie in Vollnarkose. Bei diesem Eingriff werden unter mikroskopischer Kontrolle Gewebsproben aus dem Kehlkopf entfernt.

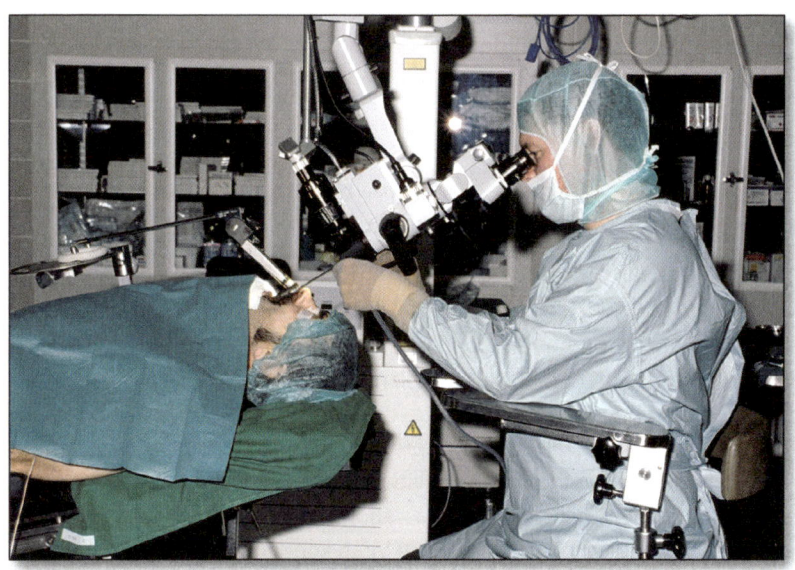

Bestätigt sich das Vorliegen eines bösartigen Prozesses anhand der histologischen Untersuchungen der Gewebsproben, greifen die verschiedenen Modalitäten der Tumortherapie. Hierzu gehören die Chirurgie, die Strahlentherapie (Radiatio) und die Chemotherapie.

In deutschsprachigen Ländern ebenso wie in den südlichen europäischen Ländern wird in der Therapie maligner Tumoren des Larynx hierbei der operativen Therapie die höchste Priorität eingeräumt.

In Großbritannien dagegen erfolgt die Behandlung maligner Tumoren des Larynx überwiegend durch eine Strahlentherapie. Die Chemotherapie hat sich als Primärtherapie bis heute nicht durchsetzen können. Sie wird überwiegend adjuvant (zusätzlich) oder palliativ eingesetzt.

Für die chirurgische Therapie stehen verschiedene Verfahren zur Verfügung. Kleine Tumore können transoral (ähnlich der Probenentnahme, siehe Abbildung 4) mit dem Laser entfernt werden. Derartige Eingriffe erfüllen die Kriterien der minimal invasiven Therapie.

Größere Tumore können dagegen meist nur durch die äußere Eröffnung des Kehlkopfes über einen Zugang des Halses entfernt werden. Hat der Tumor aber gewisse anantomische Grenzen überschritten, muss der gesamte Kehlkopf entfernt werden (siehe Abbildung 2).

Abbildung 2: Zustand nach Entfernung des gesamten Kehlkopfes.
Die Trachea (Luftröhre) endet endständig am vorderen Hals.
Der Schluckvorgang findet normal über den Mund, Rachen und Schlund statt,
hat aber keine Verbindung mehr mit dem Atemweg.

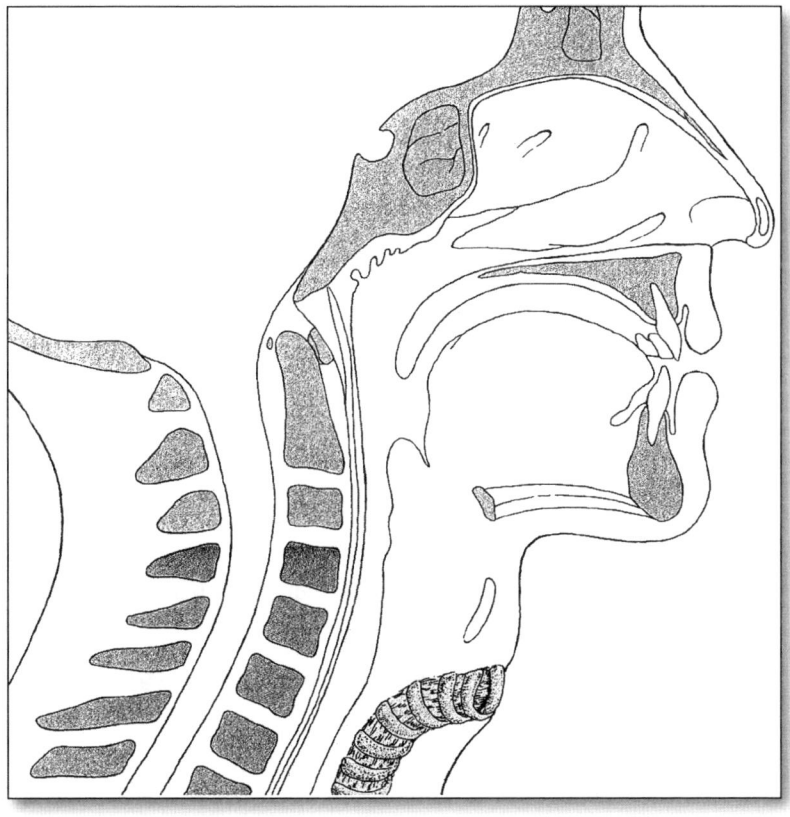

Die Entfernung des gesamten Kehlkopfes (Laryngektomie) stellt einen einschneidenden Punkt im Leben des betroffenen Patienten dar. Die Operation ist nämlich mit dem Verlust der Stimme verbunden. Allerdings gelingt seit circa 15 Jahren recht zuverlässig die stimmliche Rehabilitation mit der Implantation so genannter Stimmprothesen.

Die Prognose der bösartigen Erkrankungen des Kehlkopfes ist verbunden mit der Ausdehnung. Kleine, z. B. auf die Stimmlippen begrenzte Tumore haben eine sehr gute Prognose mit einer Fünf-Jahres-Überlebenswahrscheinlichkeit von weit über 90 Prozent (siehe Abbildung 3).

Abbildung 3: Krankheitsspezifisches Überleben bei kleinen Tumoren des Kehlkopfes (Stadium I = obere Kurve und Stadium II = untere Kurve)

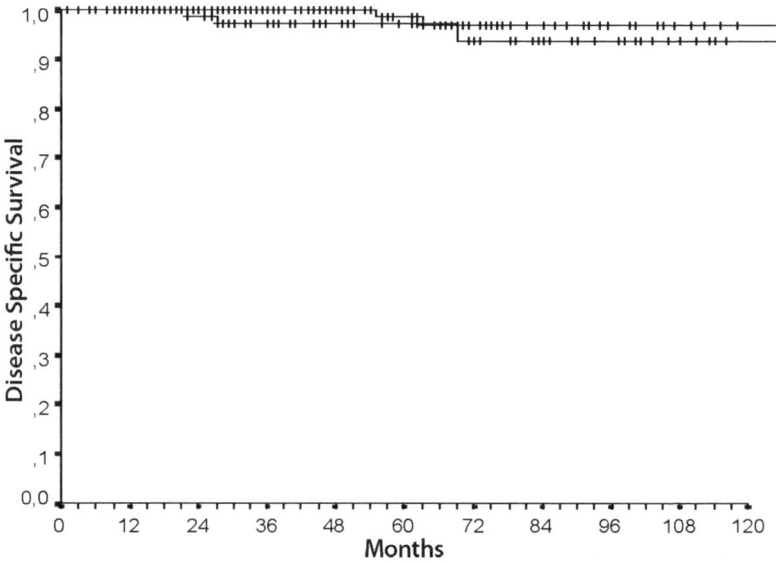

Sie sinkt bei Tumoren im Stadium 4 auf Werte von deutlich unter 50 Prozent.

b) Chronische Sinusitis (chronische Nasennebenhöhlenentzündung)

Die chronische Nasennebenhöhlenentzündung zeichnet sich durch die überwiegend polypöse Entwicklung der Schleimhäute in der Nasenhaupt- und den Nasennebenhöhlen aus (siehe Abbildung 4). Die typischen Symptome der chronischen Nasennebenhöhlenentzündung bestehen in Kopfschmerzen, deren Lokalisation abhängig ist von den betroffenen Nasennebenhöhlen (Kieferhöhlen, Stirnhöhlen, Siebbeinzellen, Keilbeinhöhle), Nasenatmungsbehinderung, postnasal drip (Sekretfluss in den Rachen), Riechstörungen und Rhinorrhoe (Nasenausfluss).

Abbildung 4: Polypöse Schleimhautschwellung in der Nasenhaupt- und den -nebenhöhlen. Man sieht graue Verschattungen zwischen den Augen in den Siebbeinen. Diese Region sollte luftgefüllt (also schwarz) sein wie die Kieferhöhlen (unter den Augen).

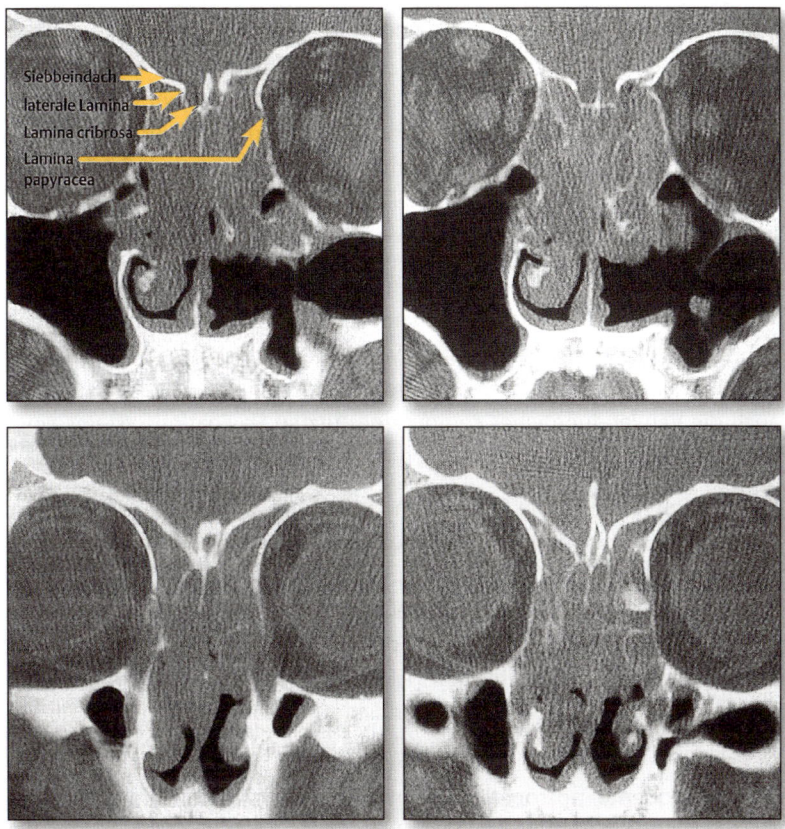

Die Ursachen für die Entstehung einer derartigen chronischen Entzündung sind nicht komplett geklärt. Allergische Reaktionen gehören sicher zu den prädisponierenden Faktoren ebenso wie anatomische Belüftungshindernisse (Nasenscheidewandverbiegung, Muschelhyperplasie, etc.). Aber auch Immundefekte der Schleimhäute werden als Faktoren diskutiert. In den letzten Jahren wird zudem regionalen Umwelteinflüssen eine größere Bedeutung in der Krankheitsentstehung beigemessen.

Die chronische Sinusitis ist eine häufige Erkrankung. Die Prävalenz beträgt zwischen ein und drei Prozent bei wechselnder Intensität und Frequenz.

Wie bei den anderen chronischen Entzündungen (chronische Tonsillitis = Mandelentzündung; chronische Sialadenitis = Speicheldrüsenentzündung, etc.) des Fachgebietes HNO gilt auch bei der Therapie der chronischen Sinusitis eine Stufentherapie. Erst nach erfolgloser konservativer Behandlung sollte die Indikation zur chirurgischen Sanierung gestellt werden. Die Anforderungen an die Nasennebenhöhlenchirurgie sind hier durchaus als anspruchsvoll zu werten. Dies erklärt sich aus den anatomischen Lagebeziehungen der Nasennebenhöhlen zu den angrenzenden Gebieten (siehe auch Kap. 6). Die Augenhöhle, die Riechregion, das Frontalhirn sowie die zentrale Schädelbasis mit den wichtigen Gefäßen der arteriellen Blutversorgung des Gehirns stehen in unmittelbarem Kontakt zu den Nasennebenhöhlen.

Der operative Eingriff erfordert daher neben einer großen Erfahrung auch die Verwendung von Hilfsmitteln zur anatomischen Orientierung. In der Routine haben sich hierfür die Verwendung von Lupenendoskopen oder auch das OP-Mikroskop bewährt. Vereinzelt wird besonders bei schwierigen Eingriffen auch die Verwendung eines computergestützten Navigationssystems empfohlen (CAS = computer aided surgery).

Ziel der Operation ist die Optimierung möglicher anatomischer Engstellen, die Entfernung polypöser Schleimhautanteile sowie die Herstellung großer Zugänge zu den Nasennebenhöhlen, um postoperativ eine optimale Belüftung zu ermöglichen. Trotz dieser Maßnahmen ist es Pflicht des behandelnden Chirurgen, auch die Grenzen der operativen Möglichkeiten aufzuzeigen. Da bei einem nicht unerheblichen Teil der Patienten die Ursachen nicht eindeutig geklärt sind, kommt es gelegentlich zu einem rezidivierenden Auftreten der Probleme mit erneuter Entwicklung von Schleimhautpolypen.

Die konsequente postoperative Kontrolle der Patienten ermöglicht die rasche Diagnose dieser erneuten Pathologie und die Möglichkeit der frühzeitigen therapeutischen Intervention mit lokalen oder auch systemischen Glukokortikoidgaben neben konsequenter Lokaltherapie mit Salzwasserspülungen und Inhalationen.

c) Konservative Therapieansätze bei akuten Sinnesfunktionsstörungen (z. B. bei Hörsturz oder akutem Tinnitus, etc.)

Akute Funktionsstörungen der Sinnesorgane auf HNO-ärztlichem Gebiet stellten bis Ende der 90er-Jahre einen nicht unerheblichen Anteil an stationären Patienten dar (siehe Tabelle 7).

Tabelle 7: Auswahl an akuten Sinnesfunktionsstörungen auf HNO-ärztlichem Gebiet

- Hörsturz
- *Akutes Lärmtrauma*
- *Tinnitus*
- *Neuropathia vestibularis*
- *Akute cochleo-vestibuläre Funktionsstörung*
- *M. Meniérè.*

Besonders der Hörsturz gelangte aufgrund der Häufigkeit in das Bewusstsein des medizinischen Laien und damit beim Auftreten häufig in die unmittelbare ärztliche Behandlung.

Mittlerweile hat sich ein Paradigmenwechsel eingestellt, der dazu führte, dass die Kostenträger die Vergütung der stationären Behandlungen in der Regel mit dem Hinweis auf mangelnde und wissenschaftlich nicht abgesicherte Therapieerfolge verweigerten. Daher wird derzeit der Großteil der Patienten mit Hörsturz ambulant behandelt. Ähnlich gestaltet sich die Situation beim akuten Auftreten eines Ohrgeräusches (Tinnitus).

Seltener treten akute Probleme des peripheren Gleichgewichtsorgans auf, die dann bei akuter Schwindelsymptomatik unverändert zur stationären Behandlung gelangen. In der Folge wird näher auf den Hörsturz eingegangen.

Der Hörsturz wird definiert als akut auftretender, fast ausschließlich einseitiger Hörverlust unterschiedlicher Ausprägung ohne erkennbare Ursache. Aus der Definition wird erkennbar, dass der Hörsturz differentialdiagnostisch streng von akuten Hörminderungen im Rahmen anderer Krankheitsbilder (z. B. Lärmtraumen, Morbus Menière, entzündliche Veränderungen im Mittelohr, Tumore des Felsenbeins, etc.) abgegrenzt werden muss. Somit kann die

Diagnose eines Hörsturzes erst nach diagnostischer Abklärung und Ausschluss aller anderen Ursachen eines akuten Hörverlustes gestellt werden.

Ein Hörsturz kann qualitativ und quantitativ sehr unterschiedlich auftreten. Neben dem isolierten Verlust in einer Frequenz kann auch das gesamte Frequenzspektrum des Innenohres (circa 60Hz bis 20kHz) betroffen sein. Darüber hinaus werden neben geringgradigen Hörstürzen mit einem Verlust von wenigen Dezibel auch komplette Ertaubungen gesehen. In nahezu zwei Drittel der Fälle ist der Hörsturz mit Tinnitus vergesellschaftet. Schwindel wird ebenfalls beobachtet und erklärt sich aus der funktionellen Einheit von Innenohr und peripherem Gleichgewichtsorgan.

Eine gewisse Assoziation zur vegetativen Dystonie, aber auch zu hypertensiven, d.h. Bluthochdruck-Krisen als begleitende oder auslösende Erkrankungen scheint vorzuliegen. Klinische Untersuchungsergebnisse ergaben, dass nahezu alle Hörsturzpatienten akuten oder über Tage oder Wochen andauernden psychoemotionalen Stresssituationen ausgesetzt waren. Möglicherweise begünstigt ein damit verbundener erhöhter Stresshormonspiegel im Blut eine akute Hörminderung. Allerdings gelang es bisher nicht, eindeutige Korrelationen zu kardiovaskulären (Herz-Kreislauf) Risikofaktoren oder pathologisch veränderten rheologischen Faktoren (Blutfließeigenschaften) herzustellen.

Pathophysiologisch bleibt somit die Genese des akuten idiopathischen, also ohne erkennbare Ursache, Hörverlustes (Hörsturz) weiterhin ungeklärt.

Übereinstimmend wird in der Literatur die Inzidenz des Hörsturzes für Industrienationen mit 10–20 / 100.000 Einwohner pro Jahr angegeben. Für Deutschland ergeben sich circa 15.000 Patienten pro Jahr (Streppel et al. 2006). Die Häufigkeitsverteilung der betroffenen Patienten zeigt einen zweigipfligen Verlauf mit Maxima in der dritten und sechsten Lebensdekade.

Die Heilungschancen des Hörsturzes sind sehr unterschiedlich. Eine Abhängigkeit von der Ausprägung und dem Beginn der Behandlung scheint vorzuliegen. Massive Hörstürze oder ein später Behandlungsbeginn nach Eintritt des Hörsturzes verschlechtern die Prognose (Michel et al. 2000). In der Literatur finden sich Angaben über Spontanheilungsraten von zwischen 25 und 68 Prozent für Komplettremissionen sowie zwischen 47 und 89 Prozent für Teilremissionen (Übersicht in Lamm 1992).

Die Therapie des Hörsturzes wird international kontrovers diskutiert. Das Spektrum reicht von therapeutischem Nihilismus bis zu bereits diskutierten stationären Infusionstherapien. Prospektive Placebo-kontrollierte Studien konnten bisher keine Überlegenheit der vielfach verwendeten durchblutungsfördernden Medikamente (Rheologika) gegenüber der Infusion einfacher physiologischer Kochsalzlösung nachweisen. Demgegenüber scheinen Kortikosteroide (Cortison) einen signifikanten Effekt zu haben (Michel et al 2000).

Folgt man den Richtlinien der Deutschen HNO-Gesellschaft zur Therapie des Hörsturzes, gelten die folgenden therapeutischen Optionen als empfehlenswert:

1. Stressabbau und Kreislaufstabilisierung,
2. Infusionstherapie z. B. mit Rheologika oder physiologischer Kochsalzlösung mit Zusatz von Vasodilativa oder Lidocain,
3. weitere adjuvante Therapiemöglichkeiten: physikalische Behandlungen der Halswirbelsäule, Psychotherapie

Die in einigen Zentren praktizierte operative Eröffnung des Mittelohres mit Abdichtung der runden Fenstermembran ist kritisch zu werten und sicherlich nur in Einzelfällen indiziert.

In letzter Zeit wird von Erfolgen der Hämapherese (Blutwäsche mit Eliminierung großmolekularer Anteile) bei der Hörsturztherapie berichtet. Mehrere laufende, kontrollierte klinische Studien werden zeigen, ob die angekündigten positiven Ergebnisse sich bestätigen.

Wird keine Erholung des Hörvermögens erreicht, ist im Allgemeinen circa drei Monate nach Eintritt des Hörsturzes mit keiner weiteren Verbesserung zu rechnen. Da der Hörsturz nahezu ausschließlich einseitig auftritt, kann durch das Gegenohr meistens eine auditive Kompensation erreicht werden. Ist jedoch auch dieses Ohr vorgeschädigt, muss gegebenenfalls mit dem Patienten die Indikation zur Hörgeräteversorgung diskutiert werden.

Prof. Dr. Dr. Michael Streppel

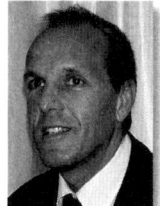

Leitender Oberarzt der Klinik und Poliklinik für Hals-, Nasen-, Ohren-Heilkunde, Kopf- und Hals-Chirurgie am Universitätsklinikum Köln

2004 Ernennung zum außerplanmäßigen Professor sowie Promotion zum Doktor rerum medicinalium an der Universität zu Köln, Thema: „Indikatorengesteuerte Prozess- und Strukturoptimierung der Klinik und Poliklinik für Hals-, Nasen- und Ohrenheilkunde des Klinikums der Universität zu Köln"

Seit 2000 Zusatzbezeichnung Plastische Operationen sowie seit 2001 Zusatzbezeichnung Allergologie

1995 Facharztanerkennung für die Hals-Nasen-Ohrenheilkunde sowie Habilitation

Priv. Doz. Dr. Parwis Massoudy-Touiserkan

HERZCHIRURGIE

Gliederung:

1. **Kurzer geschichtlicher Abriss und Definition des Faches**
2. **Übersicht über die führenden Prozeduren im Fach Herzchirurgie**
3. **Vorstellung der führenden Diagnosen**
   3.1 Koronare Herzerkrankung
   3.2 Aortenklappenstenose
   3.3 Angeborene Herzfehler
4. **Zusammenfassung**

1. Kurzer geschichtlicher Abriss und Definition des Faches

Das Fach Herzchirurgie ist eines der jüngeren klinischen Fächer. Die Anfänge sind eng verbunden mit der klinischen Einführung der Herz-Lungenmaschine (HLM) im Jahre 1953 durch Dr. John Gibbon in Philadelphia in den USA. Diese erste Anwendung der HLM geschah bei einem jungen Mädchen mit einem angeborenen Vorhofseptumdefekt. Die ersten Jahre standen überhaupt ganz im Zeichen der Chirurgie der angeborenen Herzfehler. Erst Ende der 60er-Jahre wurden die ersten koronaren Bypassoperationen durchgeführt. Seit der Etablierung der koronaren Bypasschirurgie Ende der 70er-Jahre nahm die Frequenz dieser Operation zahlenmäßig dramatisch zu und führte zu einer flächendeckenden Versorgung mit herzchirurgischen Fachabteilungen. In Deutschland wurden z. B. im Jahr 1979 circa 9.000 Operationen unter Einsatz der HLM durchgeführt, während es im Jahr 2000 fast 98.000 Operationen waren. Inzwischen gibt es in Deutschland circa 80 herzchirurgische Zentren, von denen circa 40 Prozent universitär sind. Das Spektrum der modernen Herzchirurgie umfasst die Korrektur angeborener Herzfehler im Kindes- und Erwachsenenalter mit und ohne Herz-Lungenmaschine, die Behandlung erworbener Herzerkrankungen im Erwachsenenalter (hierzu zählen hauptsächlich die koronare Bypasschirurgie und die Klappenchirurgie), die Rhythmuschirurgie (Schrittmacher- und Defibrillator-Implantationen), die Chirurgie der Aorta im aszendierenden und im deszendierenden Bereich und die Transplantation der thorakalen Organe Herz und Lunge.

2. Übersicht über die führenden Prozeduren im Fach Herzchirurgie

Im Jahr 2005 wurden in Deutschland knapp 100.000 Eingriffe am Herzen durchgeführt. Davon entfielen circa 65 Prozent auf die koronare Bypasschirurgie, knapp 20 Prozent auf die Klappenchirurgie und circa fünf Prozent auf die Chirurgie der angeborenen Herzfehler. Der Anteil der koronaren Bypasschirurgie ist seit 1998 eher sinkend, der Anteil der Klappenchirurgie steigend, der Anteil der Chirurgie der angeborenen Herzfehler ist konstant.

Grund für den Rückgang der koronaren Bypasschirurgie ist die gleichzeitige deutliche Zunahme der interventionellen kardiologischen Maßnahmen. Das sind insbesondere die koronare Stentimplantation, aber auch die Ballondilatation (PTCA) und die Brachytherapie. So nahm die Zahl der kardiologischen Interventionen von circa 147.000 im Jahre 1998 auf circa 249.000 im Jahr 2004 deutlich zu. Die von der Bundesärztekammer, der Arbeitsgemeinschaft der Wissenschaftlichen Medizinischen Fachgesellschaften und der Kassenärztlichen Bundesvereinigung im Februar 2006 herausgegebenen Leitlinien zur Behandlung der chronischen koronaren Herzkrankheit sehen die koronare Ein- und Zweigefäßerkrankung als Domäne der interventionellen Therapie an, während die koronare Dreigefäßerkrankung Domäne der chirurgischen Therapie ist.

Grund für die Zunahme im Bereich der Klappenchirurgie ist u.a. die stetige Zunahme der Indikationsstellung in der Gruppe der älteren Patienten. So betrug z. B. der Anteil von über 80-Jährigen an der Gesamtheit der herzoperierten Patienten 1994 2,3 Prozent. 2005 betrug dieser Anteil 8,4 Prozent. Dieser Trend ist weltweit zu beobachten.

Bei insgesamt stabil bleibenden Operationszahlen hat sich auch im Bereich der Chirurgie der angeborenen Herzfehler innerhalb der letzten zehn Jahre eine deutliche Verschiebung ergeben. Die Anzahl der Operationen zum Verschluss eines Vorhofseptumdefektes (mit der 1953 das Zeitalter der Herz-Lungenmaschine begann) hat deutlich abgenommen. Dies liegt daran, dass ein großer Teil der Vorhofseptumdefekte heute interventionell, ohne eine Operation verschlossen werden kann. Demgegenüber ist der Anteil der Operationen angeborener Herzfehler im Erwachsenalter (englisch GUCH: Grown Up Congenital Heart Disease) gestiegen. Bei diesen Patienten handelt es sich seltener um neu diagnostizierte Vitien, sondern um Vitien, die bereits im Kindesalter operiert wurden und jetzt einer Zweit-, Dritt- oder Viert-Operation bedürfen. Durch die chirurgischen Fortschritte der vergangenen 50 Jahre ermöglicht, erreichen heute circa 85 Prozent der Kinder mit angeborenem Herzfehler das Erwachsenenalter.

Die Rhythmuschirurgie ist ein Wachstumsmarkt. Zur Rhythmuschirurgie gehören neben der klassischen Schrittmacherchirurgie die Debrillatorchirurgie und die Ablationschirurgie. Defibrillatoren sind Systeme, die zur Behandlung von Patienten mit lebensbedrohlichen Rhythmusstörungen (z. B. ventrikuläre Tachykardie und Kammerflimmern) implantiert werden. Früher waren es sperrige Systeme, die per Sternotomie oder Thorakotomie implantiert werden mussten. Heute sind es Geräte, die kaum größer sind als Herzschrittmacher und, ähnlich wie diese, unter dem rechten oder linken Schlüsselbein implantiert werden. Die Ablationschirurgie ist ein noch jüngerer Bereich der Herzchirurgie. Hierbei geht es um die Behandlung des Vorhofflimerns, entweder in Kombination mit offener Herzchirurgie oder im Rahmen eines endoskopischen Eingriffes.

Insgesamt sind herzchirurgische Eingriffe profitabel. Dies gilt auch für das universitäre Umfeld, wo sich in der Regel die Patienten mit ausgeprägterem Risikoprofil wiederfinden. Trotzdem wird von allen Kliniken ein ausgeglichener Case-Mix mit einem Gleichgewicht zwischen sehr komplexen und einfacheren Fällen angegeben.

3. Vorstellung der führenden Diagnosen

Im Folgenden sollen die koronare Herzerkrankung (KHK), die Aortenstenose und die Gruppe der angeborenen Herzfehler dargestellt werden.

3.1 Koronare Herzerkrankung

Definition der Erkrankung

Die Koronare Herzkrankheit (KHK) ist eine chronische Erkrankung des Herzens, die durch atherosklerotische Veränderungen der Koronararterien (Herzkranzgefäße) ausgelöst wird. Diese Veränderungen führen zu einer zunehmenden Verengung (Stenosierung) der betroffenen Arterien, die man als Koronarstenose bezeichnet. Die Koronarstenose zieht wiederum Durchblutungsstörungen des Herzmuskels nach sich.

Ursachen

Die koronare Herzkrankheit ist ein multikausaler Krankheitsprozess, dessen Details immer noch Gegenstand der Forschung sind. Wichtige Faktoren für die Entstehung der KHK sind dabei die so genannten kardiovaskulären Risikofaktoren. Unbeeinflussbare Risikofaktoren sind die familiäre Veranlagung, das Alter (je älter die Person, desto höher das Risiko) und das Geschlecht des Patienten (Männer haben ein höheres Risiko als Frauen). Beeinflussbare Risikofaktoren sind der erhöhte Cholesterinspiegel, Zigarettenrauchen, Bluthochdruck und Diabetes mellitus. Diese werden auch als Risikofaktoren erster Ordnung bezeichnet. Die Risikofaktoren zweiter Ordnung sind Übergewicht, Bewegungsmangel und emotionaler Stress.

Epidemiologie

In der Bundesrepublik Deutschland leiden etwa eine Million Menschen an einer koronaren Herzkrankheit. Sie ist die häufigste Todesursache. Die jährliche Sterblichkeitsrate der koronaren Herzerkrankung liegt bei fünf bis acht Prozent. Die Letalität ist abhängig vom Schweregrad der koronaren Herzerkrankung:

• 1-Gefäßerkrankung: 3–4 %,
• 2-Gefäßerkrankung: 6–8 %,
• 3-Gefäßerkrankung: 10–13 %.

Eine besonders ungünstige Prognose besteht bei einer Stenose des Hauptstammes der linken Herzkranzarterie. Hier liegt die Letalität in Abhängigkeit vom Stenosegrad bei über 30 Prozent pro Jahr.

Klinik

Typische Symptome der koronaren Herzkrankheit sind:
- Retrosternaler oder präkordialer Schmerz (Angina pectoris), besonders in den linken Arm oder in den Unterkiefer ausstrahlend,
- Thorakales Enge- oder Druckgefühl,
- Vernichtungsgefühl.

Die Einteilung der Angina pectoris erfolgt nach der New York Heart Association (NYHA) in vier Schweregrade:
- Grad 1: Keine Symptome
- Grad 2: Symptome bei stärkerer körperlicher Belastung
- Grad 3: Symptome bei leichter körperlicher Belastung
- Grad 4: Symptome in Ruhe

Charakteristischer Weise wird die Angina pectoris durch körperliche Aktivität ausgelöst, hält in der Regel nur wenige Minuten an und klingt in Ruhe ab.

Grundzüge der Behandlung und ihre Komplikationen

Zahlreiche verschiedene Möglichkeiten stehen zur Behandlung der koronaren Herzkrankheit zur Verfügung. Man unterscheidet die drei Hauptgruppen der medikamentösen, der kathetergestützten und der operativen Behandlungen.

Die medikamentöse Therapie der KHK erfolgt z. B. mit Nitraten, Beta-Blockern, ACE-Hemmern, Thrombozytenaggregationshemmern, Statinen und Calcium-Antagonisten.

Bei der perkutanen transluminalen Coronarangioplastie (PTCA) wird über einen Führungskatheter, der von der Leiste aus in der Leistenarterie bis zum Herzen vorgeschoben wird, das benötigte Instrumentarium vorgeschoben. Zur Verfügung stehen:

- Aufweitung durch einen Ballon **(Ballondilatation)**,
- Einsetzen einer Gefäßstütze **(Stent)**. Ein Stent ist ein kleines, flexibles Drahtgeflecht, welches mit einem Ballonkatheter in die Gefäßverengung eingesetzt wird. Durch Aufblasen des Ballons wird der Stent aufgeweitet und verbleibt in diesem Zustand als Stütze, die das Blutgefäß dauerhaft offen halten soll,
- Aufbohren der Verengung **(Rotablation)** durch eine Miniatur-Fräse,
- Beseitigung der Verengung mithilfe von **Laserstrahlen oder Ultraschall.**

Bei einer koronaren Bypass-Operation werden verengte Gefäßabschnitte der Herzkranzarterien durch gesunde, durchgängige Blutgefäße überbrückt. Für diese Überbrückung werden körpereigene Arterien oder Venen verwendet. In erster Linie sind dies die Brustwandarterien, die Unterarmarterien oder am Bein oberflächlich verlaufende Venen des Patienten.

Die bei den unterschiedlichen Ausprägungen der KHK angemessene Behandlung wird durch Leitlinien der Fachgesellschaften vorgeschlagen. So ist z. B. das Vorliegen einer koronaren Dreigefäßerkrankung mit signifikanten Koronarstenosen eine Domäne der koronaren Bypasschirurgie.

Komplikationen nach koronarer Bypasschirurgie sind in erster Linie die Nachblutung, die Myokardischämie, die Linksherzinsuffizienz, die Sternumdehiszenz. Relativ häufig kommt es postoperativ zu allerdings meist harmlosen Rhythmusstörungen. Die Wahrscheinlichkeit des Auftretens einzelner Komplikationen ist mit der inviduellen Ausgangssituation des Patienten verbunden.

Besonderheiten unter dem Aspekt der Krankenhausbehandlung

Die koronare Bypass-Operation ist eine obligat stationär durchzuführende Behandlung. Die Länge des stationären Aufenthaltes ist aber zum Teil sehr unterschiedlich. In Deutschland wird der Patient nach einer Akutphase von zwischen vier und 14 Tagen zum zuweisenden Kardiologen zurückverlegt oder in eine Rehabilitationseinrichtung weiterverlegt. Die postoperative Rehabilitation wird auch ambulant angeboten. In vielen Ländern werden die Patienten früher nach Hause entlassen und die Angehörigen früher in die Nachbehandlung der Patienten eingebunden.

Aspekte der Schwerpunktbildung – Einordnung in ‚Zentrumskonzept'

Das deutsche Herzzentrum in München war Anfang der 70er-Jahre das erste deutsche Herzzentrum, das unter einem Dach, und unter Ausschluss weiterer Spezialabteilungen, diagnostische Kardiologie und therapeutische Herzchirurgie für Kinder und Erwachsene anbot. Dieses Beispiel machte zunächst Schule, es folgten in Deutschland viele Herzzentren, die außer der Herzmedizin keine weiteren Fachabteilungen vorhielten. Dieses Konzept birgt den Nachteil, dass bei Auftreten von Komplikationen, z.B. im neurologischen, gastroenterologischen oder nephrologischen Bereich, konsiliarische Dienste nicht so unmittelbar zur Verfügung stehen wie bei einer direkten Anbindung an andere Fachabteilungen unter einem Dach. Neuere Konzepte favorisieren die Herz-Zentrumsbildung, d.h. enge räumliche Nachbarschaft von Kardiologie und Herzchirurgie unter Einbettung in andere Spezialabteilungen. Das Risikoprofil der ständig älter werdenden Patientenpopulation hat sich in den letzten Jahren so verändert, dass diese Anbindung an andere Fachabteilungen wichtig erscheint.

Spezielle Aspekte der Qualitätssicherung

Die drei größten Bereiche der Erwachsenenherzchirurgie, die koronare Bypasschirurgie, die isolierte Aortenklappenchirurgie und die Kombination aus koronarer Bypasschirurgie und Aortenklappenchirurgie, müssen von allen herzchirurgischen Kliniken obligat gegenüber der Bundesgeschäftsstelle für Qualitätssicherung (BQS) abgebildet werden. Die BQS vergleicht über 20 Leistungsbereiche als Bestandteil der externen vergleichenden Qualitätsdarstellung. Allein für den Bereich Herzchirurgie werden sieben Module dokumentiert. Das sind neben den oben erwähnten drei Bereichen drei weitere Bereiche zur Schrittmacherimplantation und die Herztransplantation.

DRGs

Auch wenn aus ärztlicher Sicht insbesondere die Verbesserung der Abbildung komplexer Fallkonstellationen im DRG-System von Bedeutung ist, steht aus Sicht des Krankenhausträgers die Auswirkung der Änderungen auf den Case-Mix und damit auf die ökonomische Situation des Krankenhauses im Mittelpunkt. Für den Bereich Herzchirurgie ist 2006 die ökonomische Bewertung komplexer Fälle gestiegen. Die Definition wurde so verändert, dass nun weniger Fälle als ‚hochkomplex' gelten. In der Änderung für 2006 spiegelt sich die Berücksichtigung der großen Bedeutung der Begleiterkrankungen im kardiovaskulären Bereich wider.

3.2 Aortenklappenstenose

Definition der Erkrankung

Die Aortenklappenstenose ist ein Herzklappenfehler, bei dem der Ausflusstrakt des linken Ventrikels verengt ist. Die Aortenklappe ist eine mit drei Klappentaschen angelegte Klappe, die zwischen der linken Herzkammer und der Hauptschlagader als Ventil funktioniert. Sie entlässt das zirkulierende Blut in die Hauptschlagader und lässt es danach, wenn die Klappe kompetent ist, nicht mehr in die linke Herzkammer zurückfließen.

Ursachen

Die Aortenstenose kann seit der Geburt (kongenital) bestehen und wird dann in der Regel im jungen Erwachsenenalter symptomatisch. Zu unterscheiden sind drei verschiedene Lokalisationen der kongentialen Aortenstenose:
- valvulär (durch eine anatomische Enge der Klappe selbst),
- supravalvulär,
- subvalvulär.

Die erworbene Aortenstenose beruht in der überwiegenden Zahl der Fälle auf degenerativen Vorgängen (meist Kalzifikation), einer Endokarditis oder rheumatischem Fieber. Die erworbene Aortenstenose wird in der Regel erst nach dem 60. Lebensjahr symptomatisch.

Eine Sonderform der Aortenstenose entsteht im Verlauf einer hypertroph obstruktiven Kardiomyopathie. Sie wird im jüngeren Lebensalter symptomatisch.

Epidemiologie

Die hochgradige Aortenklappenstenose ist insgesamt eine eher seltene Erkrankung.
- Die angeborene Aortenklappenstenose ist ein Problem des Kindesalters.
- Die rheumatische Aortenklappenstenose ist ein Problem des mittleren Erwachsenenalters.
- Die arteriosklerotische Aortenklappenstenose ist ein Problem des alten Menschen.

Die rheumatische Aortenklappenstenose wird in Deutschland immer seltener, dafür nimmt die arteriosklerotische Aortenklappenstenose zu. In Entwicklungsländern ist der Anteil der rheumatischen Aortenklappenstenose höher.

Klinik

Im kompensierten Stadium der Aortenstenose klagen Patienten über Synkopen und Schwindel. Der Schwindel beruht auf einer Mangeldurchblutung des Gehirns, die insbesondere nach Belastung auftritt, wenn die peripheren Arterien weit sind und der Blutdruck entsprechend niedrig.

Mit zunehmender Hypertrophie des Herzens nimmt der Sauerstoffbedarf zu, sodass es auch bei gesunden Koronararterien zu einer Angina pectoris kommen kann. Eine begleitende KHK ist jedoch ebenfalls häufig.

Bei fortschreitender Erweiterung der linken Herzkammer gewinnt die Symptomatik der Herzinsuffizienz zunehmend an Bedeutung. Hochgradige Aortenklappenstenosen können als Komplikation zu Arrhythmien (z. B. Vorhofflimmern) führen.

Grundzüge der Behandlung und ihre Komplikationen

Eine leichtgradige und asymptomatische Stenose kann zunächst konservativ behandelt werden. Prinzipien der Behandlung sind:
- Anweisung zum Meiden schwerer körperlicher Belastungen,
- Endokarditisprophylaxe.

Bei Auftreten von klinischen Symptomen und bei asymptomatischen hoch- und mittelgradigen Stenosen wird die chirurgische/invasive Therapie bevorzugt.

Bis zum Eingriff erfolgt medikamentös eine symptomatische Therapie der Herzinsuffizienz und auftretender Arrhytmien.

Gängige invasive Verfahren zur Therapie der Aortenstenose sind:
- Aortenklappenersatz mit biologischer oder mechanischer Prothese,
- Ross-Operation, vor allem für die angeborene Aortenstenose junger Patienten (Prothese wächst mit).

Die Standardtherapie ist der Ersatz mit biologischer oder mechanischer Prothese. Nach beiden Formen der Therapie besteht aufgrund des eingebrachten Fremdmaterials weiterhin erhöhte Endokarditisgefahr. Bei mechanischen Prothesen besteht zusätzlich ein Thromboembolierisiko. Patienten mit mechanischer Prothese müssen lebenslang mit einem Blutverdünner behandelt werden (in Deutschland meist Marcumar®). Gegenüber biologischen Prothesen haben aber mechanische Prothesen den Vorteil, dass sie theoretisch unbegrenzt haltbar sind. Bei biologischen Prothesen geht man, je nach Lebensalter, von einer Haltbarkeit zwischen zehn und 15 Jahren aus, sodass die Altersgrenze für den Einbau der mechanischen Prothese heute bei einem Alter von circa 65 Jahren liegt.

Besonderheiten unter dem Aspekt der Krankenhausbehandlung

Wie auch die Koronare Herzerkrankung muss die chirurgische Therapie der Aortenklappenstenose obligat unter stationären Bedingungen durchgeführt werden, siehe Punkt 6. ‚Koronare Herzerkrankung'.

Aspekte der Schwerpunktbildung – Einordnung in ‚Zentrumskonzept'

Siehe ‚Koronare Herzerkrankung'.

Spezielle Aspekte der Qualitätssicherung

Es besteht eine gesetzliche Verpflichtung zur Erfassung des Therapieverlaufes im Rahmen einer Aortenklappenersatzoperation, siehe Punkt 8. ‚Koronare Herzerkrankung'.

DRGs

Siehe ‚Koronare Herzerkrankung'.

3.3 Angeborene Herzfehler

Definition der Erkrankung

Bereits bei Geburt bestehende Fehlbildungen des Herzens und der großen herznahen Gefäße mit unterschiedlich ausgeprägter Beeinträchtigung der Herzkreislauffunktion.

Ursachen

In den meisten Fällen sind die Ursachen der Fehlbildung unbekannt. Die bekannten Ursachen werden in zwei Gruppen unterteilt:
- Genetische Faktoren (circa zehn Prozent):
  - Mongolismus
- Exogene (äußere) Faktoren
  - Virusinfekte: Röteln
  - Medikamente: Zytostatika, Immunsuppressiva, Schlafmittel
  - Alkohol
  - ionisierte Strahlen
  - Sauerstoffmangel

Epidemiologie

Angeborene Herzfehler (AHF) sind mit einer Inzidenz von 0,7–0,8 Prozent bei allen Lebendgeborenen die häufigsten angeborenen Erkrankungen. Darunter sind der Ventrikelseptumdefekt mit 30 Prozent, der Vorhofseptumdefekt und der persistierende Ductus arteriosus Botalli (je zehn Prozent) die häufigsten.

Grundzüge der Behandlung und ihre Komplikationen

Die meisten der angeborenen Herzfehler können operativ behandelt werden. Ziel der Behandlung ist die anatomische Korrektur des Herzfehlers und die Normalisierung des Blutflusses. Bei komplizierten Herzfehlern wird die Operation zweimal in folgender Reihenfolge durchgeführt
- Regulation des Blutflusses
- Anatomische Korrektur

Die operative Behandlung wird insbesondere bei komplexen Herzfehlern bereits im Säuglings- oder Vorschulalter erfolgen. Manche Herzfehler können nicht einzeitig korrigiert werden, sodass zum Zeitpunkt der ersten Operation schon klar ist, dass das Kind noch einmal oder mehrmals am Herzen operiert werden muss.

Besonderheiten unter dem Aspekt der Krankenhausbehandlung

Wie auch die Koronare Herzerkrankung muss die chirurgische Therapie angeborener Herzfehler obligat unter stationären Bedingungen durchgeführt werden, siehe ‚Koronare Herzerkrankung'.

Aspekte der Schwerpunktbildung – Einordnung in ‚Zentrumskonzept'

Noch stärker als bei der Therapie von Herzkrankheiten im Erwachsenenalter wird im Bereich der Kinderherzchirurgie eine Schwerpunktbildung angestrebt. Aufgrund der limitierten Patientenzahl (im Jahr werden in Deutschland circa 5.000–6.000 Kinder mit angeborenen Herzfehlern geboren) ist die Anzahl der pro Jahr in Deutschland durchgeführten kinderherzchirurgischen Eingriffe ebenfalls begrenzt. Hinzu kommt, dass durch die Fortschritte der kardiologisch interventionellen Therapie heute eine Reihe von angeborenen Herzfehlern auch ohne eine Operation erfolgreich korrigiert werden kann (insbesondere Vorhofseptumdefekt). Dementsprechend werden alle Bereiche der Chirurgie der angeborenen Herzfehler nur in circa fünf bis zehn deutschen Herzkliniken abgedeckt.

Spezielle Aspekte der Qualitätssicherung

Für kinderherzchirurgische Eingriffe gibt es keine gesetzliche Dokumentationspflicht. Nationale und internationale Register erfassen aber kinderherzchirurgische Leistungen und vergleichen die Ergebnisse nicht nur einzelner Zentren, sondern sogar individueller Chirurgen.

DRGs

Tageszuschläge bei Überschreitung der oberen Grenzverweildauer wurden 2006 im Vergleich zu 2005 verdreifacht, was zu Vergütungssprüngen, insbesondere bei komplexen Kinderherzoperationen führt, die mit einer langen Verweildauer einhergehen.

4. Zusammenfassung

Die Herzchirurgie ist ein noch relativ junges klinisches Fach, das in den 50er-Jahren entstand und durch die Fortentwicklung der Herz-Lungenmaschine in den 60er-Jahren ab den 70er-Jahren bis Ende der 90er-Jahre ständig expandierte. Seitdem haben sich die einzelnen Bereiche unterschiedlich entwickelt. Die koronare Bypasschirurgie, die zahlenmäßig den größten Teil der herzchirurgischen Prozeduren ausmacht, ist, insbesondere aufgrund der Verfeinerung kardiologisch interventioneller Techniken, etwas zurückgegangen. Dafür werden mehr Klappenoperationen durchgeführt, was auch mit dem zunehmenden Alter unserer Patientenpopulation zu tun hat. Außerdem sind neue Bereiche, wie die Defibrillatorchirurgie, entstanden, die im Moment einen der Hauptwachstumsbereiche innerhalb der Herzchirurgie darstellt. Innerhalb der einzelnen Kliniken und Zentren ist die Herzchirurgie zumeist ein profitables Fachgebiet, mit dem sich, auch im universitären Umfeld, Geld verdienen lässt. Zuvor unzureichend abgebildete Bereiche, wie z. B. die Kinderherzchirurgie, sind durch DRG-Neuerungen im Jahr 2006, die die hohe Komplexität der behandelten Fälle berücksichtigen, besser abgebildet.

Priv. Doz. Dr. Parwis Massoudy-Touiserkan

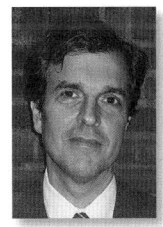

Habilitation für das Fach Herzchirurgie im Juni 2003

Seit Mai 2001 Oberarzt an der Klinik für Thorax- und Kardiovaskuläre Chirurgie, Universitätsklinikum Essen (Prof. H. Jakob)

1998 Amerikanische Staatsexamina–USMLE (Teil 1 und 2)

Bisherige Forschungsschwerpunkte u. a.: Systemische, kardiale und pulmonale Entzündungsreaktionen während und nach koronarer Bypassoperation mit Herz-Lungenmaschine

Prof. Dr. Richard Viebahn

VISZERALCHIRURGIE UND ORGANTRANSPLANTATION

Gliederung:

1. Einleitung

Das Fach Chirurgie unterliegt einem stetigen Wandel. Während im 19. Jahrhundert bis auf die Augenheilkunde und die Frauenheilkunde sämtliche operativen Disziplinen dem Fach Chirurgie zugehörten, haben sich in der ersten Hälfte des 20. Jahrhunderts aus der Chirurgie heraus vielfältige neue Disziplinen entwickelt: Orthopädie, Hals-Nasen-Ohrenheilkunde, Kieferchirurgie und weitere. Nach dem 2. Weltkrieg entwickelten sich die Herz- und Gefäßchirurgie ebenso wie die Neurochirurgie zu eigenen Fachdisziplinen, auch die Thoraxchirurgie, die in der ersten Hälfte des 20. Jahrhunderts durch die Behandlung der Folgezustände der Tuberkulose definiert war, entwickelte durch moderne Zivilisationskrankheiten wie insbesondere das Bronchialkarzinom eine neue Eigenständigkeit.

Die Entwicklung der Anästhesie als eigenes Fachgebiet vollzog sich im deutschen Sprachraum erst in den 60er-Jahren, die Anästhesisten der ersten Generationen waren fast ausnahmslos Chirurgen und hatten sich aufgrund der Notwendigkeit der kompetenten perioperativen Betreuung der Patienten aller chirurgischen Fachdisziplinen aus dem operativen Betrieb zurückgezogen, um alle Bereiche der klassischen Narkose, später auch der Schmerztherapie und des Organersatzverfahrens während großer Operationen kompetent zu bewerkstelligen.

Die intensivmedizinische Betreuung chirurgischer Patienten hat sich inhaltlich zu einem interdisziplinären Fachgebiet entwickelt mit verschiedenen Modellen der Übernahme von Verantwortung:

In den meisten Versorgungskrankenhäusern werden die Betten der operativen Intensivstationen durch die anästhesiologischen Fachabteilungen geführt und die speziellen Belange der Patienten im Rotationssystem durch Mitarbeiter der jeweiligen chirurgischen Fachkliniken abgedeckt und von den Oberärzten der operierenden Abteilungen übernommen. Die stringente Einhaltung der Behandlungskonzepte wird dadurch sichergestellt, dass verpflichtend zwei interdisziplinäre Visiten stattfinden, in der Regel durch Oberärzte der beteiligten Kliniken.

In einigen großen Krankenhäusern sowie Universitätskliniken betreiben die einzelnen operativen Kliniken häufig ihre eigenen fachspezifischen Intensivstationen.

Aus dieser Entwicklung erklärt sich die Tatsache, dass die „chirurgische Intensivmedizin" inzwischen eine eigene Fachkunde im Bereich der Chirurgie darstellt und zur intensivmedizinischen Behandlung chirurgischer Patienten qualifiziert.

Aufgrund der zunehmend komplexeren und fachspezifischeren Anforderungen an die Intensivmedizin bei operativen Patienten wird zunehmend infrage gestellt, ob die Führung einer Intensivstation mit den schwierigsten Patienten aus Herzchirurgie, Orthopädie, Viszeralchirurgie, Transplantationschirurgie, Gynäkologie etc. in einer Hand sinnvoll ist.

Innerhalb des Fachgebietes der Chirurgie hat sich durch die jüngsten Novellierungen der Weiterbildungsordnung die Spezialisierung in die Bereiche Viszeralchirurgie, Herzchirurgie, Gefäßchirurgie, Neurochirurgie, Orthopädie / Unfallchirurgie etc. ergeben. Die jeweilige Facharztkompetenz wird erworben durch eine chirurgische Basisausbildung (ambulant / Normalstation / Intensivstation) gefolgt von der vollzeitigen Ausbildung im jeweils angestrebten Teilgebiet.

Das Fach „Allgemeinchirurgie" stellt hier die gemeinsame Basis dar, die Versorgungsrealität in der deutschen Krankenhauslandschaft zeigt jedoch eine zunehmende Spezialisierung an.

Das Gebiet der „Viszeralchirurgie" überschneidet sich weiterhin sehr stark mit den früher zur Allgemeinchirurgie gezählten Aufgabengebiet: die chirurgische Behandlung aller Organe des Verdauungstraktes gehört ebenso zur Viszeralchirurgie wie die operative Therapie bei Erkrankungen der endokrinen Organe (hormonbildende Drüsen: Schilddrüse, Nebenschilddrüse, Nebennieren), des lymphatischen Systems (Thymus, Milz, Lymphdrüsen), die Behandlung von Brüchen der Bauchwand (Leistenbruch, Zwerchfellbruch, sogenannte innere Brüche), die Versorgung von Verletzungen der Bauchorgane, der Speiseröhre und anderer innerer Organe. Die Transplantation viszeraler Organe (Niere, Leber, Bauchspeicheldrüse, Dünndarm) in den entsprechenden Zentren in den Kliniken mit Schwerpunkt Viszeralchirurgie durchgeführt.

Die chirurgische Behandlung von Weichgewebsgeschwülsten im Bereich der Rumpfwand und – je nach lokaler Aufgabenzuordnung – auch der Extremitäten stellt ebenso wie die Chirurgie im Bereich der Haut und des Unterhautfettgewebes eine Tätigkeit an der Schnittstelle zwischen Viszeral-, Allgemein- und plastischer Chirurgie dar.

Abschließend sei auf die Notwendigkeit der interdisziplinären Zusammenarbeit zwischen Chirurgen und den Vertretern nichtoperativer Fachgebiete hingewiesen: so werden die Behandlung von Magengeschwüren, Reflux von Magensäure in die Speiseröhre oder chronisch entzündlicher Darmerkrankungen (Colitis ulcerosa / Morbus Crohn) Gegenstand der Kooperation zwischen Gastroenterologen und Viszeralchirurgen sein. An der Behandlung der Stuhl- und Harninkontinenz werden Chirurgen, Urologen und Frauenärzte gleichermaßen beteiligt sein.

Die Therapie von Krebsgeschwülsten der Verdauungsorgane erfordert eine umfangreiche interdisziplinäre Zusammenarbeit zwischen Viszeralchirurgen (operative Versorgung), Gastroenterologen (Diagnosestellung und Teile der Nachsorge), Pathologen (Histologische Tumordiagnostik), Radiologen (bildgebende Diagnostik und Bestrahlungstherapie), Onkologen (Chemotherapie) sowie Schmerztherapeuten (Psychologen und Seelsorger). Auf die zentrale Rolle des Hausarztes als Vertrauensperson und „Lotse" wird nicht nur in diesem Zusammenhang explizit hingewiesen.

Im Folgenden werden die Krankheitsbilder, die der chirurgischen Therapie bedürfen, kurz vorgestellt, ebenso wie die durchzuführende Operation. Besonderer Wert wird auf die Darstellung spezieller Erfordernisse (Instrumentarium, Großgeräte etc.), der spezifischen Komplikationen sowie der Möglichkeiten der ambulanten oder stationären Behandlung verwiesen.

2. Spezielle Chirurgie

2.1 Endokrine Chirurgie

Die endokrine Chirurgie befasst sich mit Erkrankungen der Schilddrüse, der Nebenschilddrüse und der Nebenniere.

Schilddrüse

Die Schilddrüse liegt an der Vorderseite der Luftröhre und unterhalb des Kehlkopfes im unteren Drittel des Halses. Die Schilddrüse produziert drei Hormone, das Trijod- und Tetrajodthyronin, Thyroxin sowie in besonderen Zellen (C-Zellen) das Calcitonin.

Während Tri- und Tetrajodthyronin eine Vielzahl von Funktionen im wachsenden und ausgewachsenen Körper erfüllen (Organdifferenzierung, Steuerung des Stoffwechsels etc.), bewirkt Calcitonin eine verstärkte Aufnahme von Calcium in den Knochen.

Viele Funktionsstörungen der Schilddrüse können heute medikamentös behandelt werden, die Diagnosestellung erfordert neben entsprechenden laborchemischen Bestimmungen der Hormone und der klinischen Untersuchung die sonographische Untersuchung der Schilddrüse (Ultraschall) und – je nach Grunderkrankung – die Durchführung einer Schilddrüsenszintigraphie (Nuklearmedizin).

Operative Eingriffe an der Schilddrüsen kommen bei folgenden Erkrankungen infrage:

- Jodmangelstruma (gutartige Vergrößerung, Kropf)
- Autoimmunthyreopathie / Morbus Basedow (Autoimmunerkrankung, gel. mit Überfunktion der Schilddüse)
- Schilddrüsentumoren (bösartige Geschwülste, die von den verschiedenen Zelltypen der Schilddrüse ausgehen können)

Die Entfernung der Schilddrüse erfolgt in der Regel über einen queren Schnitt oberhalb der Jochbeingrube (sogenannter Kocherscher Kragenschnitt), die beiden Schilddrüsenlappen werden mobilisiert und bis auf einen geringen Rest abgetragen.

Bei der Operation der Struma erfolgt eine Schilddrüsenresektion unter Belassung eines kleinen Restes gesunden Gewebes, bei M. Basedow muss die Resektion nahezu total erfolgen (weniger als vier Milliliter Restgewebe), bei bösartigen Erkrankungen soll das gesamte Schilddrüsengewebe einschließlich regionaler Lymphknoten entfernt werden.

Die Schonung der Stimmbandnerven, insbesondere des Nervus recurrens, ist hierbei unbedingt anzustreben und Operationsstandard. Die einseitige Verletzung führt zu dauerhafter Heiserkeit, die beidseitige Verletzung erfordert die Anlage eines Luftröhrenschnittes. Die Häufigkeit von Verletzungen dieses Nervs sollte weit weniger als ein Prozent aller Operationen betragen.

Nebenschilddrüse

Die meist vier Nebenschilddrüsen liegen im oberen und unteren Pol der Schilddrüsen auf beiden Seiten jeweils an. Es handelt sich um gelb-braune Organe, die im gesunden Zustand etwa reiskorngroß sind und Parathormon produzieren. Die Funktion dieses Hormons besteht in der Ausscheidung von Phosphatmolekülen über die Niere sowie die Aufnahme von Kalzium in das Blut (aus dem Darm, über Rückresorption aus den Nieren sowie insbesondere aus dem Knochen). Eine krankhafte Überfunktion führt zur Überproduktion von Parathormon mit nachfolgenden Knochenschmerzen, Müdigkeit, Auftreten von Knochenbrüchen, Bildung von Nieren- und Gallensteinen sowie schweren Bauchschmerzen.

Die Überfunktion der Nebenschilddrüsen beruht auf zwei verschiedenen Mechanismen:

Primärer Hyperparathyreoidismus: Bei dieser Erkrankung unterliegt meist eine der Nebenschilddrüsen unkontrolliertem Wachstum mit einer zunehmenden Produktion von Parathormon.

Sekundärer Hyperparathyreoidismus: Insbesondere bei Patienten mit eingeschränkter Nierenfunktion und Dialysepatienten wird Phosphat nicht mehr über die Nieren ausgeschieden. Aus diesem Grund kommt es reflektorisch zu einer verstärkten Bildung von Parathormon mit all den genannten Krankheitsfolgeerscheinungen (siehe oben). Es kommt zu einer Vergrößerung aller Nebenschilddrüsen.

Die Diagnostik besteht im Nachweis der Nebenschilddrüsenüberfunktion (extrem erhöhtes Parathormon) und der Differenzierung im primären und sekundären Hyperparathyreoidismus.

Die Indikation zur Operation wird bei interdisziplinär vom Endokrinologen, Nephrologen (beim sekundären Hyperparathyreoidismus) und vom Viszeralchirurgen gestellt.

Zur Operationsplanung empfiehlt sich die Lokalisationsdiagnostik der Nebenschilddrüsen. Diese ist mit einem sehr aufwendigen szintigraphischen Verfahren möglich, die lokalisationsvergrößerte Nebenschilddrüse mittels Ultraschall ist in der Treffgenauigkeit hier deutlich unterlegen.

Zur operativen Therapie muss darauf hingewiesen werden, dass die Lage der Nebenschilddrüsen in Bezug auf die Schilddrüse äußerst variabel ist, in Einzelfällen können sie in der Gefäßnervenscheide bis hoch zum Kieferwinkel liegen oder auf dem Zwischenfellraum des Brustkorbes. Diese Variabilität beruht auf der embryologischen Entstehungsweise der Nebenschilddrüsen.

Die Operation erfolgt ebenso wie bei der Schilddrüse über einen Kocherschen Kragenschnitt, fallweise muss auch ein Anteil der Schilddüse mit entfernt werden. Auch bei dieser Operation besteht die Gefahr der Verletzung der Stimmbandnerven. Es ist zu empfehlen, das entnommene Gewebe so einzufrieren, dass es später dem Patienten wieder eingepflanzt werden kann, um die nach Operation gelegentlich eintretende Unterfunktion der Rest-Nebenschilddrüse zu behandeln.

Auch bei der operativen Versorgung gutartiger Erkrankungen von Schilddrüse und Nebenschilddrüse hat die minimal-invasive Chirurgie inzwischen Einzug gehalten: bei kleinen Schilddrüsen (unter 20 ml Größe pro Lappen) kann mit einem sehr kleinen Schnitt unter Zuhilfenahme einer 5er-Trokaroptik bei exzellenter Übersicht die Präparation der Schilddrüse erfolgen, das Absetzen bzw. die großen reduzierenden Maßnahmen erfolgen analog der klassischen Operationstechnik.

Die Freilegung einzelner Nebenschilddrüsen kann bei entsprechender Lokalisationsdiagnostik ebenso über einen minimalen Zugang erfolgen. Diese Eingriffe erfordern spezielles Training in der minimal-invasiven Chirurgie.

Nebennieren

Die Nebennieren überdecken den rechten und linken Nierenpol kappenförmig. Sie bestehen aus der Nebennierenrinde und dem Nebennierenmark. Die Nebennierenrinde produziert Adrenalin, das Hormon, das den Herzschlag beschleunigt und den Blutdruck erhöht. Eine Überfunktion oder ein Tumor des Nebennierenmarks kann schwerste Bluthochdruckerkrankungen hervorrufen.

Die Nebennierenrinde produziert sogenannte Steroidhormone: abgeleitet vom chemischen Grundgerüst des Steran entstehen vor allen Dingen Cortison (antientzündliches Hormon, Stabilisierung von Zellmembran, Bildung von Fettgewebe) und Vorstufen von weiblichen und männlichen Geschlechtshormonen.

Eine Nebennierenüberfunktion erfordert eine zum Teil recht aufwendige und in der Regel ambulant durchzuführende endokrinologische Diagnostik. Lediglich bei Verdacht auf das Vorliegen eines Phäochromocytoms ist die stationäre Diagnostik und Blutdruckeinstellung erforderlich.

Die Entfernung der Nebennieren stellte bis zur Entwicklung laparoskopischer Techniken („Schlüssellochmethode") einen ausgedehnten Eingriff dar: Entweder über einen Flankenschnitt oder eine Eröffnung der Bauchhöhle wurden die Nebennieren aufgesucht, ihre Gefäße dargestellt und unterbunden und die betroffenen Organe entfernt.

Namentlich bei Patienten mit Morbus Cushing ist diese Operation im Rahmen der Fettsucht des Patienten außerordentlich schwierig. Blutungen, Nachblutungen und insbesondere Wundheilungsstörungen komplizieren den Verlauf.

Daher stellt die Entwicklung laparoskopischer Techniken, die derzeit lediglich in der Hand des Erfahrenen bleiben sollten, eine ausgesprochen sinnvolle Alternative zur operativen Behandlung der jeweiligen Funktionszustände und Tumoren der Nebennieren dar. Hierbei wird entweder, ähnlich wie bei der laparoskopischen Operation der Gallenblase, die Bauchhöhle mit Kohlendioxidgas aufgefüllt und – je nach Anatomie – mit drei oder vier Trokaren der linke oder rechte Oberbauch eingestellt und die rechte Nebenniere unterhalb der Leber aufgesucht, die linke Nebenniere hinter der Milz dargestellt.

Nach Unterbindung der entsprechenden Gefäßstrukturen kann mit modernen Ultraschall- oder anderen blutstillenden Dissektionsverfahren die Nebenniere aus ihrer Umgebung entfernt und über einen Bergebeutel aus der Bauchhöhle entfernt werden.

Bei kleinen Nebenniertentumoren kann die Operation auch vom Rücken her erfolgen und ist dann kaum invasiv.

2.2 Magen-Darm-Trakt

Chirurgie der Speiseröhre

Die Speiseröhre stellt einen mehrschichtigen Muskelschlauch dar, der unterhalb des Rachens beginnt, durch die Halsweichteile und den Zwischenzellraum des Brustkorbes verläuft und mit der Einmündung in den Magen endet.

Spezielle Schließmuskeln bestehen am Übergang vom Rachen zur Speiseröhre sowie am unteren Ende am Übergang zum Magen.

Die längsverlaufenden Muskel sind so inneviert, dass sie in Form sogenannter propulsiver peristaltischer Wellen die Nahrung koordiniert vom Rachen zum Magen befördern.

Fehlfunktionen des Muskelschlauches können zur so genannten Refluxerkrankung führen (Sodbrennen aufgrund von Rückstau sauren Magensaftes) und zur Ausbildung von Divertikeln (Aussackungen der Schleimhaut).

Von der Schleimhaut der Speiseröhre gehen bösartige Tumoren aus, die eine schlechte Prognose haben. Risikofaktoren sind Rauchen, Alkoholkonsum, Genuss extrem heißer Speisen und schlechte Mundhygiene.

Krebsgeschwülste der Speiseröhre machen sich durch Schluckstörungen, selten auch durch Bluterbrechen bemerkbar.

Zur stadiengerechten Planung der Behandlung ist zunächst die Diagnosestellung und die Festlegung des Tumorstadiums erforderlich. Hierzu erfolgt eine Spiegelung der Speiseröhre mit Entnahme einer Biopsie (pathologischer Beweis des Tumors), eine Endosonographie zur Darstellung von Lymphknotenmetastasen neben der Speiseröhre. Diese Maßnahmen werden ergänzt durch eine Computertomographie der Brustorgane und des Oberbauches, um die Längsausdehnung des Tumors ebenso wie Lymphknoten-, Lungen- und Lebermetastasen festzustellen. Bei Tumoren im oberen Drittel der Speiseröhre ist eine Spiegelung der Luftröhre obligat, um aufgrund der engen Nachbarschaft zwischen beiden Organen eine Infiltration der Luftröhre auszuschließen. Das Speiseröhrenkarzinom ist Gegenstand der interdisziplinären Beratung vor Beginn der Therapie und wird durch multimodale Therapiekonzepte behandelt.

Bei ausgedehnteren Stadien ist vor der Operation die sogenannte neoadjuvante Radiochemotherapie erforderlich, bei der Chemotherapeutika und eine Bestrahlung kombiniert werden, um den Tumor so zu verkleinern, dass er später komplett operativ entfernt werden kann.

Die operative Entfernung von Speiseröhrentumoren umfasst eine Eröffnung in der Regel des rechten Brustkorbes, Freilegung der gesamten Speiseröhre und Entfernung der Speiseröhre von der Übergangsstelle zum Magen bis hin zum Übergang zwischen Hals und Brustkorb. Hierbei werden die umgebenden Lymphknoten soweit möglich mitentfernt.

Dieser Teil der Operation erfordert ein differenziertes anästhesiologisches Vorgehen, da die rechte Lunge von der Beatmung ausgeschlossen werden muss, um einen entsprechenden Mänovrierraum zur Freilegung der Speiseröhre vorhalten zu können. Nach diesem Operationsschritt (je nach Operateur bereits zuvor) wird die Bauchhöhle eröffnet und der Magen mittels Nahtapparaten und durch entsprechende Einschnitte so verändert, dass ein ausreichend langer Muskelschlauch entsteht.

Dieser wird entweder durch das Lager der entfernten Speiseröhre oder hinter dem Brustbein bis zum Hals geführt und hier durch Naht mit dem halsseitigen Speiseröhrenstumpf wiedervereinigt.

Nach ausführlicher Spülung von Brusthöhle und Bauchhöhle werden beide wieder verschlossen und die Brusthöhle wird mit Drainagen versehen, um Wundsekrete und noch verbliebene Luft abzuleiten.

Nach diesem Eingriff ist in der Regel eine mehrtägige Intensivbeobachtung und Behandlung erforderlich, wichtig ist hier die frühzeitige Ernährung über die Magensonde und die Mobilisation des Patienten sowie die Atemtherapie.

Die Operation von Divertikeln besteht in der Freilegung durch einen seitlichen Schnitt auf der linken Halsseite, Abtragung des Divertikel und Verschluss des Muskelmantels.

Aufgrund der Seltenheit dieser Erkrankung sollte dieser Eingriff vom Geübten durchgeführt werden.

Erkrankungen des Übergangs zwischen Speiseröhre und Magen:

Die Fehlfunktion des unteren Schließmuskels der Speiseröhre kann, namentlich bei übergewichtigen Patienten, zum Rückfluss sauren Mageninhalts und Speisebreis in die Speiseröhre führen. Dies macht sich durch langwieriges heftiges Sodbrennen bemerkbar und ist nicht immer medikamentös therapierbar. Die Folge dieser sogenannten Refluxerkrankung kann eine Veränderung der Schleimhaut der Speiseröhre sein mit Bildung von Vorstufen von Krebszellen und nachfolgender Krebsgeschwülste des Übergangs zwischen Speiseröhre und Magen. Diese Krebsart hat eine ausgesprochen schlechte Prognose, wenn sie verspätet entdeckt wird. Außerdem ist ihre Therapie außerordentlich aufwendig. Ebenso wie die Unterfunktion des Schließmuskels kann auch eine Überfunktion auftreten. Sie ist meist Ausdruck einer diffusen Fehlfunktion der gesamten Speiseröhrenmuskulatur mit Fehlen eines geordneten Transports des Speisebreis und eines „Dauerverschlusses" im Bereich des unteren Schließmuskels.

Die Diagnose erfolgt durch die spezielle Druckmessung in der Speiseröhre. Hierzu wird ein dünner Druckmesskatheter, ähnlich einer Magensonde, über die Nase eingeführt und vom Patienten verschluckt. Während mehrerer Schluckakte wird das Druckprofil in der Speiseröhre aufgezeichnet und hierdurch eine Diagnose möglich.

Bei der Refluxerkrankung ist unerlässlich die so genannte 24-Stunden-ph-Metrie, hierbei wird ebenfalls eine dünne Säuremesssonde eingeführt und mit einem elektronischen Rekorder gekoppelt. Die Auswertung erfolgt über ein Scoresystem, das die Länge und Intensität der Refluxphasen von saurem Mageninhalt in die Speiseröhre aufnimmt.

Bei beiden Erkrankungen sollte durch eine Spiegelung der Speiseröhre (Ösophago-Gastroskopie) die Diagnose gesichert bzw. das Vorliegen eines Krebsgeschwüres der Speiseröhre ausgeschlossen werden.

Am Übergang zwischen Speiseröhre und Magen können darüber hinaus Eingeweidebrüche auftreten, die durch einen weiten Durchtritt durch das Zwerchfell bedingt sind. Hierbei kann entweder der Übergang zwischen Magen und Speiseröhre sehr weit in den Brustraum verlagert sein (axiale Hernie) oder der Magen neben der Speiseröhre in den Brustraum verlegt sein (paraösophageale Hernie). Beide Formen des Zwerchfellbruchs gehen mit Refluxerscheinungen, Schluckstörungen und Verdauungsstörungen einher und führen zu häufigem Aufstoßen.

Die Indikation zur Operation bei den hier genannten gutartigen Veränderungen der Speiseröhre wird interdisziplinär zwischen Chirurg und Gastroenterologen gestellt.

Bei der Operation erfolgt die Freilegung der unteren Speiseröhre, die Längsdurchtrennung der Muskulatur unter Belassung der Schleimhaut. Über diesen Schnitt („Kardiomyotomie") wird zur Vermeidung einer Leckage eine Manschette des Magens gedoppelt.

Bei der Refluxösophagitis wird der Übergang zwischen Speiseröhre und Magen ebenfalls vom Bauch her freigelegt, eine Magenmanschette um diese Strukur herumgenäht, der Durchsatz durch die Speiseröhre verengt und die untere Speiseröhre zusammen mit der Manschette hier fixiert. Dieses führt zu einer Blockade des Rückstroms von Mageninhalt in die Speiseröhre.

Der Operationserfolg kann in beiden Fällen durch erneute Ableitung des Druckprofils, 24-Stunden-ph-Metrie, Magenspiegelung oder Kontrastmitteldarstellung im Röntgen erfolgen.

Auch die axiale oder paraösophageale Hiatushernie wird in dieser Weise korrigiert.

Die klassische offene Freilegung des Übergangs von der Speiseröhre zu Magen durch einen großen Bauchschnitt stellt natürlich einen invasiven Eingriff dar. Aus diesem Grund wurden in den letzten zehn Jahren laparoskopische Operationsmethoden etabliert, die über minimales Zugangstrauma im Prinzip dieselben Eingriffe darstellen. Sie werden vom Patienten wesentlich besser toleriert und führen zu reduzierter und stationärer Behandlung.

Verletzungen der Speiseröhre:

Verletzungen der Speiseröhre können auftreten beim Verschlucken von Fremdkörpern (Speiseröhrendurchbruch durch Hühnerknochen, spontaner Speiseröhrendurchbruch beim sogenannten „Boerhave-Syndrom" mit Austritt von Speiseröhreninhalt in die linke Pleurahöhle). Diese Verletzungen stellen aufgrund der eintretenden Mediastinitis und Pleuritis potentiell tödliche Erkrankungen dar. Sie erfordern eine rasche Diagnosestellung (in der Regel durch Gastrographienschluck im Röntgen und die sofortige operative Versorgung: Eröffnung der Brusthöhle, Entfernung des Fremdkörpers, Übernähung der Perforationsstelle, Drainageeinlage neben der Speiseröhre und gegebenenfalls mehrtägige Intensivbehandlung).

Verätzungen durch das versehentliche Schlucken von Säure oder Laugen führen ebenfalls zu schwersten Komplikationen einschließlich des Durchbruchs der Speiseröhre und – im längeren Verlauf – zur Vernarbung der Speiseröhre mit der Notwendigkeit der lebenslangen Dilatationsbehandlung (Ausdehnung durch verschiedene Instrumente).

Die genannten Verletzungen der Speiseröhre sollten zumindest in jedem Krankenhaus mit gastroenterologischer und viszeralchirurgischer Kompetenz erkannt werden, sodass eine rasche Verlegung in ein erfahrenes Zentrum ermöglicht wird.

Werden Perforationen (Durchbrüche) der Speiseröhre übersehen und später als 24 Stunden nach dem Entstehen versorgt, besteht ein unakzeptabel hohes Todesrisiko von weit über 50 Prozent der Fälle!

Chirurgie des Magens

Während bis in die 70er des vorherigen Jahrhunderts verschiedenste Operationsverfahren zur Beherrschung der Magengeschwüre, Zwölf-Fingerdarmgeschwüre und ihrer Folgen in großer Anzahl durchgeführt wurden, ist durch die modernen Säuresekretionsblocker, H2-Blocker etc. die Magenchirurgie bei gutartigen Erkrankungen fast vollständig zurückgegangen. Lediglich die Behandlung von Magenperforation infolge unentdeckter Magengeschwüre als Notfallmaßnahme kommen noch gelegentlich vor. Die Perforation eines Magengeschwürs zeigt sich durch schlagartigen Eintritt schwerster Schmerzen im Oberbauch, bei der Untersuchung ist der Bauch bretthart gespannt und nach Ultraschall- / Röntgendiagnostik mit Nachweis freier Luft die Diagnose einer Hohlorganperforation im Bauch gestellt.

Diese Patienten werden unverzüglich der Operation zugeführt.

Derzeit etablierte Behandlungsmethode ist die Freilegung des Magens, die Perforationsstelle wird sich in der Regel in der Nähe des Pylorus (Magenpförtners) befinden, ist sparsam auszuschneiden und nach Mobilisation des Zwölf-Fingerdarms spannungsfrei mit Nähten wieder zu verschließen. Dieser Eingriff ist, zumindest in ausgewählten Fällen, auch laparoskopisch durchführbar. Auch hierfür ist laparoskopische Erfahrung unerlässlich. Da Patienten mit perforierten Magengeschwüren notfallmäßig und außerhalb der Dienstzeit in jeder allgemein- und viszeralchirurgischen Einrichtung behandelt werden müssen, sollte ein laparoskopischer Eingriff nicht zur Nachtzeit und vom Anfänger durchgeführt werden.

Die endoskopisch unstillbare Blutung aus einem Magengeschwür stellt die zweite Operationsindikation bei gutartigen Veränderungen des Magens dar. Hierbei handelt es sich häufig um Patienten, die bereits mehrfach endoskopiert wurden und bei denen die Lokalisation der Blutungsquelle bereits festgestellt wurde.

Es empfiehlt sich, spätestens nach der Notwendigkeit der Transfusion von fünf Blutkonserven vom endoskopischen auf das chirurgische Blutstillungsverfahren überzuwechseln und die Patienten der Operation unverzüglich zuzuführen.

Magenkarzinom

Magenkarzinome können in allen Bereichen des Magens auftreten und manifestieren sich häufig sehr spät, da der Magen ein volumenstarkes und dehnbares Organ ist, ohne dass es zu Schmerzen kommen muss. Symptome sind Erbrechen, Bluterbrechen, Passagestörungen und fortwährendes Völlegefühl sowie Gewichtsabnahme, Blässe etc. Die Diagnose wird gestellt durch eine Magenspiegelung mit Entnahme einer Biopsie, die Ausdehnung „Staging" kann durch Endosonographie, Ultraschalluntersuchung, gegebenenfalls auch Computertomogramm erfolgen. Ist ein Magenkarzinom derart fortgeschritten, dass es in die Leber, das Zwerchfell oder die Bauchspeicheldrüse infiltriert, ist eine kurative Entfernung nicht mehr möglich.

Die operative Therapie besteht in der kompletten Entfernung des Magens und Wiederherstellung der Magen-Darm-Passage durch eine zum Speiseröhrenstumpf gezogene Dünndarmschlinge, die hier entsprechend anastomosiert wird.

Beim Karzinom vom intestinalen Typ kann, soweit dieses in den unteren Magenabschnitten sitzt, eine 4/5-Resektion des Magens durchgeführt werden.

Diese hat den Vorteil der geringeren Invasivität und Beeinträchtigung des Patienten durch den Eingriff selbst. Außerdem bleibt genügend Magenschleimhaut bestehen, um die Vitamin-B-12-Bildung zu sichern, Vitamin B12 ist ein Faktor für die Bildung roter Blutkörperchen.

Die Tumornachsorge erfolgt durch Endoskopie, klinische Beobachtung, gegebenenfalls Sonographie, CT etc.

Multimodale Therapieansätze zur Therapie des Magenkarzinom befinden sich derzeit in Evaluierung.

Das geringe Ansprechen der Karzinomzellen auf Chemotherapeutika und /
oder Bestrahlung sowie die Umgebungsschäden bei einer Magenbestrahlung
haben bislang die Anwendung dieser Verfahren weitgehend verhindert.

Chirurgie des Dünndarms

Im Bereich des Dünndarms treten nur selten bösartige Erkrankungen
auf, daher sind entzündliche Veränderungen (Morbus Crohn) und angeborene Erkrankungen sowie Durchblutungsstörungen im Rahmen von
Gefäßverschlüssen oder innerer Brüche die häufigsten Ursachen für operative Eingriffe am Dünndarm.

Namentlich die Behandlung von Durchblutungsstörungen und ‚Darmver-
schlingungen' mit Passagestörung und Gewebezerfall müssen in chirurgischen Abteilungen / Kliniken jederzeit möglich sein einschließlich der notwendigen Diagnostik und postoperativen Behandlung.

Die nicht notfallmäßig durchgeführten Eingriffe am Dünndarm stehen
häufig in Zusammenhang mit sogenannten ‚chronisch entzündlichen
Darmerkrankungen'.

Der Morbus Crohn (siehe auch Kapitel ‚Innere Medizin / Gastroenterologie')
befällt im Wesentlichen die unteren Anteile des Dünndarms. Es handelt sich
um eine Entzündung der Darmwand mit Bauchschmerzen, Entwicklung von
Durchfällen und gelegentlich auch Darmblutungen, Entstehung von narbigen Verengungen bis hin zum Darmverschluss und Bildung von Fisteln, die
zum spontanen Austritt von Darminhalt durch die Haut nach außen führen
können.

Die Ursache dieser Erkrankung ist noch nicht vollständig erforscht, in der
Gastroenterologie nimmt ihre medikamentöse Behandlung einen breiten
Raum ein.

Die chirurgische Therapie besteht in der Entfernung befallener Darmab-
schnitte mit dem Ziel der Wiederherstellung der Magen-Darm-Passage,
Beseitigung von Blutungsursachen und Fistel und der (gelegentlich not-
fallmäßigen) Entfernung hochgradig entzündeter Anteile von Dünn- und
Dickdarm, deren Belassung zu lebensgefährlichen Komplikationen führen
kann.

Chirurgie des Dickdarms

Bösartige Erkrankungen des Dickdarms gehören inzwischen zu den drei häufigsten Krebsformen bei Mann und Frau.

Zwei weitere große Erkrankungsgruppen sind die chronisch entzündlichen Darmerkrankungen (Morbus Crohn oder Colitis ulcerosa) und Eingriffe bei Entzündungen von Divertikeln, im Wesentlichen in Form der Sigmaresektion.

Operationsziel ist bei jeder der beschriebenen Krankheiten die vollständige Entfernung der krankhaft veränderten Dickdarmabschnitte sowie die Wiederherstellung der Stuhlpassage durch Schaffung einer Verbindung zwischen dem verbliebenen Dünndarm und dem verbliebenen Dickdarm oder zwischen den verbliebenen Dickdarmabschnitten.

Die Herstellung derartiger Nähte (‚Anastomosen') erfordert einen hohen technischen Standard und die Verwendung ausgereiften Nahtmaterials oder etablierter Klammernahtapparate.

In aller Regel handelt es sich um mittelgroße Eingriffe, die bei Risikopatienten eine 24-stündige Nachüberwachung auf der Intensivstation nach sich ziehen können. Die mittlere Verweildauer liegt immer noch über zwei Wochen, wenngleich im Rahmen großer Studien nachgewiesen wurde, dass diese Verweildauer wahrscheinlich halbiert werden kann (sogenannte ‚Fast-Track-Rehabilitation').

Befürchtete Komplikationen sind neben Nachblutungen und Bauchfellentzündungen die Heilungsstörung an den angelegten Anastomosen (so genannte ‚Anastomoseninsuffizienz'). Hierbei kommt es im postoperativen Verlauf nach circa einer Woche zu einer Durchblutungsstörung des Darms im Bereich der Vereinigungsstelle mit Ausbildung einer Stuhlfistel oder eines Lecks in die freie Bauchhöhle. Aus diesem Grund müssen alle Patienten, bei denen eine teilweise oder vollständige Entfernung des Dickdarms vorgenommen wird, über die Möglichkeit der Anlage eines künstlichen Darmausganges aufgeklärt werden.

Bei Vorliegen bestimmter Risiken (nach Bestrahlung oder Chemotherapie eines Tumors, Behandlung mit Cortison, vorbestehender Bauchfellentzündung etc.) wird entweder die Anastomose durch einen vorgeschalteten Kunstafter entlastet oder auf die Anlage einer Anastomose verzichtet und der Darm zunächst endständig ausgepflanzt.

Nach Erholung des Patienten kann dann in einer ebenfalls aufwendigen Operation der Kunstafter wieder zurückverlagert werden.

Die Versorgung von Patienten mit frisch angelegten Kunstaftern erfordert besondere Aufmerksamkeit und Fachkompetenz seitens der behandelnden Ärzte und des Pflegepersonals. Aus diesem Grund stehen in fast allen Krankenhäu-sern, die sich im größeren Umfang mit Dickdarmchirurgie befassen, hauseigene oder externe Stomatherapeuten zur Verfügung, die das Krankenhausteam bei der Pflege des Kunstafters beraten und die Patienten in die Selbstpflege und Versorgung mit entsprechenden Hilfsmitteln (Stomabeutel etc.) einweisen.

2.3 Leber, Gallenwege und Bauchspeicheldrüse

Zu den häufigsten Operationen an den Organen der Bauchhöhle zählt die Entfernung der Gallenblase. Die Funktion der Gallenblase besteht darin, die kontinuierlich von der Leber gebildete Gallenflüssigkeit zu speichern und einzudicken und sie im Falle eines größeren Bedarfs an Verdauungsenzymen wieder zu verflüssigen und an den Dünndarm abzugeben.

Ist der Konzentrationsprozess der Gallenflüssigkeit in der Gallenblase gestört, kommt es zur Ausbildung von Gallensteinen, die wiederum zu Entzündungen der Gallenblase oder – im Falle des Steinabganges – zur Verstopfung des Hauptgallengangs mit nachfolgender Gallenkollik und Gelbsucht führen können.

Die Diagnostik der Gallensteinerkrankung und ihrer akuten Komplikationen ist die Domäne der Sonographie, in speziellen Fällen (Steinverschluss des Gallenweges) wird über endoskopische Maßnahmen der Gallenstein aus dem Gallengang geborgen und der normale Gallenfluss soweit wiederhergestellt.

Hierzu ist eine enge Kooperation und gute Verzahnung zwischen Gastroenterologie und Chirurgie erforderlich.

Bei nahezu allen Formen der akuten und chronischen Gallensteinerkrankung ist heutzutage die verbreitetste Operationsmethode die laparoskopische Entfernung der Gallenblase, die eine entsprechende apparative Ausstattung erfordert: der sogenannte ‚Laparoskopieturm' mit Videokamerasystem sowie Prozessor, Kaltlichtquelle und Bildschirm sowie einer elektronisch geregelten Apparatur zur Anlage eines sogenannten Pneumoperitoneums sind die einzelnen Komponenten dieser Anlage.

Im Gegensatz zur bis in die 90er-Jahre hinein standardmäßig durchgeführten offenen Gallenblasenoperationen mit einem langen Schnitt unterhalb des rechten Rippenbogens oder einem Längsschnitt in der Mitte des Bauches wird der Verzicht auf derartige Operationsgänge bei der Laparoskopie von vielen Patienten als wesentlich angenehmer empfunden, sodass die Durchführung der laparoskopischen Gallenblasenoperation in chirurgischen Kliniken und Abteilungen unerlässlich ist.

Es muss darauf hingewiesen werden, dass auch umfangreiche klinische Studien lediglich die Gleichwertigkeit zwischen Laparoskopie und offener Operationsmethode bei der Gallenblasenentfernung bewiesen haben, dennoch wird die routinemäßige offene Cholezystektomie von Zuweisern und Patienten heute nicht mehr akzeptiert.

Die Operation besteht in der Darstellung des Verbindungsganges zwischen dem Hauptgallengang und der Gallenblase, der zur Gallenblase führenden Venen und Arterien und ihrer Durchtrennung nach Versorgung mit Titan- oder ähnlichen Clips und der Auslösung der Gallenblase aus dem Leberbett.

Nach ein bis drei Tagen kann in der Regel die Entlassung erfolgen, die ambulante Entfernung der Gallenblase wird derzeit aufgrund der erforderlichen Nachüberwachung nicht empfohlen.

Die unbemerkte Durchtrennung oder der Verschluss des Hauptgallenganges stellt ebenso wie Verschluss oder Verletzung von Leberarterie und Pfortader eine potentiell lebensgefährliche Komplikation der laparoskopischen Cholezystektomie dar.

Aus diesem Grunde müssen die genannten Verfahren zum Ausschluss dieser Komplikationen zum Einsatz kommen, die Beherrschung dieser Komplikationen ist chirurgischen Einrichtung vorbehalten, die über entsprechende Erfahrungen in der Leber- und Gallenwegschirurgie verfügen.

Aus der gutachterlichen Praxis ist bekannt, dass namentlich solche Verletzungen von Gallenwegen und Lebergefäßen, die nicht oder sehr spät erkannt werden, zu langen und komplikationsreichen, gelegentlich auch tödlichen Verläufen bei den Patienten führen.

Die Behandlung von Tumoren der Gallenblase und der Gallengänge ist ebenfalls die Domäne von Chirurgen, die über besondere Erfahrung und Ausbildung verfügen. Außerdem ist eine enge Kooperation zwischen Gastroenterologie und Viszeralchirurgie erforderlich.

Chirurgie der Leber

Gleiches gilt für die chirurgischen Eingriffe an der Leber, die im Wesentlichen bei Lebertumoren (lebereigenen Tumoren und Lebermetastasen) erforderlich werden.

Während noch vor 30 Jahren die operative Entfernung von Lebertumoren als heroische, gefährliche Operation galt, die nur in wenigen spezialisierten Zentren durchgeführt werden konnte, bieten Einrichtungen der Maximal- und Schwerpunktversorgung zumindest die Chirurgie der Lebermetastasen regelhaft an. Ausgedehnte Eingriffe an der Leber (Entfernung einer halben Leber etc.) sollten jedoch weiterhin erfahrenen Spezialisten vorbehalten bleiben.

Chirurgie der Bauchspeicheldrüse

Chirurgische Eingriffe am Pankreas erfolgen bei Tumoren, namentlich beim Pankreaskarzinom, im Rahmen der Beherrschung der akuten Bauchspeicheldrüsenentzündung, bei der Nekrosen und Abszesse der Bauchspeicheldrüse auftreten können, und bei der chronischen Bauchspeicheldrüsenentzündung, die durch Einengung des Pankreasganges und erhebliche Schmerzen gekennzeichnet sein kann.

Die Lage Pankreas im Oberbauch in enger Nachbarschaft zu den großen Bauchgefäßen, zum Zwölffingerdarm, zur Leber und zur Wurzel des Dünndarms (Mesenterium) sowie die biologische Funktion dieses Organs erfordert entsprechende Erfahrung in der operativen Behandlung der genannten Erkrankungen: die Funktion des Pankreas besteht zum einen in der Bildung des Bauchspeichels, der aggressive Enzyme zur Verdauung von Fett und Eiweiß enthält. Diese Enzyme können nach Durchtrennung der Bauchspeicheldrüse bei fehlerhafter Versorgung in die freie Bauchhöhle austreten und zu schweren Komplikationen führen.

Zum anderen enthält die Bauchspeicheldrüse die sogenannten Langerhanschen Inseln, in denen die Hormone zur Regelung des Zuckerhaushaltes des Körpers gebildet werden (namentlich Insulin und Glukagon). Bei Entfernung größerer Anteile der Bauchspeicheldrüse kann daher eine Zuckererkrankung neu auftreten.

Große resezierende Eingriffe am Pankreas erfordern besondere Erfahrung. Aus diesem Grund unterliegen diese Eingriffe einer Mindestmengenregelung, die dazu führen soll, dass derartige Operationen nur in speziell hierfür ausgewiesenen Einrichtungen ausgeführt werden.

Chirurgie der Milz

Die Milz als lymphatisches Organ im Oberbauch hat die Funktion, rote Blutkörperchen und bestimmte Keime abzubauen und bestimmte Abwehrzellen zur Reife zu führen und immunologisch zu 'prägen'.

Chirurgische Eingriffe werden erforderlich, wenn aufgrund eines schweren Unfalls mit stumpfer Gewalteinwirkung auf Bauch oder Brustkorb die Milz zerrissen ist und durch die so entstandene schwere Blutung der Patient vital gefährdet ist. Außerdem kann eine Entfernung der Milz erforderlich werden bei bestimmten Stoffwechselerkrankungen, die zum verstärkten Abbau von roten Blutkörperchen oder Blutplättchen führen. Außerdem wird die Milz gelegentlich bei Eingriffen am Pankreas oder am Magen entfernt, weil entweder eine intraoperative Verletzung eingetreten ist oder die vollständige Entfernung eines Pankreas- oder Magentumors nur unter Einbeziehung der Milz möglich ist.

Die isolierte Entfernung der Milz bei den genannten Stoffwechselerkrankungen kann – sofern die Milz nicht zu groß ist – auch laparoskopisch durchgeführt werden.

Im Rahmen der Nachsorge ist die Impfung gegen Pneumokokken sowie eine spezielle Antibiotikaprophylaxe heute Standard.

Appendektomie

Die Entfernung des Wurmfortsatzes, im Volksmund auch 'Blinddarm' genannt, ist auch in den vergangenen 30 Jahren Gegenstand vieler Kontroversen gewesen: die großzügige Indikationsstellung zur Entfernung des Wurmfortsatzes bei V. a. Appendizitis hat gezeigt, dass eine Vielzahl von Komplikationen eintreten kann (Nahtbruch an der Absetzungsstelle des

Wurmfortsatzes, Verletzung von Nachbarorganen, Wundinfektionen, Narkosezwischenfälle), die in keinem Verhältnis mit den pathologischen Befunden der entnommenen Organe standen. Vielfach waren weit mehr als 20 Prozent der entnommenen Wurmfortsätze nicht akut entzündlich verändert, und eine abwartende Haltung hätte möglicherweise weitere Komplikationen erspart.

Diese Beobachtung hat zunächst in den letzten 20 Jahren zu stärkerer Zurückhaltung geführt. Mit der Einführung der Bauchspiegelung bei jeglicher Art von akuten hartnäckigen Bauchschmerzen hat jedoch wieder zu einer großzügigeren Indikationsstellung geführt. Bei entsprechendem Training scheint jedoch die laparoskopische Appendektomie zumindest der offenen Appendektomie bei korrekter Operationsdurchführung gleichwertig. So werden Appendektomien auch im Rahmen gynäkologischer Laparoskopien vorgenommen.

Tabelle 1: Viszeralchirurgie und Organtransplantation – relevante Fakten für den Krankenhausbetrieb

Organ	Eingriff	Spezialist erforderlich	Mindest-menge	Spezielle Aspekte	Amb. Potential	CMI-relevant
Schilddrüse	Resektion bei gutartigen Erkrankungen			Bei kleiner Schilddrüse minimal invasives Instrumentarium	Nein	+
	Resektion bei bösartigen Erkrankungen	Erfahrener Operateur			Nein	++
Neben-schilddrüse	Resektion bei primärer und sekundärer Überfunktion	Erfahrener Operateur wegen geringer Fallzahl spezieller Technik		Minimal invasive Verfahren in Entwicklung	Gering	+
Nebenniere	Resektion bei gut- und bösartigen Erkrankungen	Erfahrener Operateur		Minimal invasive Verfahren, häufig in Zentren angewendet	Nein	++
Speiseröhre	Funktionelle Chirurgie bei Divertikeln, Reflux etc.	Erfahrener Operateur		Minimal invasive Verfahren, häufig in Zentren angewendet	Nein	++
	Resektion bei Tumor oder Verletzung	Spezialeingriff interdisziplinäre Strukturen erforderlich	Ja	Minimal invasive Verfahren gelegentlich anwendbar	Nein	+++

Organ	Eingriff			Behandlung		
Magen	Perforation			Minimal invasive Verfahren gelegentlich anwendbar	Nein	++
	Resektion bei Karzinom	Erfahrener Operateur		Multimodale Therapie erforderlich	Nein	+++
Dünndarm	Resektionen				Nein	+
Dickdarm	Notfalleingriffe				Nein	++
	Resektionen bei Tumor	Erfahrener Operateur	Im Rahmen von Darmzentren für alle Resektionen Für Rektumresektionen GBA	Multimodale Therapie erforderlich	Nein	+++
Leber	Resektionen bei Tumor	Spezialeingriff interdisziplinäre Strukturen erforderlich		Multimodale Therapie erforderlich	Nein	+++
Bauchspeicheldrüse	Operation bei Pankreatitis	Erfahrener Operateur		Häufig langer Intensivaufenthalt	Nein	+++
	Resektion bei Tumor	Spezialeingriff interdisziplinäre Strukturen erforderlich	Ja	Gel. Multimodale Therapie erforderlich	Nein	+++
Gallenblase	Cholecystektomie			Minimal invasiver Eingriff	Nein	+
Appendix	Appendektomie			Zunehmend minimal invasiver Eingriff	Nein	+
Bauchwand- und Narbenbrüche	Bruchlückenverschluss			Teure Kunststoffnetze erforderlich	Bei kleinen Brüchen	+
Leistenbrüche	Bruchlückenverschluss	Erfahrener Operateur		Minimal invasive Eingriffe nehmen zu, Lernkurve!	Ja	+
Organtransplantation	Nieren-/Leber-/Bauchspeicheldrüsen- und Dünndarmtransplantation	Spezialeingriff ausschließlich an speziell zugelassenen Zentren	Ja	Organspende	Nein	++++

Ebenso wie für die laparoskopische Cholezystektomie gilt, dass die ambulante Durchführung dieses Eingriffs derzeit nicht empfohlen werden kann, die Entlassung am ersten postoperativen Tag jedoch bei jungen und sonst gesunden Patienten bei entsprechender ambulanter Versorgung durchaus möglich ist.

2.4 Bauchwand-, Narben- und Leistenbrüche

Chirurgische Eingriffe bei angeborenen oder erworbenen Schwächen der Bauchwand gehören zu den häufigsten chirurgischen Operationen überhaupt: pro Jahr werden in der Bundesrepublik Deutschland fast 150000 Operationen bei Leistenbrüchen vorgenommen.

Die Indikationsstellung erfolgt hier meist klinisch, gegebenenfalls unter Zuhilfenahme der Ultraschalluntersuchung.

Für die Versorgung des Leistenbruches stehen drei konkurrierende Verfahren zur Verfügung. Neben der offenen Bruchoperation (Herniotomie) mit Freilegung der Bruchpforte, Verschluss der Bruchpforte durch körpereigenes oder körperfremdes Material (Kunststoffnetze) stehen zwei verschiedene laparoskopische Techniken zur Verfügung: bei der einen Technik wird der Bauchraum nicht eröffnet, bei der anderen Technik wird durch den Bauchraum und ‚von innen' die Bruchpforte freigelegt, mit einem Kunststoffnetz verschlossen und das Bauchfell darüber ebenfalls wieder verschlossen.

Während die offene Operationsmethode keine hohe Rezidivrate aufweist (in zehn bis 15 Prozent der Fälle entwickelt sich erneut ein Leistenbruch), hat die Leistenbruchversorgung auf laparoskopischem Weg in der Hand des Erfahrenen eine Rezidivrate von weit unter fünf Prozent gezeigt.

Allerdings muss darauf hingewiesen werden, dass die laparoskopische Operationsmethode eine längere Einlernphase (‚Lernkurve') erfordert und Komplikationen zwar seltener, meist jedoch wesentlich gravierender sein können.

Brüche der Bauchwand und Narbenbrüche (z. B. nach vorangegangener Gallenblasenentfernung, Dickdarmoperation etc.) sollten nach derzeitigem Kenntnisstand durch offene Operationen versorgt werden. Namentlich bei Narbenbrüchen ist eine Verstärkung des Verschlusses der Bruchpforte durch ein Kunststoffnetz obligat, diese Empfehlung ist durch große Multicenter-studien abgesichert.

Die laparoskopische Versorgung von Narbenbrüchen wird derzeit nur in Einrichtungen mit entsprechender Erfahrung durchgeführt. Eine weitere Verbreitung des Verfahrens in den nächsten Jahren ist jedoch nicht ausgeschlossen.

2.5 Organtransplantation

Die Transplantation von Herz, Lunge und Leber ist als unmittelbar lebensrettende Operation zu betrachten, da die Funktion dieser drei Organe maschinell oder durch Medikamente nur sehr unvollständig ersetzt werden kann.

Die Nierentransplantation, die die häufigste Transplantation ganzer Organe darstellt, ist mittelbar lebensrettend, da die Nierenfunktion durch entsprechende Dialyseverfahren über viele Jahre ersetzt werden kann. Allerdings ist auch hier zu beobachten, dass mit der Länge der Wartezeit die Entwicklung von Sekundärerkrankungen oder auch der gefürchtete ‚Tod auf der Warteliste' eintritt.

Als sehr spezielle, wenngleich ebenfalls etablierte Form der Organtransplantation kann die Pankreastransplantation angesehen werden. Hier wird bei Typ-I-Diabetikern, die kurz vor dem Nierenversagen stehen oder bereits Dialysepatienten sind, durch die gleichzeitige Kombination mit einer Nierentransplantation die zugrunde liegende Stoffwechselstörung beseitigt und gleichzeitig die Dialyse überflüssig gemacht.

Namentlich diese Patienten haben ein deutlich besseres Langzeitergebnis zu erwarten als Diabetiker, die lediglich eine Nierentransplantation erhalten.

Sowohl die Notwendigkeit der Organspende (von hirntoten Patienten oder im Rahmen der Lebendspende) als auch die Komplexität der zugrunde liegenden Erkrankungen, die Immunsuppression, die speziellen infektiologischen Probleme haben in den letzten 40 Jahren die Organtransplantation zu einem außerordentlich interdisziplinären Fachgebiet wachsen lassen. Die Organtransplantation findet in entsprechenden, nach dem Transplantationsgesetz zugelassenen Transplantationszentren statt, die sich aufgrund der historisch gewachsenen Strukturen um die Transplantationschirurgie gebildet haben.

In Kürze soll daher auf die technischen Charakteristika der einzelnen Transplantation eingegangen werden:

Herz- und Lungentransplantation:

Bei dieser Operation werden die betreffenden gesunden Organ hirntoter Patienten an die Stelle der zuvor entnommenen erkrankten Organe des Empfängers eingesetzt. Daher spricht man hier von einer ‚orthotopen' Transplantationstechnik. In der Regel wird hierzu eine Herzlungenmaschine zur vorübergehenden Überbrückung der Organfunktion verwendet.

Lebertransplantation:

In der Mehrzahl der Fälle wird eine komplette Leber eines hirntoten Organspenders orthotop in die Bauchhöhle des Empfängers eingesetzt. Zu diesem Zweck muss die erkrankte Eigenleber zuvor in gleichen sehr aufwändigen Operation entfernt werden, und die neue Leber muss an der großen Körpervene, der Pfortader, der Leberarterie und dem Gallengang des Empfängers angeschlossen werden.

Da der Verlust von 30 –50 Prozent des Lebergewebes von gesunden Menschen gut kompensiert werden kann (die Leber ist das einzige Organ, das sich nahezu vollständig durch Zellteilung regenerieren kann), ist bei der Lebertransplantation auch die sogenannte Lebendspende möglich: so können Eltern ihren linken Leberlappen für ein Kind mit einer schweren angeborenen Leberfunktionsstörung spenden, Geschwister, Eltern oder Ehegatten/Lebenspartner können einen Leberlappen im Falle von Tumor- oder Stoffwechselerkrankungen im Erwachsenenalter spenden. Die Leberlebendspende ist jedoch aufgrund ihrer technischen Komplexität im deutschen Sprachraum nur an wenigen Zentren möglich.

Auch ist es möglich, die Lebern hirntoter Organspender zu teilen, sodass z.B. ein Erwachsener und ein Kind mit ausreichend funktionsfähigem Lebergewebe versorgt werden können.

Nierentransplantation:

Die Nierentransplantation hingegen erfolgt heterotopen, d. h. dass in der Regel die Eigennieren bei der Nierentransplantation nicht entnommen werden.

Neben der Verwendung von Nieren hirntoter Organspender ist die Nierentransplantation eine Domäne der Lebendspende, circa 30 Prozent der Patienten auf der Warteliste könnten theoretisch mit Organen von Verwandten ersten oder zweiten Grades, Ehe- oder Lebenspartnern versorgt werden.

Es wird jeweils nur eine Spenderniere auf einen Empfänger übertragen, die Niere wird ins Becken eingelegt und an die Beckengefäße angeschlossen, der Harnleiter wird zur Harnblase geführt und anastomosiert.

Mit dieser Technik ist es möglich, die neue Niere sowohl einer Tastkontrolle als auch der Ultraschalluntersuchung zu unterziehen, auch kann bei dieser Lage der Niere jederzeit eine Biopsie mit pathologisch-anatomischer Beurteilung erfolgen. Dieses ist besonders im Rahmen von Abstoßungen von großer Wichtigkeit.

Pankreastransplantation:

Die Pankreastransplantation erfolgt ebenso heterotop. Die zur Übertragung gelangende Bauchspeicheldrüse wird ähnlich wie bei der Nierentransplantation an die Beckengefäße angeschlossen, der Bauchspeichel wird über den vom Spender regelhaft entnommenen Zwölffingerdarm in eine Darmschlinge des Empfängers geleitet.

Die Lebendspende des Pankreas hat sich nicht durchgesetzt, da derzeit mit keinem Verfahren ermittelt werden kann, ob ein Spender genügend Inseln zur Produktion von Insulin besitzt und nach einer entsprechenden Teilung der Bauchspeicheldrüse die Zuckererkrankung des Empfängers verhindert ist oder gar eine Zuckererkrankung beim Spender entsteht.

Immunsuppression:

Bereits während der Transplantationsoperation und in der Folge ist die lebenslange Behandlung mit Immunsuppressiva zur Verhinderung von Abstoßungsreaktionen erforderlich (Herz-/Lungen-/Lebertransplantation). Bei der Nieren- und Pankreastransplantation kann die Immunsuppression wieder abgesetzt werden, wenn – in der Regel nach zehn und mehr Jahren – die Organfunktion zum Erliegen gekommen sein sollte.

Bei der Lebendspende wird die Immunsuppression schon vor dem geplanten Operationstermin vorgenommen.

Abbildung 1: Langzeiterfolge der Organtransplantation:
Ergebnisse aus dem internationalen Register der
„Collaborative Transplant Study" CTS (www.ctstransplant.org)

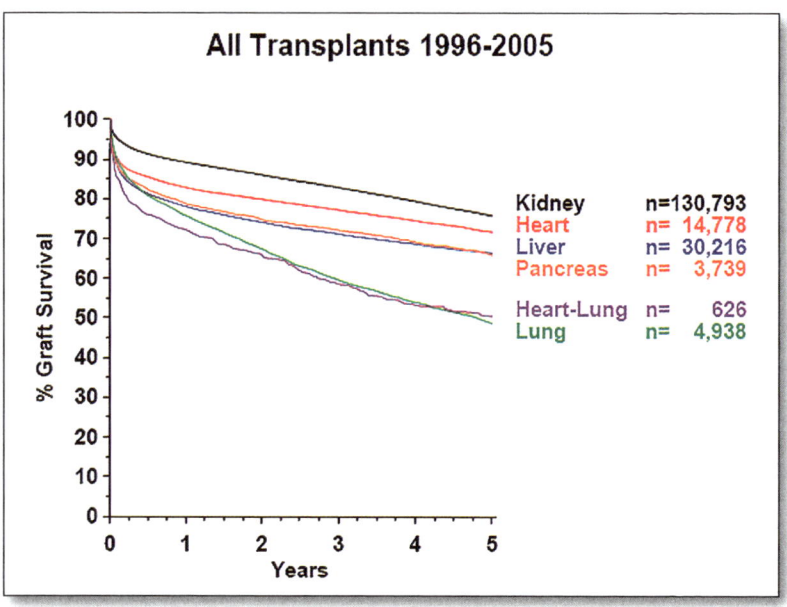

Die Grunderkrankungen der Empfänger ebenso wie die erforderliche Immunsuppression führen zu einer Anfälligkeit gegenüber bestimmten bakteriellen und viralen Infekten, aus diesem Grund ist eine Antibiotikaprophylaxe und – zumindest mehrmonatig – eine antivirale Prophylaxe erforderlich.

Die Organfunktion kann an verschiedensten klinischen und Laborparametern gemessen werden, bei Funktionsstörung wird in aller Regel eine Biopsie entnommen mit der Zielsetzung, eine Abstoßung rechtzeitig zu erkennen und behandeln zu können oder andere Funktionsstörungen aufzudecken.

Die Langzeitfunktion der verschiedenen Organe geht aus Abbildung 1 hervor.

In Deutschland werden jährlich circa 4.000 Organe transplantiert, der derzeitige Bedarf ist jedoch doppelt so hoch.

Die Durchführung der Organtransplantation ist durch das Transplantationsgesetz aus dem Jahr 1997 an eine begrenzte Anzahl durch staatliche Zulassung akkreditierter Transplantationszentren gebunden.

Dieses bedeutet jedoch nicht, dass andere medizinische Institutionen keine Berührungspunkte mit der Organtransplantation haben: jeder Organempfänger ist in der Regel aufgrund seiner Erkrankung mehrfach bei Haus- und niedergelassenen Ärzten behandelt worden und ist häufig langjähriger Patient seines regionalen Versorgungskrankenhauses oder des angeschlossenen Dialysezentrums (Nierentransplantation).

Andererseits ist die adäquate Versorgung mit Spenderorganen nur möglich, wenn in jedem Krankenhaus mit Intensivstation Verfahren implementiert sind, die der frühzeitigen Erkennung des Hirntodsyndroms bei Patienten nach Herzstillstand mit zu später Reanimation, Lungenerkrankungen mit schwerer Sauerstoffmangelversorgung des Gehirns, nach Hirnblutungen, Gehirnoperationen und Unfällen erfolgt.

Die weitere Organisation einer Organspende (einschließlich Beratung der betreffenden Intensivstation, Hirntodfeststellung und Angehörigengespräch) wird dann von der Deutschen Stiftung Organtransplantation übernommen.

Das Anliegen der Organspende bedarf der intensiven Förderung durch alle wesentlichen Institutionen eines Akutkrankenhauses.

Aus diesem Grund ist nachfolgend ein Organspendeausweis beigefügt.

Abbildung 2: Organspendeausweis
gemäß §2 des Transplantationsgesetzes (www.organspende-kampagne.de)
der Bundeszentrale für Gesundheitliche Aufklärung BZGA

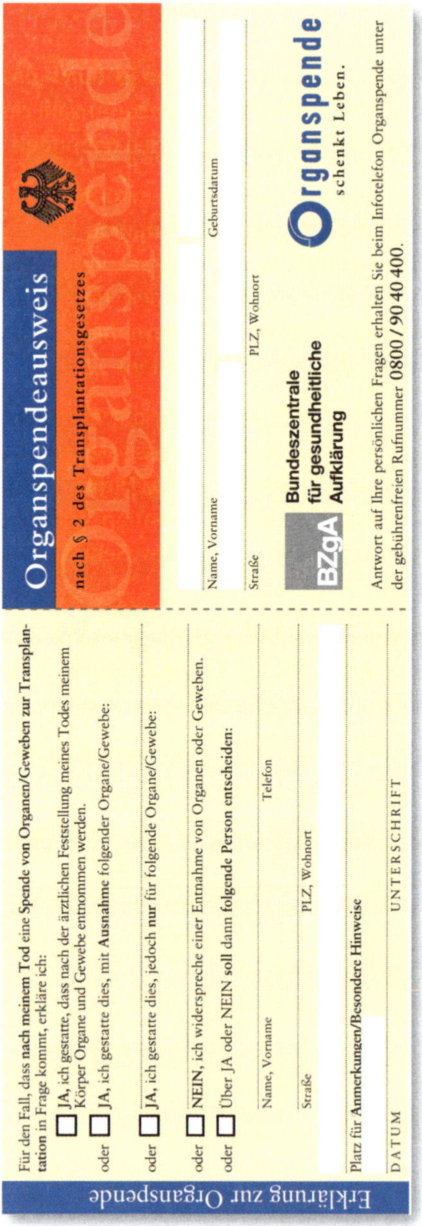

Organspendeausweis

nach § 2 des Transplantationsgesetzes

Name, Vorname

Geburtsdatum

Straße

PLZ, Wohnort

BZgA Bundeszentrale
für gesundheitliche
Aufklärung

Organspende
schenkt Leben.

Antwort auf Ihre persönlichen Fragen erhalten Sie beim Infotelefon Organspende unter
der gebührenfreien Rufnummer 0800 / 90 40 400.

Erklärung zur Organspende

Für den Fall, dass **nach meinem Tod** eine **Spende** von Organen/Geweben zur Transplantation in Frage kommt, erkläre ich:

☐ **JA**, ich gestatte, dass nach der ärztlichen Feststellung meines Todes meinem Körper Organe und Gewebe entnommen werden.

oder ☐ **JA**, ich gestatte dies, mit **Ausnahme** folgender Organe/Gewebe:

oder ☐ **JA**, ich gestatte dies, jedoch **nur** für folgende Organe/Gewebe:

oder ☐ **NEIN**, ich widerspreche einer Entnahme von Organen oder Geweben.

oder ☐ Über **JA** oder **NEIN** soll dann folgende **Person entscheiden:**

Name, Vorname   Telefon

Straße   PLZ, Wohnort

Platz für **Anmerkungen/Besondere Hinweise**

DATUM   UNTERSCHRIFT

Prof. Dr. Richard Viebahn

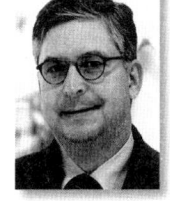

Seit 2002 Direktor der Chirurgischen Universitätsklinik der Ruhr-Universität am Knappschaftskrankenhaus Bochum

Von 2001 bis 2002 Chefarzt der Chirurgischen Klinik des Bethesda-Krankenhauses Essen

Zuvor u. a. an der Chirurgischen Universitätsklinik Tübingen sowie dem Zentrum für Chirurgie der Medizinischen Hochschule Hannover tätig

Derzeitige Hauptarbeitsgebiete in allgemeiner sowie Viszeral- und Transplantationschirurgie

Priv. Doz. Dr. Achim Lies

UNFALLCHIRURGIE

Gliederung:

1. Einleitung

Unfallchirurgie heute

Grundlage der rasanten Entwicklung in der Fachrichtung Unfallchirurgie sind folgende Fakten:

Jede Sekunde ereignet sich irgendwo in der Bundesrepublik ein Unfall. Alle 15 Sekunden wird ein Mensch im Straßenverkehr verletzt, jeder dritte davon bedarf stationärer Behandlung. Durchschnittlich alle acht Minuten kommt ein Kind zu Schaden und jede halbe Stunde stirbt ein Mensch an Unfallfolgen.

Berücksichtigt man das Gesamtaufkommen aller Unfälle aus Straßenverkehr, Arbeit, Sport usw., so rangieren die Extremitätenverletzungen mit 80 Prozent weit an der Spitze. Schädel und Wirbelsäule sind mit neun Prozent und sechs Prozent beteiligt, der Brustkorb mit drei Prozent, Abdomen und Becken mit zwei Prozent. Zudem ist jeder 15. im Straßenverkehr Verunfallte polytraumatisiert. Infolgedessen bedürften circa 400.000 Verletzte pro Jahr der stationären Behandlung. In den Kliniken muss gewährleistet sein, dass der Unfallpatient nach der Aufnahme ohne Zeitverzögerung fachlich kompetent untersucht und auch behandelt wird, d. h. es sind alle diagnostischen und therapeutischen Maßnahmen nach jeglichen Verletzungen von der Notversorgung bis zur Beendigung des Heilverfahrens nach heutigen modernen und wissenschaftlich belegten Kriterien durchzuführen.

Insgesamt gesehen hat die Unfallchirurgie in den letzten Jahrzehnten durch neue Möglichkeiten und Verfahren der Diagnostik und Therapie eine enorme Weiterentwicklung erfahren. Daher erfordert die Erfüllung der unfallchirurgischen Aufgaben neben einer modernen hochwertigen apperativen Ausrüstung ein hohes Niveau an fachlicher Kompetenz, diese sollte jedoch nicht nur der jeweilige Chef besitzen. Auch den Mitarbeitern ist durch Aktivierung und Fortbildung ein derartiges Spektrum zu vermitteln.

Die tägliche Arbeit des Unfallchirurgen befasst sich vor allem mit den Extremitätenverletzungen, seltener mit Bauch- oder Brustkorbverletzungen. Die unfallchirurgische Tätigkeit umfasst daher alle diagnostischen und therapeutischen Maßnahmen nach einem Trauma von der Notversorgung bis zur Beendigung des Heilverfahrens, inklusive der Wiederherstellungschirurgie (d.h. orthopädische operative Maßnahmen), Rehamaßnahmen sowie der chirurgischen Begutachtung.

Bezogen auf die Zukunft sind die Perspektiven für die Unfallchirurgie als günstig zu bezeichnen. Obwohl Arbeits- wie auch Verkehrsunfälle eine rückläufige Tendenz aufweisen, stehen eine gewaltige Zunahme der Unfälle alter Leute infolge des deutlich angestiegenen Durchschnittsalters, der steigenden Tendenz bei Freizeitunfällen (enorme sportliche Aktivitäten) sowie der Zunahme von Unfällen von Kindern und Schülern sowie im Haushalt gegenüber.

Fachlich gesehen kann auch in Zukunft durch die heutige Ausbildungs- und Weiterbildungsstruktur die Unfallchirurgie auf hohem Niveau angeboten werden; inwieweit die ökonomischen Verhältnisse dies künftig auch ermöglichen, bleibt abzuwarten.

2. Allgemeiner Teil

2.1 Das Trauma und dessen Folgen

Wir unterscheiden zunächst verschiedene Schweregrade eines Traumas (einer Verletzung). So können durch mechanische, termische, chemische oder auch aktinische (strahlenbedingte) Einwirkungen körperliche Schäden in Form von Gewebszerstörungen mit entsprechenden Funktionsausfällen verursacht werden.

Wir sprechen von einem schweren Trauma, wenn durch die Gewebszerstörung lebenswichtige Organe betroffen sind oder gravierende Defektheilungen mit schweren Funktionseinbußen entstehen können. Unter dem Begriff Polytrauma versteht man eine Vielfalt von Verletzungen, wobei auch mehrere Körperregionen betroffen sind. Es kann gleichzeitig zu Organschädigungen mit konsekutiven systemischen Funktionsstörungen kommen, die letztendlich durch Kumulation eine lebensgefährliche Bedrohung darstellen. Die Folge ist dann ein Zusammenbruch der Immunabwehr mit nachfolgender Sepsis und Multiorganversagen.

Ab einem gewissen Schweregrad der Verletzungen kommt es zu einem körperlichen wie psychischen Zusammenbruch, den man als **Schock** bezeichnet.

Der verletzte, im Schock befindliche Patient erscheint blass, hat blaue Lippen, der Puls ist schwach. Die Temperatur an den Gliedmaßen sinkt, Ohnmacht, Übelkeit und Erbrechen treten auf. Der Patient wir immer schwächer, kraftloser und ängstlicher, wobei der Sauerstoffbedarf des Körpers größer ist als das Angebot, es resultiert eine Gewebehypoxie. Eine Zeit lang kann ein so genannter Erhaltungsstoffwechsel auf niedrigem Niveau aufrechterhalten werden, falls dann keine Wendung zum besseren eintritt, kommt es zu irreversiblen Strukturschäden an den Zellen der Organe. Im Zusammenhang mit diesen Verletzungen verursacht meistens ein Volumenmangel diesen Schockzustand.

Im Bereich der Unfallchirurgie interessieren vor allem die Schockformen infolge Volumenmangels, kardialer Probleme, infolge Sepsis sowie der spinale Schock.

Der so genannte Volumenmangelschock ist am häufigsten im Zusammenhang mit Verletzungen anzutreffen. Der vor allem durch offene Verletzungen, aber auch Frakturen bedingte Volumenmangel im Gefäßsystem sowie der herabgesetzte Gefäßtonus und auch die verminderte Förderleistung des Herzens beeinflussen wesentlich den Sauerstofftransport, die Sauerstoffabgabe sowie die Sauerstoffverwertung im Gewebe, hierbei beeinflusst auch ein Faktor den anderen ungünstig. Der im Zusammenhang auch mit geschlossenen Frakturen erlittene Blutverlust wird immer unterschätzt, siehe Abbildung 1. Durch eine rechtzeitige Behandlung mit Infusionslösung oder auch Bluttransfusion kann die Gefahr dieser Schockform in den meisten Fällen erfolgreich angegangen werden.

Der oben erwähnte kardiogene Schock tritt bei schwerverletzten Patienten nur selten auf und steht dann im Zusammenhang mit Spannungspneumothorax, mit Rippenserienfrakturen sowie penetrierenden Thoraxverletzungen oder auch mit der so genannten Herzbeuteltamponade.

Der spinale Schock ist Folge einer Rückenmarksverletzung und es kommt zu einem Ausfall der neurovegetativen Steuerung, dies führt dann zu einem Erschlaffen der Gefäßwände, wodurch der Volumentransport im Gefäßsystem gestört ist, was dann zu einer erheblichen Sauerstoffverwertungsstörung im Gewebe führt.

Abbildung 1: Blutvolumenverlust an verschiedenen Lokalisationen nach Frakturen

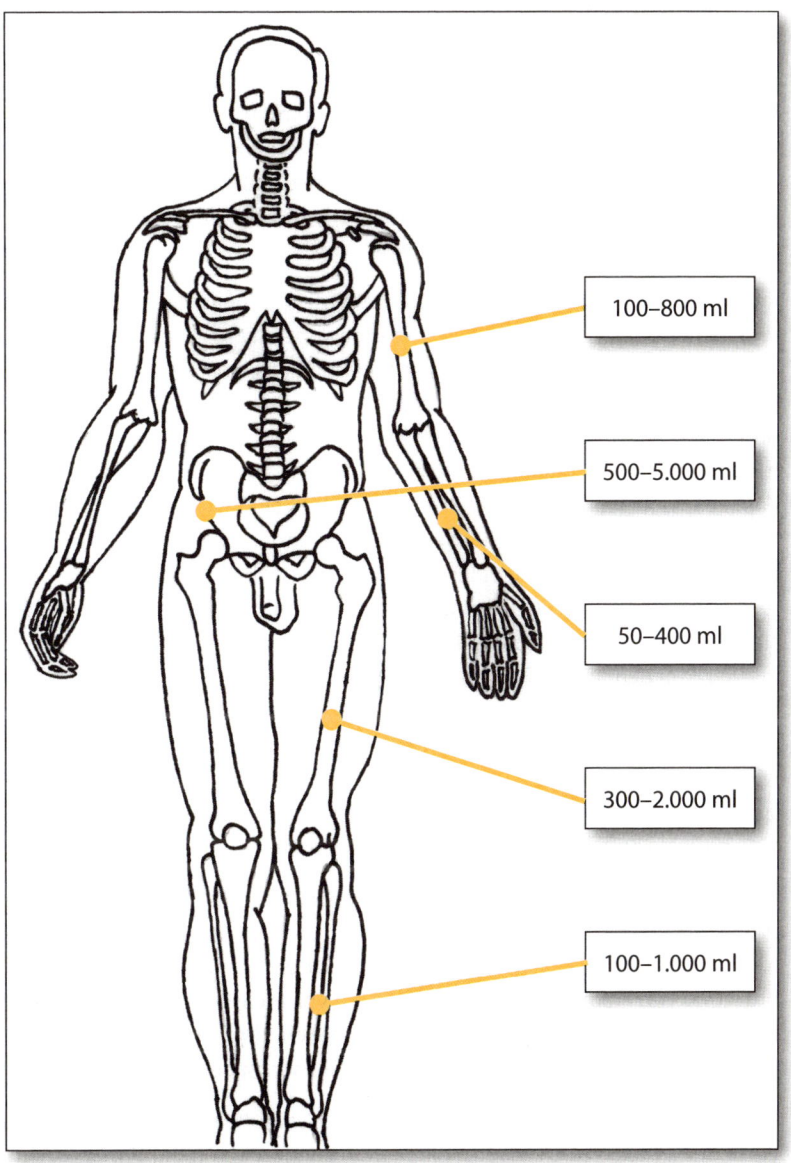

2.2 Grundlagen der Knochenbruchheilung, deren Störung und deren Therapie

Wenn durch eine von außen einwirkende Gewalt die Elastizität und die Festigkeit des Knochens überschritten wird, kommt es zur Fraktur. Hierbei wird im Wesentlichen die Corticalis, das Knochenmark, aber auch das Periost und vor allem bei direkt auftreffender Gewalt zusätzlich der Weichteilmantel verletzt und es entstehen dann mehr oder weniger ausgeprägte Hämatome, d.h. Blutergüsse. Wir unterscheiden verschiedene Frakturformen.

Knochenbrüche bzw. Knochendefekte werden durch neugebildeten Knochen und nicht durch minderwertiges Narbengewebe ersetzt. Die sich hieran anschließende natürliche Heilung des Knochenbruches, auch sekundäre Heilung genannt, verläuft in vier Phasen: 1. Entzündung, 2. Granulation, 3. Kallushärtung und 4. der abschließende Umbau des Knochens. Nach dem Bruch kommt es zur Auffüllung der Frakturspalten mit Blut und zu einer überschießenden Kapillaraussprossung der kleinen Gefäße sowie zu einer Zellproliferation. Nach zwei bis drei Tagen ist diese so genannte Entzündungsphase abgeschlossen und es beginnt die Bildung eines Granulationsgewebes. Dieses Gewebe baut teilweise auch kleine tote Fragmentenden der Knochen ab, im Wesentlichen stellt sie aber die Knochenneubildung dar. Diese Phase erstreckt sich über drei bis vier Wochen. In der Folgephase der Kallushärtung wird nun Calcium in dieses Gewebe eingelagert. Dies wird als so genannter Ossifikationsprozess bezeichnet, es entsteht ein Geflechtknochen. Am Ende dieser Kallusbildung wird der künftige Knochen nun entsprechend seiner mechanischen Beanspruchung wieder umgeformt zum lamellären Knochen und es entsteht eine normale Knochenkontur sowie ein Markraum.

Eine Sonderform der Knochenbruchheilung ist noch die primäre Knochenbruchheilung, hierbei kommt es nicht über die Kallusmanschette zur Ausheilung einer Fraktur, sondern in diesem Fall erfolgt die knöcherne Überbrückung von Fragment zu Fragment durch vorwachsende Osteone. Dies ist jedoch nur bei absoluter Ruhigstellung möglich, d.h. nach Osteosynthese. Die Entzündungs- und Granulationsphase wird sozusagen übersprungen.

Im Ablauf der oben beschriebenen Knochenbruchheilung kann es in den einzelnen Phasen auch zu erheblichen Störungen kommen. Wir sprechen von der **verzögerten Heilung,** wenn nach circa vier Monaten noch keine knöcherne feste Ausheilung erfolgt ist, von der **Pseudarthrose,** dem Falschgelenk, wenn nach circa acht Monaten keine knöcherne Überbauung bzw. Durchbauung erfolgt ist. Die wesentlichen Ursachen einer derartigen Knochenbruchheilungsstörung sind die Instabilität mit und ohne Osteosynthese, schlechte Duchblutungsverhältnisse sowie die Folge biologischer Mängel.

Bei fehlender Stabilität kann durch eine sachgerechte Osteosynthese der Heilungsvorgang ohne größeren Aufwand erfolgreich zu Ende geführt werden. Beim Vorliegen hypotropher Pseudarthrosen reicht die einfache Osteosynthese nicht, hier ist es meist erforderlich, die Pseudarthrose als solche auszuräumen, ein gutes Lager für Spongiosaanlagerung zu schaffen und teilweise auch Knochenkeile einzubauen mit anschließender erneuter stabiler Osteosynthese.

Dagegen hat die Behandlung so genannter posttraumatischer Knochendefekte über Jahrzehnte hin große Probleme bereitet. Hierzu wurden Knochentransplantate aus den Beckenschaufeln, den proximalen Oberschenkeln wie auch den Schienbeinköpfen entnommen und in die jeweiligen Defekte transplantiert. Teilweise können Defekte auch in gut durchbluteten Regionen durch Kunstknochen ersetzt werden.

Den wesentlichen Erfolg zur Behandlung auch größerer knöcherner Defekte stellt jedoch die Kallusdistraktion nach Ilisarow dar, hierbei wird beispielsweise bei dem Schienbein mit knöchernem Defekt im unteren Drittel dicht unter dem Schienbeinkopf eine Osteotomie vorgenommen, wobei das Periost erhalten wird. Bei angelegtem Fixateur wird ein so entstandenes freies Röhrensegment über ein Schraubgewinde nach einem festgelegten Schema langsam auf den unteren Teil des Schienbeines zugeschoben. Der Organismus ist in der Lage, innerhalb dieses Schlauches, d. h. dem Periost, erneuten Knochen aufzubauen. Abgeschlossen ist diese Phase, wenn dieses Segment knöchern fest mit dem unteren Teil des Schienbeines wiederum verbunden ist, siehe Abbildung 2. Man geht davon aus, dass dieser mechanische und biologische Effekt darauf beruht, dass nach der Durchtrennung des Knochens sowie der Verschiebung des Segmentes eine Zugspannung und eine vermehrte Gefäßneubildung resultiert, wodurch die Knochenneubildung angeregt wird.

Abbildung 2: Kallusdistraktion mittels Fixateur externe

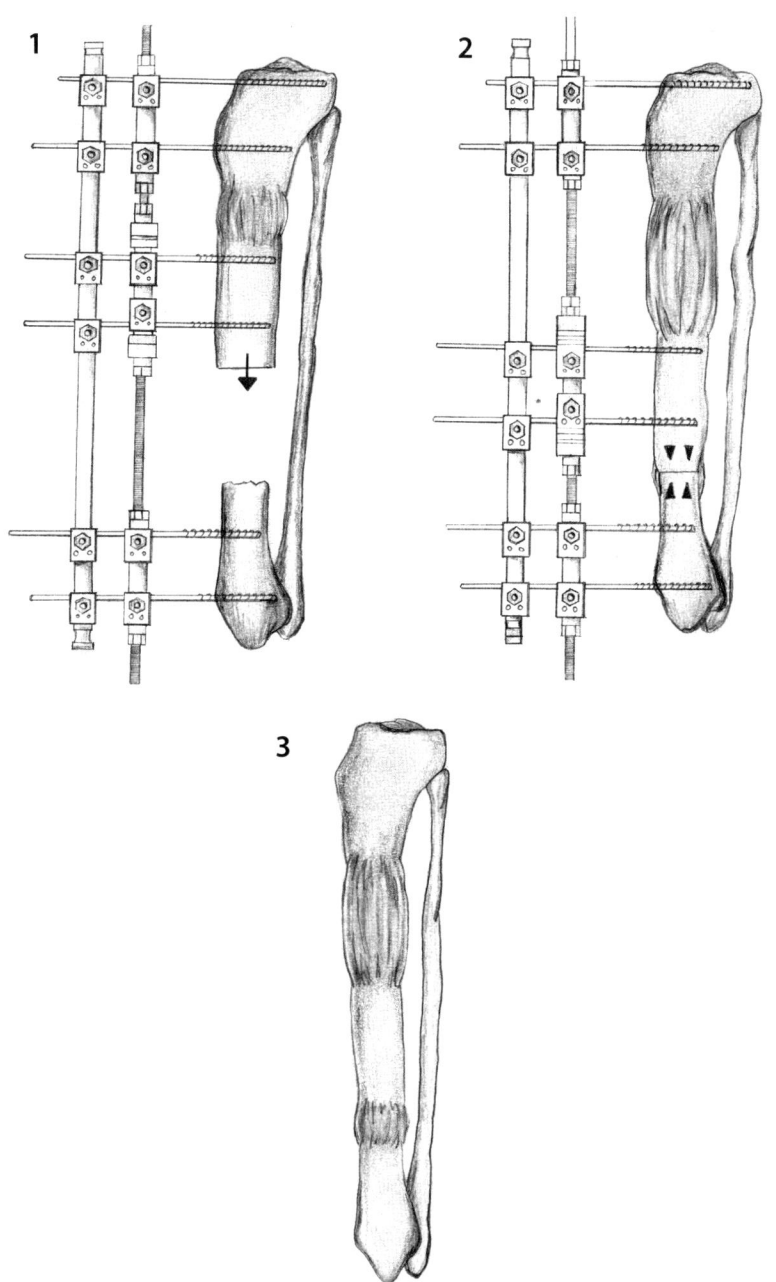

2.3 Bedeutung der Weichteilverletzung

Die im Zusammenhang mit Frakturen auftretenden Weichteilschädigungen werden in der Regel immer unterschätzt. Es sind hier so genannte stumpfe Traumen, penetrierende Traumen sowie die Folgen von Hochrasanzgeschossen zu unterscheiden.

Bei stumpfen Traumen verursacht eine großflächig auftretende Gewalt Kontusionen des Weichteilmantels. Bei zunehmendem Hämatomdruck und Weichteilschwellung kann eine derartige Kontusion dann auch Hautnekrosen verursachen. Ein Hautdecollement entsteht durch schräg und tangential auftretende Gewalteinwirkungen. Wird ähnlich wie beim Knochen die Festigkeit und die elastische Substanz der Weichteile überschritten, kommt es zu mehr oder weniger großen Rissquetschungen, hierbei wird auch Gewebe zerstört, bei gleichzeitiger Fraktur liegen dann zweit- bis drittgradige offene Frakturen vor.

Je nach Energie der einwirkenden Gewalt entstehen penetrierende und auch perforierende Wunden. Den höchsten Grad der Verletzung weisen Hochrasanzgeschosse auf, es kommt zu Gewebszerstörungen an der Eintrittswunde im Bereich des Schusskanals sowie an der Austrittswunde. Vermehrt wird der Zerstörungsgrad, wenn ein derartiges Geschoss auf den Knochen trifft. Es entstehen dann Kavitationshöhlen im Gewebe.

Um eine sachgerechte Behandlung vornehmen zu können, ist eine Klassifikation derartiger Weichteilschäden erforderlich. Nach Tscherne gibt es hier vier Klassen: 0: keine oder unbedeutende Weichteilverletzung, Grad I: oberflächliche Schürfung und Kontusion, Grad II: tiefe kontaminierte Schürfung, drohendes Kompartmentsyndrom und Grad III: ausgedehnte Hautkontusion, Quetschung und Zerstörung der Muskulatur, subcutanes Dekollement, manifestes Kompartmentsyndrom.

Gerade im Zusammenhang mit der Behandlung von offenen Frakturen muss ein ausgiebiges Wunddebridement erfolgen. Es wird die Wundumgebung von Fremdkörpern und Verschmutzung befreit, anschließend wird grob verschmutztes Gewebe excidiert und auch alle nicht mehr gut durchbluteten Gewebeanteile entfernt. Alle Wundtaschen müssen beseitigt werden, anschließend werden die Wunden drainiert, bei ungewisser Sanierung werden auch vorgeplante Zweiteingriffe erforderlich. Bei gleichzeitig vorliegenden Frakturen sollten diese stabil versorgt werden, um so auch eine bessere Weichteilheilung zu gewährleisten. Hier bietet sich in erster Linie die Anwendung eines Fixateur externe an. Falls derartig gereinigte Wunden nicht primär ohne Spannung verschlossen werden können, sind diese offen zu lassen, temporär erfolgt der Verschluss mit synthetischem Hautersatz, sekundär müssen diese Wunden dann geschlossen werden, bzw. eine Spalthautdeckung oder auch in der heutigen Zeit freie, gefäßgestielte Lappen angewandt werden.

Nicht selten sind gerade bei Weichteilschäden über dem Frakturbereich Infektionen oder auch Verzögerungen der Knochenbruchheilung zu erwarten, sodass man hier gezwungen ist, weichteilschonende oder weniger stabile Osteosynthesen durchzuführen, um nicht durch den operativen Vorgang der Knochenstabilisierung einen zusätzlichen Weichteilschaden zu setzen. Nach Weichteilsanierung ist dann auf ein stabileres Osteosyntheseverfahren umzuwechseln.

2.4 Besonderheiten der Verletzungen im Kindesalter

2.4.1 Abweichende Faktoren beim Kind gegenüber dem Erwachsenen

Eine sehr wichtige Erkenntnis bei der Behandlung von verletzten Kindern ist die, dass es sich hierbei nicht einfach um kleine Erwachsene handelt. Der Umgang mit dieser Klientel erfordert viel Einfühlsamkeit und Respekt vor der kleinen Person. Es sollte der Vorsatz gelten, ohne jeglichen Zwang den kleinen Patienten zu betreuen.

Bei der Versorgung kindlicher Verletzungen im Vergleich zu dem Erwachsenen ist zu berücksichtigen, dass es sich hierbei um ein im Wachstum befindliches Skelett handelt. Diese Besonderheiten des wachsenden Skeletts erfordern daher bei der Beurteilung von Verletzungen sowie der Wahl der Behandlungsverfahren spezielle Kenntnisse.

Form und Dicke des diaphysären, d.h. des Schaftknochens werden vom Endost und Periost gesteuert. Das Längenwachstum geht von den Wachstumsfugen aus, während die Größe der Gelenkkörper von den Epiphysen beeinflusst wird. Diese Vorgänge können infolge einer Fraktur gestört werden. Während Störungen des Dickenwachstums selten anzutreffen sind, können Störungen des Längenwachstums sehr häufig festgestellt werden. Es kann hier sowohl ein so genanntes überschießendes Längenwachstum bei einer

Schaftfraktur sowie eine Wachstumshemmung bei der Epiphysenfraktur auftreten.

Insgesamt ist am Wachstumsskelett eine erhebliche Regenerationsfähigkeit festzustellen, die jedoch mit zunehmendem Lebensalter nachlässt. So ist der kindliche Organismus auch in der Lage, spontane Korrekturen von Achsenfehlern, Längenunterschieden und teilweise auch Rotationsfehlern auszugleichen, wobei das Korrekturpotenzial umso höher ausfällt, je jünger der Patient ist.

Durch die kräftige Regenerationsfähigkeit des wachsenden Skeletts werden sowohl eine rasche knöcherne Heilung wie auch spontane Korrekturen ermöglicht, Pseudarthrosen sind hierdurch weitgehend ausgeschlossen.

2.4.2 Die adäquate Behandlung kindlicher Verletzungen

Zunächst ist in den meisten Fällen die Kommunikation zwischen kindlichem Patienten und Arzt relativ schlecht. Hierzu ist es erforderlich, erst einmal ein Vertrauensverhältnis herzustellen. Es empfiehlt sich, das jeweilige Kind je nach Umstand nicht zu sehr zu bedrängen, es zunächst, wenn es das will, auf dem Arm seiner Mutter zu belassen und langsam zu versuchen, das Vertrauensverhältnis herzustellen. Man muss hierbei durch sein eigenes zurückhaltendes Auftreten vermitteln, dass man ihm helfen will. Zur Diagnostik sollte man daher vor allem unnötige und vor allem schmerzhafte Manipulationen an den vermeintlichen Extremitäten vermeiden. Die Anamnese ist in diesem Zusammenhang nur infolge der Schmerzlokalisation zur Festlegung des Röntgenbereiches von Bedeutung. In den meisten Fällen jedoch kann man die kleinen Patienten dazu bringen, mit dem Finger der gesunden Extremität auf den Ort zu zeigen, wo die Schmerzen am größten sind. In diesen Fällen rangiert die Inspektion weit vor der sonst üblichen körperlichen Untersuchung. Weiterhin sollte man den kleinen Patienten immer vorher informieren, was man tut bzw. tun will und auch versuchen, dessen Einverständnis zu bekommen. Jegliche schmerzhafte klinische Untersuchung ist zu unterlassen. Jede Röntgenaufnahme in zwei Richtungen ist hinsichtlich der Diagnoseeffizienz diesen Untersuchungsmethoden überlegen.

Bei klarer klinischer Diagnose kann teilweise auch auf das Röntgen verzichtet werden, es sollte immer dann geröntgt werden, wenn dies zur Festlegung der Therapie notwendig ist. Wichtig ist auch in dieser diagnostischen Phase, dem Patienten so schnell wie möglich die Schmerzen zu nehmen, was erheblich zur Vertrauensbildung beiträgt.

2.4.3 Therapiemaßnahmen bei kindlichen Frakturen

Das Therapieziel sollte sein, eine schnellstmögliche und adäquate Schmerzbehandlung, die schnellstmögliche Wiederherstellung der Mobilität des Patienten, die Vermeidung von behandlungsbedingten Frakturheilungsstörungen, die Vermeidung von psychischen und somatischen Früh- oder Spätschäden sowie die Anwendung einer effizienten Therapie zu erreichen, d. h. mit einem Minimum an Aufwand muss ein Optimum an Ergebnis erlangt werden. Im Kindesalter finden sich auch spezielle Frakturformen. Am bekanntesten ist die so genannte **Grünholzfraktur.** In diesem Fall bleibt meist der Periostschlauch zumindest an einer Cortikalis erhalten wie beim Bruch eines grünen Astes. Dies tritt am häufigsten am Unterarm auf. Weiterhin ist der **Stauchungsbruch** oder auch **Wulstbruch** zu nennen, er entsteht durch Einstauchung der noch weichen Cortikalis.

Letztlich sind noch die **Epiphysenverletzungen** zu nennen, die in drei Gruppen unterteilt werden. Erstens die reinen Epiphysenfugenlösungen. Diese entstehen durch horizontalen Sehermechanismus. Bei diesen Verletzungen sind die Wachstumsfugen selbst nicht lädiert. Als zweite Gruppe sind die Epiphysenfugenfrakturen mit Aussprengung eines knöchernen Fragmentes aufzuführen, diese sollten jedoch operativ versorgt werden.

Bei der dritten Gruppe handelt es sich um Epiphysenfrakturen mit knöchernem Fragment und Gelenkbeteiligung, hier besteht die Gefahr einer Wachstumsstörung, die Frakturen müssen korrekt reponiert und operativ versorgt werden.

Wegen der hohen Reparationsreserve des Skeletts ist eine konservative Behandlung bei circa 90 Prozent aller Frakturen im Kindesalter möglich.

Es werden Schlauchverbände sowie auch Gipsverbände zur Retention angelegt, vielfach auch heute, um Gewicht zu ersparen, Kunststoffverbände, die jedoch manchmal den Nachteil von scharfen Kanten ausweisen und daher sehr gut gepolstert sein müssen.

Sekundär kann in einigen Fällen auch beispielsweise durch eine Gipskeilung posttraumatische Fehlstellung bis zum gewissen Ausmaß korrigiert werden. Extensionstherapien haben auch heutzutage im Wesentlichen an Bedeutung verloren, in derartigen Fällen sollte man zum operativen Verfahren übergehen. Zur konservativen Behandlung eignen sich sämtliche undislozierten, epiphysären, metaphysären und diaphysären Frakturen.

Eine Indikation zur operativen Therapie besteht bei Frakturen der Wachstumsfuge, den so genannten Distraktionsfrakturen, wie z. B. beim Ellenhaken und der Kniescheibe, hüftnahen Frakturen des Oberschenkels, zweit- und drittgradigen offenen Frakturen, Frakturen mit Begleitschäden von Nerven und Gefäßen. Außerdem bei Frakturen mit Repositionshindernis, schlecht fixierbaren metaphysären Brüchen wie Oberarmfrakturen sowie stark dislozierten Schaftfrakturen.

Als Osteosyntheseverfahren bieten sich an: lagerungsstabile Bohrdrahtosteosynthesen, teilweise mit zusätzlicher Gipsbehandlung, Zugschraubenosteosynthese, die intrameduläre dynamische Marknagelung (Ecknessnägel) sowie der Fixateur externe, in seltenen Fällen auch die Plattenosteosynthese (siehe Abbildung 3).

Postoperative Röntgenkontrollen sollten so wenig wie möglich erfolgen, jedoch bei dislokationsgefährdeten Frakturen sollte um den vierten Tag eine Kontrolle erfolgen, ansonsten wird zur radiologischen Kontrolle der achte Tag gewählt. Zu diesem Zeitpunkt ist die Weichteilschwellung zurückgegangen, es liegt eine bindegewebige Anfixierung vor und dieser Zeitpunkt ist ideal für Gipskeilungen, aber auch für Reoperationen noch nicht zu spät. Ebenso sollte bei Patienten jenseits des zwölften Lebensjahres um den vierzehnten Tag herum eine Stellungskontrolle erfolgen. Eine weitere Röntgenkontrolle ist dann zwischen der vierten und fünften Woche sinnvoll, da zu diesem Zeitpunkt dann zur Konsolidation Stellung genommen werden kann.

2.4.4 Nachbehandlung

In der Regel muss man davon ausgehen, dass im Wachstumsalter keine medikamentöse, keine physikalische und keine physiotherapeutische Nachbehandlung frischer Frakturen oder Luxationen erforderlich ist, d. h. sobald eine Extremität als knöchern fest durchbaut und mobilisierbar frei gegeben wird, erfolgt eine Selbstmobilisation des Patienten, die durch keine Gebote oder Verbote eingeschränkt werden sollte. Der kindliche Patient wird dies in seiner Umgebung und vor allem beim Spiel am einfachsten erreichen, wenn ihm keine Vorschriften auferlegt werden. Nach von Laer reagiert der heranwachsende Patient weitaus zuverlässiger auf seinen Schmerz und nimmt weit mehr Rücksichtigkeit darauf, als es der Erwachsene tun würde. Mit zunehmendem Alter verliert sich die Vernunft des Kindes und weicht unvernünftigen Verhaltensweisen des Erwachsenen.

Abbildung 3: Kindliche instabile Unterarmfraktur disloziert,
mit Ekmes-Nägeln versorgt

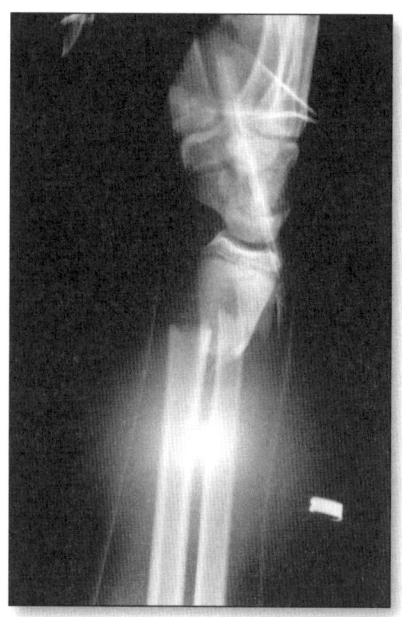

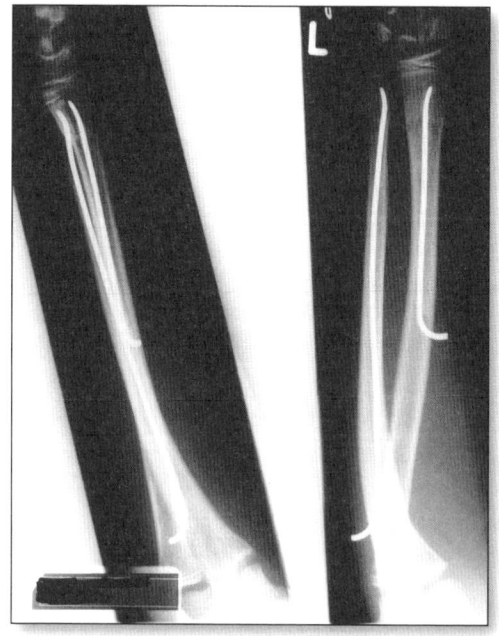

2.5 Spezielle Aspekte in der Behandlung des alten Menschen

Es ist unübersehbar, dass das Lebensalter der Mitmenschen in den letzten Jahrzehnten enorm gestiegen ist. Das Durchschnittsalter liegt inzwischen deutlich über 80 Jahren, was ist nun anders?

Es besteht beim alten Menschen durch eine verminderte Seh- und Hörkraft, zwischenzeitlichen Gleichgewichtsstörungen sowie infolge einer verminderten Reaktionsgeschwindigkeit und teilweise auch einer eingeschränkten Bewegungskoordination nicht selten ein deutlich höheres Unfallrisiko als beim jungen Menschen. Vor allem ist die Sturzgefahr im Alter vergrößert, da anlagebedingt und je nach Lebensführung die Beanspruchung der Gelenke und damit die Abnutzung unterschiedlich ausgeprägt ist. Die so genannte Arthrose führt neben der durch sie verursachten Zerstörung des Knorpels im Gelenk zu einer schmerzhaften Bewegungseinschränkung und die zunehmende Immobilität zu einem Abbau der Muskulatur, wodurch das Risiko, sich eine Fraktur zuzuziehen, enorm zunimmt. Zusätzlich können im Alter die Knochen entkalken, was als Osteoporose (Knochenschwund) bezeichnet wird. Hierbei nimmt die Knochendichte ab und die Bruchgefahr nimmt zu, vor allem sind hier Frauen betroffen nach den Wechseljahren sowie der alte Mensch schlechthin, ebenso aber auch Patienten mit Langzeitbehandlung von Steroidhormonen, Alkoholmissbrauch sowie bei Rheuma, Zucker, Nieren und Schilddrüsenerkrankungen.

Nicht selten sind aber auch im Alter infolge tumorbedingte Destruktionen des Knochens Ursache der Schwächung. Hier kommt es dann vor allem durch Metastasen von Carcinomen aus dem Bronchialsystem, der Mamma, der Niere, der Prostata und der Schilddrüse zur so genannten pathologischen Fraktur.

Insgesamt gesehen ist auch das Sterberisiko ab einem Alter von 70 Jahren deutlich im Vergleich zu einem 20-Jährigen erhöht. Es ist daher bekannt, dass das Anästhesie- wie auch Operationsrisiko einmal durch vorbestehende Erkrankungen, aber auch durch kardiale Komplikationen deutlich größer ist. Man findet meistens bei alten Leuten einen deutlichen Volumenmangel sowie auch insgesamt eine Blutarmut. Es ist daher unbedingt erforderlich, präoperativ diese vorbestehenden Leiden zu erfassen, durch entsprechende Diagnostik den Istzustand des jeweiligen Patienten zu ermitteln, vor allem diabetische und andere metabolische Störungen, Anämien, Nierenfunktionsstörungen und Störungen im Elektrolythaushalt, sowie Störungen des pulmonalen Gasaustausches festzustellen und präoperativ gegebenenfalls zu korrigieren, auch von diesen Punkten wird nicht zuletzt der OP-Termin bestimmt.

Abbildung 4: Pertrochantäre Fraktur,
versorgt mit DHS (dynamischer Hüftschraube)

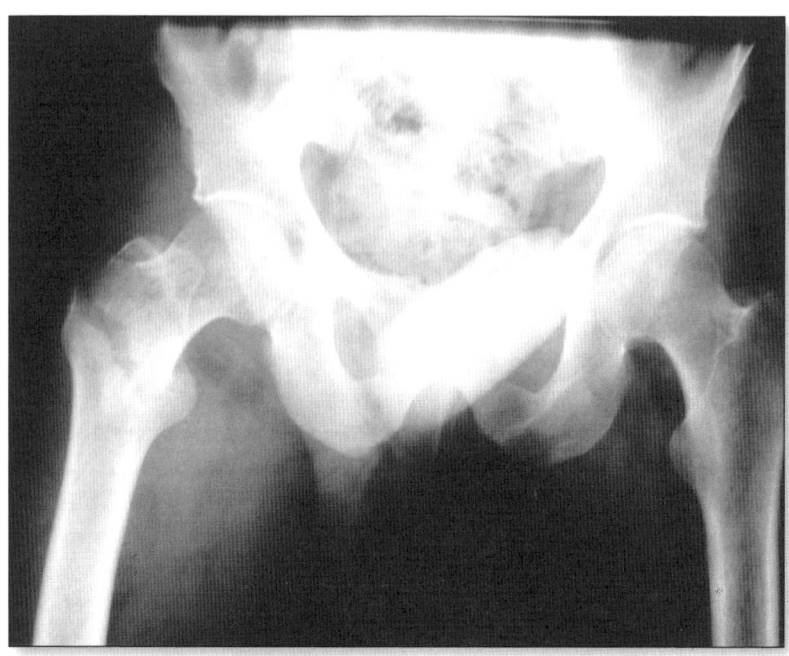

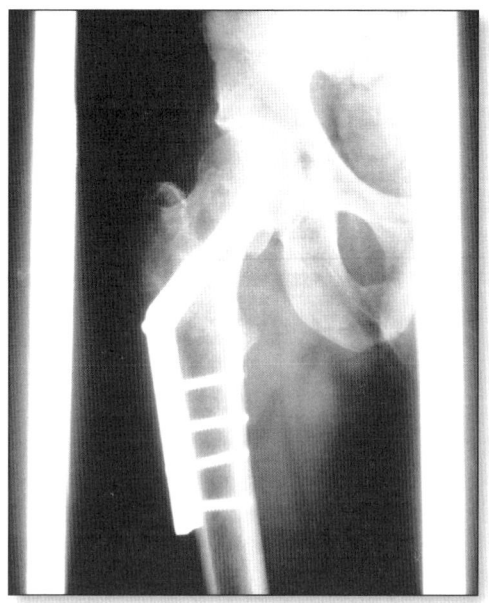

Bei der Abklärung der OP-Fähigkeit sollte das **biologische Alter** nicht das Lebensalter entscheiden. Ziel des ganzen Vorgehens muss sein, den alten Menschen möglichst schnell wieder geh- und handlungsfähig zu machen, um ihn in seine alte Umgebung wieder integrieren zu können, denn nicht selten kommt es infolge der drastisch veränderten neuen Lebensumstände zu einem ausgeprägten Psychosyndrom, das sich auch erst wieder nach Rückkehr in die eigene gewohnte Atmosphäre zurückbildet.

Die häufigsten Frakturen im Alter sind beispielsweise hüftgelenksnahe Oberschenkelfrakturen, Oberarmkopffrakturen, Speichenfrakturen, aber auch Brüche an den Sprunggelenken sowie Wirbelfrakturen. Je nach Frakturtyp, der Lokalisation und vor allem bei stabil eingestauchten Frakturen können derartige Verletzungen auch konservativ, das heißt ohne Operation behandelt werden, und hier gelingt dann auch die Frühmobilisation.

In den meisten Fällen ist es jedoch erforderlich, die Verletzung recht schnell operativ anzugehen, um für den alten Menschen die für ihn lebensnotwendige Mobilität zurückzugewinnen. Mit allen Mitteln muss versucht werden, die oft unangenehmen Folgen wie Pneumonie, Embolie, entgleister Zucker und Decubitalgeschwüre zu vermeiden. Denn eine Fraktur im Alter sollte nicht gleichbedeutend sein mit Pflegefall, Rollstuhlabhängigkeit oder Siechtum.

Ziel der operativen Versorgung ist es ja, eine derartige Stabilisierung zu erzielen, dass postoperativ die betroffenen Gliedmaßen voll belastet werden können. Bevorzugt werden hier vor allem intramedulläre Kraftträger sowie Verriegelungsnägel, dynamische Hüftschrauben, Gammanägel, siehe Abbildung 4.

Hierbei handelt es sich um so genannte lastverteilende Osteosyntheseverfahren, wobei das dynamische Prinzip zur Druckerhöhung im Frakturbereich führt, Stabilität erzeugt und somit die Heilung günstig beeinflusst. Dennoch kann aber beispielsweise auch die Osteoporose oft eine Osteosynthese infrage stellen. Es liegen dann trotz Operation instabile Verhältnisse vor, weil die Knochenfestigkeit zu gering ist. In solchen Fällen kann oft nur der Einbau einer Prothese, d.h. der Ersatz des Gelenkes die Gehfähigkeit und auch die Bewegungs- und Belastungsfähigkeit wiederherstellen, siehe Abbildung 5.

Ähnliche Situationen ergeben sich im Bereich der distalen Speichenbrüche, der Sprunggelenke und an der Wirbelsäule. Obwohl hier keine Prothesen eingesetzt werden können, gibt es beispielsweise durch die Anwendung von winkelstabilen Platten heutzutage die Möglichkeit, soviel Stabilität zu erreichen, dass es doch zu knöchernen Ausheilungen der Frakturen kommt und

Abbildung 5: Beckenübersicht
1) Pertrochantäre Fraktur rechts, links Duokopfprothese nach medialer
Schenkelhalsfraktur
2) Mit Gamma-Nagel versorgte pertrochantäre Oberschenkelfraktur

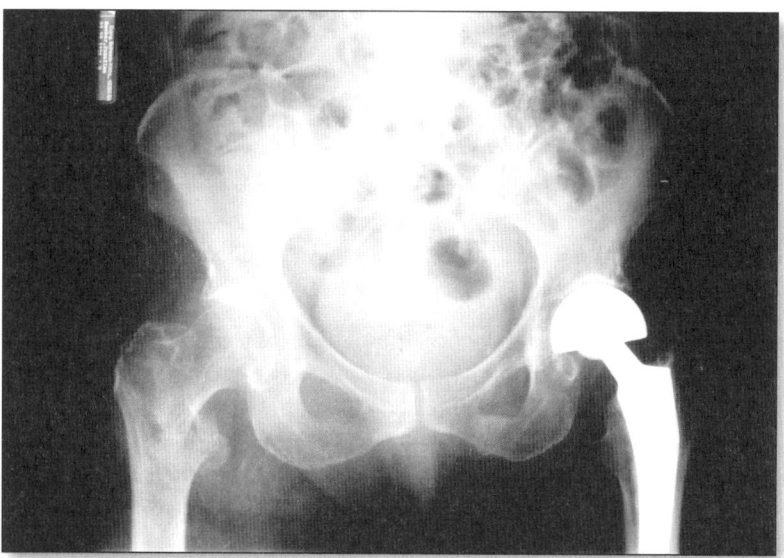

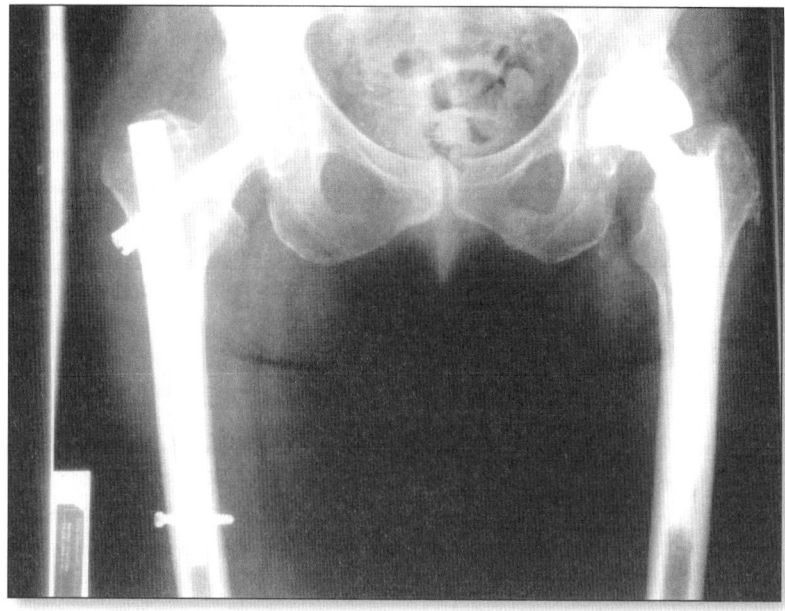

die Betroffenen wieder in der Lage sind, die alltäglichen Verrichtungen des Lebens vornehmen zu können. Der alte Mensch sollte heute im Mittelpunkt der Versorgung stehen. Mit allen personellen wie auch technischen Möglichkeiten muss dieses Klientel versorgt werden. So gehört es auch dazu, dass der alte Mensch in der Regel nach derartigen operativen Verfahren in eine Rehabehandlung geht, um so durch eine intensive Krankengymnastik schneller wieder auf die Beine zu kommen. Es wird sozusagen eine Rundumbehandlung gewährleistet. Nicht selten ist es auch erforderlich, gerade die postoperative Phase durch eine spezielle Schmerztherapie zu begleiten, um diese Menschen nicht von Kräften kommen zu lassen.

2.6 Sportverletzungen

Sowohl durch die Freude am Sport wie auch infolge der vermehrt zur Verfügung stehenden Freizeit erfährt der Breitensport eine außerordentliche Zuwendung, somit steigt auch die allgemeine Verletzungshäufigkeit, vor allem als Ausdruck eines mangelhaften Trainingszustandes.

Typische so genannte Sturzsportverletzungen sind neben Frakturen vor allem Gelenkverletzungen, Luxationen, Kapselbandausrisse sowie Kapselbandzerrungen, Dehnungen und Rupturen sowie auch Muskelsehnenverletzungen. Zusätzlich sind nicht selten noch Kontusionsverletzungen anzutreffen.

Am häufigsten sind die unteren Gliedmaßen betroffen, dann die oberen Gliedmaßen sowie der Brustkorb und die Wirbelsäule. Selten sind regelrechte schwere Verletzungen, diese betreffen den Kopf, die Wirbelsäule, das Abdomen und das Becken. Ein schwerwiegendes Trauma kann auftreten im Zusammenhang mit dem Reitsport, durch Sturz aus großer Höhe, Verletzungen beim Trampolinspringen sowie bei allen Arten des Hochleistungssportes.

2.6.1 Ursachen

Beim Breitensport kommt es in erster Linie durch fehlende Koordination, fehlendes Aufwärmen, fehlende Technik und fehlende Risikoeinschätzung zu Verletzungen. Außerdem spielen das Alter, physiologische Eigenschaften, Vorerkrankungen sowie Alkohol- und Drogenmissbrauch eine entscheidende Rolle. Auch können schlecht gewartete Ausrüstungen das Unfallrisiko erhöhen, wie z. B. die ungewartete Skibindung, der Verzicht auf einen Helm beim Radsport sowie auch der Verzicht auf Schutzkappen bei den

Inlinern. Letztendlich können auch Mangelzustände im Bereich der Sportstätten die Unfallgefährdung erhöhen.

Die typischen sportbedingten Verletzungen betreffen Muskeln, Sehnen und Sehnenplatten sowie die Gelenke. Sie stellen einen wesentlichen Teil des Bewegungsapparates eines jeden Sportlers dar und sind somit auch prädestiniert für Schädigungen. Im Bereich der Muskulatur sehen wir Verletzungen harmlosen Ausmaßes, beispielsweise dem Muskelkater, bis hin zum vollständigen Muskelriss als Folge Überlastung schlecht trainierter Muskulatur und unkoordinierter Bewegungen, oft aber auch bei Ermüdung sowie durch direktes Trauma infolge Stoß und Schlag oder einer offenen Verletzung. Insgesamt gesehen überwiegen die Verletzungen durch indirekte Gewalteinwirkung.

Mannschaftssportarten wie Fußball und Handball sind prädestiniert für so genannte direkte Verletzungen, verursacht durch Schlag oder Tritt, sie sind aber seltener. Muskelverletzungen beim plötzlichen Antritt, beim Absprung oder unkoordinierten Bewegungen sind anzutreffen bei Lauf- oder Sprungsportarten, Ball- und Racketspiel, aber auch beim Tennis, Squash und Badminton.

In erster Linie führt den derartig Verletzten der Schmerz zum Arzt. Neben der klinischen Untersuchung verhilft einem in erster Linie die Sonographie zur Diagnose. Muskelverletzungen dieser Art werden im Wesentlichen konservativ therapiert. Operativ versorgt werden Muskeln lediglich, wenn mehr als ein Drittel des Muskelquerschnittes gerissen ist, ein wesentlicher Funktionsausfall vorliegt oder bei großem Hämatom, einem Kompartmentsyndrom sowie bei Instabilität.

2.6.2 Sehnenverletzungen

Zu Sehnenrupturen kommt es im Wesentlichen auf dem Boden chronischer Schäden. Durch die Summation von Mikrotraumen entstehen kleine Nekrosen im Bereich der Sehnen, vor allem bei Stop and Go-Aktionen erfolgt dann die Ruptur. Der Riß oder Abriss einer großen bzw. funktionell bedeutenden Sehne, beispielsweise der Achillessehne, wird operativ versorgt.

Ein großes Problem im Rahmen der Sehnenverletzungen stellen die Insertionstendopartien dar. In diesen Fällen kommt es infolge von Über- und Fehlbelastung am Übergang von der Sehne in den Knochen zu Überlastungsreaktionen, die sich vor allem in einem erheblichen und dauernden Schmerz äußern.

Die Therapie ist in diesen Fällen zunächst konservativ, die Ausübung des Sportes wird unterbrochen, ansonsten wird eine medicomechanische Therapie mit Ruhigstellung, Kryotherapie, Antiphlogistikainfiltrationen sowie Elektrotherapie vorgenommen. Teilweise müssen auch derartige Gliedmaßen entlastet werden. Als letzte Maßnahme werden in solchen Fällen operative Eingriffe vorgenommen. Hierbei wird dann belastungsunfähiges, degenerativ verändertes und entzündliches Gewebe an den Sehnen ausgeräumt unter der Vorstellung, dass hierdurch ein belastungsfähiges Narbengewebe entsteht und die Sehne wieder belastungsfähiger wird.

2.6.3 Abrissfrakturen

Hierbei handelt es sich um knöcherne Ausrisse, vor allem anzutreffen bei jugendlichen Sportlern, hier sind dann die Apophysen noch nicht knöchern fest durchstrukturiert, auch hier ist die Therapie meistens konservativ, vor allem im Bereich der Wirbelsäule und des Beckens. Im Bereich der Trochantären, der Kniegelenke, beispielsweise am Fingerendgelenk, Olecranon, Tuberositas tibiae, Fersenbeinhöcker, bzw. am Mittelfuß sowie auch an der Eminentia intercondylaris werden knöcherne Abrisse auch operativ versorgt. Die Ausrissfrakturen sind in der Regel nach circa sechs bis acht Wochen knöchern fest, Sportfähigkeit ist nach circa zwei bis drei Monaten wieder gegeben.

2.6.4 Gelenke

Als so genannte typische Verletzungen beim Sport müssen noch die Gelenkverletzungen erwähnt werden, welche sich bei fast allen Sportarten ereignen können, besonders aber beim Mannschaftssport mit häufigen Stop- and Go-Aktionen.

Gelenke sind mobile Verbindungen des Skeletts, bestehen aus Gelenkkopf und -pfanne, sie haben eine Knorpeloberfläche. Nur das Hüftgelenk hat eine große, konkave Pfanne, in der der Hüftkopf gut geführt wird. Schulter- wie Kniegelenke besitzen dagegen flache Pfannen, zu ihrer Sicherung sind daher aufwendige Bandstrukturen, Muskeln und Gelenkkapseln erforderlich. Auch die bekannten Menisken tragen zur Gelenkstabilität bei. Durch diesen komplizierten Gelenkaufbau besteht zwangsläufig ein hohes Verletzungsrisiko. So kommt es sportbedingt am Kniegelenk zur Distorsion, Zerrungen und Kontusionen.

Folgen sind Luxation, Rupturen der Kreuzbänder und Seitenbänder, Meniskusläsionen, Knorpelverletzungen, seltener Frakturen.

Sowohl durch Röntgen, Sonographie, manchmal auch CT und MRT lassen sich diese Verletzungen sicher diagnostizieren. Die Methode der Wahl zur Diagnostik und Therapie stellt die Arthroskopie dar, je nach Fall kann die operative Versorgung auch gleich in der ersten Sitzung vollständig endoskopisch abgehandelt werden.

2.7 Infektionen der Knochen und Gelenke

Bei der eitrigen Infektion des Knochens, auch Osteitis genannt, handelt es sich um eine schwere Erkrankung. Es sind hierbei immer alle Bauelemente des Knochens sowohl die Corticalis, die Spongiosa und auch das Periost betroffen. Insgesamt gesehen ist die Prognose auch sehr ungünstig. Die Knocheninfektion endet oft in einer chronischen Persistenz, es verbleiben nicht selten rezidivierende Fistelungen. Man unterscheidet eine endogene Form, die überwiegend hämatogen, d. h. auf dem Blutwege entsteht, von der exogenen Form, die als posttraumatische und postoperative Folge anzusehen ist.

Bei der endogenen Form handelt es sich um eine durch hämatogene Streuung von einem Herd wie Tonsillen, Kieferhöhlen, Zahngranulomenverunkeln, Pyodermien ausgehende Entzündung, die dann auf dem Blutwege in das Knochenmark gelangt und sich dort dann weiter ausbreitet. Diese Osteitisform ist aber vor allem bei Kindern und Jugendlichen anzutreffen, nur selten bei Erwachsenen. Verursachende Keime sind im Wesentlichen Staphylokokken, Streptokokken, Menigokokken und Pneumokokken. Wenn die endogene Osteitis frühzeitig erkannt wird, reicht eine Behandlung mit Antibiotika aus. Ist es bereits zur Abszessbildung gekommen, wird die chirurgische Intervention unbedingt erforderlich. Nicht selten müssen Spülsaugdrainagen und zusätzlich noch lokale Antibiotika eingesetzt werden. Bei dieser Form der Osteitis gelingt auch die völlige Ausheilung.

Bei der exogenen Osteitis dringen die Erreger immer von außen in den Knochen ein. Dies ist einmal über die unfallbedingte Wunde möglich oder aber auch durch die Operationswunde. Die Ausbreitung einer Infektion wird oft erleichtert durch kontusioniertes Weichteilgewebe. Wie oben schon erwähnt, ist daher die richtige Einschätzung des Weichteilschadens im

Zusammenhang mit der Fraktur eminent wichtig und entscheidet oft über die Entstehung einer Knocheninfektion schlechthin. Da infolge Weichteil-quetschungen entstandene Nekrosen, auch abgesprengte Knochenfrag-mente sowie Fremdkörper dem Infekt die Möglichkeit zur raschen Pro-gredienz bieten. Weiterhin wird die Ausbreitung eines Infektes durch regional verminderte Durchblutung, Systemerkrankung, z. B. Diabetes mellitus, Abwehrschwächen infolge der Einnahme von Steroiden, Zytostatika oder immunsupressive Therapie enorm begünstigt. Ebenso wird die Aus-breitung des Infektes durch instabile Frakturen und vor allem durch fehler-hafte und instabile Osteosynthesen gefördert.

Wir unterscheiden die so genannte akute exogene von der chronischen exogenen Osteitis. Die akute exogene Osteitis zeigt oft einen hochdrama-tischen Verlauf, es kommt zu einem plötzlichen Auftreten der Entzündungs-zeichen, wie Rötung, Schwellung, Überwärmung und auch erhebliche Schmerzen, Hämatombildung im Frakturbereich und meistens auch Fieber-anstieg. Ursache ist meist eine initiale Osteosynthese. Hier muss rasches chirurgisches Handeln erfolgen, die Wunde wird erneut geöffnet, sämtliches totes Weichteilmaterial muss entfernt werden, da es eben für die Infektion einen idealen Nährboden darstellt. Die wichtigste Maßnahme in dieser Situation ist die stabile Osteosynthese! Es müssen Drainagen gelegt wer-den, teilweise eignen sich auch lokale Antibiotika in Form der PMMA-Kette, kombiniert mit einer gezielten systemischen Antibiotikatherapie, d. h. nach Austestung der vorliegenden Keime müssen dann die spezifischen Antibio-tika verabreicht werden.

Bei der chronischen exogenen Osteitis finden sich meist eine oder mehrere Fistelöffnungen mit mehr oder weniger intensiver Sekretion, Ursache hier-für ist meist eine Sequesterbildung, d. h. tote knöcherne Anteile, die durch eine entsprechende Röntgendarstellung erfasst werden können. Oft zeigt das Röntgenbild auch in diesem Zusammenhang eine instabilere Osteosynthese und die Ausbildung einer Infektpseudarthrose, d. h. eine Falschgelenkbil-dung. In diesen Fällen sollte man dann eine ausgiebige Revision des OP-Bereiches durchführen, sämtliches Narben- und Fistelgewebe entfernen, vor allem auch die toten knöchernen Anteile und die Fraktur müssen erneut sta-bil osteosynthetisch versorgt werden.

Dieser Befund erfordert ebenfalls eine operative Revision mit Ausräumung des toten Knochens und Weichteilgewebes sowie erneuter Stabilisierung, nur so wird die Sanierung des Knochens und der Weichteile gelingen.

Gelenkinfektionen, auch als Gelenkempyem bezeichnet, sind immer hochdramatische Notfälle und stellen auch nicht selten eine sehr ernstzunehmende Allgemeinerkrankung des Betroffenen dar. Der Infektionsweg erfolgt meistens ebenso exogen, entweder unfallbedingt oder durch iatrogene Eröffnung des Gelenkes.

Bei einem akuten Gelenkempyem finden sich meistens eine starke Ergussbildung im Gelenk mit fluktuierender Schwellung, stark ausgeprägter Rötung, erheblichen Schmerzen, es kann auch zu hochseptischen Fieberschüben kommen. Die Laboruntersuchung zeigt eine ausgeprägte Erhöhung aller Entzündungswerte, wie Leukozyten, CRP.

Beim Auftreten eines solchen Falles besteht immer eine Notsituation, es ist eine sofortige Eröffnung des Gelenkes erforderlich mit mehrfachen Spülungen, es muss auch teilweise die Synovia entfernt werden, das Gelenk wird auch mit Drainagen versehen, je nach Verlauf sind auch in kurzen Abständen Revisionseingriffe erforderlich, es wird planmäßig ein Second-look durchgeführt, bis die Entzündungsparameter wieder normale Werte aufweisen. Kombiniert wird die chirurgische Therapie immer mit einer spezifischen Antibiotikatherapie.

Gelingt es, die Gelenkinfektion frühzeitig zu behandeln, kann oft das Gelenk erhalten werden. Ansonsten kommt es unweigerlich zu einer vollständigen Knorpelzerstörung und somit zur Vernichtung des Gelenkes, was nicht selten zur Arthrodese als einzigem Ausweg führt. In den meisten Fällen ist bei vorausgegangenem Infekt und Knochenbeteiligung der Einbau einer Endoprothese zu riskant.

Hämatogene Gelenkinfektion sind dagegen selten, diese treten im Wesentlichen als Folge einer Allgemeininfektion wie Lues, TBC, Gonorhoe und Sepsis auf. In diesen Fällen kommt es jedoch meist zum Untergang des Gelenkes und hier ist als einzige Therapie wie bei den exogenen Infiltrationen die Arthrodese zu empfehlen.

2.8 Verbrennungen

Insgesamt kommt es in der BRD pro Jahr zu circa 10.000 Verbrennungen, die meisten hiervon sind auf Unachtsamkeit zurückzuführen, verursacht durch Sonnenstrahlung, UV-Strahler, heiße Flüssigkeiten, Wasserdampf, Explosionen oder im Haushalt durch heiße Gegenstände, wie Herdplatte, Bügeleisen und auch Flammeneinwirkung.

Eine Hitzeeinwirkung von etwa 45 Grad bewirkt an der Haut eine Rötung, ab 55 Grad zeigen sich Blasenbildungen und über 60 Grad kommt es durch Eiweißkoagulation und Denatorierung der Zellen zum Absterben derselben (Nekrosenbildung). Das Ausmaß der Verbrennung, die Verbrennungstiefe und nicht zuletzt das Alter der Patienten bestimmt die Prognose. Die sofortige Kühlung durch Kaltwasserbehandlung kann das Schädigungsausmaß wesentlich vermindern. Um das Ausmaß schnell einschätzen zu können, hat sich die so genannte 9er-Regel bewährt, so wird jeweils der Kopf, jeder Arm, jeder Oberschenkel, jeder Unterschenkel mit neun Prozent Flächenmaß unterteilt und der Brustkorb sowie das Abdomen mit jeweils 1 x neun Prozent vorne und hinten.

Patienten unter zehn Prozent Ausdehnung können ambulant behandelt werden, alle anderen Patienten mit größeren Arealen sollten stationär versorgt werden. Ebenso Verbrennungen im Gesicht, an den Händen und den Füßen sowie in der Inguinalregion. Wichtig ist zu wissen, dass auch nach Ende der äußeren Hitzeeinwirkung es zu einer fortdauernden Gewebeschädigung dadurch kommt, dass die Wärmeabgabe im Gewebe nicht mehr funktioniert, wodurch die Hitzewirkung im Gewebe deutlich länger anhält.

Die Verbrennungen werden in drei Schweregrade eingeteilt. Bei dem ersten Grad liegt ein Ödem, also eine Schwellung der Haut vor, es kommt zur Rötung, die Heilungsdauer wird auf drei bis sechs Tage beziffert, es entstehen keine Narben.

Bei der Verbrennung zweiten Grades kommt es zu Blasenbildungen. Hier unterscheidet man nur Blasen mit rotem und weißem Grund, bei erstgenannten erstreckt sich die Heilungsdauer über zwei Wochen, auch hier kaum Narbenbildung. Jedoch bei Blasen mit weißem Grund, d.h. dort sind schon Nekrosen entstanden, erstreckt sich die Heilungsdauer über fünf Wochen und es können schon deutliche Narben resultieren.

Bei Verbrennungen dritten Grades ist die gesamte Hautdicke betroffen und tiefere Regionen. Die Haut erscheint perlweis oder sogar schwarz verkohlt. In diesem Fall verbleiben erhebliche Narben. Bei jeglicher Nekrosebildung sollte eine chirurgische Intervention erfolgen, da in diesen Regionen meistens Toxine entstehen, die zur Fortsetzung der Nekrosebildung neigen und daher das Ausmaß noch ausgedehnt werden kann.

Eine weitere wichtige Maßnahme nach Verbrennungen ist der Flüssigkeitsersatz, hiermit sollte man noch am Unfallort beginnen. Bewusstseinsklare Patienten erhalten neutrale Flüssigkeiten zum Trinken, beispielsweise Wasser mit einem Esslöffel Natriumchlorid pro Liter. Die Menge kann an sich nie zu hoch sein. Bei bewusstseinsgestörten Patienten ist eine Infusion zu verabreichen mit isotoner Elektrolytlösung.

Die Patienten mit ausgedehnteren und tieferen, vor allem drittgradigen Verbrennungswunden sollten in die entsprechenden Zentren für Schwerbrandverletzte verlegt werden, da nur dort die spezifische Therapie gesichert ist, und dies möglichst schnell, da von dem richtigen Eingreifen in der ersten Phase oft der weitere Verlauf abhängt.

3. Spezieller Teil

3.1 Behandlung von Frakturen

Einleitung – allgemeine Prinzipien

Zur Frakturbehandlung gibt es heute die verschiedensten Methoden, jedoch die Therapie ist die beste, die mit dem geringsten Risiko und in kürzester Zeit die Stabilität und Funktion der betroffenen Gliedmaße wiederherstellt. Um dieses Ziel zu erreichen, kommen wir nicht umhin, die Frakturen zu klassifizieren. So lassen sie sich dann auch bestimmten spezifischen Methoden zuführen.

Wir unterscheiden daher nach Art der Gewalteinwirkung folgende verschiedene Frakturformen: Die Biegungsfraktur, Drehfraktur, Schub- und Scherfraktur, Abrissfrakturen, Kompressionsfraktur, Mehrfragment und Trümmerfrakturen, Etagen- und Stückfrakturen, Ketten- und Serienfrakturen, Defektfrakturen. Es kann durch die jeweilige Gewalteinwirkung und Muskelzug zu verschiedenen Dislokationen kommen: a) Achsenabweichung (im X- und 0-Sinne sowie nach vorne und hinten), b) zur Seite, c) verdreht, d) verkürzt und verlängert, siehe Abbildung 6.

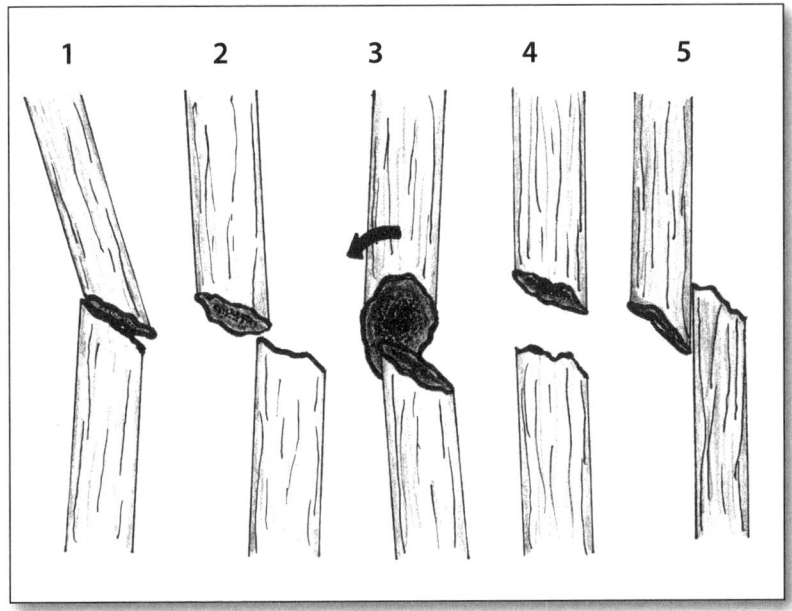

Die Biegungsfraktur entsteht durch direkte oder indirekte Gewalteinwirkung, hierbei wird auf der Konvexseite des Knochens durch Zug auf der Koncavseite durch Druckspannung die Elastizitätsgrenze des Knochens überschritten und es kommt zum Aussprengen eines Biegungskeiles.

Die Drehfraktur dagegen ist eine typische Folge einer indirekten Gewalteinwirkung, wobei meist das eine Ende des Knochens fixiert ist und der restliche Körper sich um diesen Punkt herumdreht, so entwickelt sich ein spiralförmiger Bruch, sehr häufig als Folge eines Skiunfalles.

Schub- und Scherfrakturen stellen in der Regel Querbrüche dar, meist durch direkte Gewalt. Unter Abscherfrakturen versteht man vor allem die Knorpelknochenabsprengungen, meist am Knie und Sprunggelenk. Abrissfrakturen entstehen in erster Linie durch übermäßige Zugkräfte, die über ein Band oder eine Sehne auf den Knochen einwirken. Typische Beispiele sind Olecranon- und Patellafrakturen. Kompressionsfrakturen wie auch Stauchungsfrakturen sind vielfach bei Jugendlichen zu finden, werden auch Wulstbrüche genannt, und sind u.a. vielfach bei Wirbelkörpern festzustellen.

Unter Mehrfragment- und Trümmerfrakturen versteht man Brüche mit mehr als vier bis sechs Fragmenten, verursacht durch breite und rasant auftretende Gewalteinwirkungen.

Etagen- und Stückfrakturen werden durch direkt auftretende Gewalt verursacht (Stoßstangenverletzungen).

Als Ketten- und Serienfrakturen werden mehrere Brüche an einer Gliedmaße bezeichnet, z. B. die so genannte Dash-Board Verletzung, hier sind die Kniescheibe, der Oberschenkelschaft und die Hüftpfanne im Becken frakturiert.

Vor der Behandlung von Frakturen ist es eminent wichtig, sowohl begleitende Nervenschäden wie auch Durchblutungsschäden festzustellen. Hierdurch wird wesentlich die Behandlung beeinflusst, Gefäßschäden werden dann meist vorrangig behandelt, ebenso besteht bei ausgeprägten Nervenschäden eine dringliche OP-Indikation.

Es gibt allgemeine Prinzipien zur Frakturbehandlung: die Einrichtung des Bruches in der korrekten Stellung, die stabile Ruhigstellung bis zur knöchernen Ausheilung sowie die Wiederherstellung der vollständigen Gebrauchsfähigkeit der betroffenen Gliedmaße unter Einbeziehung der Physiotherapie.

Wir unterscheiden bei der Behandlung von Frakturen die konservative (nicht operative) und die operative Stabilisierung (Osteosynthese).

3.2 Konservative Therapie

Die konservative Therapie hat gegenüber der operativen einerseits Vorteile, es entfällt das so genannte Operationsrisiko, auch besteht im Wesentlichen keine Infektionsgefahr und es entfällt in jedem Fall der Reeingriff, um das Osteosynthesematerial wieder zu entfernen. Weiterhin ist in diesem Zusammenhang auch ein psychischer Aspekt nicht zu vernachlässigen, denn nach einem Unfall besteht meist auch eine deutliche Abneigung gegenüber einem operativen Eingriff, trotz der bekannten Nachteile. Das heißt zunächst einmal, dass eine 100%ige Reposition meist nicht erzielt werden kann. Es kommt zu einer länger dauernden Immobilisation der betroffenen Gliedmaßen, die zu Muskelschwund und Bewegungseinschränkungen führt, vor allem durch eine Schrumpfung der Gelenkkapseln infolge der ruhig stellenden Verbände mit Gips oder Scotchcast, auch wird die Thrombosebildung deutlich begünstigt. Ein weiterer Nachteil ist, dass in diesem Zusammenhang die lädierten Weichteile nicht beurteilt werden können. Es besteht sowohl durch die Gipsbehandlung wie auch bei der Extensionsbehandlung das vergrößerte Risiko einer behandlungsbedingten Nervenschädigung, ebenso treten bei dieser Behandlungsmethode vermehrt Decubitalgeschwüre auf.

Zur konservativen Therapie von Knochenbrüchen eignen sich in erster Linie kindliche Frakturen, da diese in kürzerer Zeit knöchern ausheilen, bei den Kindern gibt es keine Frakturkrankheit, das heißt Muskelschwund infolge Immobilisation tritt weniger auf und wenn, sind bei Kindern diese Unfallfolgen schnell wieder ausgeglichen. Der kindliche Organismus kann gewisse Fehlstellungen selbstständig wieder korrigieren sowie auch die schon genannten Gelenkkapselschrumpfungen beheben.

Bei den Erwachsenen eignen sich vor allem Claviculafrakturen, der unverschobene Oberarmschaftbruch, die eingestauchte, gut stehende Oberarmkopffraktur, unverschobene Speichenbrüche, die unverschobene Mittelhandquerfraktur und Rippenfrakturen, unverschobene Beckenfrakturen ohne Gelenkbeteiligung zur Behandlung ohne Operation.

Bei der Durchführung der konservativen Therapie wird nach oben angegebenem Prinzip vorgegangen. Es muss dann möglichst rasch die korrekte Reposition erfolgen. Hierdurch wird erreicht, dass der Druck der Fragmente auf Gefäße, Nerven und den Weichteilmantel beseitigt wird. Repositionen von Frakturen erfolgen immer in Narkose.

Ziel ist, weitgehend regelrechte Achsenverhältnisse und Längenverhältnisse wiederherzustellen. Geringgradige Seitverschiebungen sowie geringe Verkürzungen sind ohne Bedeutung, jedoch müssen Achsenknicke und das Auseinanderweichen der Fragmente vermieden werden, ebenso Drehfehler.

Primär eingestauchte Oberarmkopf- und Oberschenkelhalsfrakturen sollten so belassen werden, da hierdurch die größte Stabilität gegeben ist.

Die Retention, d. h. die Stabilisierung einer Gliedmaße wird in der Regel durch einen Gipsverband erreicht, bei Schaftfrakturen müssen auch die benachbarten Gelenke miteinbezogen werden, die Gelenke sind immer in Funktionsstellung einzurichten.

Die Behandlung mit Gipsverbänden erfordert eine sorgsame Kontrolle. Nach frischen Knochenbrüchen kommt es in der unmittelbaren Folgezeit immer zu Anschwellungen der betroffenen Gliedmaßen, das heißt, als Primärgips darf kein zirkulärer Gips angelegt werden. Beim Rundgips ist keinerlei Ausdehnungsmöglichkeit gegeben. Wenn aus Stabilisierungsgründen dennoch diese Verbandform angelegt wurde, muss dieser aufgeschnitten werden, um so Ausdehnungsmöglichkeit zu gewährleisten. Ohne diese Maßnahmen kommt es zu Durchblutungsstörungen, Drucknekrosen der Haut oder auch Nervenstörungen.

Es muss in jedem Fall am darauffolgenden Tag eine Gipskontrolle erfolgen. Bei Klagen des Patienten im Gips muss dieser geöffnet werden und eine Kontrolle der Weichteile sowie der Gelenke auf Druckstellen erfolgen, notfalls muss auch ein neuer Gips angelegt werden. Weitere Möglichkeiten der konservativen Behandlung stellen vor allem an den unteren Extremitäten Extensionsvorrichtungen dar, auch so genannte Extensionsgipsverbände, da diese Methoden jedoch sehr pflegeaufwendig sind, werden sie in der Regel heute kaum noch angewandt.

Zur Behandlung von Frakturen der oberen Extremitäten eignet sich auch sehr gut der Oberarmbrace, dieser wird im Wesentlichen bei Oberarmquerfrakturen im mittleren Drittel angewandt. Hierbei handelt es sich in der Regel um Kunststoffverbände.

Die Ruhigstellung im Gipsverband erfolgt je nach Frakturtyp zwischen sechs und zehn Wochen. Die Heilungszeit einer Fraktur wird durch das Lebensalter des Patienten, die Frakturlokalisation sowie die Beschaffenheit der Knochen entscheidend beeinflusst, letztendlich bestimmen die Röntgenkontrollaufnahmen den Zeitpunkt mittels Nachweis der knöchernen Durchbauung. Falls diese erreicht ist, wird der jeweilige Gipsverband entfernt. Zur Wiedererlangung der vor dem Unfall bestehenden Funktion sollte eine intensive Nachbehandlung mit Krankengymnastik und je nach Schwerefall auch durch eine stationäre Reha verordnet werden.

3.3 Operative Frakturbehandlungen

3.3.1 Allgemeine Prinzipien der Osteosynthese

In den vorausgegangenen Kapiteln haben wir erfahren, dass mit der konservativen Therapie partiell gute Ergebnisse erzielt werden können. Dennoch musste man letztendlich die Erfahrung machen, dass in den überwiegenden Fällen bei den heutigen technischen Möglichkeiten trotz gewisser Risiken mit der operativen Versorgung von Frakturen in vieler Hinsicht insgesamt bessere Ergebnisse erreicht werden. Nicht selten war die geschlossene Reposition unbefriedigend, auch ließ sich bei instabilen Frakturformen keine exakte Ruhigstellung erzielen. Infolgedessen waren bei der konservativen Therapie langfristige Immobilisationen im Gipsverband und anderen ruhigstellenden Maßnahmen erforderlich, sodass es zu ausgedehnter Atrophie des Knochens und der Muskulatur kam mit Einsteifungen in den Gelenken. Pseudarthrosen waren oft die Folge, infolgedessen kam immer mehr das Verlangen auf, durch operative Verfahren diese Mängel zu beheben. Eine Conditio qua non für die operative Versorgung besteht jedoch insofern, dass es in jedem Fall gelingen muss, soviel Ruhe in die Frakturzone zu bringen, dass eine ungestörte Knochenbruchheilung auch erfolgt, ansonsten schadet eine operative Versorgung mehr als dass sie nutzt!

Die ordnungsgemäße Osteosynthese ermöglicht ein neues Behandlungsprinzip. Unter dem mechanischen Schutz der jeweiligen Osteosynthese mit Schrauben, Drähten, Nägeln, Platten, Fixateuren und dergleichen wird erreicht, den Patienten postoperativ früh zu mobilisieren. So können die oben erwähnten Nachteile der konservativen Therapie vermieden werden, siehe Abbildung 7.

Abbildung 7: Patellaquerfraktur, ideale Stellung nach
Zuggurtungsosteosynthese und Schrauben

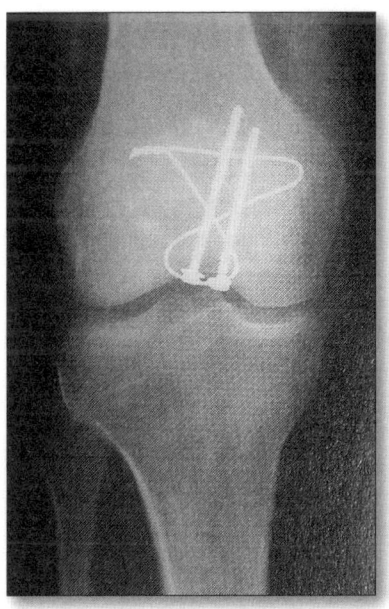 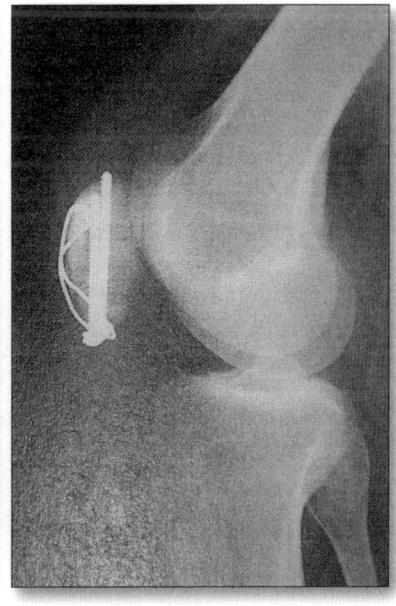

Das Gelingen von Osteosynthesen ist jedoch an gewisse Voraussetzungen gebunden, die Operateure müssen ein reales Verständnis für biomechanische Prinzipien besitzen und ein gewebeschonendes Operieren gewährleisten, außerdem ist meistens ein geschultes Team erforderlich, ebenso ein vollständiges Instrumentarium. Es dürfen nur einwandfreie zertifizierte Implantate verwendet werden und aseptische Operationsbedingungen müssen gewährleistet sein.

Unter gewissen Bedingungen bestehen auch Kontraindikationen für die Durchführung einer Osteosynthese, so kann es durch Bedrohung lebenswichtiger Funktionen infolge Schock und schwerem Schädel-Hirn-Trauma und entgleistem Stoffwechsel auch bei dekompensierten kardialen oder pulmonalen Problemen sowie beim Vorliegen einer allgemeinen Infektion geboten sein, den operativen Eingriff zumindest zu verschieben, wenn nicht gar völlig zu unterlassen, da die Operation als solche ebenso eine erhebliche Belastung des Organismus darstellen kann und die Gesamtsituation nur noch mehr verschlechtert.

So können auch lokale Faktoren wie Infektionen, starke Schwellungen oder auch Nekrosebildungen im Bereich des Operationsgebietes und erhebliche Durchblutungsstörungen der verletzten Extremität eine Operation verhindern, hierzu gehören auch Blasenbildungen, Hautabschürfungen sowie ein ausgedehntes Decollement im OP-Bereich.

Im Zusammenhang mit Osteosynthesen kann es zu postoperativen Komplikationen kommen. Nicht selten treten postoperative Nervendruckschäden auf. Diese entstehen entweder durch falsche Schienenlagerung, unsachgemäße Gipsbehandlung oder aber auch durch die Operation selbst. Sehr gefährdet ist z. B. der Nervus peronaeus an der Außenseite des Kniegelenkes, wodurch es zur Lähmung der Zehen- und Fußheber kommt. Weiterhin sind Durchblutungsstörungen durch komprimierende Verbände möglich, so z. B. das Kompartmentsyndrom.

Die unangenehmste und folgenreichste Komplikation stellt der postoperative Wund- und Knocheninfekt dar. Der Vollständigkeit halber sei in diesem Zusammenhang auch noch die Sudeckerkrankung erwähnt, vor allem im Bereich der Hand und des Unterarmes kommt es durch eine neurovaskuläre Fehlregulation zur Weichteilschwellung, Bewegungsschmerzen und Muskelatrophie. Bei ausbleibender Behandlung endet diese Komplikation in der Gebrauchsunfähigkeit der jeweiligen Extremität.

Abbildung 8: Interfragmentere Kompression
1) durch äußeren Plattenspanner
2) durch exzentrisches Besetzen der so genannten Spanngleitlöcher

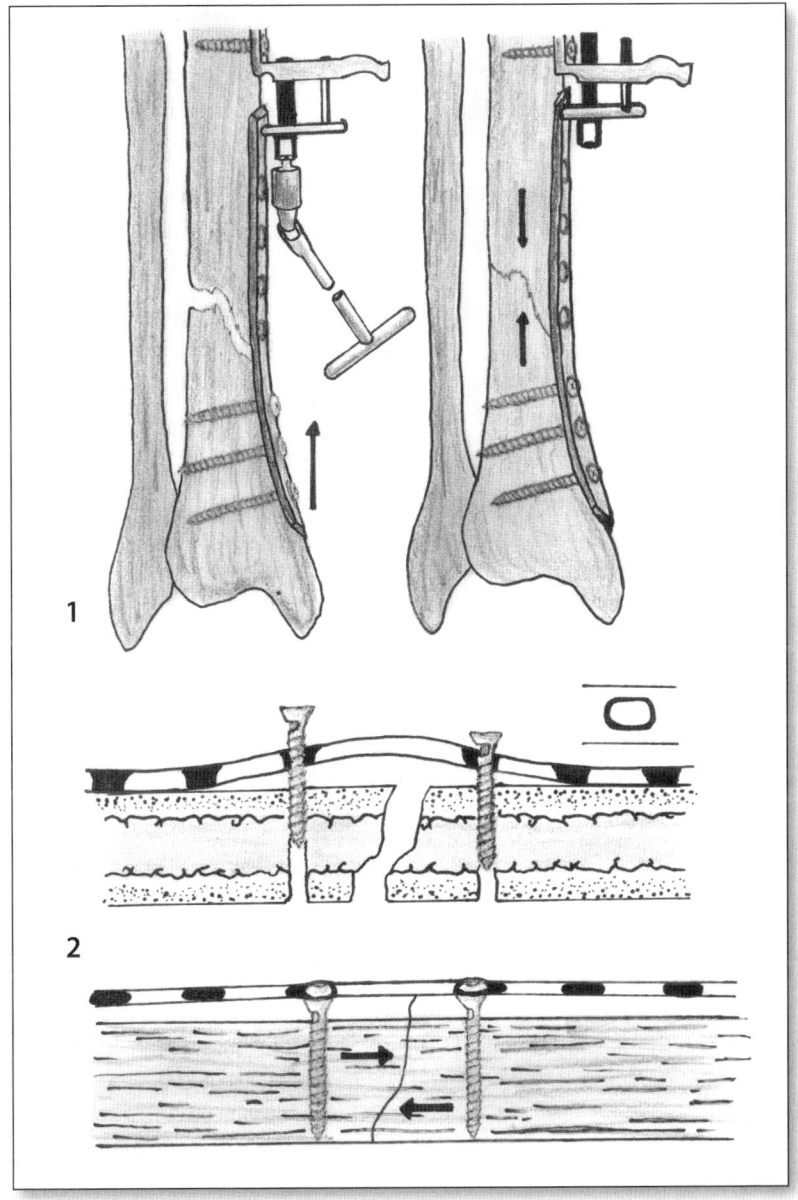

Nach einer Fraktur kommt es im Bruchbereich zu einer so genannten inter-fragmentären Unruhe und es spielen sich hier sowohl resorptive Abbau-vorgänge wie auch stabilisierende Anbauvorgänge ab. Nach korrekter Osteosynthese werden diese Vorgänge im Sinne des Knochenanbaus und der Stabilisierung intensiviert.

Stabilität im Bruchbereich wird erreicht durch axiale Kompressionen infolge starker Haftreibung, infolge dessen können sich die Bruchstücke nicht mehr gegenseitig verschieben.

Ebenso kann durch intermediäre Schienung so viel Haftreibung erzeugt werden, dass ebenfalls die destabilisierenden Kräfte von außen neutralisiert werden.

Diese Forderung an die Osteosynthesen werden umso leichter erreicht, je besser die Fraktur reponiert ist, da so die Bruchflächen den besten Kontakt aufweisen. Je kleiner die Kontaktflächen der Knochenfragmente sind, umso größer ist die Biegebeanspruchung der Implantate und damit die Gefahr des Biegungsbruches.

Um diese interfragmentäre Kompression, d.h. den Kontakt zwischen den Bruchteilen, zu erhöhen, gibt es zwei Möglichkeiten, einmal die Verwen-dung so genannter Zugschrauben sowie auch der externe Zug der Frag-mente, siehe Abbildung 8,11.

3.3.2 Durchführung der verschiedenen Osteosyntheseverfahren

Die Stabilisierung der Frakturen kann durch vielseitige Implantate erreicht werden, wie Schrauben, Nägel, Platten und äußere Halteapparate oder Fixateur externe. Bei Osteosynthesen werden verschiedene Stabilitätsgrade erreicht, wir unterscheiden hier lagerungsstabil, übungsstabil und belas-tungsstabil. Lagerungsstabile Osteosynthesen, beispielsweise nach der Verwendung von Bohrdrähten, Cerclagen und dergleichen, erfordern meist noch eine zusätzliche Gipsruhigstellung. Die Übungsstabilität wird im Wesentlichen bei Plattenosteosynthesen erreicht, als belastungsstabil kann die Versorgung durch den Marknagel, Gammanagel, DHS und den PFN-Nagel bezeichnet werden. Die mit Nägeln versorgten Frakturen können viel-fach direkt post-operativ voll belastet werden, siehe Abbildung 9.

Abbildung 9: Einbau der DHS (dynamische Hüftschraube)
durch axiale Belastung hoher interfragmenterer Druck belastungsstabil

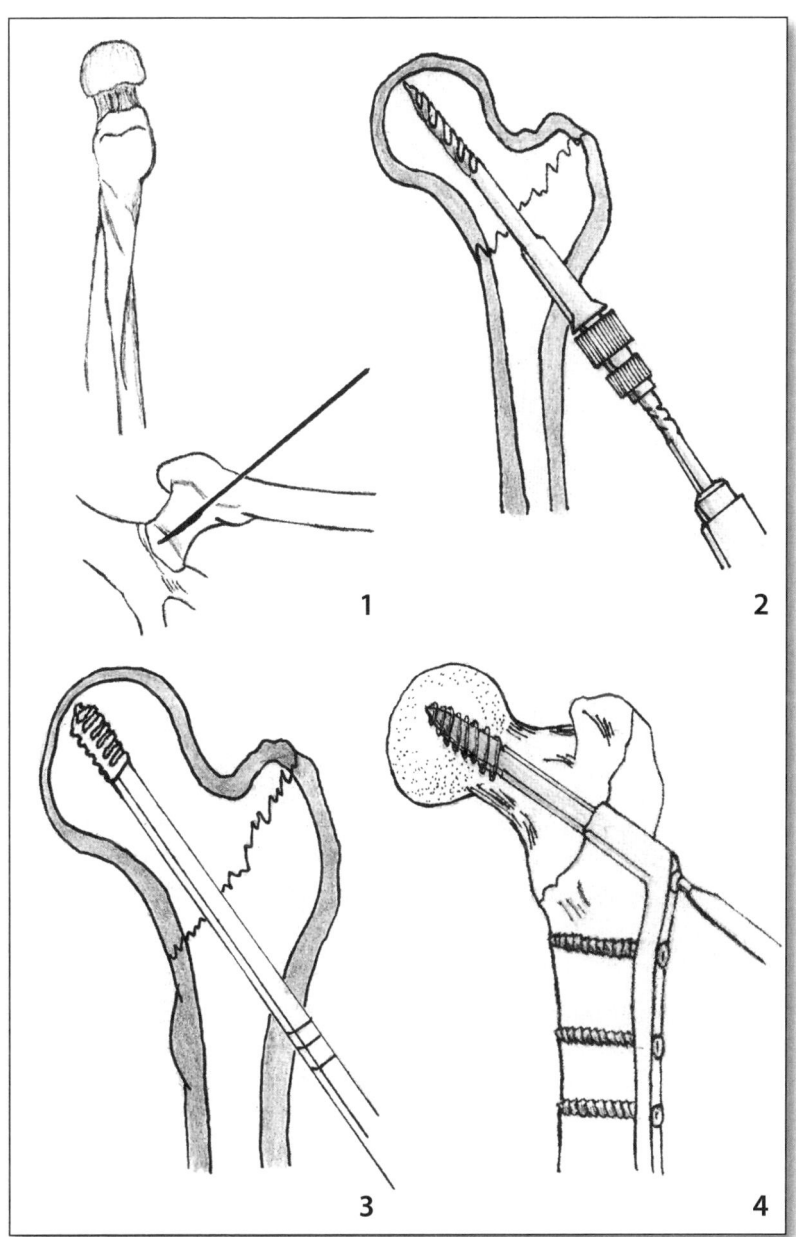

Zum Gelingen einer Osteosynthese trägt auch wesentlich der gewählte Zeitpunkt der Operation bei. Die Frühversorgung muss innerhalb von sechs bis acht Stunden nach dem Unfall erfolgen, falls diese Frist nicht eingehalten werden kann, muss erst eine Zwischenzeit abgewartet werden, in welcher sich die Weichteilschwellung zurückbildet und ebenso die katabole Stoffwechsellage wieder erhöht hat, da ansonsten eine erhöhte Infektionsgefahr besteht. In der Regel erfolgt dann die so genannte sekundäre Operation ab dem vierten Tag. Aber auch andere Frakturen, wie schlechter Allgemeinzustand, weiterführende Diagnostik können den frühen OP Termin verschieben.

Wir unterscheiden zwei Gruppen von Implantaten, die intramedullären Kraftträger und die extramedullären Kraftträger. Zur ersten Gruppe gehören im Wesentlichen die Marknägel. Der Marknagel wird dann fernab von der Fraktur in den Röhrenknochen eingebracht, es handelt sich sozusagen um eine Rohr-in-Rohr-Schienung. Da der Markraum aber nicht gleichförmig ist, sondern einer Eieruhr gleicht, kann die Kontaktfläche zwischen Nagel- und Röhrenknochen durch Aufbohren, da so eine Zylinderform hergestellt wird, vergrößert werden. Um Rotationsfehler zu vermeiden, kann der Nagel dann jeweils an den Enden durch querverlaufende Bolzen weiter stabilisiert werden (Verriegelungsnagel). So werden meistens die Ober- und Unterschenkel nach Frakturen stabilisiert, hier liegt dann auch eine Belastungsstabilität vor, siehe Abbildung 10.

Am Oberarm beispielsweise eignet sich die Knochenform nicht so sehr für eine Standardnagelung, hier werden vor allem so genannte Bündelnägel eingebracht, d. h. die Stabilität wird durch das Einbringen mehrerer dünner Nägel erzielt, da diese sich dann besser den Innenraumverhältnissen am Oberarm anpassen können. Der neu entwickelte, unaufgebohrte Verriegelungsnagel wird heute ebenfalls bei bestimmten Indikationen am Oberarm eingesetzt. Ebenso wird der Gammanagel am oberen Anteil des Oberschenkels für die Schenkelhals- und Oberschenkelfrakturen verwendet, siehe Abbildung 5.

Unter den extramedullären Kraftträgern versteht man die von außen an den Knochen angebrachten Implantate, wie Schrauben, Platten, mit Zuggurtung (K-Drähten und Drahtschlingen) mit Drahtschlinge und auch den Fixateur externe.

Abbildung 10: Distale Unterschenkelmehrfragmentfraktur links,
Versorgung mit Verriegelungsnagel

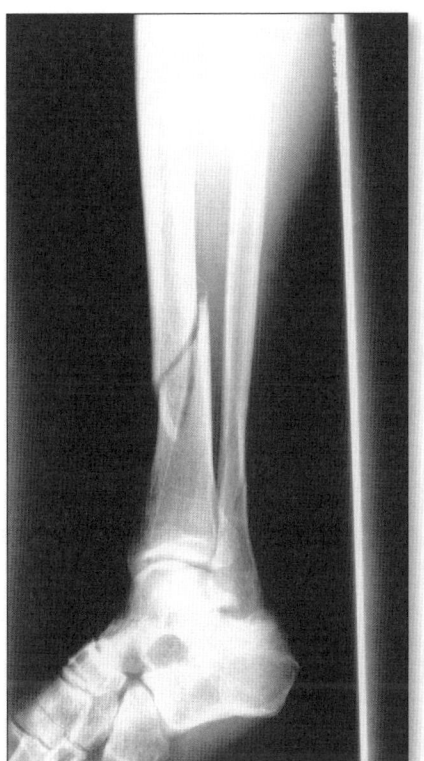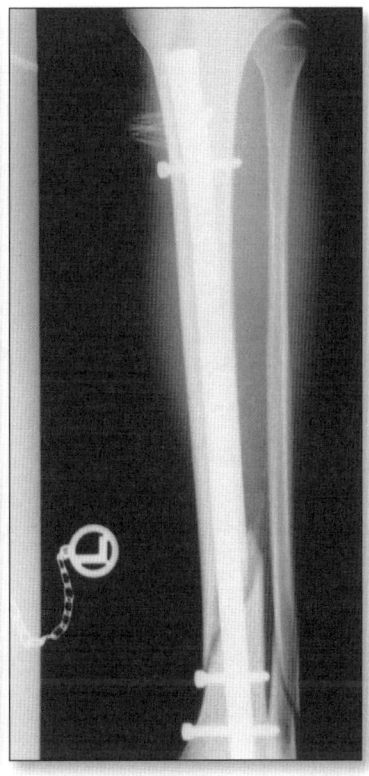

Die Plattenosteosynthese wird heute vor allem noch im Bereich der oberen Extremitäten angewendet, im metaphysären Bereich der unteren Extremitäten sowie an den kleinen Röhrenknochen. Durch die Plattenosteosynthese wird die axiale Kompression der Fraktur nach dem Zuggurtungsprinzip erreicht, um das zu erreichen, muss sie auf der unter Zug stehenden Seite angebracht werden. Die axiale Kompression selbst wird durch die Zuhilfenahme eines externen Plattenspanners erreicht, oder durch das exzentrische Besetzen der Schraubenlöcher (siehe Abbildung 8).

Sehr gut kann auch durch die so genannte Zugschraube interfragmentärer Druck erzeugt werden, dieses bietet sich vor allem bei den kurzen Schrägbrüchen an, hier gleitet die Schraube durch die schraubenkopfnahe Corticalis, während sie auch in der gegenüberliegenden Corticalis in einem beschnittenen Gewindeloch fest greift und so dieses Fragment zu sich heranzieht (siehe Abbildung 11).

Abbildung 11: Zugschraubenprinzip

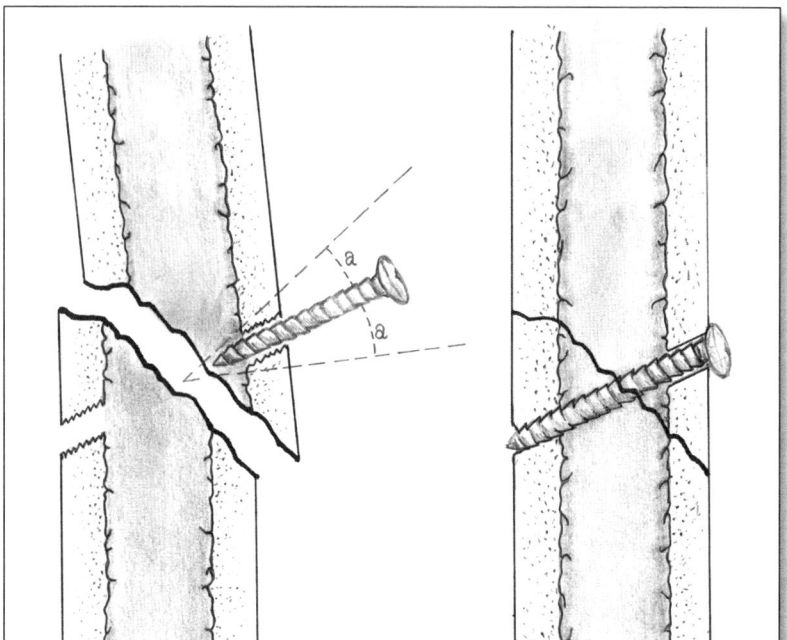

Während in den bisher angewandten Platten die Schrauben in den jeweiligen Löchern recht beweglich saßen, sind mittlerweile winkelstabile Platten hergestellt, diese weisen ein Gewinde im Schraubenloch auf und gewährleisten so eine völlig stabile Verbindung zwischen Platte und Schraube, wodurch die Gesamtstabilität erheblich erhöht wird. Diese werden vermehrt eingesetzt bei Oberarmkopfbrüchen, distalen Speichenbrüchen, Schienbeinkopfbrüchen und auch Pilonfrakturen, siehe Abbildung 12.

*Abbildung 12: Operativ versorgter subkapitaler Oberarmbruch,
winkelstabile Platte*

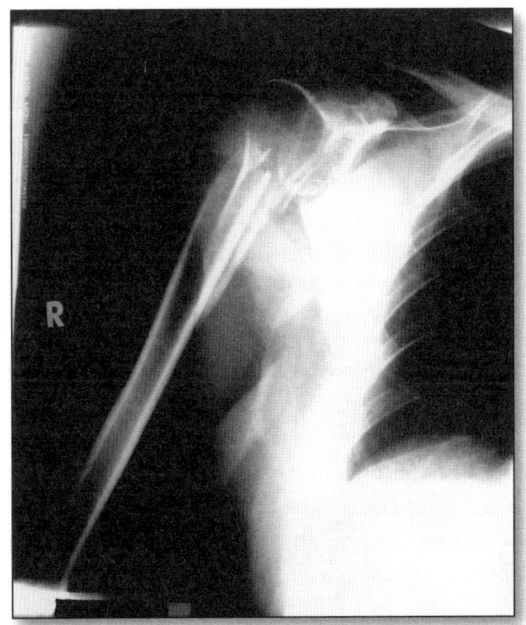

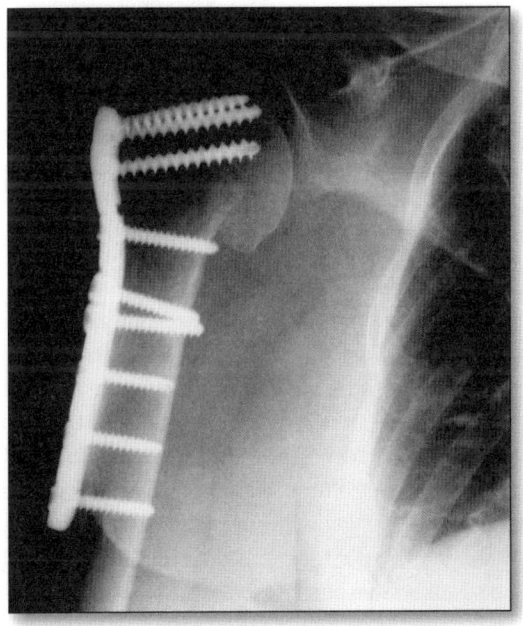

Wie schon erwähnt, wird mit der Plattenosteosynthese Übungsstabilität erreicht, dieses bedeutet, dass postoperativ die entsprechenden Extremitäten entlastet werden müssen und je nach Röntgenbild in der Folgezeit bei zunehmender knöcherner Durchbauung dann auch zunehmend belastet werden können. Dieses erfolgt dann meist zwischen vier und sechs Wochen nach der OP, kann jedoch auch bei Mehrfragmentbrüchen deutlich später erst erfolgen.

Wie schon erwähnt, lässt sich durch Osteosynthesen mit Zugschrauben eine gute interfragmentäre Kompression erreichen. So kann man mithilfe von Spongiosaschrauben, die nur im Schraubenspitzenbereich ein Gewinde haben, ebenfalls dieses Prinzip verwirklichen. Diese Schrauben werden vor allem bei eingestauchten Schenkelhalsbrüchen ohne Verschiebung angewandt, oft werden auch Zugschrauben zusätzlich zu Plattenosteosynthesen eingebracht.

Bei allen Frakturen mit Weichteilschäden und vor allem auch offene Frakturen werden mit einem Fixateur externe stabilisiert, hierzu werden in die knöchernen Fragmente Shuntschrauben oder Steinmannnägel eingebracht, die dann spezielle Rohrsysteme und Spangen fest miteinander verbunden werden. In erster Linie dient der Fixateur hier zur Weichteilsanierung und sekundär erfolgen dann weitere Osteosynthesen, die dann eine Übungs- bzw. auch Belastungsstabilität ermöglichen.

3.3.3 Nachbehandlung

Die Durchführung von Osteosynthesen ist ohne eine spezifische Krankengymnastik und Physiotherapie nicht denkbar. Sie sollte auch so früh wie möglich beginnen, so werden auch nicht nur die betroffenen Gliedmaßen, sondern auch die Unfallverletzten funktionell beübt. Nach Konsolidierung der Wundverhältnisse und bei stabilen Weichteilverhältnissen wird, sobald es geht, meist am ersten postoperativen Tag, die mit einer übungsstabilen Osteosynthese versorgte Extremität beübt.

In diesem Zusammenhang haben sich auch die speziell einstellbaren elektrischen Übungsschienen bewährt. Ebenso ist auch bei Verletzung der unteren Extremitäten frühzeitig mit einer Gehschulung zu beginnen. Es wird die betroffene Extremität durch Verwendung von zwei Unterarmgehstützen entlastet, meist kann auch schon frühzeitig mit einer Teilbelastung begonnen werden, sodass die betroffene Muskulatur vor der ansonsten zwangsläufig eintretenden Dystrophie und Insuffizienz bewahrt werden kann. In der Folgezeit wird anhand der Röntgenkontrollen die Durchbauung der Fraktur kontrolliert und so sukzessive auch die Belastung gesteigert.

3.4 Arthroskopie und endoskopische Verfahren

Gegenüber den USA und Japan entwickelte sich die Arthroskopie in Deutschland schleppend vor circa 30 Jahren. Heute besitzt diese Methode sowohl in der Diagnostik wie auch operativ einen sicheren Platz und hat in vielen Fällen sogar die offene Verfahrensweise völlig verdrängt. Während zunächst in erster Linie die Kniegelenke gespiegelt wurden, gibt es heute kein Gelenk mehr, was nicht gespiegelt wird. Darüber hinaus werden endoskopische Verfahren auch in anderen Bereichen angewandt, z. B. der Wirbelsäule, in der Weichteilchirurgie sowie auch in der Bauchchirurgie.

Diese explosionsartige Entwicklung wurde durch die Weiterentwicklung in der Technik mittels feinerer Optiken, besserer Kameras sowie gradzilerer Instrumente ermöglicht.

3.4.1 Kniegelenk

Um einen zuverlässigen Untersuchungsgang zu gewährleisten, ist die Durchführung einer Arthroskopie standardisiert. So werden als Zugang auf der Vorderseite des Kniegelenkes in Gelenkspalthöhe jeweils innen und außen gelegen zwei Incisionen angelegt, durch die man auf der Außenseite das Arthroskop einführt und auf der Innenseite die Zusatzinstrumente. Die Gelenke werden jeweils mit Ringerlösung gefüllt, um so die Übersicht deutlich zu verbessern. Im Gelenk können vor allem die Menisken, die Kreuzbänder sowie der Knorpelbelag an der Oberschenkelrolle sowie am Schienbeinkopfplateau sicher beurteilt werden. Lediglich die Inspektion des Kniegelenkes durch die Optik gilt heute als unzureichend, gleichzeitig muss mit dem gegenüberliegend eingeführten Tasthaken jedes Organ abgetastet und auf Verletzungen überprüft werden, da all zu leicht in der Normalposition Schädigungen überdeckt sein können. Daher muss auch der Meniskus von der Unterseite angesehen werden, die Kreuzbänder auf Spannung geprüft werden und auch bei Knorpeleinrissen mit dem Tasthaken kontrolliert werden, inwieweit eine Lösung vom Untergrund vorliegt oder nicht. Weiterhin ist es nun möglich, durch Zusatzzugänge Kniegelenkschädigungen wie Meniskusrisse, Knorpelablösungen oder auch Bandläsionen direkt operativ zu versorgen. So werden heute Risse an den Menisken je nach Situation genäht oder teilweise ausgeschnitten, um nicht direkt den ganzen Meniskus entfernen zu müssen, Teilbandrupturen ebenfalls geglättet, bzw. nur teilreseziert Knorpelflakes entfernt, ebenso freie Gelenkkörper. Erweitert wurden die Operationsmöglichkeiten durch die Entwicklung von vielfachen Shavern, die so geschädigte Organe teilweise entfernen, Oberflächen glätten und die Mechanik der Gelenke wieder aufbessern. Da diese Shaver gleichzeitig auch mit einer Absaugvorrichtung versehen wird, werden diese abgeshavten Materialien sofort beseitigt.

Da während einer solchen Operation das Gelenk auch jeweils mehrfach gespült wird, hat dieses einen positiven Effekt auf die Gelenkschleimhaut. Die präoperativ bestehenden Schmerzen werden hierdurch oft schon deutlich gemindert, nicht selten liegen bei beklagten Knieschmerzen auch Veränderungen an der Gelenkfläche der Kniescheibe vor. Diese Knorpelschäden können mit dem Arthroskop sehr gut erkannt und beurteilt werden. Durch die Abrasionstechnik mit dem Shaver können die geschädigten Knorpelanteile entfernt und die Unterlage geglättet werden. Durch das Shaven der Knochenoberfläche wird eine Ersatzknorpelbildung angeregt, welche dann die Gebrauchsfähigkeit des jeweiligen Kniegelenkes wieder deutlich bessert, siehe Abbildung 13.

Abbildung 13: Kniegelenkarthroskopie

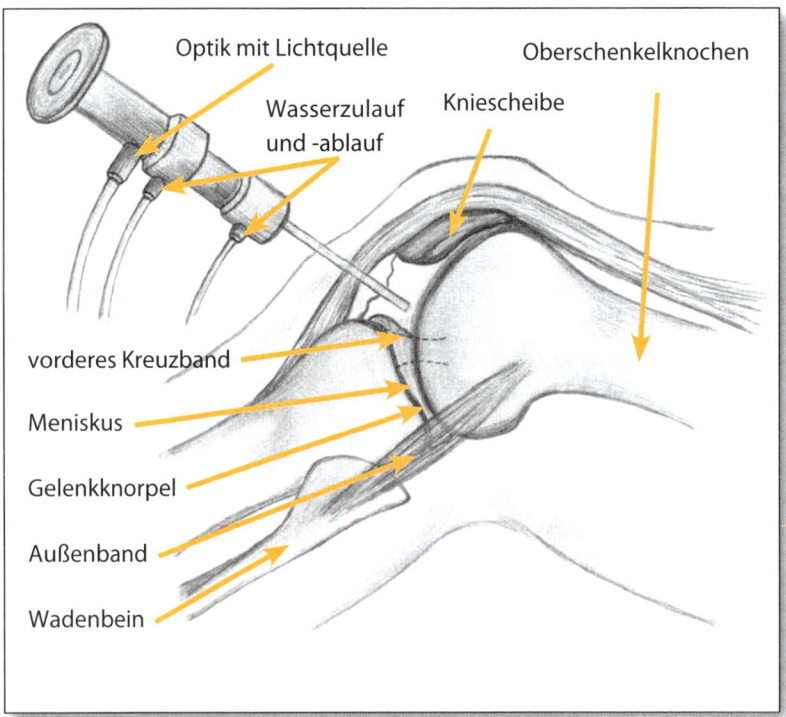

3.4.2 Schultergelenk

Erst in den letzten Jahren ist die Arthroskopie auch im Bereich des Schultergelenkes vermehrt eingesetzt worden, sowohl zur Diagnostik wie auch zur endoskopischen Chirurgie. An der Schulter gibt es zur Operation mehrere Zugänge. Standardzugang ist einmal von hinten, aber auch von ventral, d. h. von vorne. Ebenso gibt es einen speziellen Zugang zu dem Raum unter dem Schulterdach von der Seite her. Im Schultergelenk selbst geht es vor allem darum, osteochondrale Läsionen, also einmal freie Gelenkkörper, Gelenkknorpeldefekte oder eine Hill-Sachs-Läsion am Oberarmkopf, festzustellen. Weiterhin ist es wichtig, die Muskelansätze am Oberarmkopf zu untersuchen (Rotatorenmanschette, subacromiale Stenosen).

Im Zusammenhang mit dem Impingement am Schultergelenk ist auch die Spiegelung des subacromialen Raumes wichtig. Hier werden Verklebungen, Verkalkungen und Narben gelöst.

Auch periarticulär kann ein Großteil der Operation endoskopisch durchgeführt werden. Diskutiert wird dennoch weiterhin, inwieweit mit der offenen bzw. endoskopischen Methode die besseren Ergebnisse erzielt werden.

Insgesamt muss man feststellen, dass die geringe Morbidität einer arthroskopischen Untersuchung immer wieder beeindruckt, dies stellt sozusagen den Hauptvorteil dieser Methode dar und steht in keinem Verhältnis zu den Auswirkungen einer offenen chirurgischen Maßnahme. Nicht zuletzt hierdurch ist auch im Zusammenhang mit der Arthroskopie die rasante Entwicklung des ambulanten Operierens zu verstehen.

Jedoch muss man auch bei diesem operativen Verfahren die möglichen Komplikationen erwähnen. Die unangenehmste Komplikation, die bei keinem operativen Eingriff auszuschließen ist, stellt das Infektionsrisiko dar. Die arthroskopiebedingte Infektrate ist zwar verschwindend gering, muss aber erwähnt werden. Ebenso verhält es sich mit postoperativen Blutungen und Ergüssen und auch Nervenverletzungen.

Zusammenfassend muss man feststellen, dass die Komplikationsrate bei der Arthroskopie außerordentlich gering ausfällt, ist jedoch auch von der Erfahrung des Untersuchers und Operateurs abhängig.

3.5 Endoprothetik

Schon zu Beginn des 20. Jahrhunderts wurde vereinzelt durch den Einbau von Elfenbeinersatzstücken an zerstörten Gelenken versucht, sie in ihrer Funktion zu verbessern. Da es in den letzten Jahrzehnten auf diesem Sektor zu einer explosionsartigen Weiterentwicklung gekommen ist, werden mittlerweile weltweit pro Jahr fast 800.000 Hüftprothesen implantiert. Am weitesten verbreitet sind die Hüft- und Knieprothesen.

Die Kombination einer Kunststoffpfanne mit metallenem Hüftprothesenstiel, beides einzementiert, hat sich über Jahre als Erfolgsmodell bewährt. Diese Schaftprothesen bestehen bis heute in der Regel aus Kobaltchrommolybdän. Die Verankerung der Prothesen mittels Zement war jedoch nicht problemlos. Es gab Schwierigkeiten bei der Implantation sowie durch Veränderungen des Zementes im Laufe der Zeit. Die mechanischen Eigenschaften des Zementes wurden durch Beimengung von Antibiotika sowie durch Einschlüsse von Blut, Luft und Fett verschlechtert. Diese Mängel führten zur Entwicklung der zementfreien Hüftprothese.

Es stellte sich heraus, dass sich Titan mit beschichteter oder aufgerauhter Oberfläche am besten als Prothesenmaterial eignete. Hierdurch kommt es zur Verwachsung zwischen Knochen und Prothese. Als Pfannen werden Titanschalen mit Kunststoffeinsätzen verwandt. Die zementfreie Prothese weist vor allem bei einem Prothesenwechsel den Vorteil auf, dass kein Zement entfernt werden muss, was sich meist als sehr mühevoll darstellt.

Die Weiterentwicklung hat gezeigt, dass auch die Kombination beider Systeme möglich ist. So wird heute vielfach die so genannte Hybridprothese eingebaut, bei der eine zementfreie beschichtete Kunststoffpfanne mit einer zementierten Gradschaftprothese kombiniert wird. Auf die Geradschaftprothese wird dann entweder ein Keramik- oder ein Metallkopf aufgesetzt, der in den Längen noch variabel, siehe Abbildung 14.

Man verfährt heute derart, dass bei jüngeren Patienten, bei denen ein Wechsel programmiert ist, im Wesentlichen zementfreie Prothesen eingesetzt werden und ab 70 Jahren mit übereinstimmendem biologischem Alter zementierten Prothesen der Vorzug gegeben wird, inzwischen konnte auch durch eine verfeinerte Zementier-Technik die mechanische Eigenschaft des Zementes wieder verbessert werden.

Abbildung 14: Hybridprothese rechte Hüfte nach Schenkelhalsfraktur;
Pfanne zementfrei, Schaft zementiert

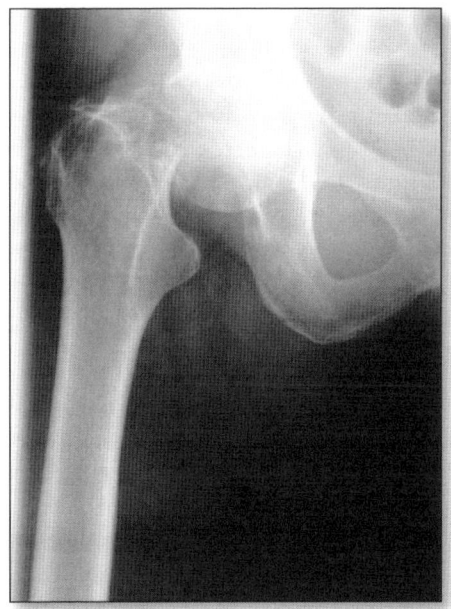

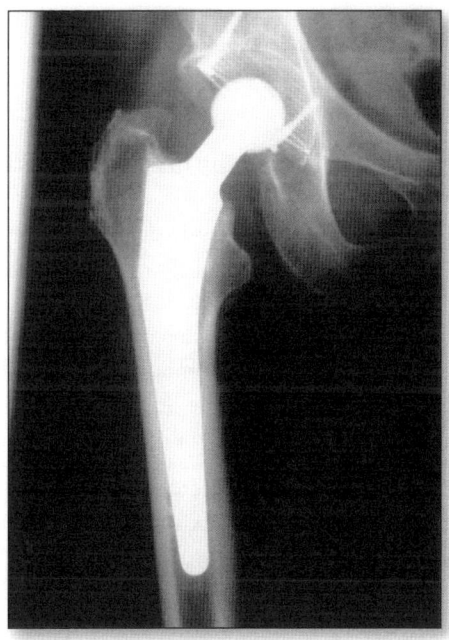

Die durchschnittliche Haltbarkeit einer Hüftprothese wird derzeit mit 15 Jahren angegeben, bekannt sind aber auch Zeiträume bis 25 Jahre und mehr.

Die Entwicklung der Knieendoprothese setzte erst später, Mitte des 20. Jahrhunderts ein, mit zunächst gekoppelten Knieprothesen (nach Art des Schaniergelenkes, zeigten aber letztendlich keine zufriedenstellende Ergebnisse). Seit 1969 wurden dann ungekoppelte Oberflächenprothesen entwickelt. Hierbei werden auf die Oberschenkelrollen metallene Schalen aufgesetzt und auf den Schienbeinkopf eine Metallbasisplatte implantiert, die dann noch einen Polyäthylenblock aufnimmt, mit dem die Oberschenkelrollenprothese dann artikuliert. Dieser Block kann in der Höhe variiert werden, um so die unterschiedlichen Bandlängen auszugleichen. Die Kniegelenkprothesen werden in aller Regel zementiert. Diese ungekoppelten Oberflächenprothesen am Kniegelenk haben sich inzwischen bewährt.

Die heutige Knieendoprothetik steht insgesamt auf einem hohen Niveau und weist einen hervorragenden Qualitätsstandard auf. Fortschreitend wird die Entwicklung in der Unfallchirurgie künftig zunehmend von Hochtechnologie gesteuert werden. So sind seit einiger Zeit vor allem auf dem Sektor der Endoprothetik so genannte Navigationsgeräte im Einsatz, die die Qualität weiter steigern werden. Es bleibt nur zu wünschen, das wesentliche und sinnvolle technische Weiterentwicklungen auch realisierbar bleiben und nicht ökonomischen Zwängen zum Opfer fallen.

3.6 Bedeutung der Röntgenologie für die Unfallchirurgie

Die Diagnostik in der Traumatologie wurde durch die Entdeckung der Röntgenstrahlen revolutioniert und ist auch nicht mehr wegzudenken. Jedoch ist die Entwicklung dieser bildgebenden Diagnostik nicht stehen geblieben und schreitet stetig fort, so sind neue auf anderen physikalischen Prinzipien beruhende Verfahren wie CT (Computertomographie), die Sonographie oder das MRT etabliert und ermöglichen eine immer genauere Befundung von Verletzungen, aber auch chronischen Erkrankungen.

Weitere posttraumatische Indikationen können bei gestörtem Heilungsverlauf, beispielsweise Entstehung von Pseudarthrosen oder Morbus Sudeck gesehen werden.

Abschließend sollte noch erwähnt werden, dass dem Röntgenologen auch immer die Anamnese mitgeteilt wird, denn die Kenntnis des Unfallmechanismus erleichtert die Diagnostik. Eine sichere radiologische Diagnostik ist nur möglich bei Korrelation von klinischem und radiologischem Befund.

Nicht zuletzt sollte noch die Sonographie als modernes Diagnostikverfahren erwähnt werden, da durch die rasante technische Fortentwicklung auf diesem Sektor immer bessere Aussagen gemacht werden können. Diese Untersuchungsmethode ist wenig patientenbelastend im Vergleich zu den anderen Verfahren, auch relativ preiswert und es liegt keinerlei Strahlenbelastung vor. Haupteinsatzgebiet in der Sonographie sind die Gelenke, vor allem hier das Schultergelenk, Ellbogen-, Hand- und Hüftgelenke, Kniegelenke und Weichteile.

Priv. Doz. Dr. Achim Lies

Seit 1.7.2006 Chefarzt der Abteilung Orthopädie und Unfallchirurgie sowie spezielle Unfallchirurgie im Philippusstift Essen

2001–2004 Ärztlicher Direktor des Evangelischen Bethesda-Krankenhauses in Essen

Ab 1998 Chefarzt der Unfall- und Wiederherstellungschirurgie

Ab 1993 Leiter der Unfallchirurgie des Katholischen Krankenhauses Philippusstift Essen

Zuvor u. a. 1. Oberarzt der Universitäts- und BG-Klinik Bergmannsheil Bochum

Mitglied im Vorstand des Verbandes der Leitenden Unfallchirurgen (VLU)

Prof. Dr. Dr. Walter Ludwig Strohmaier

UROLOGIE

Gliederung:

**1. Definition des Fachs Urologie
und Abgrenzung gegenüber Nachbarfächern**

2. Die 20 führenden Krankenhausdiagnosen im Fach Urologie
2.1 Bösartige Erkrankungen
2.2 Harntransportstörungen
2.3 Infektionen der Harn- und männlichen Genitalorgane
2.4 Gutartige Erkrankungen des äußeren männlichen Genitales

1. Definition des Fachs Urologie
und Abgrenzung gegenüber Nachbarfächern

Nach der Neufassung (24. April 2004) der Weiterbildungsordnung für die Ärzte Bayerns umfasst das Gebiet **Urologie** die Vorbeugung, Erkennung, Behandlung, Nachsorge und Rehabilitation von Erkrankungen, Funktionsstörungen, Fehlbildungen und Verletzungen des **männlichen Urogenitalsystems** und **der weiblichen Harnorgane.** Die Weiterbildungsordnungen der anderen deutschen Bundesländer sind im Prinzip gleichartig gefasst.

Das Fach Urologie hat viele Berührungs- und Überschneidungspunkte mit anderen medizinischen Fachgebieten. Die wichtigsten Fachgebiete mit Berührungspunkten zeigt die folgende Abbildung:

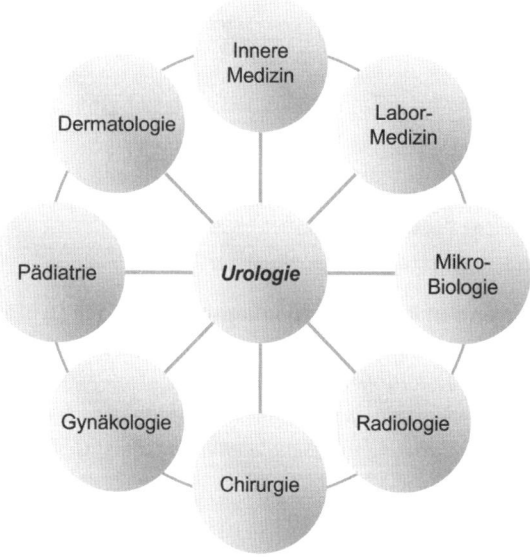

2. Die 20 führenden Krankenhausdiagnosen im Fach Urologie

Leider war es deutschlandweit nur möglich, die zehn häufigsten Kranken-hausdiagnosen (ICD 10) im Fachgebiet Urologie zu erhalten. Sie sind aber – von geringfügigen Unterschieden bei der Häufigkeit abgesehen – mit denen am Klinikum Coburg identisch, sodass die Besprechung der 20 häufigsten urologischen Krankenhausdiagnosen anhand der Coburger Daten erfolgt (Tab. 1). Aus medizinischer Sicht erscheint es zweckmäßig, diese Diagnosen zu Gruppen zusammenzufassen (Tab. 2).

Tabelle 1: Häufige Krankenhausdiagnosen (Beispielhaus Maximalversorger)

N20	Nieren- und Ureterstein	18,56%
N40	Prostatahyperplasie	11,47%
C67	Bösart. Neubildung Harnblase	10,51%
C61	Bösart. Neubildung Prostata	8,30%
N13	Obstr. Uropathie / Refluxnephropathie	5,35%
C64	Bösart. Neubildung Niere	3,17%
N45	Orchitis / Epididymitis	1,96%
N39	Sonst. Erkrankung Harnsystem	1,89%
N10	Ak. tubulo-interstitielle Nephritis	1,89%
N35	Harnröhrenstriktur	1,43%
C62	Bösart. Neubildung Hoden	1,21%
N44	Hoden- / Hydatidentorsion	1,21%
R 33	Harnverhaltung	0,98%
N12	Tub.interst. Nephritis nicht akut	0,60%
N41	Entzündl. Erkrankung Prostata	0,53%
C65	Bösart. Neubildung Nierenbecken	0,45%
N31	Neuromusk. Dysfunktion Harnblase	0,45%
N47	Vorhauthypertrophie / Phimose	0,38%
C66	Bösart. Neubildung Harnleiter	0,30%
C60	Bösart. Neubildung Penis	0,30%

Tabelle 2: Gruppierung der häufigsten Krankenhausdiagnosen
(Beispielhaus Maximalversorger)

Bösartige Erkrankungen	24,24%
Harnsteinleiden	18,56%
Harntransportstörungen	19,68%
Infektionen Harnorgane und männlicher Genitalorgane	6,79%
Gutartige Erkrankungen äußeres männl. Genital	1,59%

2.1 Bösartige Erkrankungen

Der Häufigkeit der Diagnosen im Krankenhaus nach gehören hierzu bösartige Neubildungen der Harnblase, der Prostata, der Niere, des Hodens, des Nierenbecken und Harnleiters sowie des Penis:

Harnblasenkarzinom (C 67)

Das Harnblasenkarzinom ist eine bösartige Erkrankung, die von der Schleimhaut der Harnblase (Urothel) ausgeht.

Nachgewiesene, wichtige Risikofaktoren sind Tabakrauch, aromatische Amine und andere chemische Substanzen wie Benzidin und Akrolein, wie sie beispielsweise durch berufliche Exposition oder durch häufigen Genuss von „schwarz" Gegrilltem auftreten.

Rund drei Prozent aller bösartigen Tumoren sind Harnblasenkarzinome, die Neuerkrankungsrate beträgt in Deutschland etwa 20 / 100.000 / Jahr. Männer sind zwei- bis dreimal so häufig betroffen wie Frauen.

Typische Symptome sind Blut im Urin und Zeichen der Blasenreizung (häufiges Wasserlassen, übermäßiger Harndrang).

Die entscheidende diagnostische Maßnahme ist die Urethrozystoskopie (Blasen-Harnröhrenspiegelung).

Oberflächliche Harnblasenkarzinome können durch die transurethrale Resektion (TUR), ggf. mit anschließender Spülbehandlung der Harnblase mittels Zytostatika oder BCG geheilt werden. Tumoren, die die Muskulatur der Harnblase befallen, bedürfen der radikalen Zystektomie (Entfernung der Harnblase). Die erforderliche Harnableitung kann heute durch Bildung einer Ersatzblase aus Darmabschnitten oder einen so genannten Conduit (künstlicher Harnausgang) erfolgen, ebenfalls aus Darmanteilen gebildet.

Bei Metastasen kann eine Chemotherapie eingeleitet werden, die in aller Regel aber nicht mehr heilend wirkt.

Die operative Therapie des Harnblasenkarzinoms wird wohl auch künftig überwiegend stationär erfolgen. Die Chemotherapie kann ambulant, eventuell im Rahmen eines onkologischen Zentrums erfolgen.

Qualitätssicherungsprogramme existieren zurzeit nicht.

Typische Fallpauschalen (DRG) sind die L20Z_A für die TUR-Blase und die Ziffern L03Z_A, L10Z_A, L13Z_A, L14Z_A für die Zystektomie bzw. Ersatzblasenbildung.

Prostatakarzinom (C 61)

Das Prostatakarzinom geht von den Drüsenzellen der Prostata aus.

Sichere Risikofaktoren sind familiäre Belastung und Zugehörigkeit zur schwarzen Rasse. Wahrscheinlich spielen Ernährungsfaktoren wie fettreiche, ballaststoffarme Kost, Mangel and Vitamin D, E und Selen auch eine Rolle.

Das Prostatakarzinom ist der häufigste Krebs des Mannes. In Deutschland beträgt die Neuerkrankungsrate rund 85 / 100.000 Männer / Jahr. Rund 15 Prozent aller Männer erkranken im Laufe ihres Lebens an einem Prostatakrebs. Die Erkrankungswahrscheinlichkeit nimmt mit dem Lebensalter kontinuierlich zu. Daher ist mit steigender Lebenserwartung auch mit einem weiteren Anstieg der Erkrankung zu rechnen.

Im Frühstadium ist Prostatakrebs vollständig symptomlos. Im Spätstadium können Beschwerden beim Wasserlassen, Blut im Urin und Knochenschmerzen durch Metastasen auftreten.

Die Diagnostik beruht in erster Linie auf der Tastuntersuchung vom Enddarm aus und der Messung des prostataspezifischen Antigens (PSA) im Blut.

Die Behandlung des Prostatakrebses orientiert sich stark am Krankheitsstadium und an der Lebenserwartung des Patienten. Grundsätzlich erfordern auf die Prostata beschränkte Tumoren lokal wirksame, weiter fortgeschrittene Erkrankungen systemische Maßnahmen. Der Goldstandard für die Behandlung des lokalisierten Prostatakarzinoms ist die radikale Prostatektomie. In Frühstadien ist eine minimal-invasive LDR-Brachytherapie (z. B. mit Jod^{125}-Seeds) gleichwertig. Die extreme Strahlentherapie hat eine etwas niedrigere Langzeiterfolgsrate. Sehr kleine Prostatakarzinome, insbesondere im höheren Lebensalter (> 75 Jahre), können auch nur beobachtet werden.

Das fortgeschrittene Prostatakarzinom (z. B. mit Metastasen) wird mittels Entzug des männlichen Keimdrüsenhormons (entweder durch Depotspritzen oder durch subkapsuläre Orchiektomie) behandelt. Spricht der Tumor darauf nicht mehr an, kann eine Chemotherapie, z. B. mit Docetaxel, erfolgen.

Die operative Therapie des Prostatakrebses wird stationär bleiben. Brachytherapie, externe Bestrahlung und systemische Therapie können in der Regel ambulant durchgeführt werden. Für die Behandlung des Prostatakarzinoms bietet sich die Bildung eines Prostatazentrums (Urologie / Strahlentherapie / Onkologie) an.

Qualitätssicherungsprogramme existieren zurzeit nicht.

Typische Fallpauschalen (DRG) sind die M01A_A und M01B_A für die radikale Prostatektomie und die M07Z_A für die LDR-Brachytherapie.

Nierenkarzinom (C 64)

Das Nierenzellkarzinom geht von den Zellen der Nierenkanälchen aus. Die Ursachen sind vielfach unbekannt, in wenigen Fällen gibt es einen genetischen Hintergrund. Rauchen, Übergewicht (bei Frauen) und Niereninsuffizienz scheinen eine Rolle zu spielen.

Rund zwei bis drei Prozent aller bösartigen Erkrankungen sind Nierenzellkarzinome. In Deutschland rechnet man mit zehn Neuerkrankungen pro 100.000 Menschen pro Jahr. Die Neuerkrankungsrate steigt. Männer sind zwei- bis dreimal häufiger betroffen als Frauen (sechsthäufigster Tumor des Mannes). Der Altersgipfel liegt in der siebten Lebensdekade.

Heute werden Nierenzellkarzinome meist zufällig (bei Ultraschalluntersuchungen) entdeckt. Die früher als typisch geltenden Symptome Blut im Urin und Flankenschmerz sind heute selten.

Die Diagnostik umfasst neben der Sonographie vor allem das Computertomogramm des Bauchraumes.

Die Therapie richtet sich nach der Größe und Lage des Tumors. Kleine Tumoren können unter Erhalt der betroffenen Niere entfernt werden, bei größeren oder zentral gelegenen Raumforderungen muss die Niere in der Regel entfernt werden. Beide Arten von Eingriffen werden in steigendem Maße laparoskopisch erbracht.

Einzelne Metastasen werden operativ behandelt, multiple können einer Immunchemotherapie zugeführt werden. In Kürze werden dafür auch Angiogeneseinhibitoren als Tabletten zur Verfügung stehen.

Die operative Therapie wird auch künftig stationär verbleiben. Die systemische Therapie der Metastasen kann ambulant erfolgen, eventuell im Rahmen eines onkologischen Zentrums.

Qualitätssicherungsprogramme existieren zurzeit nicht.

Typische Fallpauschalen (DRG) sind die L03Z_A, L13Z_A und L14Z_A für die operative Therapie.

Hodentumore (C 62)

Bei den bösartigen Tumoren des Hodens handelt es sich ganz überwiegend um eine Erkrankung, die von den Keimzellen des Hodens ausgeht. Ein wesentlicher Risikofaktor ist der Hodenhochstand, der das Risiko etwa 3–15fach erhöht.

Die Erkrankung ist selten, rund 4–7/100.000 Männer erkranken daran pro Jahr. Der Krankheitsgipfel liegt aber im frühen Erwachsenenalter, daher ist der Hodentumor die häufigste bösartige Erkrankung des jungen Mannes.

Typisches Zeichen ist die tastbare Verhärtung/Vergrößerung des Hodens, meist ohne Schmerzen.

Die Diagnostik umfasst neben der körperlichen Untersuchung, der Sonographie des Hodens das Computertomogramm des Bauch- und Brustraumes. Zusätzlich werden im Blut so genannte Tumormarker (ß-humanes Choriongonadotropin [HCG], _-Fetoprotein [AFP] und plazentare alkalische Phosphatase [PLAP]) gemessen.

Die Behandlung besteht bei allen Hodentumoren in der operativen Entfernung des betroffenen Hodens von einem Leistenschnitt aus (inguinale Orchidektomie). Je nach histologischem Subtyp und Ausbreitungsstadium kommen Chemotherapie, Bestrahlung, operative Entfernung der Lymphknoten (retroperitoneale Lymphadenektomie) oder Zuwarten als weitere Maßnahmen dazu.

Die operative Behandlung erfolgt in der Regel stationär, kann prinzipiell aber auch ambulant durchgeführt werden. Die weiteren Maßnahmen können in weiten Teilen ambulant erfolgen, eventuell im Rahmen eines onkologischen Zentrums.

Qualitätssicherungsprogramme laufen zurzeit nicht.

Typische Fallpauschalen (DRG) sind die M09Z_A und M11Z_A für die operative Therapie und M60_A für die Chemotherapie.

Nierenbecken- und Harnleiterkarzinom (C65 und 66)

Diese Tumoren gehen von der Schleimhaut des oberen Harntraktes (Urothel) aus. Sie entsprechen daher den Urothelkarzinomen der Harnblase.

Nur etwa fünf bis zehn Prozent aller Tumoren des oberen Harntraktes sind Urothelkarzinome.

Typisches Symptom ist blutiger Urin.

Die Diagnostik umfasst die Ausscheidungsurographie, die retrograde Pyelographie, die Ureterorenoskopie und das Computertomogramm des Bauchraumes.

Die Standardtherapie ist die Nephroureterektomie (Entfernung der Niere und des gesamten Harnleiters). Der Eingriff wird heute mehr und mehr laparoskopisch durchgeführt. Die Behandlung von Metastasen (z.B. Chemotherapie) ist wenig erfolgreich.

Die operative Therapie wird weiterhin stationär erfolgen. Die Chemotherapie kann ambulant, eventuell im Rahmen eines onkologischen Zentrums erfolgen.

Qualitätssicherungsprogramme existieren zurzeit nicht.

Typische Fallpauschalen (DRG) sind die L03Z_A, L13Z_A und L14Z_A für die operative Therapie.

Peniskarzinom (C 60)

Das Peniskarzinom geht von der Haut des Penis aus (Plattenepithelkarzinom). Risikofaktoren sind die Phimose (Vorhautverengung), Feigwarzen (Kondylome) und schlechte Genitalhygiene.

Das Peniskarzinom ist selten (0,5 Prozent aller bösartigen Erkrankungen). Ein bis zwei von 100.000 Männern erkranken daran pro Jahr.

Das Peniskarzinom äußert sich als Geschwür oder als blumenkohlartige Wucherung am Penis.

Die Diagnostik umfasst neben der körperlichen Untersuchung vor allem das Computertomogramm des Bauchraumes und Beckens.

Die operative Therapie besteht meist in einer Teilentfernung des Penis. Lymphknotenmetastasen werden ebenfalls operativ entfernt und/oder bestrahlt. Bei Fernmetastasen kann eine Chemotherapie durchgeführt werden.

Die operative Therapie wird auch weiterhin stationär durchgeführt werden. Andere Maßnahmen können ambulant, eventuell im Rahmen eines onkologischen Zentrums erfolgen.

Qualitätssicherungsprogramme laufen zurzeit nicht.

Typische Fallpauschalen (DRG) sind die M09Z_A und M11Z_A für die operative Therapie und M60_A für die Chemotherapie.

Harnsteinleiden (N 20)

Beim Harnsteinleiden handelt es sich um die häufigste einzelne Krankenhausdiagnose in Deutschland. Man versteht darunter die Bildung von Steinen im Harntrakt. Ursachen sind eine zu hohe Ausscheidung harnsteinbildender, eine zu niedrige Ausscheidung von Schutzfaktoren bzw. ein gestörter Harntransport. Harnsteine bestehen am häufigsten aus Kalziumoxalat, seltener aus Harnsäure, Kalzium- oder Magnesiumammoniumphosphat und anderen organischen Substanzen.

Fünf bis acht Prozent aller Menschen erkranken im Laufe ihres Lebens an Harnsteinen. Die Rückfallquote liegt unbehandelt bei etwa 50 Prozent.

Die Steinbildung selbst läuft unbemerkt ab. Typisches Symptom ist die so genannte Harnleiterkolik, wenn der Stein aus der Niere in den Harnleiter rutscht. Seltener sind Schmerzen in der Niere.

Die Diagnostik umfasst die Urinuntersuchung, die Sonographie und das Computertomogramm des Bauchraumes.

Je nach Lage, Größe, Harnabflussverhältnissen kann der Stein spontan abgehen oder bedarf einer instrumentell-operativen Therapie. Neben der berührungsfreien (extrakorporalen) Stoßwellenlithotripsie (ESWL) kommen endoskopische Operationsverfahren wie die perkutane Nephrolithotripsie (PCNL) und die Ureterorenoskopie (URS) zum Einsatz. Schnittoperationen sind heute eine Rarität.

Eine sinnvolle Steinbehandlung umfasst aufgrund der hohen Rückfallquote neben der Steinentfernung auch eine Metaphylaxe (Vorbeugung des Rückfalles). Dazu muss jeder Stein analysiert werden (Röntgendiffraktiometrie oder Infrarotspektroskopie), zusätzlich müssen Stoffwechseluntersuchungen (vor allem im Sammelurin) durchgeführt werden. Durch geeignete Maßnahmen (Ernährungsberatung, Medikamente) kann die Rückfallrate drastisch gesenkt werden. Dadurch lassen sich langfristig im Gesundheitssystem erhebliche Kosten einsparen.

Die Therapie wird teilweise stationär, teilweise ambulant erfolgen können. Es ist in der Zukunft mit einer weiteren Zunahme der Fälle zu rechnen.

Die Einordnung in ein Zentrumskonzept ist nicht sinnvoll.

Qualitätssicherungsprogramme existieren zurzeit nicht.

Typische Fallpauschalen (DRG) sind die L18Z_A und L19Z_A für die URS und PCNL, die L42Z_A und L43Z_A für die ESWL und L64A_A und L64A_B für die konservative Therapie.

2.2 Harntransportstörungen

Hierzu gehören Störungen des Harntransports im unteren wie im oberen Harntrakt.

Prostatahyperplasie

Etwa ab dem 30. Lebensjahr beginnt die Prostata sich gutartig zu vergrößern. Die Ursachen sind letztlich nicht in allen Zusammenhängen geklärt, hauptsächlich scheinen aber Veränderungen des Testosteronstoffwechsels in der Prostata selbst eine Rolle zu spielen.

Die Zahl der Betroffenen steigt mit zunehmendem Lebensalter (rund 35 Prozent der 60–70jährigen, 45 Prozent der 70–80jährigen, über 50 Prozent der über 80jährigen).

Beschwerden entstehen dann, wenn durch das Wachstum der Prostata der Harnabfluss aus der Blase beeinträchtigt wird. Typische Beschwerden sind häufiges Wasserlassen, Harndrang, Dranginkontinenz, abgeschwächter Harnstrahl, Startschwierigkeiten, nächtliches Wasserlassen. Gelegentlich kommt es zum kompletten Harnverhalt.

Im den Anfangsstadien ist die Behandlung konservativ (medikamentös). In späteren Stadien wird die Prostatavergrößerung in der Regel operativ, meist minimal-invasiv behandelt. Goldstandard ist nach wie vor die transurethrale Resektion (TUR). Zunehmend ebenbürtig kommen Lasertherapieverfahren,

Elektrovaporisation und ähnliche Behandlungsmethoden hinzu. Schnittoperationsverfahren sind heute nur noch bei sehr großen Prostatae erforderlich. Die operative Therapie wird auch weiterhin überwiegend stationär durchgeführt werden.

Es existiert ein fakultatives Qualitätssicherungsprogramm.

Typische Fallpauschalen (DRG) sind die M02Z_A für TUR-Prostata, bei Harnverhalt die L05Z_A und L15Z_A.

Obstruktive Uropathie / Refluxnephropathie

Obstruktive Uropathie

Unter obstruktiver Uropathie versteht man eine Harnabflussbehinderung, die langfristig zur Schädigung der Niere führen kann. Sie kann angeboren (z. B. Harnleiterabgangsstenose) oder erworben sein (z. B. Harnleiterengen durch Tumoren, Bestrahlung, Morbus Ormond und Ähnliches).

Entsteht die Erkrankung langsam, gibt es in der Regel nur uncharakteristische Beschwerden. Kommt es plötzlich zum Harnstau, treten Schmerzen (Koliken) auf.

Die Behandlung hängt stark von der jeweiligen Ursache ab. Überbrückend können zur Sicherung des Harnabflusses und damit der Nierenfunktion ableitende Maßnahmen (z. B. perkutane Nephrostomie, Ureterschiene) eingeleitet werden. Wenn möglich, sollte anschließend eine definitive (ursächliche) Therapie durchgeführt werden. Die angewandten Verfahren richten sich nach der zugrunde liegenden Ursache (z. B. Nierenbeckenplastik bei Harnleiterabgangsstenose, Psoas Hitch-Operation bei distaler Harnleiterenge).

Die operative Therapie wird weiterhin stationär bleiben. Die Behandlung kindlicher (angeborener) Störungen kann in Zusammenarbeit mit der Kinderklinik eines Hauses erfolgen.

Qualitätssicherungsprogramme laufen zurzeit nicht.

Die DRG richten sich nach der Grunderkrankung, sie sind daher sehr komplex. Beispiele für eine Nierenbeckenplastik: L04Z_A, für perkutane / transurethrale Eingriffe L18Z_A.

Refluxnephropathie

Beim vesikoureteralen Reflux (Rückfluss von Urin aus der Blase in den oberen Harntrakt, VUR) handelt es sich um meist angeborene Insuffizienz des Übergangs des Harnleiters in die Blase. Rund 0,5 Prozent aller Kinder sind davon betroffen, Mädchen etwa viermal so häufig wie Jungen. In Zusammenhang mit Harnwegsinfektionen führt der VUR zu Funktionsstörungen der Niere und zu Bluthochdruck.

Bei Kindern mit Harnwegsinfektion wird eine entsprechende Diagnostik durchgeführt (Miktionszysturethrogramm, Nierensonographie, ggf. Nierenfunktionsszintigraphie).

Die Behandlung niedriggradiger Refluxe erfolgt durch eine niedrig dosierte Antibiotikaprophylaxe, hochgradige Refluxe bedürfen der Operation (Antirefluxplastik).

Die operative Therapie wird überwiegend stationär bleiben, am besten in Zusammenarbeit zwischen Urologischer und Kinderklinik.

Qualitätssicherungsprogramme laufen zurzeit nicht.

Die DRG richtet sich nach der Art der Therapie.

Harnröhrenstriktur

Hierbei handelt es sich um eine narbige Enge der Harnröhre. Meist ist sie Folge instrumenteller Maßnahmen (Harnröhrenkatheter, transurethrale Eingriffe), von Harnröhrenverletzungen oder -entzündungen.

Die Harnröhrenstriktur äußert sich in einer Abschwächung des Harnstrahls und anderen Störungen des Wasserlassens. Sie neigt zum Rückfall (etwa 30 Prozent).

Die Behandlung besteht überwiegend in endoskopischen Verfahren (interne Urethrotomie). Häufig rückfällige Strikturen werden mittels plastischer Operation (z.B. Erweiterung der Harnröhre mit Mundschleimhaut) behandelt.

Die endoskopische Therapie wird überwiegend ambulant durchgeführt, plastische Operationen bedürfen der stationären Therapie. Eine Einordnung in ein Zentrumskonzept ist nicht sinnvoll.

Derzeit gibt es keine Qualitätssicherungsprogramme.

Typische Fallpauschalen (DRG) sind die L20Z_A für die interne Urethrotomie und die L08Z_A für die plastischen Operationen.

Harnverhalt

Unter Harnverhalt versteht man das Unvermögen, die prall gefüllte Harnblase zu entleeren. Es handelt sich um eine urologische Notfallsituation, die unbehandelt auch zum Nierenversagen führen kann. Die häufigste Ursache ist die gutartige Vergrößerung der Prostata. Alles weitere siehe dort.

Neuromuskuläre Dysfunktion der Harnblase

Hierbei handelt es sich um Nervenversorgungsstörungen der Harnblase, die zu entsprechenden Funktionsstörungen (Speicher- [z. B. Inkontinenz] und/oder Entleerungsstörungen [z. B. Harnverhalt]) führen.

Grundsätzlich können fast alle Erkrankungen und Verletzungen des Zentralnervensystems solche Störungen verursachen. Häufig sind neuromuskuläre Dysfunktionen der Harnblase mit Mastdarm- und Sexualfunktionsstörungen verbunden.

Die wesentliche Säule der Diagnostik ist die urodynamische Funktionsuntersuchung (so genannte Harnblasendruckmessung).

Die Therapie ist je nach individueller Situation sehr vielfältig. Sie reicht von medikamentöser Behandlung über Physiotherapie und Selbstkatheterismus bis hin zu operativen Maßnahmen.

Sie wird daher teilweise ambulant, teilweise stationär durchgeführt. Sie erfolgt am besten im Rahmen eines Kontinenzzentrums.

Qualitätssicherungsprogramme laufen derzeit nicht. Aufgrund der großen Komplexität ist es schwierig, charakteristische DRG anzugeben.

2.3 Infektionen der Harn- und männlichen Genitalorgane

Die Diagnoseschlüssel der relevanten Infektionen der Harn- und männlichen Genitalorgane zeigt Tab. 3.

Tabelle 3: Diagnoseschlüssel Harn- und männliche Genitalorgane

N 40	Orchitis / Epididymitis
N 39	Sonstige Erkrankungen des Harnsystems
N 10	Akute tubulointerstitielle Nephritis
N 12	Tubulointerstitielle Nephritis (nicht akut)
N 41	Entzündliche Erkrankung der Prostata

Infektionen der Harnorgane

Infektionen des Harntraktes werden in der Regel durch Bakterien verursacht. Sie können nur die Harnblase, aber auch die Nieren betreffen. Die schwerste Form ist die vom Harntrakt ausgehende Sepsis (Urosepsis). Harnwegsinfektionen sind die häufigsten Infektionen im Krankenhaus. Man rechnet mit 250.000 Betroffenen pro Jahr.

Harnwegsinfektionen äußern sich durch Beschwerden beim Wasserlassen. Sind die Nieren betroffen, kommt Fieber dazu. Die Urosepsis ist ein lebensbedrohliches Krankheitsbild, das einen Schock mit Multiorganversagen hervorrufen kann.

Die Diagnostik umfasst neben bildgebenden Verfahren Laboruntersuchungen einschließlich der Urin- und Blutbakteriologie.

Die Behandlung besteht in der Gabe von Antibiotika und unterstützenden Maßnahmen. Bei Harnabflussbehinderungen sind ableitende Maßnahmen indiziert (siehe obstruktive Uropathie). Die Urosepsis erfordert häufig intensivmedizinische Maßnahmen.

Je nach Schweregrad wird die Therapie ambulant oder stationär durchgeführt. Eine Einordnung in ein Zentrumskonzept ist nicht sinnvoll. Qualitätssicherungsprogramme laufen zurzeit nicht.

Typische Fallpauschale (DRG) sind die L63A_A und L63B_A für Harnwegsinfektionen, T60B_A für die Urosepsis.

Infektionen der männlichen Genitalorgane

Infektionen des männlichen Genitaltrakts werden in der Regel auch durch Bakterien verursacht. Sie können die Harnröhre, die Prostata und Hoden / Nebenhoden betreffen.

Sie äußern sich je nach Organbefall durch Ausfluss aus der Harnröhre, Schmerzen in den betroffenen Organen sowie beim Wasserlassen und Fieber.

Die Diagnostik umfasst neben bildgebenden Verfahren Laboruntersuchungen einschließlich der Urin- und Genitalsekretbakteriologie.

Die Behandlung besteht in der Gabe von Antibiotika und unterstützenden Maßnahmen. Bei Harnabflussbehinderungen sind ableitende Maßnahmen indiziert (z. B. suprapubischer Katheter).

Je nach Schweregrad wird die Therapie ambulant oder stationär durchgeführt. Eine Einordnung in ein Zentrumskonzept ist nicht sinnvoll.

Qualitätssicherungsprogramme laufen zurzeit nicht.

Eine typische Fallpauschalen (DRG) ist die M62Z_A.

2.4 Gutartige Erkrankungen des äußeren männlichen Genitales

Die häufigsten gutartigen Diagnosen im diesem Gebiet sind die Hoden- und Hydatidentorsion sowie die Phimose.

Hoden- und Hydatidentorsion

Bei der Hodentorsion handelt es sich um eine Verdrehung des Samenstrangs, wodurch die Blutzufuhr des Hodens gestört wird. Es handelt sich um eine absolute Notfallsituation, die innerhalb von vier bis sechs Stunden nach Auftreten der ersten Beschwerden behandelt werden muss. Ansonsten kann der Hoden absterben.

Die Hydatidentorsion ist eine Verdrehung eines Hodenanhangsgebildes (Morgagni'sche Hydatide). Sie betrifft meist Jugendliche und junge Erwachsene.

Die Hoden- und Hydatidentorsion äußert sich durch heftige Schmerzen im Hodensack.

Die Diagnostik umfasst neben der körperlichen Untersuchung vor allem die farbkodierte Duplexsonographie zur Durchblutungsbeurteilung der Hodengefäße.

Die Therapie ist operativ. Ist der Hoden ausreichend durchblutet, wird er und auch der Gegenhoden (prophylaktisch) festgenäht (Orchidopexie).

Die Therapie wird in der Regel aufgrund des Notfallcharakters stationär durchgeführt. Eine Einordnung in ein Zentrumskonzept ist nicht sinnvoll. Qualitätssicherungsprogramme existieren nicht.

Die Fallpauschale (DRG) ist die M12B_A.

Phimose

Unter Phimose versteht man die Verengung der Vorhaut des Penis. Sie kann angeboren oder durch Entzündungen / Hautkrankheiten im Laufe des Lebens erworben sein. Sie betrifft eins bis drei Prozent aller Männer. Probleme entstehen durch wiederkehrende Entzündungen bis hin zur seltenen bösartigen Entartung bzw. Gebärmutterhalskrebs bei der Sexualpartnerin.

Die Therapie ist in der Regel operativ (Beschneidung = Zirkumzision).

Der Eingriff wird im Allgemeinen ambulant durchgeführt, bei Begleiterkrankungen bzw. Risikofaktoren auch stationär.

Eine Einordnung in ein Zentrumskonzept ist nicht sinnvoll. Qualitätssicherungsprogramme existieren nicht.

Die Fallpauschale (DRG) ist die M05Z_A.

Prof. Dr. Dr. Walter Ludwig Strohmaier

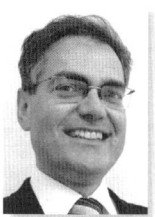

Seit 1996 Chefarzt der Urologischen Klinik des Klinikums Coburg, Akademisches Lehrkrankenhaus der Universität Würzburg

1998 Ernennung zum außerplanmäßigen Professor der Eberhard-Karls-Universität Tübingen

Seit 2000 Leiter der Sektion Neurourologie der Fachklinik Medical Park Bad Rodach

Ärztlicher Direktor des Klinikums Coburg, Akademisches Lehrkrankenhaus der Universität Würzburg seit 2001

Ab 2002 Leiter des Kontinenzzentrums Klinikum Coburg (zertifiziert durch die Deutsche Kontinenzgesellschaft e. V.)

Dr. Martin Schütte

GEBURTSHILFE UND GYNÄKOLOGIE

Gliederung:

1. Einleitung

2. Schwangerschaft und Geburt

3. Gynäkologie (Frauenheilkunde)
    3.1 Endometriose
    3.2 Senkungserkrankungen des weiblichen Genitales

4. Gynäkologische Onkologie

1. Einleitung

Das medizinische Fachgebiet Frauenheilkunde und Geburtshilfe widmet sich den physiologischen und insbesondere krankhaften Abläufen, die sich in der weiblichen Genitalfunktion ergeben. Hieraus resultieren konservative und operative Behandlungsmaßnahmen.

Die Sexualfunktion ist in hohem Maße gekoppelt mit der Fortpflanzung. Die Geschlechtsorgane der Frau werden in ihrer systematischen Anatomie unterteilt nach dem äußeren und inneren Genitale; das äußere Genitale umfasst die Vulva (Schamlippen, Klitoris) und den Scheideneingang. Die oberen Anteile der Vagina, die Gebärmutter mit den Eileitern und Eierstöcken gehören zu den inneren Geschlechtsorganen.

Während der Geschlechtsreife der Frau kommt es zu monatlichen Blutungen, verursacht durch die zyklische Abstoßung der Gebärmutterschleimhaut.

Die Eierstöcke enthalten das genetisch fixierte Fortpflanzungsmaterial in den Eizellen (insgesamt circa 20000 bis 40000), die schon in der Embryonalzeit angelegt werden.

Unter dem Einfluss der steuernden Hormone der Hirnanhangdrüse (Hypophyse) und des übergeordneten Zwischenhirnanteils (Hypothalamus) reifen monatlich jeweils einige wenige Eizellen heran mit Ausbildung von sprungreifen Eibläschen (Follikel), die dann jeweils in der Mitte eines Monatszyklus springen und über die Oberfläche der Eierstöcke in die Eileiter hineingelangen. Dort (also in dem Eileiter) kommt es während des auf die Gebärmutter zugerichteten Transportes gegebenenfalls zur Befruchtung, wobei die gesprungene Eizelle sich mit den aufsteigenden Samenzellen verbindet und verschmilzt (Konzeption). Im Rahmen der damit sofort einsetzenden Zellteilungen entsteht der Embryo. Dieser „Keimling" ist durch das genetische Material in den Chromosomen der Gameten (Ei- und Samenzelle) bereits vollständig determiniert. Die Entwicklung der Organanlagen vollzieht sich bis zur zwölften Woche nach Konzeption (also der 14. Woche nach der letzten Menstruation, da diese dem Eisprung typischerweise um 14 Tage vorausgeht).

Ab der 14. Woche (post menstruationem) wird das werdende Kind im Mutterleib als Foet bezeichnet. Die Organanlage ist also bereits abgeschlossen; es beginnt in der Fetalzeit die Ausreifung sowie das Wachstum der Organsysteme.

Während eines jeden Menstrualzyklus (der geschlechtsreifen Frau) kommt es unter dem Einfluss der hypophysären Steuerungshormone nicht nur zur Eireifung und zum Eisprung, sondern auch zu einem zyklischen Anstieg und Abfall der Eierstockshormone (Östrogene und Gelbkörperhormone) mit den entsprechenden hormoninduzierten Veränderungen der Gebärmutterschleimhaut.

Kommt es nicht zu einer Befruchtung (bzw. Schwangerschaft) löst sich der in der zweiten Zyklushälfte (nach dem Eisprung) gebildete Gelbkörper im Eierstock automatisch auf, verbunden mit einem raschen Abfall des Gelbkörperhormons Progesteron. Hierdurch wird die oberflächliche Schicht der Gebärmutterschleimhaut abgestoßen; es kommt zur Menstruation- bzw. Periodenblutung. Im Falle einer Schwangerschaft unterbleibt die Blutung, bedingt durch die Persistenz des Gelbkörpers mit Fortbestand der Gelbkörperhormonproduktion.

Im Falle einer Schwangerschaft bildet sich sehr rasch die Placenta (Mutterkuchen) aus. Dieses Gewebe produziert dann autonom die Hormone, die für den Erhalt der Schwangerschaft von Bedeutung sind (Schwangerschaftshormon HCG, Gelbkörperhormon Progesteron sowie Östrogene).

Die Hormonproduktion in den Eierstöcken ist für den Zeitraum der Schwangerschaft (40 Wochen) „stillgelegt".

Die sogenannte Geschlechtsreife der Frau endet meistens zwischen dem 45. und 50. Lebensjahr; nachfolgend erlischt die Eierstocksfunktion allmählich, die Hormonproduktion geht stark zurück; es kommt dann nicht mehr zu Eireifungen, Eisprüngen und Schwangerschaften.

Die **gynäkologische Endokrinologie** beschäftigt sich mit den Funktionen und Störungen dieser hormonellen Zusammenhänge.

Ein besonders wichtiges Tätigkeitsfeld ist den Gynäkologen in diesem Zusammenhang der unerfüllte Kinderwunsch, der als Sterilität bezeichnet wird (wenn sich bei einem Paar auch nach mehrjährigem intensivem Bemühen keine Schwangerschaft einstellt).

Die Ursachen liegen sowohl in einer gestörten Eierstocks- oder Hypophysenfunktion – und sind zudem nicht selten auch durch Störungen der männlichen Fertilität (Fruchtbarkeit) bedingt.

Die Ursachen für die zahlenmäßig zunehmende Sterilitätsproblematik sind vielfältig, unter anderem bedingt durch ein etwas höheres Alter der „Fortpflanzungswilligen".

Die daraus resultierenden notwendigen therapeutischen Maßnahmen sind oft verbunden mit direkten Eingriffen in die hormonelle Steuerung bei gestörter Eizellenreifung. Zusätzlich muss sehr oft die Konzeption (der eigentliche Zeugungsvorgang mit Verschmelzung von Ei – Samenzellen) außerhalb des Körpers „in vitro" (das heißt im Reagenzglas) vollzogen werden, weswegen diese Form der Behandlung als „in vitro"-Fertilisation (IVF) bezeichnet wird.

Bei derartigen Therapievorgängen mit entsprechender Manipulation von Ei- und Samenzellen ergeben sich zwangsläufig nicht ganz selten ethische Konflikte, zu denen sich zunehmend auch psychologische und finanzielle hinzugesellen.

Aufgrund der allgemeinen demographischen Entwicklung mit Überalterung der Bevölkerung erlangt die komplexe Sterilitätstherapie auch ökonomisch stetig an Bedeutung. Die hierfür zur Verfügung stehenden finanziellen Mittel werden allerdings immer knapper.

2. Schwangerschaft und Geburt

Der normale Schwangerschaftsverlauf erstreckt sich über (im Mittel) 40 Wochen, wonach es dann typischerweise zur Geburt kommt; letztere geht mit Wehen einher, das heißt Kontraktionen der glatten Muskulatur der Gebärmutter, die das untere Segment der Gebärmutter eröffnen (auf etwa zehn Zentimeter). Diese Phase der Geburt wird als Eröffnungsphase bezeichnet, an die sich (nach vollständiger Eröffnung des Muttermundes) die so genannte Austreibungsphase anschließt, wobei sich das ungeborene Kind mit dem Kopf voran durch das kleine Becken der werdenden Mutter passiv nach unten bewegt und dann geboren wird.

Circa 95 Prozent der Kinder werden aus Schädellage geboren, wobei das Kind mit dem Hinterhaupt zuerst auf die Welt kommt. Hierdurch wird weniger Platz für den Geburtsvorgang benötigt, als wenn das Kind mit dem Vorderhaupt (oder gar Gesicht) durch den Geburtskanal des Beckens hindurch müsste.

Besonderheiten ergeben sich also bei regelwidriger Kindslage in vielfacher Weise; auch die so genannte Beckenendlage stellt im Gegensatz zu der normalen Hinterhauptslage eine etwas risikobehaftete Situation dar, da hierbei das Kind mit dem Becken (z. B. Steiß) oder den unteren Extremitäten (Fußlage) zuerst auf die Welt kommt, wodurch der Kopf naturgemäß zuletzt durch das Becken hindurch bewegt würde. Dies ist nachteilig, da der Kopf des Neugeborenen den größten Umfang im Vergleich zum Rumpf und den Extremitäten ausmacht und zudem durch die Schädelknochen eine härtere Konsistenz hat, sodass „das dicke Ende" zuletzt käme und der Geburtskanal der Mutter entsprechend wenig gedehnt wäre. Derartige regelwidrige Kindslagen sind daher mit einem höheren Geburtsrisiko behaftet. Nicht selten erfolgt dabei die Entbindung durch Kaiserschnitt, wobei die Entwicklung des Kindes durch einen Bauchschnitt unter Umgehung des natürlichen Geburtsvorganges erfolgt. Kaiserschnitte wurden bereits schon zur Römerzeit durchgeführt, waren aber damals mit einer extrem hohen mütterlichen Sterblichkeit belastet.

Nicht nur bei regelwidrigen Lagen erfolgt heute (häufiger als früher) ein Kaiserschnitt, überwiegend unter präventiven Gesichtspunkten, nämlich um mögliche Geburtsschäden von den Neugeborenen fernzuhalten. Diese Entwicklung in der Geburtshilfe steht zwar in einem deutlichen Kontrast zu dem oft patientenseitig angestrebten natürlichen sanften Geburtsvorgang; auf der anderen Seite ist das Sicherheitsbewusstsein und der daraus resultierende Anspruch zunehmend im Vordergrund und hat in starkem Maße dazu beigetragen, dass Patienten zunehmend mit dem manchmal medizinisch unbegründeten Wunsch nach Kaiserschnitt an die Geburtsklinik bzw. den Arzt herantreten.

Die Geburtshilfe befindet sich also nicht ganz selten im Spannungsfeld zwischen dem natürlichen Gebärvorgang und dem hohen Sicherheitsanspruch für Mutter und Kind. Die Anforderungen für die notfallmäßige Intervention während der Geburt sind hoch. Dadurch entstehende Kosten (insbesondere im Vorhalten des Personals) stehen (je nach Geburtenzahl einer Klinik) nicht immer in einem glücklichen wirtschaftlichen Verhältnis zu den Erlösen.

In der Frühschwangerschaft kann der Verlauf gelegentlich kompliziert sein durch eine das übliche Maß bei Weitem übersteigende schwangerschaftsbedingte Übelkeit (deren Ursachen bis heute ungeklärt sind) sowie anderen Fehlentwicklungen, die zum Absterben des Embryos führen können und dann mit einer Fehlgeburt (Abort) enden.

Im weiteren Verlauf der Schwangerschaft können sich Probleme ergeben durch Frühgeburtlichkeit mit vorzeitigen Wehen und zu früh einsetzender Geburt. In solchen Situationen müssen die werdenden Mütter mitunter über mehrere Wochen mit wehenhemmenden Medikamenten und Bettruhe behandelt werden.

Unter einer foetalen Mangelentwicklung versteht man eine nicht ausreichende (nicht zeitgerechte) Größenzunahme des Kindes („small for date"), Ursache ist eine überwiegend chronische Unterfunktion des Mutterkuchens mit mangelnder Versorgung des ungeborenen Kindes (mit Nährstoffen, Sauerstoff etc). Hieraus resultieren zu kleine Kinder, die während der Schwangerschaft einem deutlich erhöhten Risiko ausgesetzt sind. Ursachen einer solchen Mangelentwicklung sind vor allem Rauchen der Mütter während der Schwangerschaft und in einigen Fällen auch schwangerschaftsbedingte Erkrankungen (so genannte Gestosen mit erhöhtem Blutdruck, Wassereinlagerungen und Nierenerkrankungen). Derartige Fehlentwicklungen bedürfen der sehr engmaschigen sorgfältigen Überwachung und Behandlung. Nicht selten muss bei derartigem Verlauf die Schwangerschaft vorzeitig beendet werden (z. B. durch medikamentöse Weheneinleitung oder durch Kaiserschnitt).

In jedem Falle ist eine enge Kooperation mit der betreuenden Kinderklinik (Neugeborenenstation) dringend erforderlich.

3. Gynäkologie (Frauenheilkunde)

Die Gynäkologie beschäftigt sich überwiegend mit frauenspezifischen Erkrankungen in allen Altersphasen. Wie auch in den anderen Fächern der Medizin wird zwischen konservativer (bzw. konservierender) und operativer Behandlung unterschieden.

Ein Teilgebiet der sogenannten konservativen Gynäkologie ist die gynäkologische **Endokrinologie** (Lehre von den weiblichen Hormonstörungen) inklusive der Sterilitätsbehandlung (siehe oben).

Entzündliche Erkrankungen des weiblichen Genitale werden überwiegend konservativ (das heißt nicht operativ) behandelt, soweit es die Situation zulässt. Die auslösenden Keime (vorwiegend Bakterien) führen vom äußeren zum inneren Genitale in aufsteigender Richtung (Keim-Aszension), wobei krankhafte Erreger über die Scheide in den Gebärmutterhals und von dort aus in die Gebärmutterhöhle, Eileiter und Eierstöcke geraten und somit schließlich durch Besiedlung des gesamten Genitaltraktes zu Entzündungen führen können.

Je nach Lokalisation des Entzündungsherdes wird unterschieden zwischen Vulvitis (Entzündung des äußeren Genitale), Kolpitis (Scheidenentzündung), Endometritis (Reizung der Gebärmutterschleimhaut) und Adnexitis (Entzündung von Eileitern und Eierstöcken). Bei unbehandelter stärkergradiger Eileiter- und Eierstocksentzündung kann der Infekt auf das umgebende Bauchfell (Bauchhöhle) übergehen und hier zu erheblichen Verklebungen und Verwachsungen sowie zur Destruktion von Eileitern, Eierstöcken und umgebenden Gewebe führen. Auch die Einschmelzung (Abszedierung) von Teilen des Genitaltraktes kann die Folge sein.

Wie auch sonst führen entzündliche Prozesse zu Schmerzen und Schwellung des betroffenen Organs (oder Organteils). Die Behandlung besteht in der Verabreichung von Antibiotika (und Bettruhe). Bei der Vulvitis und Kolpitis ist im Allgemeinen die lokale Therapie ausreichend (ausgenommen sind die Gonorrhoe und die Trichomonadenkolpitis, welche systemisch behandelt werden).

Bei Versagen der antibiotischen Therapie und insbesondere bei Abszedierung (Einschmelzung) entzündeter Eileiter und Eierstöcke ist jedoch die operative Sanierung mitunter unumgänglich, wobei mittels Bauchspiegelung oder Bauchschnitt das eingeschmolzene Gewebe zu entfernen und zu drainieren ist.

Gelegentlich ist die Diagnose bei den vielfachen Ursachen für Unterbauchschmerzen nicht auf Anhieb klar, da Erkrankungen der benachbarten Organe ähnliche Symptome hervorrufen können wie eine Entzündung des inneren Genitale; hierbei muss vor allem differenzialdiagnostisch an eine Blinddarmentzündung (Appendicitis) oder Harnwegsinfektion gedacht werden.

Neben den bakteriellen Infekten können Entzündungen des Genitaltraktes auch durch Pilze und andere parasitäre Mikroorganismen hervorgerufen werden wie Flagellaten; letztere sind einzellige Geisseltierchen (so genannte Trichomonaden), die häufig Ursache für Scheiden- und Harnröhrenentzündungen sind. Auch diese Erreger werden (lokal oder systemisch mittels Tabletten) mit Chemotherapeutika (Antimykotika, Antibiotika) behandelt.

Der antibiotischen Therapie weniger zugänglich sind die viralen Erkrankungen des unteren weiblichen Genitaltraktes. Viren sind zwar auch in gewissem Umfang mit chemischen Substanzen (so genannte Virustatika) zu therapieren, der Erfolg ist jedoch im Allgemeinen sehr viel geringer, als man es von der antibiotischen Therapie bakterieller Infekte gewohnt ist. Die meisten Viren lassen sich medikamentös überhaupt nicht effizient behandeln. Die größte Rolle spielen Herpes simplex, humane Papillomaviren (HPV) sowie HIV.

Eine akute genitale Herpesinfektion zum Zeitpunkt der Entbindung ist sehr nachteilig, da (im Gegensatz zu Erwachsenen) das Virus für Neugeborene sehr gefährlich ist (Gefahr der Hirnentzündung), sodass in solchen (seltenen) Fällen ein Kaiserschnitt notwendig ist, um den Kontakt des Kindes mit dem Virus im Bereich des äußeren Genitale der Mutter zu vermeiden.

Die humanen *Papillomaviren* existieren in zahlreichen Variationen, wovon einige eine krebsauslösende Wirkung haben können und bei der Entstehung des Gebärmutterhalskrebses die größte Rolle spielen. Die meisten Virusträgerinnen erkranken jedoch nicht an einem Gebärmutterhalskrebs; letzterer lässt sich bei den meisten durch Vorsorgeuntersuchungen vermeiden, indem Vorstufen zur Bösartigkeit durch den Zellabstrich rechtzeitig erkannt und beseitigt werden können. Eine chemische Behandlungsmöglichkeit mit Medikamenten existiert derzeit noch nicht. Das Entstehen der Bösartigkeit lässt sich in solchen Fällen (bei entsprechenden Zellveränderungen) durch eine operative Entnahme des erkrankten Gewebes am Gebärmutterhals verhindern.

Die gynäkologische Vorsorgeuntersuchung ist also zur Prävention des Gebärmutterhalskrebses eine sehr effektive Maßnahme.

Die meisten der Genitalinfektionen sind sexuell übertragbar und werden deswegen den so genannte Fluktuationskrankheiten subsumiert. Dabei haben einige der in früherer Zeit sehr gefürchteten so genannte venerischen Erkrankungen (Syphilis, Gonorrhoe) ihren Schrecken verloren, da eine wirksame antibiotische Therapie zur Verfügung steht; hingegen stellen HIV und andere Viruserkrankungen unverändert ein großes therapeutisches Problem dar.

Obwohl keine Erkrankung des Genitale wird auch das Virus, das die Hepatitis verursacht, nicht so selten sexuell übertragen, sodass von den Impfkommissionen eine Impfung junger Mädchen (noch vor Eintritt in sexuelle Aktivitäten) empfohlen wird.

3.1 Endometriose

Die Endometriose ist eine weitverbreitete Frauenkrankheit. Kennzeichnend ist die ektope Ausbreitung von Schleimhautgewebe der Gebärmutter (Endometrium) und zwar außerhalb der Gebärmutterhöhle. Versprengte Gewebekomplexe der Gebärmutterschleimhaut können neben einer Fehlbesiedlung in der glatten Muskulatur der Gebärmutterwand sich auch außerhalb des Organs ausbreiten. Am häufigsten sind dabei Absiedlungen in den Nachbarorganen des kleinen Beckens; besonders häufig betroffen sind die umgebenden Bauchfellstrukturen, Eileiter, Eierstöcke, Harnblase und Enddarm. Die Endometrioseinfiltrate können dabei auch die Umgebung der Harnleiter und fernab gelegene Strukturen außerhalb der Bauchhöhle befallen, bis hin zum Zwerchfell.

Wie das Schleimhautgewebe der Gebärmutter sind auch die Endometrioseabsiedlungen fernab des Organs in hohem Maße hormonabhängig: Östrogene (Eierstockshormone) stimulieren die fehllokalisierten Gewebeinfiltrate und führen zu unerwünschten Gewebsreaktionen, Vernarbungen, Verwachsungen bis hin zur Ausbildung von Pseudotumoren. Diese Fehlentwicklung geht oft mit menstruationsabhängigen Bauchschmerzen einher und kann in hohem Maße belästigend werden. Zudem kann die Funktion der befallenen Organe mitunter beeinträchtigt sein.

Ursächlich für die Endometriose sind „Absiedlungen" der Gebärmutterschleimhaut, wobei die Ausbreitungsgenese sehr unterschiedlich sein kann. Es existieren mehrere Theorien:

Neben angeborener Fehlentwicklung existieren Verschleppungsmechanismen z. B. bei der Menstruation sowie bei operativen Manipulationen an der Gebärmutterschleimhaut (z. B. bei Ausschabungen, Kaiserschnitt und anderen Operationen). Trotz der mitunter disseminierten Ausbreitung der Erkrankung ist die Endometriose in ihrem Verhalten nicht bösartig – im Gegensatz zu den malignen Tumoren (Geschwulsterkrankungen). Aufgrund der Hormonabhängigkeit existiert die Endometriose nur bei Frauen in der so genannte Geschlechtsreife (der Zeit der Eierstockshormonaktivität), bildet sich also jenseits der Wechseljahre zurück. Die Therapie besteht in der operativen Entfernung einzelner Endometrioseherde als auch in Hormonbehandlungen, die entweder zu einer vorübergehenden Ausschaltung der Eierstocksfunktion oder aber unmittelbar zu einer Rückbildung der fehllokalisierten Schleimhautinfiltrate führen.

Die **Hormontherapie** gehört auch in anderen Bereichen zum Handwerkszeug der konservativen Gynäkologie, z. B. bei Blutungsstörungen sowie bei Wechseljahresbeschwerden mit vegetativen Symptomen aufgrund mangelnder Hormonproduktion jenseits der Wechseljahre (zu meist im Alter von über 50 Jahren). Eine Östrogentherapie lindert derartige vegetative Beschwerden (Hitzewallungen, Schweißausbrüche, Schlafstörungen, depressive Verstimmungen) oft sehr zuverlässig. Die Östrogentherapie jenseits der Wechseljahre ist jedoch aufgrund von Nebenwirkungen kritisch einzusetzen, da z. B. das Brustkrebs- und Thromboserisiko durch Östrogene in geringem Maße erhöht wird.

Die **operative Gynäkologie** beschäftigt sich mit den Frauenleiden, die medikamentös nicht (bzw. nicht ausreichend) zu beeinflussen sind.

Häufig durchzuführende operative Eingriffe in der Gynäkologie sind die Ausschabung der Gebärmutter (Abrasio, Curettage) als auch die endoskopische Methoden (Spiegelung der Bauchhöhle, Spiegelung der Gebärmutterhöhle).

Blutungsstörungen (zu starke, zu häufige Dauerblutungen ebenso wie Zwischenblutungen) sind häufige Indikationen für eine Spiegelung der Gebärmutterhöhle sowie die Ausschabung der oberflächlichen Schleimhautschicht. Dies dient sowohl der diagnostischen Sicherheit zum Ausschluss von bösartigen Erkrankungen als auch zur Blutstillung bei Blutungsproblemen.

Frühschwangerschaften können durch vielfache Einflüsse gestört sein und dann absterben, was zur *Fehlgeburt* führt.

Neben embryonalen Fehlanlagen mit genetischen Defekten etc. kommen jedoch auch viele andere Ursachen für Fehlgeburten infrage (z. B. Virusinfekte). Das abgestorbene Schwangerschaftsgewebe muss dann durch Curettage entnommen werden.

Bei vorzeitiger Eröffnung des Gebärmutterhalses (Cervixinsuffizienz) kann es in der frühen und mittleren Schwangerschaftsphase sinnvoll sein, den Gebärmutterhals operativ mit einem Bändchen zu verschließen (Cerclagetechnik), um eine Fehl- oder Frühgeburt zu vermeiden.

Bei Fehleinnistung der sehr frühen Schwangerschaft kommt es zur so genannten extrauterinen Gravidität, das heißt zu einer Schwangerschaftsimplantation außerhalb der Gebärmutter. Am häufigsten bleibt dabei die Schwangerschaft im Eileiter „hängen"; der reguläre Transport in die Gebärmutterhöhle bleibt dann aus; die Schwangerschaft wächst dann in der Folge an falscher Stelle. Aufgrund der relativ raschen Größenzunahme rupturiert dabei der Eileiter; es kommt zu (mitunter heftigen) Blutungen in die Bauchhöhle. Fehllokalisierte Schwangerschaften müssen daher entfernt werden, was ganz überwiegend über die Technik der Bauchspiegelung geschieht.

Diese Vorgehensweise mit so genannte minimal invasiver Technik hat sich in vielen Teilbereichen der operativen Gynäkologie etabliert – und inzwischen auch in vielen Segmenten der Nachbarfächer, Chirurgie, Urologie etc. ausgebreitet. Mithilfe entsprechender Optiken und speziellen Instrumentariums gelingt es unter Vermeidung eines früher üblichen Bauchschnittes, viele Krankheiten zu beseitigen, wodurch die Operation mit geringeren Verletzungen und einer rascheren Rekonvaleszenz einhergeht. Die verschiedensten technischen Anwendungen führen im Ergebnis zu einer Schonung des Gewebes, wodurch die Patientin weniger belastet und der Krankenhausaufenthalt abgekürzt wird.

Derartige minimal invasive operative Vorgehensweisen sind sehr oft angebracht bei der Entfernung von Eierstockscysten („Wasserblasen" im Eierstock), gutartigen Geschwulsterkrankungen von Eierstöcken und Gebärmutter, zu denen auch Myome gehören. Bei den zuletzt genannten handelt es sich um (fast immer) benigne Knoten, die aus der glatten Muskulatur der Gebärmutterwand hervorgehen und weit verbreitet sind. Derartige Myome können einzeln oder in größerer Anzahl auftreten und die Gebärmutter in erheblichem Maße vergrößern und deformieren. Je nach Ausdehnung und Lokalisation der Muskelknoten in der Gebärmutter können erhebliche Blutungsstörungen mit stärkerem Blutverlust und Blutarmut die Folge sein; gelegentlich entsteht durch expansives Wachstum ein Druckgefühl im Becken mit Verlagerung der Nachbarorgane (Harnblase, Darm). In vielen Fällen bleiben auch große Myome mitunter asymptomatisch.

Neben einer organerhaltenden Entfernung mit Ausschälung der Myome kommt auch die Entfernung der gesamten Gebärmutter (Hysterektomie) in Betracht, vor allem dann, wenn die Betroffenen keinen Kinderwunsch mehr haben. Das organerhaltende Vorgehen ist naturgemäß bei jüngeren Patientinnen angebracht.

3.2 Senkungserkrankungen des weiblichen Genitales

Senkungserscheinungen sind weit verbreitet und bedeuten, dass sich Gebärmutter und/oder Scheide mit den benachbarten Organen (Harnblase, Enddarm) inklusive des Beckenbodens absenken. Ein derartiger Descensus führt dann meist zu einem unangenehmen Druckgefühl im Bereich des Beckenbodens sowie zu Funktionsstörungen, die insbesondere die Harnblase betreffen.

Besonders störend ist dabei die Harninkontinenz (Blasenschwäche) mit unwillkürlichem Urinverlust. Die betroffenen Patientinnen sind hierdurch in ihrem sozialen Umfeld massiv belästigt.

Der Grad der Senkung kann sehr unterschiedlich ausgeprägt sein und bis zum vollständigen Vorfall (Prolaps) der betroffenen Organe (Gebärmutter, Scheide, Harnblase, Enddarm) führen.

Ursächlich ist eine Bindegewebsschwäche mit ungenügender Haltefunktion der Organe im kleinen Becken. Begünstigend wirken schwere Geburten mit großen Kindern. Die Senkungserscheinungen zeigen sich oft mit zunehmendem Alter verstärkt.

Konservative Maßnahmen mit Beckenbodengymnastik sind nur bedingt wirksam. Die Stützfunktion von in die Scheide einzubringenden Pessaren (Halteringen) ist oft für die Betroffenen nicht zumutbar. Eine Wiederherstellung der intakten Beckenbodenfunktion ist daher zumeist mit operativen Korrekturen verbunden, die überwiegend von vaginal durchgeführt werden, mitunter aber auch in Kombination mit abdominellen (das heißt vom Bauch aus vorzunehmenden) operativen Techniken erfolgen.

Zunehmend werden dabei auch stützende Implantate in Form von Bändern und anderen Haltestrukturen dauerhaft eingenäht, um die mangelnde Funktion des körpereigenen Bindegewebes zu kompensieren. Hierdurch wird auch die Inkontinenz der Harnblase behoben.

4. Gynäkologische Onkologie

Bösartige Geschwulsterkrankungen und deren Behandlung spielen in der Frauenheilkunde eine große Rolle. Während die meisten bösartigen Tumoren ihren Altersgipfel zwischen 50 und 70 Jahren haben, ist der Gebärmutterhalskrebs eher eine Erkrankung der jüngeren Frau mit einem Altersgipfel zwischen 35 und 50 Jahren.

In kaum einem anderen Teilgebiet der Medizin ist die Vorsorgeuntersuchung derartig etabliert wie in der Gynäkologie. Die überzeugenden Erfolge der zytologischen Untersuchungen von Zellabstrichen des Muttermundes hat eine inzwischen lange Tradition. Der Gebärmutterhalskrebs (Cervixcarcinom) zeigt sich hierdurch bedingt in den zivilisierten Ländern erheblich rückläufig, da bereits Vorstufen ganz überwiegend früh genug erkannt und durch relativ kleine Eingriffe mit Entfernung des erkrankten Muttermundsgewebes (unter Erhalt der Gebärmutter) geheilt werden und somit die Entstehung der Krebserkrankung von vornherein verhindert wird.

Für die Prävention des Zervixkarzinoms (und einiger anderer Tumoren) ist die Erkenntnis bahnbrechend, dass die meisten Erkrankungsfälle virusbedingt sind, und zwar verursacht durch so genannte humane Papillomaviren, von denen es eine relativ große Zahl verschiedener Erregertypen gibt. Einige von diesen können (meistens in einem langjährigen Verlauf) eine allmähliche bösartige Transformation der Zellen herbeiführen.

Die meisten Patientinnen mit einem derartigen Virusbefall erkranken zwar nicht, sondern entwickeln eine Immunität. Dennoch sind inzwischen wirksame Impfstoffe entwickelt worden, die bei prophylaktischer Anwendung Papillomavirusinfekte von vorneherein verhindern und somit mit großer Wahrscheinlichkeit auch eine besonders wirksame Verhinderung von Zervixkarzinomen darstellen. Die Impfstoffe werden voraussichtlich in allernächster Zeit zum Einsatz kommen.

Sinnvoll ist eine Impfung vor dem ersten Viruskontakt; dies bedeutet, dass bereits im Kindesalter geimpft werden sollte. Einzelheiten der Durchführung sind sowohl aus medizinischer Sicht wie auch aus dem Blickwinkel der Kosten noch in Diskussion.

Während die Prävention hinsichtlich des Gebärmutterhalskrebses also einer gewissen Perfektion entgegengeht, bestehen noch relativ große Defizite im Hinblick auf die Geschwulsterkrankungen der Eierstöcke. Krebserkrankungen der Gebärmutterschleimhaut (im Inneren der Gebärmutterhöhle) kommen im höheren Alter häufiger vor und sind im Allgemeinen durch die operative Entfernung der Gebärmutter sowie der Eierstöcke gut zu behandeln, sodass die Patientinnen im Durchschnitt eine relativ gute Prognose haben.

Bei den bösartigen Eierstockstumoren erfolgt hingegen die Diagnose meist in einem fortgeschrittenen Stadium, was zum Teil auf die intraabdominale

Lokalisation, vor allem aber die biologisch meist aggressiven Tumortypen zurückzuführen ist.

Die bösartigen Tumoren der Eierstöcke neigen sehr zu einer frühen disseminierten Ausbreitung in der gesamten Bauchhöhle. Trotz der damit einhergehenden technischen Schwierigkeiten lohnt es sich, in oft sehr lang dauernden aufwendigen Operationsschritten die in der gesamten Bauchhöhle verteilten Tumorabsiedlungen soweit wie nur irgend möglich zu entfernen, da in solchen Fällen trotz der initial fortgeschrittenen Erkrankung in Kombination mit einer Chemotherapie eine deutliche Verbesserung der Situation zu erzielen ist. Patientinnen dieser Art profitieren also sehr von einer „aggressiven" operativen Vorgehensweise und der medikamentösen Nachbehandlung. Hinsichtlich der Früherkennung des Eierstockkrebses haben sich diverse bildgebende Verfahren wie auch Versuche der biochemischen Nachweismethoden bisher nicht sehr hilfreich erwiesen.

Krebserkrankungen im Bereich der Schamlippen und der Scheide sind im Vergleich zu den Geschwulsterkrankungen der Gebärmutter und der Eierstöcke recht selten.

Während die Krebserkrankungen des äußeren Genitale durch radikale Operationstechniken angegangen werden, sind die malignen Tumoren der Scheide meist durch Strahlentherapie zu behandeln.

Die verschiedenen (überwiegend kombiniert anzuwendenden) Techniken der Bestrahlung spielen in der Gynäkologie seit jeher eine sehr große Rolle und haben eine überaus erfolgreiche Tradition insbesondere bei der Behandlung fortgeschrittener Gebärmutterhalskrebserkrankungen. Hierbei ist oft ausschlaggebend, dass die Bestrahlung nicht nur von außen durch die Haut hindurch an den Tumorherd appliziert wird (percutan), sondern auch von innen (transvaginal) als so genannte Kontaktbestrahlung mit hoher Dosis direkt an den Tumorherd verabreicht werden kann – und dies ohne die Nachbarorgane allzu sehr zu belasten.

Der Brustkrebs (Mammacarcinom) ist der häufigste maligne Tumor der Frau. In Deutschland gibt es jährlich circa 50.000 Neuerkrankungen. Knapp 20.000 davon versterben im Verlauf der Erkrankung. Aus diesem Grunde ist der Brustkrebs ein ganz besonderes Ziel intensiver Bemühungen in Früherkennung und Behandlung geworden.

Es ist unverkennbar, dass mit einer Früherkennung der Erkrankung sehr viel Leid erspart werden kann. Hilfsmittel hierzu sind Reihenuntersuchungen inklusive eines breiten Einsatzes der Mammographie (ab dem 50. Lebensjahr). Der Altersgipfel der Erkrankung besteht zwischen dem 50. und 70. Lebensjahr.

Eine besondere Erkenntnis im Verlauf der wissenschaftlichen Untersuchungen beim Brustkrebs war es in den 60 / 70 Jahren, dass die bis dahin stets vorgenommenen radikalen Operations- und Behandlungsformen nicht immer die effektivsten sind. Vielmehr gilt es, in einer individuell angepassten Weise den „richtigen" Weg zu finden, wobei vielfach brusterhaltende Operationstechniken in Kombination mit einer postoperativen Bestrahlung ebenso effizient sind wie die früher ausschließlich applizierten radikalen (ablativen) Operationen. So kann in vielen Fällen die Brust erhalten werden, was auch psychologisch von positiver Bedeutung ist.

Der Brustkrebs neigt in vielen Fällen dazu, sich über die Lymphbahnen (und Lymphknoten) auszubreiten. Eine Streuung von Tumorzellen kann zudem auch über die Blutbahn erfolgen.

Verbesserte und zielgerichtete Techniken erlauben es heute auch, schonende Vorgehensweisen bei der Lymphknotenentnahme anzuwenden. Hierbei wird der biologisch tatsächlich bedeutsame Lymphknoten entnommen und somit eine zuverlässige Aussage über die Gesamtheit der Lymphknoten erzielt, wodurch (im Gegensatz zu früheren Zeiten) ein Großteil der Folgemorbidität vermieden wird, was besonders bei den Patienten ohne Lymphknotenbefall von Bedeutung ist, da diese ansonsten oft lebenslang unter den Folgeschäden einer radikalen Lymphknotenentfernung zu leiden haben.

Besonders wichtig ist beim Brustkrebs die adäquate Anwendung **systemischer Therapien.** Das sind medikamentöse Behandlungen mit Wirkstoffen, die einen langzeitlichen Anspruch haben und über den Blutweg nicht nur die lokoregionalen Strukturen (Brust und zugehöriger Lymphknoten), sondern nahezu alle Organsysteme gleichzeitig auf dem Blutwege erreichen.

Sowohl die zytostatische Chemotherapie als auch die Hormontherapie haben einen hohen Stellenwert. Die Methoden werden postoperativ angewandt und zur Verhinderung von Rückfälligkeiten, insbesondere von Fernabsiedlungen der Krebserkrankung (in Lunge, Leber, Knochen und anderen Körperabschnitten). Auf diese Weise wird ganz wesentlich zu einem dauerhaften Überleben der Patientinnen beigetragen. Dies trifft auch für die

Strahlentherapie zu, welche im Behandlungskonzept einen hohen Stellenwert besitzt.

Aktuell stehen „zielgerichtete Therapieverfahren" besonders im Fokus wissenschaftlichen Interesses. Unter dem Schlagwort „Target Therapy" versteht man Substanzen, die an definierten Rezeptormolekülen der Tumorzellen (insbesondere den Zellmembranen) angreifen. Bei diesen Substanzen handelt es sich sowohl um immunologische Stoffe (Antikörper) wie auch um kleinere Moleküle, die besonders zielgerichtet Fehlfunktionen von Tumorzellen ausschalten und somit das Tumorwachstum unterbinden. Eine wichtige Voraussetzung für den wirksamen Einsatz solcher Behandlungsmethoden ist der Nachweis der molekularen Angriffspunkte im Tumorgewebe durch entsprechende Untersuchungsmethoden (zumeist immunhistochemische Methoden).

Der Brustkrebs ist in der Mehrzahl der Fälle eine hormonempfindliche Erkrankung, das heißt, er reagiert mit Proliferation und Wachstum auf die Eierstockshormone (Östrogene und Progesteron). Der Entzug dieser Hormone sowie die Anwendung von so genannte Antihormonen, kann hingegen therapeutisch gut genutzt werden. Die hormonellen Behandlungsformen sind im Allgemeinen sehr gut verträglich und verbinden eine hohe Wirksamkeit mit geringer Beeinträchtigung der betroffenen Patientinnen.

Dies spielt insbesondere eine umso größere Rolle, je fortgeschrittener die Erkrankung ist. Beim metastasierten Brustkrebs sind die endgültigen Heilungsaussichten zwar nicht mehr gegeben – dennoch kann auch für diese Patientinnen viel erreicht werden durch eine der jeweiligen Situation angemessene sequentielle Anwendung der einzelnen Therapieformen, wodurch eine „Chronifizierung" der Erkrankung erreicht wird, die bei der metastasierten Form ja nicht mehr heilbar ist. Dennoch gelingt es durch den geschickten stufenweisen Einsatz der verschiedenen Substanzen, nicht nur das Leben zu verlängern, sondern insbesondere die Lebensqualität der Erkrankten zu verbessern – das wichtigste Ziel palliativer Behandlungskonzepte.

Gerade beim Brustkrebs hat sich gezeigt, dass eine evidenzbasierte, individuell angepasste Behandlungssequenz sehr viel bessere Erfolge liefert, als ein starres Therapieschema mit simultaner Überhäufung der Patientin mit allen erdenklich möglichen Behandlungsformen gleichzeitig.

Hierdurch hat sich eine kluge Einsicht etabliert:

Weg von dem früheren Prinzip „einer maximal tolerierten (bzw. tolerablen) Therapie und hin zu einer maximal effektiven Behandlung bei einem Minimum an Nebenwirkungen" (Veronesi).

Neben den in der Gynäkologie traditionell hartnäckigen Bemühungen um Vorsorge und Früherkennung gibt es auch beim Brustkrebs positive erfolgreiche Ansätze in der Prävention, z.b. durch Umstellung von Ernährungsgewohnheiten und insbesondere auch mit chemischen Substanzen, die im Wesentlichen auf der antihormonellen Wirkung basieren. Hiermit lassen sich Brustkrebserkrankungen bei Hochrisiko-Kollektiven erfolgreich verhindern – ein sehr konkreter Weg in eine bessere Zukunft.

Dr. Martin Schütte

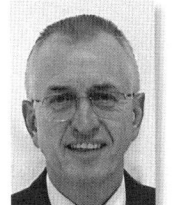

Chefarzt der Gynäkologie Kliniken Essen-Mitte

Leiter des Brustzentrums Essen

Zuvor Chefarzt der Frauenklinik des Ev. Bethesda-Krankenhauses Essen-Borbeck

1984–1993 Oberarzt an der Frauenklinik des Klinikums Frankfurt am Main / Höchst sowie 1977–1984 Gynäkologie und Geburtshilfe an der Universitätsklinik Hamburg-Eppendorf

Prof. Dr. Johannes Brachmann

KARDIOLOGIE

Gliederung:

1. **Definition des Faches und Abgrenzung gegenüber Nachbarfächern**

2. **Übersicht der neun führenden Krankenhausdiagnosen des betroffenen Faches**

3. **Vorstellung führender Diagnosen**
   3.1 Akutes Koronarsyndrom
   3.2 Bluthochdruck (Hypertonie)
   3.3 Endokarditis
   3.4 Herzmuskelerkrankung
   3.5 Herzbeutelentzündung (Perikarditis)
   3.6 Herzinsuffizienz
   3.7 Herzrhythmusstörungen
   3.8 Herzklappenfehler
   3.9 Aortenstenosen

1. Definition des Faches und Abgrenzung gegenüber Nachbarfächern

Die **Kardiologie** ist ein Teilgebiet der Inneren Medizin, welches sich mit Erkrankungen des Herzens und herznahen Gefäße beschäftigt. Sie ist die Lehre vom Herzen, seiner Funktion, seinen Krankheiten, den einschlägigen Untersuchungsmethoden und Behandlungsmöglichkeiten.

Die Herzchirurgie und Gefäßchirurgie sind Teile der **Chirurgie** und gehören nicht zur Kardiologie. Die Trennung zur **Angiologie** ist fließend, die **Kinderkardiologie** ist wegen der Besonderheiten von angeborenen Herzfehlern ein eigenständiger Zweig der Kardiologie.

2. Übersicht der neun führenden Krankenhausdiagnosen des betreffenden Faches

Akutes Koronarsyndrom
- Herzinfarkt
- Angina pectoris

Bluthochdruck, HypertonieypH

Endokarditis

Herzmuskelerkrankungen

Herzbeutelentzündungen

Herzinsuffizienz

Herzrhythmusstörungen
- Extrasystolen
- Vorhofflimmern
- Kammerflimmern
- Paroxysmale Tachykardie
- Ventrikuläre Tachykardie

Herzklappenfehler

Aortenstenosen

3. Vorstellung führender Diagnosen

3.1 Akutes Koronarsyndrom

Definition

Ein **Herzinfarkt** ist die Zerstörung von Herzmuskelgewebe, aufgrund einer Durchblutungsstörung, meist im Rahmen einer **koronaren Herzkrankheit (KHK).** Im Gegensatz zum **Angina pectoris-Anfall** kommt es beim Herzinfarkt fast immer zum kompletten Verschluss eines oder mehrerer Herzkranzgefäße, am ehesten durch Entstehung von Blutgerinnseln in einer arteriosklerotischen veränderten Engstelle. Auslösende Faktoren können plötzliche Belastungen und Stress-Situationen mit stärkeren Blutdruckschwankungen sein, 40 Prozent aller Infarkte passieren in den frühen Morgenstunden (24–6 Uhr). Der Herzinfarkt ist eine der Haupttodesursachen in den Industrienationen.

Ursachen

Ursächlich findet sich beim Herzinfarkt ein Verschluss der Herzkranzgefäße meist im Rahmen einer Arteriosklerose.

Hauptrisikofaktoren:
- Rauchen
- Stoffwechselstörungen
- Bluthochdruck
- Stress

Vererbung (Positive Familienanamnese, z. B. Verwandte ersten Grades haben bereits einen Infarkt durchlebt).

Geschlecht: Männer sind häufiger betroffen, ab dem 50. Lebensjahr steigt aber das Risiko eines Herzinfarkts bei Frauen auf fast die gleiche Inzidenz.

Indirekt: Übergewicht, falsche Ernährung und zu wenig Bewegung.

Epidemiologie

An den Folgen der koronaren Herzkrankheit sterben allein in Deutschland jährlich über 340.000 Menschen, die Zahl der tödlichen Herzinfarkte liegt bei 85.000 im Jahr. In allen Industrieländern ist die koronare Herzkrankheit für circa 30 Prozent aller Todesfälle verantwortlich und damit die häufigste Todesursache.

Tab. 1: Die häufigsten Todesursachen in Deutschland [1]

	Todesursache	2000	2001	2002
1	Krankheiten des Kreislaufsystems	395.043	391.727	393.778
2	Neubildungen	216.419	213.058	215.441
3	Krankheiten des Atmungssystems	51.806	48.535	53.646
4	Krankheiten des Verdauungssystems	40.712	40.918	41.849
5	Verletzungen, Vergiftungen und bestimmte andere Folgen äußerer Ursachen	34.523	34.201	34.296
6	Endokrine, Ernährungs- und Stoffwechselkrankheiten	23.671	24.363	26.355

Klinik

Meistens treten die Beschwerden und Belastung erst auf, wenn die Blutgefäße mehr als 75 Prozent eingeengt sind. Wenn es bereits in Ruhe zur Beschwerden kommt, liegt die Einengung meistens bereits bei mehr als 95 Prozent.

Führendes Leitsymptom der KHK ist die Angina pectoris, ein Engegefühl in der Brust. Die Schmerzen können in die Schulter, Arme, Hals oder Unterkiefer ausstrahlen. Manche Patienten klagen über Bauchschmerzen. Wesentlich dabei ist, dass die Angina pectoris oft belastungsabhängig (körperlich oder psychisch) auftritt. Dabei verbraucht der Herzmuskel mehr Sauerstoff, die verengeten Gefäße können jedoch der Herzmuskulatur nicht genügend Sauerstoff zuführen. Nach Ende der körperlichen Belastung oder durch Einsatz von gefäßerweiternden Substanzen (z. B. Nitrospray) verschwinden die Beschwerden relativ schnell.

Beim Herzinfarkt dagegen bleiben die Beschwerden jedoch längere Zeit bestehen. Die Patienten verspüren Todesangst, es kommt zu Schweißausbrüchen und Blutdruckabfall.

Bei Symptomen des Herzinfarktes muss auf schnellstem Wege der Notarzt gerufen werden.

Grundzüge der Behandlung und ihre Komplikationen

Bei einer Erkrankung der kleinen Gefäße wird eine medikamentöse Therapie eingeleitet. Bei Erkrankung der großen Gefäße besteht die Möglichkeit der Aufdehnung mittels eines Ballonkatheters oder die Durchführung einer Bypassoperation.

Durch Beseitigung der Risikofaktoren die Gefahr einer Erkrankung reduzieren:
* Nikotinkonsum einstellen,
* gesunde Ernährung

Medikamente:
Nitrate, Betablocker, Satine, Azetylsalizylsäure, Clopidogrel, Thrombolyse, *Invasive Therapie,* PTCA und Stents, Bypass-Operation

Besonderheiten unter dem Aspekt der Krankenhausbehandlung

Invasive Behandlungen werden meistens stationär durchgeführt, folgende *Voruntersuchungen* können dafür erforderlich werden:
Stressecho, Ultraschall des Herzens, Ultraschall der hirnversorgenden Gefäße

Invasive Behandlung:
Herzkatheter, Gefäßaufdehnung mittels eines Ballonkatheters, Stentimplantation

3.2 Bluthochdruck (Hypertonie)

Definition

Die Blutgefäße des Körpers bilden ein weit verzweigtes flexibles Rohrsystem. In diesem System kreist das Blut. Es wird vom Herzen in den Körperkreislauf gepumpt, versorgt die Organe mit Sauerstoff und Nährstoffen und transportiert Abfallprodukte ab. Die Blutgefäße, in denen das Blut zu den Organen fließt, werden Arterien (Schlagadern) genannt. Gefäße, die das von den Organen kommende Blut zum Herzen zurück transportieren, nennt man Venen. Dabei herrscht im arteriellen Teil des Körperkreislaufs grundsätzlich ein höherer Druck als im venösen Teil.

Die Blutdruckmessung mit der Manschette sagt etwas über den Druck im arteriellen Kreislauf aus. Das Herz, das sich wie jeder Muskel anspannen und entspannen kann, pumpt das Blut in die Arterien. Mit den Anspannungs- und Entspannungsphasen des Herzmuskels steigt und fällt dort der Druck. Die dadurch entstehende Druckwelle kann man als Puls tasten. Auch die Blutgefäße können Druck erzeugen. Besonders die Arterien können sich verengen oder erweitern. Dies ist möglich, da eine der Gefäßwandschichten aus Muskelgewebe besteht. Verengt sich das Gefäß, steigt der Druck an, erweitert es sich, fällt er ab. Der Blutdruck ist also abhängig von
a) dem Durchmesser der Gefäße,
b) der Kraft des Herzens.[2]

Ursachen

Bei den meisten Menschen hat der Bluthochdruck keine erkennbare Ursache. Nur bei einem von zehn Patienten entsteht der Bluthochdruck durch Veränderungen in bestimmten Bereichen des Körpers.

Folgende Organe können Bluthochdruck auslösen:

Die Nieren: Nierenerkrankungen, die dazu führen, dass die Nieren schlechter arbeiten, führen häufig auch zu einer krankhaften Erhöhung des Blutdrucks. Ein Teufelskreis beginnt, denn der zu hohe Blutdruck schädigt wiederum die Nieren.

Die Nebennieren: In den Nebennieren werden Hormone produziert, die den Blutdruck beeinflussen. Erkrankungen, die zu einer überhöhten Produktion dieser Hormone führen, erhöhen auch den Blutdruck.

Auch wenn die Schilddrüse oder die Nebenschilddrüsen zu viele Hormone herstellen, kann der Blutdruck ansteigen.

Epidemiologie

Abbildung 1: Entdeckungs- und Behandlungsgrad der Hypertonie
1984/85, 1989/90 und 1994/95;
Männer und Frauen der WHO-MONICA Studie Augsburg (altersstandardisiert). [3]

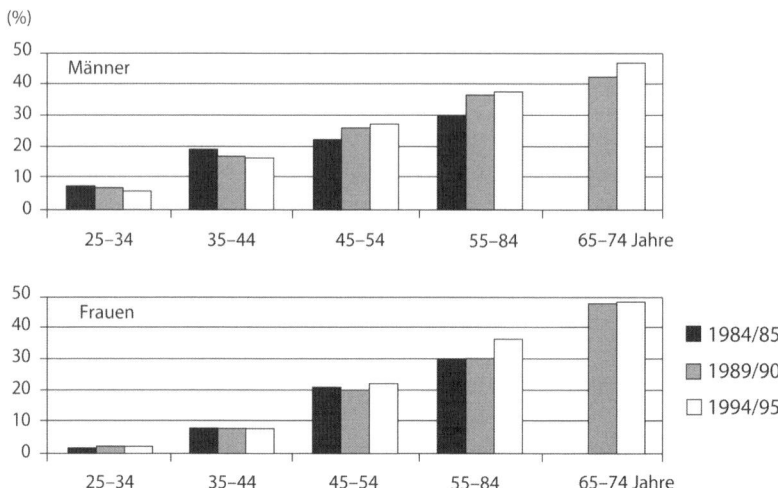

Klinik

Oft bemerkt man die Erhöhung des Blutdrucks gar nicht. Dies ist die größte Gefahr. Denn der zu hohe Blutdruck schädigt Gehirn, Nieren, Herz und Augen, ohne dass man sich überhaupt krank fühlt. Erst die geschädigten Organe senden erste Warnhinweise.

Zu den möglichen Beschwerden gehören Kopfschmerzen, Schwindel, Nasenbluten, Brustschmerzen, Kurzatmigkeit oder Sehbehinderung.

Alle diese Beschwerden können Zeichen für mögliche Organschäden sein. Diese sollen durch regelmäßige Blutdruckkontrollen und die dadurch mögliche Erkennung und Behandlung der Erkrankung verhindert werden. Eine gute, disziplinierte Behandlung kann das Voranschreiten der Organschäden stoppen.

Medizin für Nichtmediziner

Grundzüge der Behandlung und ihre Komplikationen

Durch Änderungen in der Lebensführung, z. B. der Ernährung, kann der Blutdruck in vielen Fällen gesenkt werden. Manchmal kann man dank solcher Veränderungen sogar auf blutdrucksenkende Medikamente verzichten.

Weitere blutdrucksenkende Maßnahmen:
Abnehmen,
Salz- und fettarm essen,
Wenig(er) Alkohol trinken,
Viel bewegen,
Nicht rauchen,
Regelmäßige Entspannungsphasen einlegen

Blutdrucksenkende Medikamente:
Thiaziddiuretika: (z. B. Hydrochlorthiazid)
Betablocker (z. B. Metoprolol, Bisoprolol)
ACE-Hemmer (z. B. Enalapril, Lisinopril)
Angiotensin-II-Antagonisten (z. B. Losartan)
Kalziumantagonisten (z. B. Amlodipin)

Besonderheiten unter dem Aspekt der Krankenhausbehandlung

Die Behandlung der Hypertonie hat eine andauernde und ausreichende Blutdrucksenkung zum Ziel. Allerdings muss bei länger bestehender Hypertonie und exzessiven Werten die angestrebte Blutdrucksenkung allmählich über einen längeren Zeitraum erfolgen, da bei zu drastischer Drucksenkung Komplikationen drohen. Von diesem Vorgehen wird nur abgewichen, wenn akute Komplikationen drohen bzw. bestehen, wie z. B. eine Linksherzinsuffizienz, ein zerebrales Ereignis oder eine Aneurysmablutung. Die Einleitung der Therapie sollte bei schweren und malignen Hypertonien unter stationären Bedingungen erfolgen, die endgültige medikamentöse Einstellung kann dann ambulant abgeschlossen werden. Unter stationären Bedingungen lässt sich das Ansprechen des Blutdrucks auf die medikamentösen Maßnahmen gut verfolgen und Verschlechterungen der Organfunktion im Bereich von Gehirn und Nieren können frühzeitig erkannt werden. Beeinträchtigungen der Organfunktion treten bei zu drastischer Blutdrucksenkung vorübergehend auf und erholen sich häufig im weiteren Verlauf. [4]

3.3 Endokarditis

Definition

Die Endokarditis ist eine Entzündung der Herzinnenhaut, dem so genannten Endokard. Diese Entzündung ist auf Bakterien oder, wie im Falle der postinfektiösen Endokarditis, auf Immunkomplexablagerungen zurückzuführen. Eine Endokarditis führt durch die stattfindenden entzündlichen Veränderungen, vor allem an den Klappen des Herzens, zu deren Schädigung. Die bakterielle Endokarditis lässt sich entsprechend ihrer Verlaufsformen in eine subakute und eine akute Form unterteilen. Die subakute Endokarditis verläuft im Gegensatz zur akuten bakteriellen Endokarditis wesentlich langsamer, mit weniger Symptomen, im Allgemeinen also leichter als eine akute Endokarditis.

Ursachen

Die Ursache der Endokarditis sind Keime, die in die Blutbahn gelangt sind. Die Keime können dabei aus Entzündungsherden im Körper stammen oder von außen in das eigentlich geschlossene Blutsystem gelangen. Jeder Eingriff an einem Gefäß ist deshalb ein Risiko. Im Laufe der Zeit sind diagnostische und therapeutische Gefäßeingriffe deutlich häufiger geworden. Dies liegt daran, dass viele Verfahren, wie z.B. die Röntgendiagnostik mit Kontrastmitteln, verbessert wurden und deshalb natürlich auch weitaus häufiger angewendet werden. Jeder Eingriff, der mit länger andauernden Injektionen oder Verweilkathetern in der Vene verbunden ist, birgt das Risiko einer Infektion. Mit der Dauer, die der Katheter in der Vene verweilt, steigt auch das Risiko einer Erkrankung an. Die Erreger gelangen über Nadeln und Katheder in die Venen und mit dem Blutstrom ins Herz. In der Regel ist bei der Endokarditis die linke Herzhälfte betroffen.

Epidemiologie

Männer sind etwa doppelt so häufig betroffen wie Frauen. Das mittlere Erkrankungsalter liegt heute bei circa 50 Jahren. Obwohl sich die Gesamthäufigkeit der Endokarditis im Laufe der letzten 30 Jahre nicht verändert hat, hat der Fortschritt der Medizin doch erheblichen Einfluss auf Ursache, Ersterkrankungsalter und Lokalisation der heutigen Endokarditis gehabt. Mit Beginn der Antibiotikaära stieg das mittlere Erkrankungsalter in den letzten drei Jahrzehnten um ungefähr 15 Jahre. Die Häufigkeit im Kranken-haus erworbener, so genannter nosokomialer Endokarditiden liegt nach neueren Untersuchungen bei circa 10–15 Prozent.

Klinik

Subakute bakterielle Endokarditis
Der Beginn ist meist schleichend. Die Betroffenen zeigen dabei eigentlich nur allgemeine Krankheitszeichen und relativ wenig spezifische Symptome. Das bedeutet, dass sich die Beschwerden eigentlich nicht von anderen leichten Allgemeinerkrankungen unterscheiden. Das Fieber steigt langsam an und bleibt meist um die 38°C. Neben einem allgemeinen Krankheitsgefühl kommen Nachtschweiß, leichte Ermüdbarkeit und eventuell Schüttelfrost und Gelenkschmerzen vor. Die Erkrankten leiden unter Appetitmangel und Gewichtsverlust. Die Symptomatik kann aber auch Herzprobleme mit einschließen.

Akute Endokarditis
Meist tritt die akute Form nach schweren Operationen auf, oder wenn der Körper anderweitig geschwächt ist. Die Symptomatik ähnelt der subakuten Endokarditis, jedoch ist der Verlauf rasanter und schwerer. Die Betroffenen haben meist hohes Fieber, über 39°C, und können unter Bewusstseins-trübungen leiden. Der septische Schock ist eine akut lebensbedrohliche Situation. Es handelt sich um ein Kreislaufversagen, das vereinfacht betrachtet von den Bakterien bzw. von den von ihnen freigesetzten Stoffen verursacht ist, die in der gesamten Blutbahn zirkulieren. Die ursprüngliche Infektionsquelle ist in diesem Fall leichter herauszufinden, da einen so rasanten Verlauf nur große Mengen Bakterien verursachen können. Die Infektion, von der aus die Bakterien ins Blut streuen, verursacht also auch zusätzliche Symptome. Keime, die mit dem Blut verschleppt wurden, und so dann an anderer Stelle wieder Infektionsherde bilden können, nennt man septische Embolien. Eine Streuung der Bakterien mit dem Blut kann auch zu einer eitrigen Hirnhautentzündung führen. Obwohl die Zerstörung der Herzklappen in weniger als 40 Tagen vor sich geht, können bei einem derartig schnellen Krankheitsverlauf anfangs Herzgeräusche fehlen. Es kann auch zu Ausbildungen von Abszessen am Klappenring kommen, das ist sozusagen die Befestigung der Klappen.

Grundzüge der Behandlung und ihre Komplikationen

Die Therapie umfasst neben der Behandlung einer eventuell verursachenden Grunderkrankung vor allem eine Antibiotikatherapie über vier bis sechs Wochen bzw. bis zwei Wochen nach Entfieberung. Diese sollte idealerweise erregerspezifisch erfolgen. Falls davon ausgegangen werden kann, dass die Infektion durch infizierte Fremdkörper, wie z. B. durch einen infizierten Klappenersatz, ausgelöst wurde, kann man durch eine erneute Operation die Überlebenschancen verbessern. Eine Operation kann auch zur Beseitigung einer sonst nicht therapierbaren Infektion angeraten sein. Die Komplikationen, hier sind vor allem die Schädigungen der Herzklappen durch die Entzündung gemeint, können auch eine korrigierende Operation nach der akuten Phase der Infektion erfordern. Um Komplikationen zu verhindern, werden den Patienten gerinnungshemmende Mittel verabreicht. Man nennt dies eine Thromboembolieprophylaxe.

Besonderheiten unter dem Aspekt der Krankenhausbehandlung

Eine unbehandelte bakterielle Endokarditis hat eine schlechte Prognose. Sie verläuft in vielen Fällen tödlich. Die Prognose ist allerdings nicht nur vom Verlauf, sondern auch vom Erreger abhängig. So hat eine Infektion mit Streptokokkus viridans eine Sterblichkeit von zehn Prozent zur Folge, während eine Aspergillusinfektion nach einer Operation in beinahe 100 Prozent der Fälle tödlich endet. Das Antibiotikum sollte möglichst keimspezifisch gewählt werden. Dadurch versucht man zu verhindern, dass ein Erreger eventuell nicht empfindlich gegenüber dem eingesetzten Medikament ist und es dann den Erreger nicht effektiv bekämpfen kann. Der Zustand des Patienten spielt eine ebenso große Rolle wie das Alter und die Frage, wie früh die Infektion behandelt wurde. Die durch penicillinempfindliche Streptokokken ausgelöste Endokarditis ist meist schnell und erfolgreich behandelbar, sodass sich die Patienten nach wenigen Tagen wieder gut fühlen und entfiebern. Dagegen spricht eine durch Staphylokokken verursachte Endokarditis nur sehr langsam auf eine Therapie an.[5]

3.4 Herzmuskelerkrankung

Definition

Man unterscheidet:

- Erkrankung mit Vergrößerung der Herzhöhlen (= Dilatative Cardiomyopathie = DCM)
- Erkrankung mit Verdickung des Herzmuskels (= Hypertrophe Cardiomyopathie; hypertroph = verdickt)
- Erkrankung mit Versteifung und Unelastizität des Herzmuskels (= restriktive Cardiomyopathie)

Ursachen

Der Herzmuskel kann sich verdicken, weil die Bluthochdruckkrankheit vorliegt oder wenn sich ein Mensch körperlich schwer belastet (z. B. Hochleistungssportler). Bei der hypertrophen Kardiomyopathie verdickt sich der Herzmuskel jedoch ohne vernünftigen Grund. Die Ursache besteht darin, dass die Herzmuskelfasern „falsch" angeordnet sind.

Der Grund für diese falsche Anordnung der Herzmuskelfasern ist nicht bekannt. In vielen Fällen handelt es sich um eine Erbkrankheit, die von Generation zu Generation weitergegeben wird.

Nach neueren Erkenntnissen handelt es sich bei der erblichen Form der hypertrophen Kardiomyopathie um eine Störung derjenigen Erbinformation, die für die Entwicklung der Herzmuskelzellen verantwortlich ist. Durch Veränderungen der Gene kommt es zu Störungen bei der Bildung verschiedener Muskelsubstanzen (z. B. Myosin, Troponin T usw.), die für die Muskelarbeit des Herzens wichtig sind.

Epidemiologie

Es gibt Familien, in deren Erbmasse die Veranlagung zur DCM liegt. Bei etwa 20–40 Prozent aller Menschen mit DCM gibt es Familienangehörige, bei denen die Krankheit ebenfalls (bemerkt oder unbemerkt) vorliegt. Man nimmt an, dass es sich bei diesen Fällen um Autoimmunkrankheiten handelt.

Klinik

Die Symptome der DCM können sich langsam oder schnell entwickeln. In den verschiedenen Stadien der Erkrankung gibt es unterschiedliche Symptome: Luftnot, Wasseransammlungen in den Knöcheln und Unterschenkeln, Müdigkeit, Herzklopfen oder Ohnmachtsanfälle und Brustschmerzen.

Grundzüge der Behandlung und ihre Komplikationen

Eine Heilung der DCM ist nicht möglich, obwohl die Beschwerden soweit verbessert werden können, dass sich die Erkrankten vollständig wohl und leistungsfähig fühlen. Die Behandlung zielt darauf ab, Beschwerden zu beseitigen und das Fortschreiten der Krankheit zu verhindern. Dennoch verschlechtert sich die Krankheit bei einigen Menschen trotz ausreichender Behandlung, sodass eine Herztransplantation notwendig werden kann.

Medikamentöse Behandlung:
- ACE-Hemmer
- Amiodarone
- Betablocker
- Digitalis
- Entwässernde Medikamente
- „Blutverdünnung"

Invasive Behandlung:
- Kardioversion
- Herztransplantation
- Automatischer Defibrillator
- Herzschrittmacher

Besonderheiten unter dem Aspekt der Krankenhausbehandlung

Bei der Operation wird der verdickte Herzmuskel, der die Ausflussbahn der linken Herzkammer einengt, entfernt (= Myektomie). Manchmal muss bei derselben Operation auch die undichte Mitralklappe ausgetauscht werden. Die Operation einer HOCM erfordert viel Erfahrung des Chirurgen, um genau die richtige Menge des verdickten Herzmuskels zu entfernen, daher sollte sie nur in besonderen spezialisierten Herzzentren durchgeführt werden. Weil diese Operation nicht ohne Risiken ist, sollte sie nur dann erwogen werden, wenn es nicht gelingt, dem Patienten mit medikamentösen Maßnahmen ein aktives und beschwerdearmes Leben zu ermöglichen.

Bei einer Septumablation wird mithilfe eines Herzkatheters ein kleiner Nebenast einer Herzkranzarterie zerstört (durch Einspritzung hochkonzentrierten Alkohols). Durch die Zerstörung dieses Astes kommt es zu einem kleinen Herzinfarkt, der die besonders verdickten Anteile des Septums betrifft. Durch den Infarkt schmilzt der abgestorbene Herzmuskel ein und die Ausflussbahn der Herzkammer erweitert sich. Ein nicht ungefährliches Verfahren, bei dem es oft zur Zerstörung elektrischer Leitungsbahnen des Herzens und zur Notwendigkeit zur Implantation eines Herzschrittmachers kommt.

Die Kardioversion ist eine Elektroschockbehandlung bei lebensgefährlichen Herzrhythmusstörungen (Kammertachykardie, Kammerflattern, Kammerflimmern) oder zur Behandlung von Vorhofflimmern.

Wenn es infolge der Herzmuskelverdickung zu Herzrhythmusstörungen kommt, bei denen das Herz zu langsam schlägt, muss manchmal ein Herzschrittmacher eingesetzt werden.

Ein neuartiges Verfahren besteht darin, bei Patienten mit HOCM einen speziellen Herzschrittmacher (Zwei-Kammer-Schrittmacher) einzusetzen. Durch den Schrittmacher wird der Bewegungsablauf des Herzens verändert, sodass sich der verdickte Muskelwulst in der Ausflussbahn der linken Herzkammer erst zu einem Zeitpunkt zusammenzieht, zu dem das Blut schon die Herzkammer verlassen hat.

Ein implantierbarer Defibrillator (ICD) ist ein spezieller Schrittmacher, der Herzrhythmusstörungen erkennt und durch einen Elektroschock beseitigt. Er wird nur eingesetzt, wenn die Gefahr lebensbedrohlicher Herzrhythmusstörungen besteht.[6]

3.5 Herzbeutelentzündung (Perikarditis)

Definition

Eine Entzündung der bindegewebigen Herzaußenhaut (Perikard), die zu einer schweren Beeinträchtigung der Herzkreislauffunktion führen kann.

Ursachen

Das Perikard (peri = umgebend; kard = auf das Herz bezogen) umgibt den Herzmuskel als bindegewebiger Schutzmantel. Es besteht im Wesentlichen aus zwei Häuten, wobei nur die innere mit der Außenseite des Herzmuskels fest verwachsen ist und damit bei Herzkontraktionen gegen die äußere Haut verschoben wird. Entzündungen des Perikards treten als eigenständige Erkrankung auf oder stellen Begleitreaktionen anderer Prozesse dar, die sich im Organismus abspielen.

An erster Stelle der Ursachenstatistik bei der Perikarditis stehen Viren, seltener Bakterien. Häufig ist auch das rheumatische Fieber Auslöser eine Entzündung des Perikards, wobei vielfach das Endokard und der Herzmuskel selbst (Myokard) mitbetroffen sind. Nach heutiger Vorstellung liegt dem rheumatischen Fieber eine Fehlreaktion des Immunsystems zugrunde, welches nach Aktivierung durch eine Infektion mit einem bestimmten Bakterientyp sich gegen körpereigenes Gewebe – in diesem Fall Herzgewebe – richtet und dort Entzündungsreaktionen hervorruft.

Nicht selten wird eine Perikarditis auch nach einem Herzinfarkt diagnostiziert, wobei eine frühe Form innerhalb von 24 bis 48 Stunden nach Infarkt von einer späten Form zwei bis drei Wochen später abzugrenzen ist. Als weitere Ursachen der Perikarditis kommen eine Schilddrüsenunterfunktion, Niereninsuffizienz, Bindegewebserkrankungen des Organismus sowie rheumatische Erkrankungen des Bewegungsapparates, aber auch im Brustkorb wachsende Geschwülste oder herzchirurgische Eingriffe in Betracht. In 20 bis 30 Prozent der Erkrankungen ist keine eindeutige ursächliche Zuordnung möglich.

Klinik

Im ersteren Fall einer so genannten trockenen Perikarditis stehen atemabhängige Brustschmerzen im Vordergrund, die typischerweise im Liegen und bei Husten verstärkt werden. Im zweiten Fall kann die normale Entspannung und Blutfüllung des Herzmuskels durch die Flüssigkeitsansammlung im Herzbeutel so weit behindert sein, dass eine schwere Beeinträchtigung der Herzkreislauffunktion bis zum Kreislaufschock resultieren kann.

Die Diagnose Perikarditis ergibt sich aus dem subjektiven Beschwerdebild des Patienten sowie den objektiven Befunden im Röntgenbild der Brust, Elektrokardiogramm (EKG) sowie Herzultraschall, bei dem die Flüssigkeitsansammlung im Herzbeutel und ihre Auswirkungen auf die Herzfunktion direkt dargestellt werden können.

Grundzüge der Behandlung und ihre Komplikationen

Es muss unterschieden werden zwischen Behandlungsmaßnahmen, die spezifisch gegen eine bestimmte auslösende Ursache der Perikarditis gerichtet sind, sowie Allgemeinmaßnahmen, die Beschwerden lindern als auch Folgeerscheinungen der Entzündung wie z. B. den Perikarderguss beheben können. Je nach zugrundeliegender Problematik kommen Antibiotikatherapie in Kombination mit Kortisongabe beim rheumatischen Fieber, immununterdrückende Therapie bei Immunerkrankungen oder Behandlung einer Nierenfunktionsstörung, Schilddrüsenunterfunktion oder eines Krebsleidens in Betracht.

Besonderheiten unter dem Aspekt der Krankenhausbehandlung

Bei Brustschmerzen können zusätzlich Schmerzmittel verabreicht werden. Tiefer eingreifende Maßnahmen sind bei relevantem Perikarderguss erforderlich, der eine Ableitung der überschüssigen Flüssigkeit im Herzbeutel über einen Katheter vonnöten macht. Der Katheter muss dabei über eine lange Nadel von vorne unterhalb des Rippenbogens in den Herzbeutel eingeführt werden. In den meisten Fällen akuter Perikarditis heilt der Entzündungsprozess nach ein- oder mehrmaliger Flüssigkeitsableitung folgenlos aus. Nur im Extremfall chronisch immer wiederkehrender Perikardergüsse muss der Herzbeutel operativ „gefenstert" werden, um ein eigenständiges Abfließen der entzündlichen Flüssigkeit zu ermöglichen. Beim seltenen Panzerherz müssen die Perikardvernarbungen vom Herzchirurgen abgetragen werden.

3.6 Herzinsuffizienz

Definition

Die Herzinsuffizienz kann man auch als Herzmuskelschwäche bezeichnen. Das geschwächte Herz ist nicht mehr in der Lage, das Blut ausreichend im Körperkreislauf kreisen zu lassen.

Das Blut gelangt durch die Blutgefäße, die eine Art Rohrsystem bilden, in den Körper und zu den einzelnen Organen und fließt von dort wieder zum Herzen zurück. Damit es in diesem System kreisen kann, wird es vom gesunden Herzen mit Kraft in das Gefäßsystem gepumpt. Während die linke Herzhälfte die Aufgabe hat, das Blut in den Körperkreislauf zu pumpen, ist die rechte Herzhälfte dafür zuständig, das Blut in die Lungen zu befördern, wo es mit Sauerstoff aufgeladen wird. Ist der Herzmuskel so stark geschwächt, dass er das Blut nicht mehr ausreichend stark oder ausreichend schnell durch die Blutgefäße kreisen lassen kann, kommt es zu einem Blutstau „vor" dem Herzen. Man spricht von einer nicht mehr ausreichenden Herzkraft, einer Herzinsuffizienz.

Ursachen

Krankheiten, die den Herzmuskel auf Dauer schädigen, können vom Herzen selber, vom Blutgefäßsystem oder anderen Organen ausgehen.

Die häufigsten Ursachen sind:
- Herzkranzgefäßerkrankung
- Bluthochdruck
- Krankheiten, die den Herzmuskel oder die Herzklappen direkt angreifen (z. B. Entzündungen)

Epidemiologie

Die Herzinsuffizienz, die mit wiederkehrenden Hospitalisationen, hoher Morbidität und Mortalität verbunden ist, hat sich parallel zum Altersanstieg in der Bevölkerung der westlichen Industriestaaten zu einem immer größer werdenden sozioökonomischen Problem entwickelt. Im Alter zwischen 45 und 55 Jahren sind weniger als ein Prozent der Bevölkerung westlicher Länder erkrankt, zwischen dem 65. und 75. Lebensjahr sind es bereits zwei bis fünf Prozent und bei den über 80-Jährigen fast zehn Prozent[6]. Die Prävalenz beträgt weltweit drei Prozent. Männer erkranken häufiger als gleichaltrige Frauen mit einer Geschlechterrelation von etwa 1,5 : 1. In der Gesamtpopulation westlicher Länder treten pro Jahr etwa 1 bis 4 / 1000 Neuerkrankungen (Inzidenz) auf. Damit stellt sie eine der häufigsten kardiologischen Erkrankungen dar.

Klinik

Wichtig ist die Krankengeschichte (Anamnese). Es folgen die Untersuchung der Lungen (Röntgen), der Beine und des Bauchraums (Sonographie) auf Wasseransammlungen. Besteht Verdacht auf Herzinsuffizienz, kann der Arzt die Funktion des Herzens durch eine Ultraschall-Untersuchung beurteilen. Eine Herzkatheter-Untersuchung gibt sowohl Auskunft über die Funktion des Herzens als auch über den Grad der Arteriosklerose der Herzkranzgefäße als mögliche Ursache der Herzinsuffizienz.

Grundzüge der Behandlung und ihre Komplikationen

Wichtig ist es, die Ursachen der Herzinsuffizienz zu erkennen und diese Grunderkrankung soweit es geht zu behandeln. Bei der medikamentösen Therapie der chronischen Herzinsuffizienz stehen heute die folgenden *Medikamentengruppen im Mittelpunkt:*

Diuretika (harntreibende Medikamente),
* ACE-Hemmer – Aldosteron = ein Hormon, das die Muskulatur der Gefäßwände anspannt und somit den Blutdruck erhöht,
* Betarezeptorblocker, Medikamente, die der Wirkung der Stresshormone (Katecholamine) entgegenwirken,
* Blutverdünnende Medikamente,
* Digitalis.

Besonderheiten unter dem Aspekt der Krankenhausbehandlung

Die Herzmuskelschwäche kann akut auftreten, wie das Lungenödem, oder sie kann als chronische Erkrankung zeitlebens Einfluss auf die Lebensqualität nehmen, die dann mehr oder weniger eingeschränkt ist. Daher unterscheidet man mehrere Stadien einer Herzinsuffizienz, die so genannte **NYHA-Stadien** *(New York Heart Ass):*

I   keine Beschwerden auch bei hohen Belastungen
II Beschwerden (Luftnot) bei hohen Belastungen
III Beschwerden schon bei alltäglichen Belastungen (Hausarbeit, Spaziergänge)
IV Bettlägerigkeit

Neuerdings werden Versuche unternommen, die Herztätigkeit und die Pumpleistung auch durch Herzschrittmacher, so genannte Linksherz-Schrittmacher oder biventrikuläre Schrittmacher zu unterstützen. Hierbei werden bei gleichzeitiger Pulsverlangsamung Schrittmachersonden sowohl in das rechte Herz als auch zum linken Herzen hin eingeführt.

3.7 Herzrhythmusstörungen

Definition

Unter einer Herzrhythmusstörung versteht man eine Störung der normalen Herzschlagfolge, verursacht durch krankhafte Vorgänge bei der Erregungsbildung und -leitung im Herzmuskel.

Es gibt verschiedene Arten und Formen von Herzrhythmusstörungen, zu deren Diagnostik besonders das EKG (Elektrokardiogramm) – und hier wieder besonders das Langzeit-EKG – dienen.

Falls mit diesen Mitteln die Rhythmusstörung nicht ausreichend diagnostiziert werden kann, ist unter Umständen eine so genannte elektrophysiologische Untersuchung notwendig. Herzrhythmusstörungen sind z.B. Extrasystolen, Vorhof- bzw. Kammerflattern und -flimmern, ein Linksschenkelblock sowie die supraventrikulären und ventrikulären Tachykardien.

Herzrhythmusstörungen kommen häufig vor; sie können bei Gesunden vorkommen, infolge einer Herzerkrankung oder anderer Erkrankungen, die nicht primär das Herz betreffen. Von „schweren Herzrhythmusstörungen" spricht man dann, wenn es zur Beeinträchtigung des Kreislaufs mit Blutdruckabfällen oder im schlimmsten Fall zum plötzlichen Herztod durch Herzkreislaufstillstand bei Kammerflimmern und Asystolie kommt. Wichtig ist somit die Unterscheidung zwischen Herzrhythmusstörungen mit oder ohne Beeinträchtigung der Hämodynamik.

Ursachen

Myokardiale Ursachen:
- Herzinfarkt, Koronare Herzkrankheit (KHK),
- Myokarditis, Kardiomyopathie

Hämodynamische Ursachen:
- Herzklappenerkrankungen,
- angeborene Herzfehler (Vitien),
- Druck- oder Volumenbelastungen des Herzens,
- arterielle Hypertonie

Andere Ursachen:
Akzessorische (überzählige) Leitungsbahnen (z. B. beim WPW-Syndrom)
Hyperthyreose
Elektrolytstörungen
Medikamente
Genussmittel im Übermaß (Alkohol, Kaffee, Drogen, andere Giftstoffe)
Karotissinussyndrom
Hypoxie
nach herzchirurgischen Eingriffen

Klinik

Wenn das Herz stolpert: Extrasystolen:
„Herzstolperer" werden medizinisch Extrasystolen genannt und das bedeutet, dass es zu zusätzlichen Impulsen (Erregungsbildung) im Herzen kommt. Diese können in den Vorhöfen oder in den Herzkammern auftreten. Der Auslöser für Extrasystolen kann beim Herz selbst zu finden sein oder in anderen Einflüssen außerhalb des Herzens. Diese Auslöser können z. B. sein:

- Herzinfarkt,
- Koronare Herzkrankheit (KHK),
- Erkrankungen des Herzmuskels,
- Übermäßiger Genuss von Alkohol, Nikotin oder Kaffee,
- Schilddrüsenüberfunktion,
- Erkrankungen der Speiseröhre, des Magens und der Gallenwege.

Bei einer ungenügenden Herzleistung (Herzinsuffizienz), einem angeborenen Herzfehler oder einer Überfunktion der Schilddrüse ist meist der Vorhof betroffen. Nach einem Herzinfarkt kommt es eher zu so genannten „ventrikulären Extrasystolen", das heißt sie entstehen in der Herzkammer. Die Extrasystolen können in sehr seltenen Fällen auch Vorboten des so genannten Herzflatterns oder Herzflimmerns sein. Davon sind je nach Ursprungsort die Vorhöfe oder die Kammern betroffen. Symptome werden oft gar nicht bemerkt. Manchmal aber spürt der Betroffene ein Herzstolpern oder ein kurzes Aussetzen des Pulses.

Das langsame Herz: Bradykardie:
Schlägt das Herz zu langsam, wird dies Bradykardie genannt. Als Ursache für den langsamen Schlagrhythmus können Erkrankungen eine Minderdurchblutung des Sinus-Knotens verursachen, in den meisten Fällen aber sind Arzneimittel (Digitalis, ß-Blocker) Ursache dafür. Die Gefahr bei dieser Rhythmusstörung liegt darin, dass das Blut so langsam durch den Körper gepumpt wird, dass es zu einer Unterversorgung der Organe mit Nährstoffen und vor allem Sauerstoff kommt. Besonders am Gehirn hat dies Auswirkungen und kann zu einem plötzlichen Bewusstseinsverlust des Betroffenen führen. Treten keine Beschwerden auf, muss der langsame Herzschlag nicht unbedingt behandelt werden. Nur wenn es zu Schwindelanfällen, Hörstörungen, Seh- und Gleichgewichtsprobleme und im Ernstfall auch Bewusstlosigkeit kommt, dann muss das Herz angeregt werden, schneller zu schlagen.

Das schnelle Herz: Tachykardie:
Schlägt das Herz deutlich schneller als normal, wird diese Rhythmusstörung als Tachykardie bezeichnet. Der zu schnelle Rhythmus kann sowohl in den Vorhöfen als auch in den Kammern auftreten. Kommt es noch zu koordinierten Pumpbewegungen des Herzens, wird von einem Vorhof- oder Kammerflattern gesprochen. Liegt die Herzfrequenz (Puls) oberhalb von 300 Schlägen pro Minute, dann zuckt das Herz nur noch und man spricht von dem lebensbedrohlichen Zustand des Kammerflimmerns. Das Herz pumpt faktisch nicht mehr.

Vorhofflattern und Vorhofflimmern:
Die Symptome von Vorhofflattern und Vorhofflimmern können ganz unterschiedlich sein. Manche Patienten bemerken lediglich von Zeit zu Zeit ein Herzrasen, andere neigen zu Kurzatmigkeit, Schwindelanfällen, Ohnmacht oder bekommen sogar einen Herzinfarkt.

Beim Vorhofflattern erhöht sich die Pulsfrequenz auf 250 bis zu 350 Kontraktionen pro Minute. Das wirkt sich meist auch auf die Herzkammern aus. Auch sie ziehen sich nur noch unregelmäßig zusammen. Häufig schalten aber die impulsgebenden Herzzellen der Vorhöfe auch ohne Behandlung wieder in einen normalen Rhythmus um. Die gravierendste Auswirkung allerdings ist ein so genanntes „vermindertes Herzminutenvolumen". Das heißt: Es wird weniger Blut pro Minute in den Kreislauf gepumpt als es notwendig wäre. Der Grund: Die Vorhöfe ziehen sich nur unvollständig zusammen und es bleiben etwa 20–30 Prozent des Blutes bei jeder Pumpbewegung im Vorhof zurück, statt weiter in die Kammern zu fließen. Dies birgt die Gefahr, dass es zur Bildung von Gerinnseln (Thromben) kommt, die losgelöst aus dem Vorhof ins Gehirn wandern und dort einen Schlaganfall verursachen können.

Kammerflattern und Kammerflimmern:
Der Herzinfarkt ist die häufigste Ursache für Kammerflattern oder -flimmern. Doch auch andere Ursachen kommen infrage. Problem ist: Kammerflattern und Kammerflimmern können ineinander übergehen. Dann vermindert sich die Blutversorgung drastisch oder wird sogar ganz unterbrochen. Das führt zur Sauerstoffunterversorgung des Gehirns und der anderen Organe. Beim Kammerflimmern tritt der Tod meist nach drei bis fünf Minuten ein, sodass ärztliche Hilfe oft zu spät kommt.

Grundzüge der Behandlung und ihre Komplikationen

Die Behandlung von Herzrhythmusstörungen ist individuell und berücksichtigt sowohl die Grunderkrankung als auch die Art der Rhythmusstörung. Es kommen Medikamente zum Einsatz, aber auch Herzschrittmacher und implantierbare Defibrillatoren, die das Herz in den richtigen Takt, also Rhythmus führen und halten sollen.

Sind andere Erkrankungen Ursache für Herzrhythmusstörungen, z. B. Entzündungen des Herzmuskels oder Schilddrüsenüberfunktion, müssen diese immer als Erstes behandelt werden.

Behandlung des langsamen Herzens – Bradykardie:
Eine Behandlung des langsamen Herzschlages ist nur notwendig, wenn bei dem Patienten Beschwerden auftreten. Schlägt das Herz auf Dauer zu langsam und kommt es dadurch zu schwerwiegenden gesundheitlichen Problemen, wird ein Herzschrittmacher implantiert. Der gibt nun den Takt vor und kontrolliert die richtige Frequenz.

Vorgehensweise: Bei der Implantation des Herzschrittmachers wird unterhalb des Schlüsselbeins eine Stelle lokal betäubt und ein kleiner Hautschnitt vorgenommen. Unter der Haut wird ein Raum geschaffen, in den der Schrittmacher genau passt. Die Elektroden werden durch die Schlüsselbeinvene zum Herzen geführt. Sobald sich die Elektroden an Ort und Stelle befindet, werden sie an den Schrittmacher angeschlossen und die Schrittmacherfunktion geprüft.

Die modernen Schrittmacher sind etwa so groß wie eine Taschenuhr und wiegen circa 20 bis 30 Gramm. Der Herzschrittmacher enthält einen kleinen elektronischen Schaltkreis und eine Kompaktbatterie. Die Verbindung zwischen dem Schrittmacher und dem Herzen wird durch Elektroden hergestellt, die die Herzaktivität messen und diese Information an den Schrittmacher weiterleiten.

Liegt eine Störung in der Erregungsüberleitung im Herzen vor (der Impuls wird normalerweise vom Sinus-Knoten zum AV-Knoten zum His'schen Bündel weitergeleitet), kann ebenfalls das Herz zu langsam arbeiten. Es gibt unterschiedliche Gründe:

Schlägt das Herz zu langsam, weil keine Erregungsleitung vom Sinusknoten zu den Vorhöfen stattfindet, übernimmt ein untergeordnetes Erregungsbildungszentrum die Schrittmacherfunktion (AV-Knoten).

Arzneimittel, die die Pulsfrequenz erhöhen, können eingesetzt werden. Dazu gehören z. B. Atropin und Adrenalin.

Liegt eine Leitungsstörung zwischen Sinusknoten und AV-Knoten vor, kommt es zu einem so genannten AV-Block der Erregungsleitung vom Vorhof zur Herzkammer.

Auf Dauer aber muss ein künstlicher Herzschrittmacher implantiert werden. Dieser gibt regelmäßig einen Impuls ab, um die Schlagfrequenz aufrechtzuerhalten, wenn das Herz dieses nicht selbstständig tut.

Wenn das Herz zu flattern beginnt: Das zu schnelle Herz – Tachykardie:
Schlägt das Herz zu schnell, werden heute zunächst Medikamente eingesetzt, die die Erregungsbildung dämpfen und die Schlagfrequenz des Herzens verlangsamen sollen.

Beim Vorhofflattern und Vorhofflimmern kann die Frequenzerhöhung im Bereich der Vorhöfe meist so hoch (250–350 Puls / min.) sein, dass Notfallmaßnahmen durchgeführt werden müssen: Der Elektroschock, auch Defibrillation genannt, ist das sicherste Mittel, den Anfall zu unterbrechen und den normalen Herzrhythmus wieder herzustellen. Das größte Problem des Vorhofflimmerns ist die Bildung von Blutgerinnseln, die zum Herzinfarkt, Schlaganfall oder einer Lungenembolie führen können. Zur Vorbeugung vor weiteren Anfällen von Vorhofflimmern können Medikamente gegeben werden, die unter anderem auch die Anfälle reduzieren oder verhindern.

Anders beim Kammerflimmern: Wird ein akuter Anfall von Kammerflimmern beobachtet, muss sofort die Behandlung mit Herzmassage und künstlicher Beatmung begonnen werden. Zugleich muss schnellstmöglich eine Elektroschockbehandlung / Defibrillation erfolgen. Bei erfolgreicher Reanimation erhält der Patient anschließend Medikamente gegen Herz-rhythmusstörungen, um einem erneuten Kammerflimmern vorzubeugen. Zum sicheren Schutz vor weiteren Anfällen ist jedoch immer der Einsatz eines implantierbaren Defibrillator notwendig.

Besonderheiten unter dem Aspekt der Krankenhausbehandlung

Wie arbeitet ein implantierter Defibrillator?
Der Defibrillator reagiert auf verschiedene Herzrhythmusstörungen und gibt je nach Bedarf seine Impulse ab. Die Implantation wird auf die gleiche Weise durchgeführt wie die des Herzschrittmachers. Auch in der Funktionsweise ähneln sich die beiden Geräte. Der Defibrillator überwacht die Herzaktivität. Schlägt das Herz zu langsam, übernimmt er die Schrittmacherfunktion und sendet kleine Impulse aus. Geraten die Schrittmacher des Herzens vollständig aus dem Takt, sendet der Defibrillator einen Stromschlag aus, damit das Herz wieder im geordneten Rhythmus zu arbeiten beginnt.

Tabelle 1: Gegenüberstellung elektrischer und medikamentöser Kardioversion

Elektrische Kardioversion	Medikamentöse Kardioversion
Vorteile	**Vorteile**
• sofort wirksam	• schnell
• höchste Wirksamkeit	• kein schriftliches Einverständnis notwendig (warum eigentlich nicht?)
• bei hämodynamisch instabilen Patienten auch anwendbar	• keine Kurznarkose notwendig
• Todesfälle sehr selten	• kann der Patient in Tablettenform zur Not selbst machen
Nachteile	**Nachteile**
• Kurznarkose notwendig	• Todesfälle bei hämodynamisch schlechten Patienten
• angeblich höheres thromboembolisches Risiko	• Wirksamkeit geringer
• Auslösung von Kammerflimmern möglich	• negativ inotrop
• falls keine Synchronisation	• Proarrhythmien
• schriftliches Einverständnis notwendig	• wirkt nicht sofort
	• thromboembolisches Risiko (höher als beim Spontanverlauf?)

Kardioversion bei Vorhofflimmern:
Wenn das Vorhofflimmern weniger als 48 Stunden alt ist, kann ohne Antikoagulation kardiovertiert werden. Liegt es schon länger vor, muss per TEE (Schluckechokardiografie) ein Vorhofthrombus ausgeschlossen werden oder vor und nach der Kardioversion eine Antikoagulation durchgeführt werden.

Die elektrophysiologische Untersuchung:
Ziel der elektrophysiologischen Untersuchung ist es, die Art und den Mechanismus von Herzrhythmusstörungen festzustellen und nach Möglichkeit auch eine Therapie durchzuführen. Eine einfache Untersuchung dauert etwa ein bis zwei Stunden, bei komplexen Fällen aber auch deutlich länger. Zumeist nach nur örtlicher Betäubung werden zumindest zwei, häufig aber auch drei oder mehr dünne Elektrodenkatheter über die Leistenvenen unter Röntgendurchleuchtung in das rechte Herz eingeführt. Dieser Vorgang ist kaum spürbar. Bei Herzrhythmusstörungen die ihren Ursprung in der linken Herzhälfte haben, kann man entweder über die Leistenarterie und die Körperhauptschlagader in das Herz gelangen oder aber über eine Punktion des Vorhofseptums.

Über die Elektrodenkatheter werden die elektrischen Signale an verschiedenen Stellen des Herzens registriert und die Herzrhythmusstörung mithilfe von nicht spürbaren Schrittmacherimpulsen ausgelöst. In den meisten Fällen können diese Herzrhythmusstörungen über die eingeführten Katheter mit Schrittmacherimpulsen oder durch schnell wirkende Medikamente wieder beendet werden, wenn Beschwerden auftreten. Nur selten ist eine Beendigung der Rhythmusstörung mit einem äußeren elektrischen Stromstoß (in Kurznarkose) notwendig.

Neben der klassischen Untersuchungsmethode gibt es auch die Möglichkeit, mittels spezieller, computergestützer Systeme ein dreidimensionales Bild der Herzhöhle und des elektrischen Erregungsablaufes zu erzeugen. Vorteil dieser Methode ist die geringere Notwendigkeit von Röntgenstrahlen sowie das Verstehen komplexer Rhythmusstörungen, insbesondere bei voroperierten Herzen oder angeborenen Herzfehlern. Nach Diagnosestellung der Herzrhythmusstörung kann der untersuchende Arzt weitere Vorschläge zur Therapie geben und in vielen Fällen in der gleichen Untersuchung eine Verödung des erkrankten Bereichs mit Hochfrequenzstrom Katheterablation durchgeführt werden.

3.8 Herzklappenfehler

Definition

Das menschliche Herz ist in zwei Hälften geteilt, eine rechte, die das Blut aus dem Körper sammelt und in den Lungenkreislauf pumpt, und eine linke, die das Blut aus der Lunge sammelt und in den Körperkreislauf pumpt. Die Hälften bestehen jeweils aus dem Vorhof (Atrium) und der Kammer (Ventrikel).

Am Ausgang jeder Höhle sitzen Klappen, ähnlich einem Ventil, die dafür sorgen, dass das Blut nur in eine Richtung fließen kann. Sie befinden sich zwischen den Vorhöfen und den Herzkammern. Weitere Klappen sind an den Stellen, wo die großen Schlagadern (die Aorta auf der linken Herzseite, die Lungenschlagader auf der rechten) an die Herzkammern anschließen.

Unterschieden werden Herzklappenfehler, die die rechte bzw. linke Herzhälfte betreffen:
Herzklappenfehler in der linken Herzhälfte (Aorten- und Mitralklappe) führen zu einem linksseitigen Herzversagen.

Versagen die Klappen in der rechten Herzhälfte (Pulmonal- und Trikuspidalklappe), kommt es zu einem rechtsseitigen Herzversagen.

Bei den Klappenfehlern unterscheidet man auch zwischen verengten Klappen (Klappenstenose) und solchen, bei denen sich die Herzklappe nicht richtig schließt (Klappeninsuffizienz). Im ersten Fall fließt nicht genug Blut durch die Klappen, im zweiten strömt auch Blut durch, wenn dies nicht sein sollte. Bei vielen Herzklappenfehlern entwickelt sich mit der Zeit ein kombinierter Herzklappenfehler, d.h. die Klappe ist gleichzeitig verengt und undicht.

Die meisten Herzklappenfehler sind erworben. Nur etwa ein Prozent der Menschen hat angeborene Herzklappenfehler.

Ursachen

Es gibt verschiedene Ursachen für Herzklappenfehler. Die häufigste Ursache der erworbenen Herzklappenfehler ist eine Entzündung der Herzklappe (Endokarditis) mit späterer Vernarbung und Verkalkung.

Weitere Ursachen sind:

Schwere Verkalkung der Klappe im Alter, vor allem der Aortenklappe, Herzinfarkte, bei denen ein Teil des Herzmuskels abgestorben ist. Als Folgeerscheinung kommt es zu einer Vergrößerung des Herzens, bei der die Klappen nicht mehr aneinander reichen. Sie werden undicht. In manchen Fällen stirbt auch der Teil des Herzmuskels ab, in dem die Herzklappe verankert ist (Papillarmuskelnekrose). Auch dann wird die Klappe undicht.

Bakterielle oder virale Infektionen am Herzmuskel führen auch zu einer Vergrößerung des Herzens.

Erkrankungen der rechtsseitigen Herzklappen (Pulmonal- und Trikuspidalklappe) sind selten, können jedoch angeboren sein oder durch eine langzeitige linksseitige Herzinsuffizienz entstehen.

Epidemiologie

Die Aortenstenose ist der häufigste operationsbedürftige Herzklappenfehler des Erwachsenen, mit steigender Inzidenz im Alter. Ätiologisch liegt meist eine degenerativ-kalzifizierende Form vor, die durch atherosklerotische Risikofaktoren begünstigt wird.

Klinik

Die Symptome sind von der Schwere des Herzklappenfehlers sowie von der Lokalisation abhängig:

Viele Klappenfehler können über lange Zeit hinweg symptomlos sein. Das Herz kann die Klappenfehler einige Zeit kompensieren, trotzdem diese das Herz belasten und langsam zum Herzversagen führen können.

Versagen die Klappen auf der linken Herzseite (Aorten- und Mitralklappe), kommt es zu einer linksseitigen Herzinsuffizienz (Herzversagen). Dies kann einen Blutrückstau in den Lungenkreislauf und in weiterer Folge eine Wasseransammlung in der Lunge (Lungenstauung) verursachen. Eine Aortenklappenverengung kann bei Anstrengung Schwindel- und Ohnmachtsanfälle und Herzenge (Angina pectoris) auslösen. In manchen Fällen kann dies zum plötzlichen Tod führen. Herzklappenfehler an der Mitralklappe führen häufig zu Vorhofflimmern.

Versagen die Klappen in der rechten Herzhälfte (Pulmonal- und Trikuspidalklappe), führt dies zu rechtsseitigem Herzversagen. Dabei kommt es zu Wasseransammlungen im Körper. Besonders die Leber oder die Knöchelbereiche sind betroffen.

Grundzüge der Behandlung und ihre Komplikationen

Die Therapie hängt vom Schweregrad des Klappenfehlers ab. Wird ein großer Klappenfehler nicht behandelt, führt er zum Herzversagen und kann tödlich enden.

Leichte Klappenfehler müssen häufig nicht operiert werde. Wichtig ist aber eine regelmäßige Kontrolle beim Spezialisten. Bei bestehendem Herzklappenfehler ist unabhängig vom Schweregrad die Einnahme von Antibiotika vor bestimmten Eingriffen (z. B. Zahneingriffe usw.) notwendig, um eine Herzklappenentzündung (Endokarditis) zu vermeiden. Die genaue Dosierung steht im so genannten Endokarditisausweis, den jeder Patient mit Herzklappenfehler oder Kunstklappe bekommt und immer bei sich tragen sollte.

Besonderheiten unter dem Aspekt der Krankenhausbehandlung

Durch das Einsetzen einer neuen Herzklappe oder durch Rekonstruktion der eigenen Klappe kann der Herzklappenfehler behandelt werden. Je nach Klappentyp ist nach einer Operation eine blutverdünnende Behandlung erforderlich. Diese medikamentöse Behandlung ist oft lebenslang nötig. In einigen Fällen lässt sich eine Herzklappen-Stenose durch einen Ballon sprengen (Valvuloplastie).

Die Symptome eines beginnenden Herzversagens werden mit Medikamenten gelindert. Bei Vorhofflimmern ist eine Therapie mit blutverdünnenden Medikamenten notwendig, um der Bildung von Blutgerinnseln vorzubeugen. Geschieht dies nicht, erhöht sich das Risiko eines Schlaganfalls.

3.9 Aortenstenosen

Definition

Aortenstenosen[7] machen etwa fünf bis sechs Prozent aller angeborenen Herzfehler aus, wobei die valvuläre Stenose mit 75 bis 80 Prozent der Gesamtzahl die häufigste Form ist.

Drei angeborene Engstellen können die Aortenstenose ausmachen:

Die *valvuläre Stenose* (valvula = Klappe), die eigentliche Aortenklappenstenose.

Sie kann durch einen zu engen Klappenring oder durch eine Fehlbildung, Verwachsung oder Verdickung der Klappensegel bedingt sein. Oft sind statt der normalerweise drei Klappensegel nur zwei angelegt (biscupide = zweizipflige Aortenklappe), die nur eine geringe schlitzförmige Öffnung erlauben. Diese biscupide Aortenklappe bildet möglicherweise auch die häufigste primäre Ursache der Aortenstenosen bei Erwachsenen, die erst später durch sekundäre Entzündungen oder Verkalkungen auffällig werden.

Die zweite Möglichkeit ist die *subvalvuläre Stenose* unterhalb der Aortenklappe in der Ausflussbahn der linken Herzkammer, auch Subaortenstenose genannt. Sie wird meistens durch eine bindegewebige Membran verursacht, kann aber auch als tunnelförmige Verengung der Ausflussbahn der linken Herzkammer vorkommen.

Drittens die *supravalvuläre Stenose* oberhalb der Aortenklappe im Anfangsteil der Aorta:

Bei dieser selten vorkommenden Form finden sich meistens sanduhrförmige Einengungen im Anfangsteil der Aorta oberhalb des Abganges der Herzkranzgefäße. Der aufsteigende Teil der Aorta kann aber auch langstreckig verengt sein. Die supravalvuläre Aortenstenose ist ein wesentliches Merkmal des Williams-Beuren-Syndroms.

Alle drei Formen der Aortenstenose bewirken ein Strömungshindernis von der linken Herzkammer in den Körperkreislauf. Vom Grad der Stenose hängt es ab, wie hoch die Druckbelastung der linken Herzkammer ist, die sich dann vergrößert und zur Hypertrophie (Verdickung) der Herzmuskulatur führt.

Der völlige Verschluss oder die Nichtanlage der Aortenklappe ist die Aortenklappenatresie.

Ursachen

Bei einer Aortenstenose ist die Klappe zwischen linker Herzkammer und Aorta (Körperschlagader) verengt. Das ist eine der häufigsten altersbedingten Funktionsstörungen der Herzklappen besonders bei Männern. Sie tritt vor allem bei älteren Menschen ab 60 Jahren und in den darauf folgenden Lebensjahrzehnten auf. Bluthochdruck oder degenerative Gewebsveränderungen sind die häufigste Ursache.

Zu den häufigsten angeborenen Herzfehlern im Erwachsenenalter zählen:
Die biskuspide Aortenklappenerkrankung: Bei dieser Form der Klappenerkrankung erfolgt in der Regel ein Aortenklappenersatz (siehe dort). Eine Rekonstruktion ist aufgrund der sehr häufig stark verkalkten Klappen nicht mehr möglich.

Epidemiologie

Jüngere Patienten ab 40 leiden meist an einer erworbenen Aortenklappenstenose (AKS) infolge eines rheumatischen Fiebers oder einer bakteriellen Endokarditis. Bei älteren Patienten ab 60 liegt dagegen meist eine klassifizierende AKS bei Aortensklerose (senile Form) vor.

Klinik

Die Patienten sind oft lange beschwerdefrei (es gibt Olympiasieger mit dieser Erkrankung!). Irgendwann aber treten Belastungsdyspnoe und Leistungsminderung auf. Das Erstsymptom ist meist eine Synkope nach Belastung.

Folgende Untersuchungen werden durchgeführt:

*   Echokardiographie als nicht-invasive Untersuchungsmethode der ersten Wahl,
*   Elektrokardiogramm (EKG) zur Diagnostik von Herzryhtmusstörungen,
*   Röntgen zur Darstellung der Herzform,
*   Herzkatheter, wenn er für ein therapeutisches Vorgehen erforderlich ist

Grundzüge der Behandlung und ihre Komplikationen

Um eine Operation möglichst weit hinauszuschieben, versucht man heute, (2004) eine Aortenklappenstenose zunächst mithilfe eines Ballonherzkatheters zu „sprengen".

Gelingt das nicht in ausreichendem Maße, können die „verklebten" Taschen-klappen in einer Operation getrennt werden, indem der Chirurg die Kom-missuren einschneidet. Beide Verfahren werden vorsichtig durchgeführt, um keine Klappeninsuffizienz (Undichtigkeit durch fehlenden Schluss) zu pro-vozieren.

Wird ein Aortenklappenersatz notwendig, kommen heute sowohl der Ein-satz eines Homografts (menschliche Spenderklappe) als auch der Einsatz einer künstlichen Herzklappe infrage.

Während ein Homograft mit der Zeit (besonders bei Kindern) verkalken kann und dann ausgewechselt werden muss, hält eine künstliche Herzklappe Jahrzehnte lang. Der „Nachteil" ist jedoch, dass die Patienten auf die lebens-lange Einnahme eines blutverdünnenden Medikamentes (Cumarin) mit regelmäßiger Kontrolle der Blutwerte angewiesen sind. Auch die Gefahr innerer Blutungen nach Stürzen ist vorhanden. Cumarine sind fruchtschädi-gend. Deshalb sollte eine Frau im gebärfähigen Alter unter Cumarin-Gabe nicht schwanger werden.

Besonderheiten unter dem Aspekt der Krankenhausbehandlung

Die Ross-Operation gewinnt im Bezug zum Aortenklappenersatz weiter an Bedeutung. Dabei wird die Aortenklappe entfernt und durch die eigene Pulmonalklappe des Patienten ersetzt. An Stelle der Pulmonalklappe wird ein Homograft implantiert. Besonders für Kinder und junge Erwachsene ist diese Operation eine attraktive Lösung. Die Aortenklappe wächst normal mit, es ist keine Einnahme von blutverdünnenden Medikamenten notwendig, die Ausübung von Sport ist normal möglich. Ein Austausch des Homograft an Pulmonalisposition ist weniger gravierend, weil die Pulmonalklappe we-niger „belastet" ist als die Aortenklappe. „Bedenklich" kann sein, dass aus einem „Ein-Klappen-Patienten" ein „Zwei-Klappen-Patient" wird. Deshalb muss die Entscheidung für oder gegen die Ross-Operation in intensivem Austausch zwischen Arzt und Patient über die Wünsche des Patienten an seine Lebensqualität und -erwartung geschehen. In der Hand erfahrener Herzchirurgen, die diese Operation schon oft an Patienten in jedem Lebens-alter durchgeführt haben, kann man sie heute als sehr gute Alternative zum „einfachen" Herzklappenersatz ansehen.

Bei Menschen mit einem Marfan-Syndrom wird keine Ross-Operation durch-geführt, da die genetische Disposition wieder zu einer Aortenklappen-insuffizienz (Schlussunfähigkeit) oder einem Aneurysma führen würde.

Epidemiologie

Die Mitralstenose kommt bei Frauen viermal häufiger als bei Männern vor und gilt als der häufigste erworbene Herzklappenfehler.

Klinik

Im überdehnten linken Vorhof bilden sich durch die Blutstauung häufig Blutgerinnsel (Thromben), die dann in den großen Kreislauf verschleppt werden können. Diesen Vorgang, bei dem Thromben über die Blutbahn in die Kreislaufperipherie hinein verschleppt werden, nennt man **Embolie.** Hirnembolien mit dem Bild des Schlaganfalls sowie Embolien in Nieren-, Darmgefäßen und Extremitäten sind eine gefürchtete und nicht seltene Komplikation der Mitralstenose. Tritt daher bei jüngeren Menschen ein Schlaganfall auf, muss immer an eine Hirnembolie bei Mitralstenose gedacht werden. Bei 10–15 Prozent der Patienten kommt es durch die erhebliche Stauung im Lungenkreislauf zu Bluthusten (Hämoptysen), 10–20 Prozent leiden unter Angina-pectoris-Anfällen.

Grundzüge der Behandlung und ihre Komplikationen

Da langfristig gesehen eine Operation die günstigsten Resultate liefert, sollte sie immer erwogen werden. Die besten Erfolge lassen sich bei Patienten in Stadium II und III ohne eine noch aktive Endokarditis erzielen. Das Wesen der Operation besteht in der instrumentellen Sprengung der Stenose in extrakorporaler Zirkulation (Herz-Lungen-Maschine). Da die Verbindungsstellen der beiden Mitralklappensegel, die so genannten Kommissuren, durchtrennt werden, wird dieser Eingriff **Kommissurotomie** genannt. Nicht operiert wird in Stadium I. Sind die Mitralklappen erheblich verkalkt oder liegt gleichzeitig eine Insuffizienz vor, so kommt nur der **operative Klappenersatz** in Betracht. In 80 Prozent der Fälle lässt sich eine Besserung mit Rückgang um ein bis zwei Schweregrade erreichen. Auch in der Schwangerschaft kann und soll – mit guten Ergebnissen – am besten vor dem dritten bis vierten Monat operiert werden.

Die medikamentöse Behandlung ist wesentlich weniger erfolgversprechend. Beim Vorhofflimmern lässt sich durch eine Antikoagulantien-Dauertherapie das Embolierisiko erheblich reduzieren. Digitalis ist nur bei Tachyarrhythmia absoluta infolge Vorhofflimmerns indiziert. Eine erneute Operation, die so genannte Rekommissurotomie, wird später bei circa zehn Prozent der Patienten notwendig. Bei älteren Patienten wird auch eine perkutane **Ballon-Dilatation** (perkutane Valvuloplastie) der Mitralklappe durchgeführt, deren Langzeitresultate allerdings noch nicht abschließend beurteilbar sind.

Prof. Dr. Johannes Brachmann

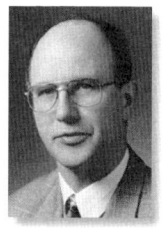

Seit 1998 Chefarzt der II. Medizinischen Klinik des Klinikums Coburg

Vorher Habilitation und Professur an der Universitätsklinik Heidelberg

1989–1998 Oberarzt, später leitender Oberarzt der Ludolf-Krehl-Klinik in Heidelberg

Nach Studium, Promotion und Assistenzzeit Forschungsstipendiat der Deutschen Forschungsgemeinschaft über Herzinfarktforschung und Arrhythmien an der Universität von Oklahoma, USA

Dr. Helmut Förster

GASTROENTEROLOGIE

Gliederung:

1. Einführung in die Gastroenterologie

1.1 Einleitung

Die moderne Gastroenterologie begann vor ungefähr 90 Jahren mit der Möglichkeit, in das vorher beim Lebenden verborgene Innere des Magen-Darm-Trakts zu schauen. Die direkte Sicht durch Spiegelung nach innen (Endoskopie) und später eine Vielzahl von bildgebenden Verfahren machten den Quantensprung möglich. Dadurch gelang der entscheidende Vorteil, die Diagnose vor therapeutischen Eingriffen zu sichern und im Weiteren diese auch direkt vor Ort im Darm oder in der Bauchhöhle durchzuführen. Damit begann auch für die Chirurgie die endoskopisch gesteuerte mikrochirurgische Therapie ohne Eröffnung der Bauchhöhle.

1.2 Definition

Die Gastroenterologie ist die Lehre von den Krankheiten des Magen-Darm-Trakts und ihrer Behandlung. Mangelhafte Hygiene (säureresistente Bakterien) und ein ungesunder Lebensstil, insbesondere ungünstige Nahrungsgewohnheiten, sind für viele Beschwerden und Krankheiten verantwortlich. Insofern würde oft eine rein konservative Behandlung zum Erfolg führen. Das darüber hinausgehende vielfältige therapeutische Spektrum wird von unterschiedlichen ärztlichen Disziplinen, vom Zahnarzt, Radiologen, Chirurgen, Proktologen und bis hin zum Pathologen ermöglicht, ohne die der eigentliche Gastroenterologe der Vielfältigkeit der einzelnen Krankheitsprobleme nicht gerecht werden könnte.

1.3 Diagnostische Verfahren

Inzwischen hat die Endoskopie die konventionelle Röntgendiagnostik weitgehend abgelöst, wobei moderne schnellere bildgebende Verfahren wiederum auch manche komplizierte endoskopische Untersuchung erübrigen. Hilfreich haben sie sich auch in der Krebsvorsorge erwiesen, um die Akzeptanz der Endoskopie und ihre frühzeitige Anwendung erst zu ermöglichen, da immer noch Vorurteile ihr gegenüber bestehen. Zwischen einem durch MNR (Kernspin) „virtuell" dargestellten Polypen und einem direkt optisch gesehenen Polypen ist rein gestaltmäßig kein wesentlicher Unterschied. Der entscheidende Unterschied besteht darin, dass nur mit dem Endoskop eine als verdächtig einzustufende Veränderung entfernt und sogar Frühkarzinome geheilt werden können. Der Pathologe entscheidet dann über die feingeweblichen Eigenschaften des Befundes (Dignität oder Malignität der Gewebsqualität und ihre Tiefenausdehnung). Das weitere Vorgehen wird dann gemeinsam in enger Zusammenarbeit zwischen allen beteiligten Disziplinen geplant. Nur so wird eine erfolgreiche Behandlung erreicht.

Endoskopie braucht spezielle Geräte und Räumlichkeiten, die mit einem OP–Raum vergleichbar sind, insbesondere, was Funktionalität, Logistik, Hygiene und hochqualifiziertes Personal anbetrifft. Die einzelnen Untersuchungsprogramme müssen standardisiert werden, um ein Optimum an Sicherheit und Wirtschaftlichkeit zu erreichen.

Dazu gehören auch die Aufklärung des Patienten, Vorbereitung und Nachsorge, die auch noch rechtsrelevant dokumentiert werden müssen. Voraussetzung ist immer die schriftliche Zustimmung des Patienten. Ohne diese Einverständniserklärung vom Vortag muss die Untersuchung außer in Notfällen verschoben werden *(Patientenrechte)*.

1.4 Organisation

Die einzelnen endoskopischen Untersuchungen und Interventionen müssen leitlinienkonform durchgeführt und protokolliert werden.

1.5 Perspektive

Die Endoskopie entwickelt sich sprunghaft durch Miniaturisierung der Geräte und Erhöhung der Bildauflösung und damit Verbesserung der diagnostischen Aussage. Die Lupen- oder Zoom-Endoskopie lässt bereits histologische Diagnosen zu. Die Chromoendoskopie führt über Anfärbung der Schleimhaut zu besseren diagnostischen Unterscheidungen, photodynamisch imprägnierte Schleimhaut kann gezielter abgetragen werden. Die intraoperative Enteroskopie, d.h. während der OP durchgeführt, verbessert die Operationsergebnisse und verkürzt die Operationszeit und Nachbehandlung.

2. Organbezogene Krankheitslehre

2.1 Magen-Darmtrakt

2.1.1 Mundhöhle

Der erste Abschnitt des Darmes ist die Mundhöhle (sog. Kopfdarm). Hier beginnt bereits die Verdauung mit dem Kauen und der Einspeichelung.

Das Wort **Verdauung** kommt von dem Wort „Tau", Tau bedeutet Wasser. Nahrungsmittel müssen in der Tat zunächst wasserlöslich gemacht werden, um an verschiedenen besonders dazu geeigneten Stellen des Darmes ins Blut aufgenommen zu werden. Der Dünndarminhalt ist völlig wässrig. Er wird erst im Dickdarm wieder eingedickt. Deswegen der Name Dickdarm. Dabei entstehen „Prozessgase", die nahrungs- und / oder bakteriell bedingt sind. Bis zu 10 bis 15 l / Tag können entstehen. Diese Darmgase können ein erhebliches Problem darstellen (Meteorismus).

Die Zunge und die Zähne sind die ersten mechanischen Zerkleinerungswerkzeuge. „Gut gekaut ist halb verdaut" gilt deswegen auch heute noch. Wer alles roh runterschluckt, soll sich nicht wundern, wenn es gärt und bläht.

Veränderungen der Zungenoberfläche können auf die Quantität von Nahrung und Genussmitteln, auf Medikamenteneinnahme sowie auf den Wasserhaushalt des Patienten hinweisen. Lebererkrankungen führen zu charakteristischen Zungen-, Blei- und Wismutvergiftungen zu entsprechenden Zahnfleischverfärbungen. Zungentumoren sind meistens Folgen von Nikotin und Alkoholabusus.

Der Blick in die Mundhöhle ist die einfachste und preiswerteste Endoskopie, eine Fundgrube für den Wissenden und Suchenden und auch ein Spiegel der Gesundheit und des Sozialstatus.

2.1.2 Speiseröhre

Die Erkrankungen umfassen Störungen der Motilität (Bewegungsabläufe) und des Säurerückflusses aus dem Magen, wodurch eine chemisch bedingte Speiseröhrenentzündung ausgelöst wird. Weiterhin gibt es infektiöse Speiseröhrenentzündungen und Tumoren.

Führendes Symptom dieser Störungen ist das schmerzhafte Schlucken **(Dysphagie)** und das **Sodbrennen**.

Beim äußerst komplizierten Schluckvorgang müssen die Luftwege überquert werden, was bei neurologischen Erkrankungen mit Problemen verbunden sein kann. Verschlucken bedeutet immer eine Gefahr für die Atemfunktion und die Lunge. Die Speiseröhre hat eine ausschließliche Transportfunktion.

Alle anderen Abschnitte des Magen-Darm-Traktes haben immer neben der Transportfunktion auch eine Verdauungsfunktion. Das heißt, sie produzieren gleichzeitig Verdauungssäfte und/oder resorbieren die verdaute Nahrung.

Ein besonderer Nerv, der Vagus (der im Bauch „Herumvagabundierende"), zieht mit der Speiseröhre nach unten. Er ist die „Standleitung" zwischen Magen und Gehirn. Bei der vormals etablierten Ulcuschirurgie hat man ihn durchtrennt (Vagotomie), um die Salzsäurebildung, die man für die Ulcusentstehung verantwortlich machte, zu unterbinden.

2.1.3 Zwerchfellbruch

Beim Zwerchfellbruch gleiten Magenanteile durch das Zwerchfell in den Brustraum. Aufgrund der Nähe zum Herzen und derselben nervlichen Versorgung beider Organe ist es sowohl für den Patienten als auch für den Arzt nicht immer möglich, die Beschwerden einem der beiden Organe eindeutig zuzuordnen.

Der Magen wird durch einen Schließmuskel (Sphinkter) von der Speiseröhre getrennt. Wenn dieser nicht dicht schließt, kommt es zum Rückfluss sauren Mageninhalts. Es entsteht das unangenehme Gefühl des Sodbrennens, im Englischen sinnigerweise „heartburning" genannt.

Die Folge ist eine säurebedingte Schädigung der Speiseröhrenschleimhaut **(Refluxösophagitis).** Komplikationen können zu Heiserkeit, Husten und Asthma führen, wenn die Säure bis in die Lunge gelangt. Säure führt in der

Speiseröhre zu unterschiedlich starker Verätzung der Schleimhaut bis hin zur Geschwürsbildung und deren Entartung. Zehn Prozent der Refluxerkrankten haben bereits nach längerem Verlauf Veränderungen, die nach Jahren zum Karzinom führen. Dieses Karzinom ist häufiger geworden, da die Refluxerkrankung deutlich zugenommen hat, während das Magenkarzinom aufgrund besserer Nahrungsmittel und Hygiene abnimmt. Frühformen können ausschließlich endoskopisch abgetragen und geheilt werden.

Therapie

- Refluxverhindernde Lebensstiländerung (Meiden bestimmter Nahrungsmittel und Medikamente, die den Säurerückfluss fördern usw.)
- Säurehemmende Medikamente
- Endoskopische Verfahren: Nahttechniken, Radiofrequenz-Applikation, Injektions-Methoden
- Operativ: Antirefluxplastiken

2.1.4 Kardiospasmus / Achalasie

Spasmus bedeutet ein übermäßiges Zusammenziehen der Muskulatur des unteren Speiseröhrenschließmuskels und eine zu geringe Erschlaffung bei Speisebreipassage auf dem Boden einer neuromuskulären Fehlsteuerung. Bei einer noch intensiveren Störung spricht man von einer **Achalasie.**

Klinik

Stau der Speisen mit dadurch bedingter Erweiterung der Speiseröhre sowie Speiserückfluss in den Mund (Regurgitation).

Therapie

- Spasmolytica (Krampflöser)
- Bei Achalasie Dehnung durch Ballon oder mechanische Dilatatoren
- Bakteriengifte, die den Muskelkrampf lösen
- Bei Versagen: Operation (Spaltung der Muskulatur)

2.1.5 Fremdkörper

Diese bilden nicht nur in der Kinderheilkunde ein alltägliches Problem. Batterien, Münzen, Nadeln und andere verschluckbare Gegenstände können in allen engeren Abschnitten des Magen-Darm-Trakts stecken bleiben. Mit entsprechenden Instrumenten gelingt fast immer die Entfernung aus Speiseröhre und Magen. Komplikationen sind Entzündungen, Blutungen und Perforationen (eine in die Herzhöhle durchgebohrte Sicherheitsnadel kann tödliche Folgen haben).

2.1.6 Blutungen

Ursache sind häufig Ösophagusvarizen, venöse Gefäßerweiterungen, ähnlich den Krampfadern am Bein, unter der Schleimhaut der Speiseröhre. Sie treten bei der Hälfte aller Patienten mit Lebercirrhose auf und neigen, insbesondere unter Säureeinwirkung, zu lebensbedrohlichen Blutungen.

Therapie

Ein Sklerosierungsmittel wird mittels einer flexiblen Nadel durch den Instrumentierkanal eines Gastroskops in die Umgebung der Varize gespritzt.

Auch mit einer Gummiband-Ligatur ist eine Unterbindung möglich.

Gleichzeitig muss verlorenes Blut ergänzt werden, die Gerinnung sowie die Leberfunktion überwacht werden. Das erfordert eine intensivmedizinische Behandlung, die meistens sehr aufwendig ist.

Eine weitere heftige Blutungsquelle ist das durch heftiges Erbrechen bewirkte Einreißen der Schleimhaut am Übergang zur Speisröhre (Mallory-Weiss-Syndrom).

2.1.7 Karzinome

Karzinome am Übergang zum Magen (Cardia) führen in erster Linie zu einer Engstellung im Mageneingang.

Therapie

In Frühstadien kann man diese endoskopisch völlig beseitigen. In fortgeschrittenem Stadium, wenn die Wand der Speiseröhre durchsetzt ist und mit regionalen Metastasen und Fernmetastasen zu rechnen ist und sich ein großer Eingriff verbietet, kann die Lebensqualität des Patienten durch das Einlegen eines Überbrückungstubus nach Aufweitung der Engstelle durch Laserung deutlich verbessert werden. Der Tubus besteht aus einem geschlossenes Maschengitterrohr, das dann aufgrund seiner Expansivität die Stenose (Engstelle) erweitert.

2.1.8 Magen

Für die alten Griechen galt: „Wer seinen Magen in Ordnung gebracht hat, der hat seinen ganzen Körper in Ordnung gebracht" (Pythagoras).

Der Magen führt die weitere Verdauungsarbeit durch chemische Zerkleinerung mit Hilfe der Säure fort, deren Hauptaufgabe jedoch eigentlich die Zerstörung der verschluckten Bakterien ist. Magenfermente zerkleinern Fett und Eiweiß auf größere Molekülabschnitte. Der Magen kann je nach Füllungs- und Spannungszustand ganz verschiedene anatomische Lagen im Bauch einnehmen und bis ins kleine Becken sacken. Schmerzen vom Magen können bis in den Unterbauch ausstrahlen. Überhaupt ist die Bauchschmerzlokalisation nicht immer von dem darunter liegenden Organ verursacht.

Wie funktionieren die **Verdauungsphasen** des Magens?

Interdigestive Phase: Ruhephase des Magen-Darm-Traktes im Nüchternzustand. Der Darm reinigt sich von Speiseresten. Der Magen ist in der Regel erschlafft und enthält wenig Säure.

Cephale Phase („Die Verdauung beginnt im Kopf."):
Beim Geruch von Speisen und bei küchentechnischen Geräuschen beginnt Magenknurren, Speichel- und auch Magensaftfluß.

Gastrale Phase: Nachdem die ersten Schlucke den Magen erreicht haben, kommt es zunächst zur Erschlaffung der Muskulatur im Magenkörper, die sich bei weiterer Füllung an die Speisefüllung anpasst (adaptive Relaxation). Dann beginnt die mechanische Zerkleinerung (Antrummühle) und das Durchmischen mit Magensaft und Salzsäure, bis der Inhalt den notwenigen Säuregehalt und Zerkleinerungsgrad aufweist.

Intestinale Phase: Danach erfolgt die schubweise Entleerung in den Zwölffingerdarm, wo weitere Fermente aus der Bauchspeicheldrüse und der Gallensaft zur Fett- und Eiweißverdauung hinzugemischt werden. Gleichzeitig werden aus dem Dünndarm Hormone freigesetzt, die den Verdauungsvorgang, nämlich Sekretion (Ausschüttung von Säften), und Motorik (Peristaltik) sinnvoll miteinander koordinieren. Dazu bedarf es komplexer Steuerungsmechanismen, die von einem darmeigenen Nervensystem geleistet werden.

2.1.9 Magenschleimhautentzündungen (Gastritis A, B, C)

Autoimmun bedingt durch Störungen des Immunsystems (Folgen: Vitamin B12-Mangel, Karzinoid, Karzinom bedingt möglich).

Bakteriell durch Helicobacter pylori bedingt (Folgen: Erosionen, Geschwüre Ulcera, Lymphome, Karzinome).

Chemisch bedingt durch Medikamente, Alkohol und Gallenreflux (Folgen: Erosionen Ulcera).

2.1.10 Ulcuskrankheit

In den letzten zehn Jahren ist es möglich geworden, die Ulcus-Erkrankung durch antibiotische Ausrottung des Helicobacters pylori zu heilen. Seine Anwesenheit führt zu Magenschleimhautentzündungen und letztendlich zu Geschwüren. Die früher oft notwendige chirurgische Behandlung wurde vielfach überflüssig.

Das Magengeschwür ist zu 50 Prozent und das Zwölffingerdarmgeschwür ist zu 95 Prozent eine Infektionkrankheit mit dem säureresistenten Keim Helicobacter pylori.

Über eine chronische Entzündung (Gastritis B) führt er unbehandelt bis zur Lymphom- und Karzinombildung. Diese Entwicklung kann durch die Eradikation (Ausrottung des Keimes) aufgehalten werden.

Diagnostik

Spiegelung des Magens und Zwölffingerdarms (ÖGD: Ösophagogastro-Duodenoskopie), CLO / Urease-Test

Komplikationen

Geschwüre und Erosionen können zu Blutungen führen, ebenso wie eine chemische Schleimhautentzündung vorwiegend nach Acetylsalicylsäure oder anderen Antirheumaticirca

Magendurchbruch ist meistens die Folge eines wanddurchsetzenden Geschwürs. Luft unter dem Zwerchfell ist das klassische radiologische Zeichen. Hier muss umgehend der Chirurg eingreifen, obwohl in inoperablen Fällen auch schon erfolgreiche endoskopische Verschlüsse durch Clips gelungen sind.

Therapie der Ulcuskrankheit:

Unterschiedliche Antibiotica-Kombinationen und mit Protonenpumpen-hemmern (Blockern der Säurebildung)

Polypen (kleine gutartige Schleimhautneubildungen) können auch bluten. Inbesondere nach endoskopischer Abtragung kann es zu Nachblutungen kommen, weswegen vor dem Eingriff immer eine Gerinnungsuntersuchung vorgenommen und nach der Einnahme gerinnungsbeeinflussender Substanzen gefragt werden muss.

Die **obere Intestinalblutung** gehört immer auf die Intensivstation. Magen-Darm-Blutungen heilen allerdings spontan in 80 Prozent der Fälle.

2.1.11 Magenkarzinom

Das Auftreten des Magenkarzinoms ist aufgrund verbesserter Hygiene und Gründen der verbesserten Ernährungssituation deutlich rückläufig.

Die Prognose des Magenkarzinom hängt vom Stadium ab. Die Fünf-Jahres-Überlebensrate ist beim Frühkarzinom 90–95 Prozent, beim fortgeschrittenen Stadium unter zehn Prozent.

Man unterscheidet verschiedene Stadien:

eine oberflächliche Ausdehnung (= Frühca) und tiefere Ausdehnung in die darunter liegenden Wandabschnitte und die Umgebung und eine Metastasierung in die örtlichen Bereiche und in ferne Organe sowie die feingewebliche Qualität (Histologie) – Grad der Bösartigkeit.

Klinik

Schmerzen, Inappetenz und Widerwillen gegen Fleisch, Gewichtsverlust und Völlegefühl lassen den Verdacht aufkommen.

Aber auch Dysphagie und Erbrechen kommen in Abhängigkeit von der Lokalisation vor.

Diagnostik

Endoskopie, Röntgenuntersuchung, Sonograhie und je nach Verdacht auf Ausdehnung und Fernmetastasierung CT usw.

Therapie

Die operative Therapie strebt eine möglichst vollständige Radikalität entsprechend dem Stadium des Karzinoms und der **Operabilität** (d. h. die Zumutbarkeit in Bezug auf Alter und Gesundheitszustand des Patienten) an.

Der **operierte Magen** kann zu Sturzentleerung führen (Dumping-Syndrom) oder zum Syndrom der zuführenden oder der blinden Schlinge (beides operationsbedingte Komplikationen im Bereich der an den Magenstumpf angenähten Dünndarmschlingen). Dieser neigt ebenfalls zu einer Entartung (Magenstumpfcarzinom).

Das Postvagotomie-Syndrom: Durchtrennung des Nervus Vagus führt zu Durchfällen.

2.1.12 Besondere Ernährung durch Magensonden

Aus verschiedenen Gründen, z. B. infolge eines Karzinoms, kann es zu einer so schlechten Ernährungssituation kommen, dass eine künstliche Ernährung vonnöten ist. Eine Ernährungssonde wird endoskopisch von außen durch die Haut mittels Endoskop direkt in den Magen gelegt. Die Komplikationen der intravenösen Ernährung, Infektionen bis hin zur allgemeinen Blutvergiftung können damit umgangen werden. Die Sondenernährung ist außerdem (physiologisch) natürlicher und kostengünstiger.

2.1.13 Dünndarm

Die Verlegung der Darmlichtung führt zum Stopp des Speisebreis (mechanischer Ileus). Dies ist unbehandelt ein lebensbedrohlicher Zustand und muss umgehend beseitigt werden.

Klinik

* krampfartige Schmerzen und Aufstoßen, später mit Erbrechen einhergehend (je eher das Erbrechen einsetzt, umso höher liegt der Verschluss)
* Stuhl und Windverhaltung
* aufgetriebener Bauch
* später Bauchfellentzündung und
* Koterbrechen (Spätsymptom)

Untersuchung

Wenn es bei der Untersuchung zu Abwehrspannung der Bauchdecken kommt, ist dies das klassische Zeichen der **Bauchfellentzündung,** die auch bei **Perforationen** und nach Gefäßthrombosen der Darmgefäße, so genannten **Mesenterialinfarkten,** vorkommt und ein absolut lebensbedrohliches Krankheitsbild darstellt.

Tumoren des Dünndarms sind ausgesprochen selten.

Blutungen des Dünndarms sind selten und lassen sich schwer diagnostizieren. Vielfach sind seltene **Gefäßmissbildungen** verantwortlich. Hier hat sich die neue **Kapselendoskopie** (sendet regelmäßig Bilder von einer Minikamera, die durch den Darm wandert) bereits bewährt.

2.2 Leber und Bauchspeicheldrüse

Die Leber ist das zentrale Stoffwechsellabor des Körpers zur Verstoffwechselung der Bausteine aus den Nahrungsmitteln und zur Energiegewinnung. Zucker, Fett und Eiweiß werden auf molekularer Ebene in der Leber sortiert, umgebaut und teilweise eingelagert: Zucker wird in Stärke, Fett in Blutfette und Eiweiß in Körpereiweiß umgewandelt.

2.2.1 Die Aufgaben der Leber im Überblick:

- **Zentrales Stoffwechselorgan** (Bildung, Abbau, Regulation von Stoffwechselprodukten Glucose, Fett, Eiweiß)
- **Entgiftungs-und Ausscheidungsorgan** (Äthyl-Alkohol!)
- **Bildung und Inaktivierung** von Signalstoffen und Hormonen (Steroidhormone)
- Steuerung von unspezifischen **Abwehrvorgängen**
- Regulation des **Säure-Basen-Haushalts**
- Organ der **Blutspeicherung**

2.2.2 Die Leber – das zentrale Stoffwechsellabor

Der Energiestoffwechsel läuft in einer chemisch sinnvoll gesteuerten Kettenreaktion ab. Die Stärke kann je nach Bedarf wieder aus der Leber ins Blut abgegeben werden. Die Leber ist auch beteiligt an der Bildung von Signalstoffen, an Abwehrvorgängen, an der Blutgerinnung, am Säurebasenhaushalt und als Ersatzorgan für die Blutbildung. Eine der wichtigsten Aufgaben ist die **Entgiftung,** insbesondere von Drogen, Medikamenten und von Alkohol. Gerade dieser spielt in unserer Zeit eine bedeutsame Rolle für die Leber.

Die **Alkoholkrankheit** ist *die* Suchtkrankheit unserer Zeit. Bei einem Alkoholkonsum von circa zwölf Litern pro Kopf und Jahr werden 30–40.000 Alkoholtote gezählt. Zugleich ist von etwa 2,5–3 Millionen Abhängigen und zusätzlich zehn Mio. Organgeschädigten auszugehen.

Die Richtwerte für Alkoholkonsum wurden in den vergangenen Jahrzehnten stark nach unten korrigiert: Bei Männern gelten mehr als 40 Gramm täglich und bei Frauen mehr als 20 Gramm täglich als potenziell schädigende Menge. Zum Vergleich: 20 Gramm reinen Alkohols sind in etwa einem halben Liter Bier enthalten. Die aus dem Alkoholkonsum resultierenden Risiken potenzieren sich bei Rauchern entsprechend.

Risikofaktoren für Alkoholschädigung

- Geschlecht (Frauen sind empfindlicher als Männer)
- Genetische Veranlagung
- Mangelernährung
- Trinkmenge in Gramm (nicht in Abhängigkeit von der Art der Getränke)
- Trinkgewohnheiten (gelegentlich-kontinuierlich)
- Dauer

2.2.3 Leberentzündungen (Virushepatitis)

Verschiedene Virustypen, von denen immer mehr entdeckt werden, können zu einer akuten Virushepatitis mit oder ohne Gelbsucht führen. Die meisten akuten Entzündungen heilen folgenlos aus, manche können aber auch in einen chronischen Verlauf übergehen und bergen die Gefahr einer Zirrhosebildung und Leberkarzinomentstehung.

Klinik

Im Vorläuferstadium kommt es zu einer vermehrten Müdigkeit, Leistungsminderung, Kraftlosigkeit, Appetitverlust, grippeähnlichen Symptomen sowie zu Übelkeit und Gliederschmerzen.

Je nach Virustyp und Immunantwort werden unterschiedliche Verlaufsformen beobachtet. Entweder entsteht bei sehr starkem Abwehrsystem ein milder Verlauf oder aber ein sehr heftiger, kurzer oder bei schwachem Abwehrsystem ein verlängerter, **chronischer Verlauf.**

Hierzu neigt insbesondere die Hepatitis C, welche einer besonderen Behandlung bedarf. Leider ist eine Impfung noch nicht möglich. Hygienevorsichtsmaßnahmen und die Testung von Blutkonserven sind entsprechend notwendig.

2.2.4 Leberzirrhose

Definition

Hierbei handelt es sich um ein Endstadium einer toxischen oder entzündlichen Schädigung der Leber, wobei ursächlich Alkohol, Gallestau, Stauung im Blutkreislauf, Eisen- und Kupfer- sowie Fetteinlagerungen und auch verschiedene unklare Ursachen infrage kommen.

Klinik

Begleitet wird diese von Leistungsminderung und Müdigkeit.

Befunde

- Vergrößerung des Organs und der Milz
- Leberhautzeichen, wie:
  - Gefäßerweiterungen im Bereich des Gesichts (Spider Naevi, d. h. spinnennetzartige Gefäßneubildungen)
  - Rotverfärbung der Handinnenflächen
  - Rote Lackzunge
- Blutungsneigung
- Wasserbauch (Ascites)
- Anschwellen der männlichen Brustdrüsen (Gynäkomastie)
- Verschmächtigung von Muskeln und Hoden

Eine **Diagnose** lässt sich in Zusammenschau von Leberfunktionsproben im Labor als auch durch bildgebende Verfahren und letztendlich durch eine histologische Untersuchung von durch Leber-Punktion gewonnenem Materials stellen.

Die **Prognose** ist je nach Ursache und Verlauf eher ungünstig. Im Endstadium kommt es zum Leberversagen mit neurologischer Symptomatik und Leberkoma (Bewusstlosigkeit durch giftige Stoffwechselprodukte).

Therapie

Eine Lebertransplantation muss nach Scheitern aller anderen konservativen Maßnahmen in Erwägung gezogen werden.

2.2.5 Gallensteine

Gallensteine treten bei zehn Prozent der Bevölkerung auf. Frauen sind hiervon doppelt so häufig betroffen wie Männer.

Bei den Steintypen handelt es sich in 80 Prozent um gemischte Cholesterinsteine, in zehn Prozent der Fälle um reine Cholesterinsteine beziehungsweise Pigmentsteine.

Begünstigende Faktoren:

- Übergewicht
- Weibliches Geschlecht
- Diabetes, Fettstoffwechselstörungen
- Abflusshindernisse des Gallensaftes
- Schwangerschaften
- Zunehmendes Alter

Klinik

Häufigste organische Oberbauchbefunde sind:
- Schmerzen mit Ausstrahlung in die Schulter
- Erbrechen
- Übelkeit
- Auslöser sind gelegentlich fettreiche und üppige Mahlzeiten.

Die Symptome treten allerdings nur bei einem Drittel der Gallensteinträger auf, bei den übrigen Betroffenen bleiben sie stumm.

Die **Diagnose** lässt sich durch bildgebende Verfahren, insbesondere durch Ultraschall, nachweisen. Ferner ist eine Ableitung durch entsprechende Röntgenuntersuchungen und bei Komplikationen durch die endoskopische retrograde Cholangiographie (ERCP) möglich.

Therapie

- Spasmolythica (Krampflöser)
- Diät
- Körpergewichtsreduktion
- bei anhaltenden Beschwerden operative Entfernung der Stein-Gallenblase

Alternativ ist auch eine **Litholyse,** d.h. eine chemische Auflösung durch Medikamente (Gallensäuren) möglich, wenn bestimmte Voraussetzungen hinsichtlich Größe und Anzahl der Steine bestehen. Die Therapie ist jedoch langandauernd!

Unter bestimmten Voraussetzungen besteht zudem die Möglichkeit der **Zertrümmerung durch Ultraschallstoßwellen.**

Komplikationen

Beim Eintreten von Steinen in die Gallengänge kann es zur Ausbildung von
- Fieber,
- Schüttelfrost,
- Koliken und
- Gelbsucht kommen.

Therapie

- Anitiotica
- ERCP (Endoskopisch retrograde Enalangio Pancreaticographie – kann sowohl die Diagnose als auch gleichzeitig die Therapie bewerkstelligen)

In seltenen Fällen kommt es zum **Gallengangskarzinom** bzw. auch zum Gallenblasekarzinom, die Auftretenshäufigkeit liegt bei einem Prozent aller Gallensteinträger.

2.2.6 Bauchspeicheldrüsenentzündung

Eine Entzündung der Bauchspeicheldrüse kommt mit einer Häufigkeit von 50 bis 110 Erkrankungen pro eine Million Einwohner vor. Der Verlauf der Erkrankung ist äußerst variabel und nur schwer vorhersehbar.

Ursache

Erkrankungen im Bereich der Gallenwege, Alkoholmissbrauch, seltener Toxine und Medikamente, sowie hormonelle Störungen (Erhöhung des Parathormons) und Überfettung des Blutes.

Klinik

in der Mitte des Oberbauches bis linksseitig, aber auch rechtsseitig lokalisierter Oberbauchschmerz mit Ausstrahlung in den Rücken

- Übelkeit
- Erbrechen
- Meteorismus
- Subilues (beginnende Darmlähmung)
- Fieber
- Bauchdeckenspannung

Die **Diagnose** lässt sich durch Laboruntersuchungen typischer Pankreasenzyme feststellen, z.B. durch die Erhöhung der Amylase und Lipase, die Schwere der Entzündung durch Entzündungszeichen im Blut, den sogenannten Akut-Phasen-Parametern.

Durch bildgebende Verfahren, insbesondere durch CT (Computertomographie), lässt sich die Diagnose sichern, speziell bei Verdacht auf Komplikationen in Form einer **nekrotisierenden (selbstzersetzenden) Entzündung** und deren Verlaufsbeobachtung.

Die Oberbauchsonographie ist besonders geeignet, da sie auch auf der Intensivstation ohne Krankentransport jederzeit durchführbar ist.

Eine **ERCP** ist dann angezeigt, wenn der Verdacht auf einen Gallengangstein besteht, da durch Papillotomie (siehe unten) der Stein auch gleichzeitig entfernt werden kann.

Therapie

Konservativ:

- Ruhigstellung der Bauchspeicheldrüse durch Nulldiät und künstliche Ernährung
- Magensonde bei drohendem Darmverschluss
- Gabe von Säureblockern, Schmerzmitteln und bei nekrotisierender Pankreatitis Antibiotika
- Bei eingeklemmtem Papillenstein: ERCP mit endoskopischer Papillotomie (Durchtrennung des Gallengangsschließmuskels mit Entfernung des Steins)

Operativ:

Wenn es zur Nekrose (totes giftiges Gewebe) kommt, muss zu einem optimalen Zeitpunkt die Nekrose ausgeräumt werden, da die Gefahr eines tödlichen Schocks besteht. Der Zeitpunkt für den Eingriff ist jeweils interdisziplinär festzulegen.

Komplikationen

- Abszessbildung und Abkapselung
- Bauchwasserbildung (Ascites), Fistelbildung
- Dickdarmeinengung
- Kreislaufschock
- Nierenversagen
- Lungenfunktionsversagen

Prognose

Von entscheidender prognostischer Bedeutung ist der Schweregrad der akuten Pankreatitis. Die totale blutige Zersetzung führt oft zum nicht beherrschbaren tödlichen Schock.

Nachsorge

- Klärung der möglichen auslösenden Faktoren,
- eventuelle Gallengangoperation sowie
- Ausschluss der ursächlichen Stoffwechselstörungen oder Behandlung und
- Ausschluss einer chronisch rezidivierenden (wiederkehrenden) Pankreatitis

2.2.7 Chronische Pankreatitis

Ähnliche **Ursachen** wie bei der akuten Form – jedoch insbesondere chronischer Alkoholmissbrauch – führen zu einer Entzündung, die von vornherein chronisch verläuft.

Bevorzugt betroffen sind Männer zwischen dem 30. und 50. Lebensjahr.

Klinik

- Schmerzen sowie
- Zeichen in der Verdauungsstörung mit Durchfällen und Zuckerstoffwechselstörungen,
- **Schmerzattacken** (gehen vom Oberbauch aus und strahlen gelegentlich nach rechts oder auch links häufig in den Rücken zwischen die Schulterblätter),
- Beginn der Schmerzen circa 30 Minuten nach Nahrungsaufnahme, mögliche Begleiterscheinungen: Übelkeit, Erbrechen, selten Fieber,
- Im Verlauf zunehmender Gewichtsverlust und Fettstühle sowie Diarrhö (Spätsymptome),
- Mangelerscheinungen durch fehlende fettlösliche Vitamine, Diabetes, Depressionen und Thrombose der Milzvene,
- Möglichkeit der Entstehung von Oberbauchtumoren bei vergrößertem Organ oder durch Pseudozystenbildung

Eine **Diagnose** lässt sich durch charakteristische Veränderungen der entsprechenden Laborwerte und durch pathologisch ausfallende Funktionsteste der exokrinen (Fermente) und endokrinen (hormonellen) Funktion der Bauchspeicheldrüse stellen.

Ferner durch bildgebende Verfahren, insbesondere CT und Oberbauchsonographie. Die ERCP liefert charakteristische Befunde und kann zugleich auch zur Therapie eingesetzt werden.

2.2.8 Pankreaskarzinom

Das Auftreten beträgt 7,4 pro 100.000 Einwohnern bei Männern und 3,5 pro 100.000 bei Frauen.

Raucher erkranken durchschnittlich zehn bis fünfzehn Jahre früher als Nichtraucher. 75 Prozent der Patienten sind zum Zeitpunkt der Diagnosestellung älter als 60 Jahre.

Klinik

- Schmerzlose zunehmende Gelbsucht, wenn der Krebs im Kopfbereich der Bauchspeicheldrüse sitzt (in 75 Prozent der Fälle),
- heftige in den Rücken ausstrahlende Schmerzen,
- anhaltender Gewichtsverlust (ist meist ein Spätsymptom)

Diagnosik

Laboruntersuchungen zeigen zunächst keine charakteristischen Befunde. Bei Komplikationen ähneln sie denen der chronischen Pankreatitis.

Bildgebende Verfahren wie Computertomographie und Oberbauchsonographie lassen den Befund und seine Komplikationen gut erkennen. Bei einer Größe von unter einem Zentimeter ist die Diagnose auch durch diese Verfahren kaum möglich.

Therapie

Wenn Operationsfähigkeit besteht, ist eine totale Entfernung der Bauchspeicheldrüse unter Mitnahme des Zwölffingerdarms, des Magens und der Milz angezeigt.

Bei nicht bestehender Operationsfähigkeit sind ausschließlich Maßnahmen, die die Lebensqualität erhalten, möglich. Diese lassen sich endoskopisch durch Drainagetechniken durchführen.

Prognose

Grundsätzlich ist die Prognose sehr schlecht, d. h. die Fünf-Jahresheilung liegt bei null bis zwei Prozent. Bei ausschließlichem Karzinom in der Bauchspeicheldrüsengangsmündung, beim so genannten Papillenkarzinom, liegt sie bei 27 Prozent.

3. Chronisch entzündliche Darmerkrankung

Obwohl die Ursache der chronisch entzündlichen Darmerkrankungen Morbus Crohn und Colitis ulcerosa noch nicht geklärt ist, werden sie vorwiegend als Ausdruck einer genetisch bedingten Fehlsteuerung des Immunsystems angesehen, wobei Ernährung und Darmflora eine entscheidende Rolle spielen. Die gestörte intestinale Immunantwort breitet sich auf das gesamte Immunsystems des Organismus aus. Für beide Erkrankungen liegt die Inzidenz bei zwei bis fünf Erkrankungen / 100.000 Einwohner und die Prävalenz bei 27 bis 37 Erkrankungen pro 100.000 Einwohner für die Bundesrepublik. Die meisten Patienten erkranken zwischen dem 15. und 30. Lebensjahr, wobei sowohl bei Kindern als auch bei alten Menschen die Erkrankungen neu auftreten können.

Beide Erkrankungen sind durch wiederkehrende Schübe gekennzeichnet, deren Ausprägung mit der Krankheitsdauer nicht selten zunimmt. Neben der charakteristischen Symptomatik (Durchfall, Bauchschmerzen, Gewichtsverlust, Fieber, Gelenksschmerzen, Hautmanifestationen) sind vor allem die Komplikationen gefürchtet: unstillbare Blutungen, Perforationen, toxisches Megacolon und Entwicklung eines Colonkarzinoms bei der länger bestehenden Colitis ulcerosa. Beim Morbus Crohn kann es zu Verengungen des Darms (Stenosen) mit Darmverschluß (Ileus) und Fisteln (Verbindungsgänge zwischen Darmschlingen, zur Haut und zu anderen inneren Organen) kommen, daneben zu Abszessbildungen, Perforationen und Ernährungsstörungen bis hin zu schweren Mangelzuständen durch Malabsoption von Nährstoffen. Insbesondere bei Morbus Crohn sind Untergewicht und Wachstumsverzögerung in der Jugend die Folge. Während der Schwangerschaft ist eine besondere Vorsicht geboten. Das Auftreten von Komplikationen steht in direkter Beziehung zur Schwere und Ausdehnung bzw. zur Dauer der Erkrankung.

Oberstes Ziel der Behandlung ist es, eine Beseitigung der Symptome ohne Einschränkung der Lebensqualität der Betroffenen zu erreichen.

Therapie

Medikamente und gegebenenfalls **Operation**

Die Auswahl der Medikamente richtet sich nach der **Aktivität** der Entzündung der Lokalisation (Ort und Ausdehnung), dem **Stadium der Erkrankung** (akut? chronisch aktiv? Im Ruhestadium?), **Komplikationen** (Stenosen, Fisteln?) sowie nach den **Begleitumständen:**

- extraintestinale Manifestation
- postoperativer Zustände
- Gravidität
- Ernährungszustand, Psyche, Beruf, Lebensqualität.

Salicylate und Cortison sind nach wie vor die wichtigsten Medikamente zur Behandlung chronisch entzündlicher Darmerkrankungen. Durch sie können etwa 80 Prozent der Patienten mit einem akuten Schub eines Morbus Crohn oder einer Colitis ulcerosa zumindest im Anfang erfolgreich behandelt werden.

Probleme machen jedoch die Patienten, die nicht auf die Therapie ansprechen oder einen chronisch aktiven Verlauf aufweisen. Das sind etwa 20–30 Prozent der Patienten.

Aufgrund des besseren Verständnisses der immunologischen und entzündlichen Abläufe sind neue Therapieformen entwickelt worden, die gezielter in den Entzündungsprozess eingreifen und eine verbesserte Effektivität bei geringeren Nebenwirkungen aufweisen. Ferner gelang es, Eigenschaften der Medikamente so zu verändern, dass sie ausschließlich an dem Ort wirksam sind, wo die Krankheit am stärksten ausgeprägt ist. Ferner sind Cortisonpräparate mit den geringeren systemischen Nebenwirkungen entwickelt worden.

Neue Medikamente wie **Immunsupressiva und Immunmodulatoren** greifen direkt in die gestörte Immunantwort ein. Zu ihnen gehören Azathioprin und Methotrexat. Diese beiden Präparate gelten heute als gesicherte Reservemedikamente bei schlechtem Ansprechen auf die etablierte Basistherapie. Neue Medikamente wie der TNF-alpha-Antikörper (Infliximab) greifen direkt in die Übertragung der entzündungsfördernden Faktoren ein.

Weitere Substanzen sind in der Entwicklung und Erprobung.

Auch Antibiotika, Probiotica (darmfreundliche Bakterien) und Phytotherapeutica (Weihrauch-Präparate) können bei ausgewählten Patienten und im Rahmen von klinischen Studien eingesetzt werden. Als neuestes Verfahren wird eine Blutwäsche eingesetzt, bei der bestimmte krankmachende Abwehrzellen herausgefiltert werden.

Alle diese innovativen Verfahren bedürfen einer weiteren kritischen Beobachtung und einer sorgfältigen Indikationserstellung.

Hinsichtlich der **Ernährung** wird eine so genannte Ausschluss-Diät empfohlen, wobei die Patienten die Nahrungsmittel weglassen sollten, die sie nicht vertragen. Indikationen zu einer künstlichen Ernährung bestehen nur selten, insbesondere dann, wenn der Darm nicht mehr funktioniert (Darmverschluss).

Operationen sollten insbesondere bei Morbus Crohn nur sehr zurückhaltend durchgeführt werden, denn ein Fortschreiten der Erkrankung lässt sich dadurch nicht verhindern. Wenn es allerdings zu Komplikationen in Form von narbigen Engstellen oder speziellen Fistelsituationen gekommen ist, muss operiert werden. Vor allem bei Notfallsituationen. Bei der Colitis ulcerosa besteht prinzipiell die Möglichkeit, die Erkrankung durch Entfernung des gesamten Dickdarms zu heilen, insbesondere dann, wenn die gesamte medikamentöse Therapie nicht anspricht oder Krebsvorstufen nach langjährigem Verlauf auftreten. Zur Verhinderung eines künstlichen Darmausganges oder einer Stuhlinkontinenz wird ein künstlicher Enddarm aus Dünndarm geschaffen (Ileoanaler Pouch).

Insgesamt deutlich besser geworden sind die Behandlungsergebnisse bei chronisch entzündlichen Dammerkrankungen in den letzten Jahren, auch wenn eine Heilung noch nicht möglich ist. Eine Lebensverkürzung oder eine wesentliche Verschlechterung der Lebensqualität muss heute nicht mehr sein.

Dickdarmkarzinom

Das Dickdarmcarzinom ist in Deutschland bei Männern und Frauen jeweils das zweithäufigste Karzinom und zusammen betrachtet die häufigste maligne Erkrankung. Die Mortalität liegt derzeit bei 32 bzw. 40/100.000/Jahr bei Männern bzw. Frauen. Das bedeutet, etwa die Hälfte der Betroffenen stirbt. Das sind in Deutschland ungefähr 35 000 Menschen/Jahr.

Im Gegensatz zu den meisten anderen Krebsarten zeichnet sich dieses Karzinom durch eine effektive Vorsorgemaßnahme (Früherkennungsmöglichkeit durch Stuhluntersuchung und durch Endoskopie) aus.

Risikofaktoren

- chronisch entzündliche Darmerkrankungen (z. B. Colitis ulcerosa),
- Ernährungsgewohnheiten (zu fette, zu kalorienreiche und ballaststoffarme Ernährung, „western diet" – dies ist allerdings nicht unumstritten)
- Genetische Dispositionen mit familiären Syndromen liegen in etwa 5–10 Prozent aller Karzinome vor.

Klinik

- Ist vielfach uncharakteristisch bzw. asymptomatisch
- Häufigstes Primärsymptom:
  - arterielle (rote) Blutung durch den After (Fehldiagnose: „Hämorroidalblutung")
  - Änderungen der Stuhlgewohnheiten
- Spätsymptome:
  - Wechsel von Obstipation (Verstopfung) und Diarrhoe
  - Darmverschluss
  - Gewichtsabnahme
  - Bauchschmerzen

Untersuchungen

- Anamnese und klinische Untersuchung
- Anamnese ist bei familiärer Erkrankung zielführend (erblich)
- Vorzugsweise Koloskopie mit Gewebsentnahme (Biopsie) und Dokumentation der Vollständigkeit der Untersuchung (Bei Ablehnung der Coloskopie und eindeutigem pathologischem Befund der Röntgenuntersuchung kann auf die Koloskopie verzichtet werden, sie sollte jedoch innerhalb von drei bis sechs Monaten postoperativ nachgeholt werden.)
- Ergänzende Untersuchungen
  - Sonografie des Bauches (Leber, Niere, Bauchwasser-Aszites)
  - Röntgenuntersuchung des Brustkorbs
  - Labor: Tumormarker CEA, CA 19-9

Krebsvorstufen-Polypen sind gutartige drüsige Schleimhautveränderungen, aus denen sich nach Jahren der Krebs entwickelt. Die beste Krebsvorsorge ist daher die rechtzeitige Erkennung und Entfernung der Polypen durch Endoskopie.

Polypektomie (endoskopische Entfernung von Polypen mittels Schlinge) bedeutet die Verhinderung bzw. die Heilung eines frühen Krebses, wenn dies durch die feingewebliche Untersuchung bestätigt wurde.

Nach endoskopisch entfernten Polypen bzw. lokalen Tumorausschneidungen muss außer der feingeweblichen Beurteilung der Gewebsdignität (Gutartigkeit oder Bösartigkeit) auch die Vollständigkeit der Tumorentfernung feingewebllich unter Beweis gestellt werden. Denn erst nach Beurteilung der Vollständigkeit oder Unvollständigkeit (Radikalität) der Tumorentfernung kann die endgültige Therapieplanung erfolgen.

Therapie

Präoperative Therapie

Diese spielt im Gegensatz zum Rektumkarzinom praktisch keine Rolle. In Ausnahmefällen kann sie jedoch bei unvollständiger Entfernung zum Einsatz kommen (Vorbestrahlung oder neoadiuvante Chemotherapie).

Operative Therapie

Die chirurgische Therapie hat die Zielsetzung, alles Krebsgewebe aus dem Körper radikal zu entfernen, d. h. zunächst die großzügige örtliche Entfernung des tumortragenden Dickdarmabschnittes unter Mitnahme der örtlichen Lymphabflusswege und Lymphknoten.

Die Entfernung der festgestellten **Fernmetastasen** (Leber, Lunge u. a.), allerdings nur dann, wenn sie dem Gesamtbehandlungsplan entspricht

Laparoskopische Operation

Die Ergebnisse der alleinigen durch Bauchspiegelung durchgeführten Resektion sind derzeit nicht abschließend beurteilbar.

Chemotherapie

Sie ist bei allgemeiner Metastasierung (Leber, Lunge, Bauchfellbefall) die Methode der Wahl. Ziel der Chemotherapie ist die Lebensverlängerung und die Erhaltung bzw. Verbesserung der Lebensqualität. Die wichtigsten günstigen Prognosefaktoren sind: guter Allgemeinzustand sowie Zeitpunkt und Ansprechen auf Chemotherapie.

Bestrahlung

Ist bei örtlichen Rückfällen oder Metastasen (z.B. schmerzhafte Knochenmetastasen) angezeigt. Die Therapie wird interdisziplinär, d.h. mit chirurgischen oder chemotherapeutischen Maßnahmen abgestimmt.

Unterstützende (supportive) Maßnahmen

Die Supportiv-Strategien umfassen eine adäquate Schmerztherapie nach den Richtlinien der WHO, alters- und situationsbedingte Ernährung, Behandlung einer eventuellen Diarrhoe und der tumorbedingten Blutarmut etc.

Psychoonkologie (seelische Unterstützung)

Aufklärung, Führung und Beratung von Patienten und Angehörigen zur Krankheitsbewältigung müssen integraler Bestandteil jeder Tumortherapie sein.

Bereits bei der Diagnosestellung, jedoch auch während der Therapie und während der Endphase stehen Patienten unter erheblichem psychischem, sozialem, familiärem und häufig finanziellem Stress.

Dieser Stress kann zu Depressionen, Resignation, Aufgabe einer wirksamen Therapie oder sonstigen Krisensituationen führen.

Deshalb müssen Ärzte, Psychologen, Seelsorger und das Pflegeteam professionelle Bewältigungsstrategien anbieten, wie intensive verbale und nonverbale Kommunikation, Entspannungsübungen oder Krisenbewältigung und zwar nicht nur den Patienten, sondern auch den Angehörigen.

Auch die Überbringung von schlechten Nachrichten sollte mit großem Einfühlungsvermögen, jedoch professionell durchgeführt werden.

Folgendes lässt sich empfehlen:

1. Eine richtige Umgebung schaffen,
2. Den Wissensstand des Patienten berücksichtigen,
3. Dessen Informationsbedürfnis analysieren,
4. Die Information vertiefen,
5. Sich in den Patienten hineinversetzen (Empathie),
6. Noch einmal alles zusammenfassen,
7. Das weitere Vorgehen besprechen.

Nachsorge

Die Nachsorge dient der Erfassung und Behandlung von Therapiefolgen (Operation, Bestrahlung, Chemotherapie), der Erfassung von Tumorrückfällen und der Beurteilung des Therapieergebnisses.

Da Patienten mit Dickdarmkarzinom ein erhöhtes Risiko für ein Zweitmalignom haben, ist sie in gewissem Sinne auch eine Art Vorsorge. Außerdem wohnt ihr ein psychosozialer Aspekt inne und beinhaltet oft aus Sicht der Patienten die Vermittlung eines Gefühls der Sicherheit.

Die beste Krebstherapie ist die Vorsorge, daher die rechtzeitige Dickdarmspiegelung ab dem 45. Lebensjahr, insbesondere dann, wenn in der direkten Familie schon einmal ein derartiger Krebs aufgetreten ist.

4. Das Immunsystem

Der menschliche Organismus wird wie alle Lebewesen ständig durch Mikroorganismen und Umweltgifte bedroht. Zu den Schädlingen gehören in der Regel Ein- und Vielzeller mit krankmachenden Eigenschaften für Menschen: Bakterien, Pilze, Viren, Parasiten und Würmer. Alle diese Erreger fallen unter die Bezeichnung **Antigene,** also Stoffe, die gegen den Körper gerichtet sind und ihn schädigen können.

Unabdingbar zur Gesunderhaltung ist daher ein leistungsfähiges Abwehr- oder Immunsystem. Es hat die Aufgabe, vor allem Schädlichen – meistens identisch mit allem Fremden – zu schützen. Voraussetzung für die wirkungsvollste Bekämpfung ist zunächst die eindeutige **Erkennung des Antigens.**

Das Immunsystem muss auf die Eigenschaft, fremd von eigen absolut sicher trennen zu können, trainiert werden. Abwehrzellen, die damit Probleme haben, werden aussortiert.

Ansonsten kommt es zu **Autoaggressionsekrankungen,** die zur Zerstörung des eigenen Gewebes führen. Beim Krebs wird das Immunsystem insofern getäuscht, als es schädlich gewordenes eigenes Gewebe nicht erkennt und angreift.

Antigenspezifität: Danach muss das Immunsystem in der Lage sein, trotz der Vielzahl der Erreger das jeweils wirksamste Abwehrprinzip in Gang zu setzen.

Als **Allergie** wird ein Phänomen bezeichnet, das sich in jedem Alter gegen alle möglichen in der Regel harmlosen Umweltstoffe richten kann (z. B. gegen Nahrungsmittel, Chemikalien und Pollen).

Im Übrigen kann das Immunsystem auch **Toleranz** gegen fremde Lebewesen, z. B. die Darmflora, entwickeln, da sie dem Körper nützlich sind.

Aufbau und Funktion

Das menschliche Immunsystem ist **dual** (zellulär und humoral) aufgebaut. **Zytokine (chemische Botenstoffe)** koordinieren und steuern die verschiedenen Abwehrvorgänge bis hin zur Ausschleusung des Antigens aus dem Körper.

Das **zelluläre System,** das **T-Zellsystem** (vom Thymus stammend), vernichtet die Erreger durch direktes Auffressen und ein zweites, **ein chemisches Immunsystem** arbeitet mit Antikörpern **(B-Zellsystem).**

Eine **antigenpräsentierende Zelle** bereitet erst einmal das jeweilige Antigen auf und präsentiert es dann den aktiven Zellen beider Zellsysteme, die daraufhin entscheiden, welches Programm eingeleitet werden soll.

B-Zellen (von **Bursaäquivalant**) bilden die Antikörper (körpereigene Eiweißstoffe, die Antigene bekämpfen). Noch vor 50 Jahren konnte man es sich einfach nicht vorstellen, wie Antikörper ihre Spezifität für Milliarden verschiedener Antigene herstellen. Es geschieht durch die lotterieartige, immer neue Kombination von Genabschnitten. Bis in die 60er-Jahre des 20. Jahrhunderts hinein vermuteten Forscher, von Antikörpern gebe es eine Rohversion, die sich im Kontakt mit dem Antigen räumlich anpasst und so ihre Antigenspezifität erhielt. Erst in den 70er-Jahren erkannte man, dass B-Zellen mit etwa 100 verschiedenen Genabschnitten die gesamte Bauplan-Palette für Milliarden von Antigenspezifitäten erzeugen.

Letztendlich werden die vom Antikörper angegriffenen Erreger einer Fresszelle zugeführt, die dann den Komplex entsorgt. Beide Systeme arbeiten wie die Arme eines Boxers optimal zusammen.

Wenn der Erreger erfolgreich bekämpft ist, werden in jedem Programm **Gedächtniszellen** auf Lager gelegt, die, wenn der nächste Kontakt kommt, gleich ohne Zeitverlust die Antikörperproduktion aufnehmen und damit die Rüstzeit deutlich verkürzen. Bei einer Impfung macht man sich diese Gedächtnisfunktion zunutze.

Die größte Grenzfläche zur Umwelt mit seiner Gesamtfläche von 400 Quadratmetern ist der **menschliche Darm.** Er muss daher über ein besonders leistungsstarkes Abwehrsystem verfügen.

Es besteht aus **drei Barrieren:**

Die **Darmzellen** bilden die erste Barriere.

Das darmeigene Abwehrsystem **(GALT = Gut Associated Lymphoid Tissue)** ist das größte des Körpers, muss es doch täglich die höchste Anzahl von Antigenen verkraften. Es stellt die zweite Barriere dar. Immunzellen aus dem Darm zirkulieren in alle anderen Schleimhautabwehrsysteme **(MALT = Mucosa Associated Lymphoid Tissue),** sodass sich bestimmte Zytokinmuster (z. B. entzündungshemmende oder -fördernde) aus dem Darm über den ganzen Körper verbreiten und andere Organe positiv oder negativ beeinflussen können.

Die gesunde **Darmflora** bildet die dritte Barriere. Darunter versteht man residente (ortsständige) Keime, die in der Lage sind, pathogene (krankmachende) Keime durch ihren engen Kontakt mit der Schleimhaut zu verdrängen (Kolonisationresistenz), zusätzlich unterstützt durch die Produktion von keimabtötenden Substanzen (Bakteriozine). Der innige Kontakt der ortsständigen Darmflora trainiert ständig die Alarmbereitschaft des Immunsystems. Die Stoffwechselprodukte der Darmflora fördern die Darmmotilität, stabilisieren das Darmmilieu und liefern Energie für die oberflächlichen Darmzellen. Hinzu kommen Vitaminbildung und die Unterdrückung cancerogener (krebserzeugender) Substanzen.

Diese vielfältigen Aufgaben der Darmflora können durch die Gabe von **Probiotica** unterstützt werden, lebende Keime, die die oben genannten positiven Eigenschaften besitzen müssen, ohne dass sie den Körper schädigen. Wie anhand zahlreicher Studien gezeigt werden konnte, lässt sich dadurch ein zusätzlicher Nutzen bei der Behandlung u. a. von Allergien, Gastroenteritiden, antibiotikaassoziierter Diarrhö, Lactoseintoleranz und Reizdarm-Syndrom noch dazu ohne Nebenwirkungen erzielen.

Die dazu notwendigen Wachstumsanreize für probiotische Keime können durch die Gabe von **Prebiotica** (Stoffe, die das Wachstum von probiotischen Keimen fördern) beschleunigt werden.

Probiotica und Prebiotica können somit über die Leistungssteigerung des Darmimmunsystems einen erfolgreichen Beitrag zur Gesunderhaltung des gesamten Organismus und eine günstige Beeinflussung verschiedener anderer Erkrankungen bewirken. Eine Stärkung des Immunsystems durch eine geeignete Lebensweise ist damit möglich.

Dr. Helmut Förster

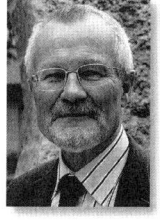

Berater in Präventionsmedizin beim RvR (Regionalverband Ruhr)

Seit 2001 Implementierung von DM-Programmen Diabetes Typ 2, zuerst beim BKK Bundesverband, jetzt bei der MedicalContact AG Essen tätig

Verleihung der Hildegard-von-Bingen-Medaille und des Gesundheitspreises von NRW

Implementierung der 1. Diabetes-Nachtklinik in NRW

Einführung des WHO-Programms „Gesundheitsfördernder Krankenhäuser"

Von 1982–2000 leitende ärztliche Tätigkeit als Internist mit Schwerpunkt Gastroenterologie und Diabetologie, zunächst in Duisburg, Ibbenbüren, ab 1987 im Ev. Bethesda-Krankenhaus und ab 1999 im Kath. Philippusstift, Essen

Prof. Dr. Christoph Rosak

VOLKSKRANKHEIT DIABETES

Gefahren für das Gesundheitssystem

Gliederung:

1. **Einleitung**
2. **Was ist Diabetes?**
3. **Zusammenfassung und Schlussfolgerung**

1. Einleitung

Diabetes mellitus Typ 2 ist ein weltweit wachsendes Problem, das sowohl die Industrieländer als auch die so genannte Entwicklungs- und Schwellenländer in Südamerika, Afrika und Asien betrifft. Bis zum Jahr 2010 werden in Europa und Nordamerika Steigerungsraten der diabetischen Population um 25 Prozent bis 50 Prozent erwartet, in den Ländern Südamerikas, Afrikas und Asiens sollen es 40 Prozent bis 60 Prozent werden. Die Ursache dieses starken Anstiegs ist in der Änderung der traditionellen Ernährungsgewohnheiten zu sehen, d. h. dem Umsteigen von vorwiegend schwer aufschließbarer kohlenhydratreicher Ernährung auf Mahlzeiten mit erhöhtem Fettgehalt und hohem Gehalt an schnell aufschließbaren Kohlenhydraten. Weiterhin zeichnet sich weltweit eine geringere körperliche Aktivität der Menschen aufgrund der sich ändernden Arbeitsbedingungen und einem geänderten Freizeitverhalten ab. *(Abbildung 1)*

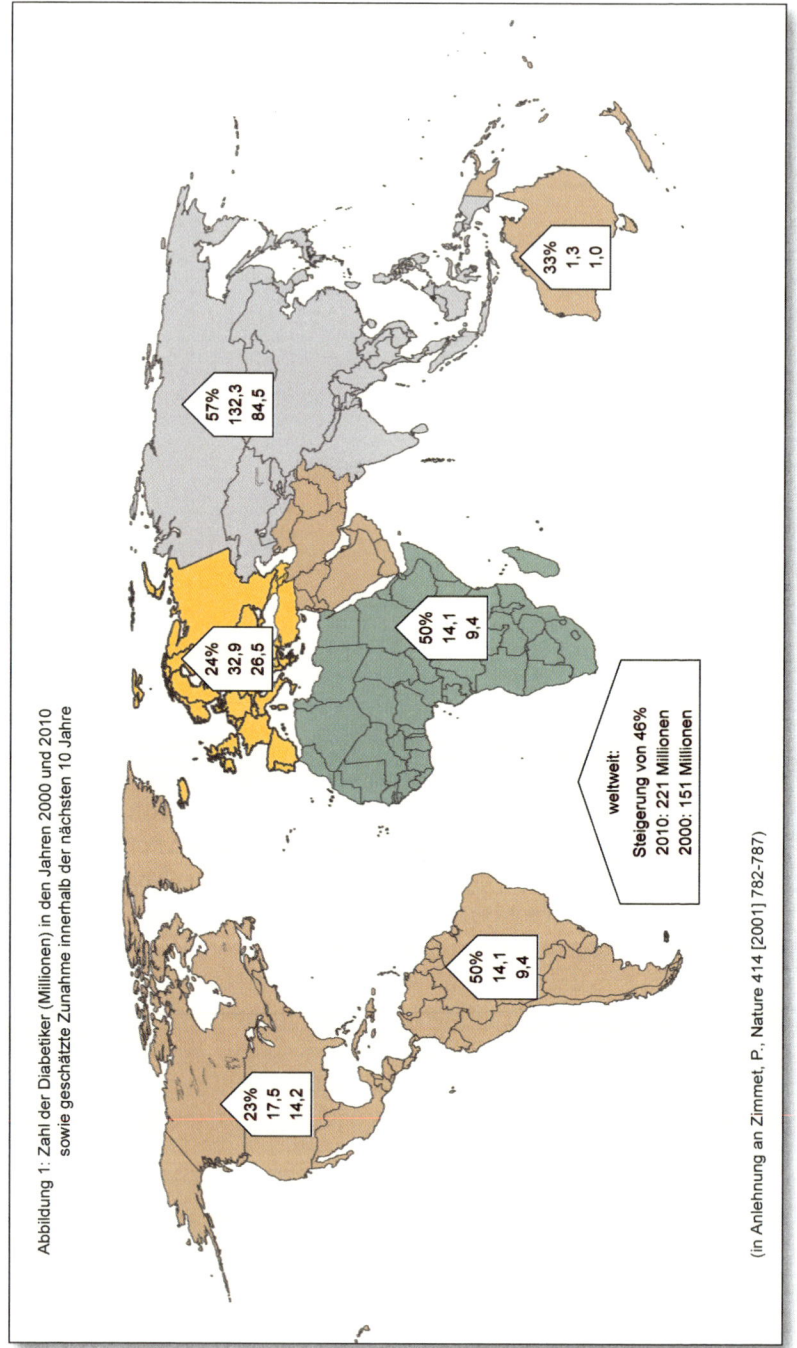

Abbildung 1: Zahl der Diabetiker (Millionen) in den Jahren 2000 und 2010 sowie geschätzte Zunahme innerhalb der nächsten 10 Jahre

33%
1,3
1,0

57%
132,3
84,5

24%
32,9
26,5

50%
14,1
9,4

weltweit:
Steigerung von 46%
2010: 221 Millionen
2000: 151 Millionen

50%
14,1
9,4

23%
17,5
14,2

(in Anlehnung an Zimmet, P., Nature 414 [2001] 782-787)

2. Was ist Diabetes?

Diabetes ist eine Störung des Stoffwechselsystems, bei welcher sich erhöhte Blutzuckerspiegel nachweisen lassen. Darüber hinaus induziert Diabetes in allen Gefäßen einen chronischen Entzündungsprozess, der in vorzeitige Arteriosklerose aller Gefäße sowie Organschädigungen mündet. Als Ursachen des Typ 2 Diabetes werden sowohl ein Mangel an dem Hormon Insulin als auch eine verminderte Insulinwirkung an den Organen ausgemacht. Daneben findet sich in der Regel eine Vergesellschaftung mit einer Lipidstörung, Übergewicht und/oder erhöhtem Blutdruck und allgemeiner Insulinresistenz. Das Vorhandensein dieser vier Störungen wird als metabolisches Syndrom oder Wohlstandssyndrom bezeichnet.

Da Diabetes zumindest im Anfangsstadium keine Schmerzen verursacht und zu Beginn der Erkrankung die Symptome gering und wenig ausgeprägt sind, findet sich in der Regel bis zur Diagnosestellung des Diabetes mellitus eine unbekannte Vorlaufphase von vier bis sechs Jahren. In diesem Zeitraum, in welchem die Erkrankung noch nicht diagnostiziert ist, schädigt sie bereits die Betroffenen. Bei Diagnosestellung weisen dann bereits 50 Prozent Gefäßveränderungen (besonders Herzkranzgefäßveränderungen) auf.

In der so genannte CORA-Studie, die in der Region Augsburg lief, wurden 1.300 Personen zufällig ausgewählt. Ihr Alter betrug 55–74 Jahre. Bei diesen Menschen wurde ein Zuckerbelastungstest durchgeführt, d. h. sie erhielten eine definierte Menge einer Zuckerlösung zu trinken. In den nachfolgenden 120 Minuten wurden im Abstand von 30 Minuten die Zuckerkonzentrationen im Blut gemessen. Mit diesem Test lässt sich nachweisen, ob der Betroffene diese Zuckermenge regelrecht verstoffwechseln kann oder ob über einen längeren Zeitraum der Blutzuckerspiegel erhöht bleibt. Dies würde bedeuten, dass der Zucker mit Verzögerung in die Muskel- und Leberzellen transferiert wird, d. h., dieser Mensch leidet an Diabetes mellitus. Außerdem wurde die Messung verschiedener Blutwerte aus dem Fettstoffwechselbereich unter anderem durchgeführt, sowie Größe und Gewicht registriert. Bei 8,4 Prozent dieser zufällig ausgewählten Gruppe war bekannt, dass sie an Diabetes leiden. Bei dem gleichen Prozentsatz, nämlich bei 8,2 Prozent der untersuchten Personen, wurde der Diabetes neu diagnostiziert, war somit den betroffenen Patienten vorher nicht bekannt, d. h. die Betroffenen litten an einer folgenreichen Erkrankung, ohne es zu wissen. In ähnlichem Ausmaß erhöht und bis dato unbekannt war auch die Anzahl der Patienten mit erhöhtem Blutdruck (in Anlehnung an Harris, M.I., Diabetes Care 16 [1993], 642-652)

und erhöhten Fettstoffwechselparametern. Diese veränderten Blutwerte und der erhöhte Blutdruck verändern und schädigen Gefäß- und Organstrukturen und tragen somit insgesamt zu dem erhöhten Risiko, einen Herzinfarkt oder Schlaganfall zu erleiden, bei.

Diese Daten bestätigen ältere Untersuchungen aus den USA, welche auch gezeigt haben, dass der Anteil an nicht-diagnostizierten Diabetikern gleich hoch den diagnostizierten ist. Darüber hinaus zeigt die Untersuchung von Harris, dass zusätzlich ein hoher Prozentsatz an Patienten mit gestörter Glukosetoleranz (einer Diabetesvorstufe) nicht erkannt und nicht behandelt nachgewiesen werden konnte. (Abbildung 2)

Die Konsequenzen aus dieser Untersuchung und die gewonnenen Ergebnisse sind für das deutsche Gesundheitssystem dramatisch. Es muss mehr und aktiv nach Diabetes und assoziierten Begleiterkrankungen gesucht werden, insbesondere bei Patienten, die übergewichtig sind, erhöhten Blutdruck aufweisen, an einer Fettstoffwechselstörung leiden und insulinresistent sind. Da der Typ 2 Diabetes eine hohe Vererbbarkeit aufweist, bietet es sich an, in

Medizin für Nichtmediziner

Familien, in welchen ein Mitglied von Diabetes betroffen ist, die noch nicht diagnostizierten weiteren Angehörigen zu untersuchen.

Auf die Bedeutung des Insulins im Rahmen der Diabeteserkrankung wurde bereits hingewiesen. Insulin ist ein körpereigener Botenstoff (Hormon), der in der Bauchspeicheldrüse in den so genannte B-Zellen gebildet wird. Es hat die Aufgabe, die mit der Nahrung aufgenommenen Kohlenhydrate (Zucker) zur weiteren Verarbeitung aus dem Blut in die Zellen der Muskulatur, der Leber und des Fettgewebes zu schleusen, wo sie vorwiegend zur Energiegewinnung abgebaut werden.

Dem Diabetiker fehlt Insulin, je nach Stadium in unterschiedlichem Ausmaß, oder es wirkt nicht ausreichend und aus diesem Grunde kann der Blutzucker nicht mehr zeitgerecht in die Zielzellen gelangen, wo er zur Energiegewinnung genutzt werden sollte. Das Blut enthält dann zuviel Blutzucker, die Zellen erhalten zu wenig Energie, der erhöhte Blutzucker richtet dauerhaft große Schäden an den Organen, Blutgefäßen und Nerven an.

Man unterscheidet zwei Diabetesformen: Den Typ 1 Diabetes und den Typ 2 Diabetes. Bei Typ 1 Diabetes liegt die Ursache in einer kompletten Zerstörung der Insulin produzierenden Zellen der Bauchspeicheldrüse. Diese Zerstörung wird von körpereigenen Eiweißstoffen (Antikörpern) bewerkstelligt und führt zu einem kompletten Verlust an körpereigenen Insulin produzierenden Zellen (B-Zellen). Es handelt sich somit um eine Autoimmunerkrankung, d. h. dass körpereigene Proteine (Eiweißsubstanzen) körpereigene Zellen zerstören. Von Beginn an besteht somit ein absoluter Insulinmangel im Körper des Betroffenen. Deshalb muss bei dieser Diabetesform von Anfang an Insulin von außen zugeführt, d. h. gespritzt werden. Diese Diabetesform kann bereits im Säuglingsalter auftreten, Gipfelwerte erreicht sie jedoch zu Zeiten der Pubertät und im frühen Erwachsenenalter. Insgesamt leiden circa fünf bis zehn Prozent aller Diabetiker an Typ 1 Diabetes.

Die Ursachen des Typ 2 Diabetes liegen in einer genetischen Veranlagung des Betroffenen, wobei, wie bereits aufgeführt, durch ungesunde Lebensweise (Übergewicht, wenig körperliche Aktivität) es zum Ausbruch der Erkrankung kommt. An dieser Diabetesform leiden etwa 90–95 Prozent aller Diabetiker. Diese Patienten sind insulinresistent, d. h. das körpereigene Insulin, das in der Regel besonders zur Mahlzeitenverstoffwechselung benötigt wird, wirkt vermindert. Im Vorstadium kann diese verminderte Wirkung noch durch eine verstärkte Ausschüttung kompensiert werden, dann jedoch klappt auch dieser Kompensationsmechanismus nicht mehr und die Insulinsekretion vermindert sich. Parallel dazu entwickelt sich die Arteriosklerose (Makroangiopathie) *(Abbildung 3).*

Abbildung 3: Verbindung von Insulinresistenz und Makroangiopathie

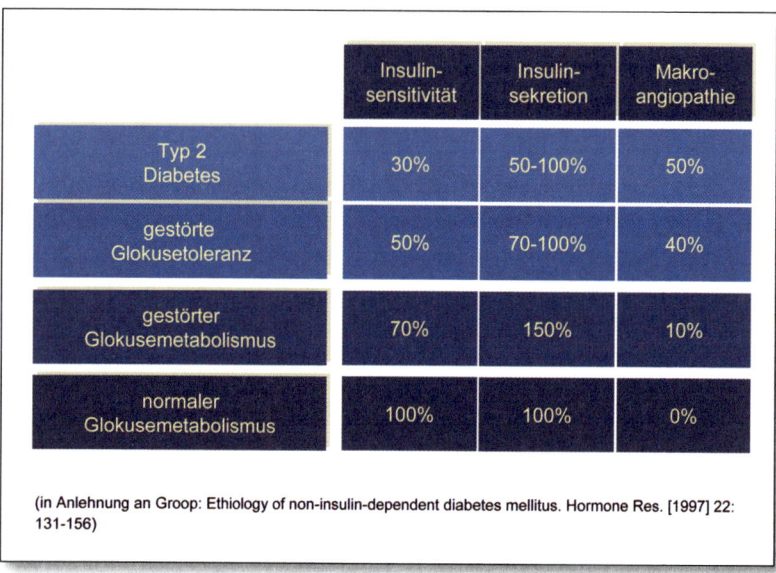

	Insulin-sensitivität	Insulin-sekretion	Makro-angiopathie
Typ 2 Diabetes	30%	50-100%	50%
gestörte Glokusetoleranz	50%	70-100%	40%
gestörter Glokusemetabolismus	70%	150%	10%
normaler Glokusemetabolismus	100%	100%	0%

(in Anlehnung an Groop: Ethiology of non-insulin-dependent diabetes mellitus. Hormone Res. [1997] 22: 131-156)

Früher wurde die Erkrankung fälschlich als Altersdiabetes bezeichnet, weil sie vorwiegend bei älteren Menschen diagnostiziert wurde, heute weiß man, dass sie auch im jüngeren Lebensalter, insbesondere im Zusammenhang mit Übergewicht, auftreten kann.

Die Anzahl der praepubertierenden Jugendlichen und der sich in der Pubertät befindlichen, welche übergewichtig sind, sich wenig körperlich bewegen und häufig auch schon das Vollbild eines Typ 2 Diabetes aufweisen, ist stark im Ansteigen. In Deutschland sind die Ursachen dafür in der sich ändernden Familienstruktur zu sehen, in welcher die Kinder und Jugendlichen immer länger sich selbst überlassen sind, die Zeiten vor dem Computer zunehmen, die Zeit für Sport abnimmt und geregelte Mahlzeiten in der Familie eher die Ausnahme sind. Der Anteil an fettem Fast Food nimmt zu und ist in Kombination mit der verminderten Aktivität für die Gewichtszunahme verantwortlich.

Dauerhaft erhöhter Blutzucker schädigt langfristig die Gefäße und Nerven. Es kommt zu schweren Folgeerkrankungen, die sich schleichend über Monate und Jahre hinweg entwickeln: Herzinfarkt, Schlaganfall, diabetischer Fuß, Retinopathie (Augenhintergrundserkrankung), Nephropathie (Nierenschädigung) und Neuropathie (Nervenschädigung).

Das Auftreten der Folgeerkrankungen ist dramatisch, aus der CODE 2 Studie und der Fünf-Jahres-Bilanz der St. Vincent-Deklaration wissen wir, dass es in Deutschland alle vier Minuten zur Neumanifestation einer diabetischen Nervenerkrankung, alle neun Minuten zu einer diabetischen Augenerkrankung, alle 15 Minuten zur Entwicklung eines tödlichen Herzinfarktes, alle 19 Minuten zu einer Gliedmaßenamputation, alle 40 Minuten zu einem tödlichen Schlaganfall, jede Stunde zu einer Nierenersatztherapie (Dialyse) und alle 1,5 Stunden zur Erblindung eines Diabetikers kommt. Nach Eintreten der Niereninsuffizienz mit nachfolgender Dialyse kommt für einen Teil der Patienten die Nieren- oder kombinierte Nieren-Pankreastransplantation in Betracht (siehe Kapitel „Viszeralchirurgie und Organtransplantation").

Es ist davon auszugehen, dass die Krankheit Diabetes die Lebensdauer eines Patienten um etwa zwölf Jahre verkürzt. Weiterhin ist bekannt, dass die Gesamtkosten Diabetes pro Jahr in Deutschland mit etwa 22,3 Milliarden Euro anzusetzen sind, wobei 14,6 Milliarden Euro direkte Kosten (Kranken- und Pflegeversicherung) und 7,7 Milliarden Euro indirekte Kosten (Arbeitsunfähigkeit und Frühberentung) beinhalten. In der gesundheitspolitischen Diskussion wird häufig übersehen, dass weniger als zehn Prozent der Kosten für Blutzuckersenkende Medikamente und Hilfsmittel ausgegeben werden, aber mehr als 50 Prozent der Kosten für Folgeerkrankungen. Dies unterstreicht erneut die Notwendigkeit, den Diabetes möglichst gut einzustellen, d. h. auf niedrig normnahe Blutzuckerwerte, Blutdruckwerte und auf ein optimiertes Gewicht bei den Patienten zu achten.

Je mehr Komplikationen bei einem Diabetiker vorliegen, umso höher sind die Kosten pro Patient, wobei insgesamt verglichen mit dem Nichtdiabetiker der Typ 2 Diabetiker im Durchschnitt doppelt so viele Kosten verursacht. Sehr gut wurde dies in der CODE 2 Studie gezeigt, in welcher die Patienten ohne und mit Komplikationen in Bezug auf die verursachten Kosten miteinander verglichen wurden *(Abbildung 4)*.

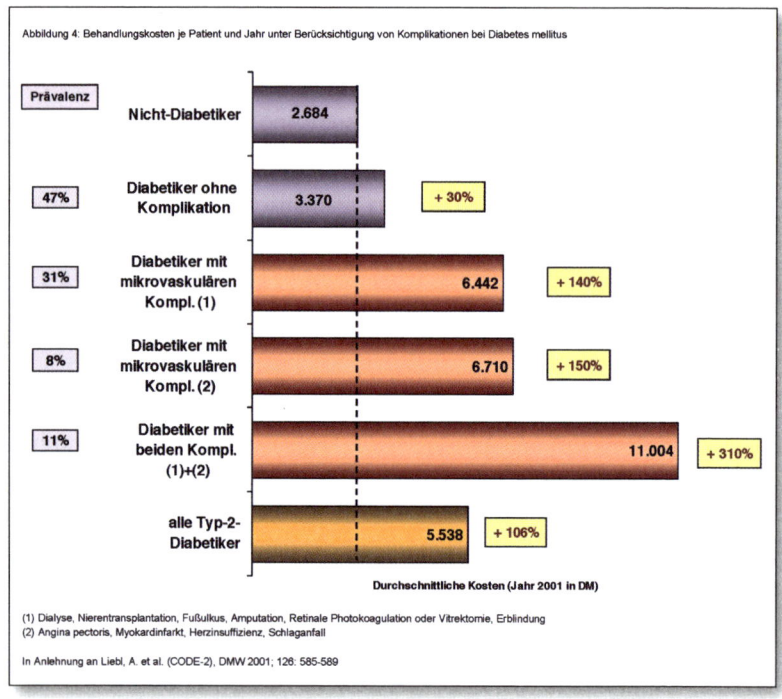

Abbildung 4: Behandlungskosten je Patient und Jahr unter Berücksichtigung von Komplikationen bei Diabetes mellitus

Prävalenz

	Nicht-Diabetiker	2.684	
47%	Diabetiker ohne Komplikation	3.370	+ 30%
31%	Diabetiker mit mikrovaskulären Kompl. (1)	6.442	+ 140%
8%	Diabetiker mit mikrovaskulären Kompl. (2)	6.710	+ 150%
11%	Diabetiker mit beiden Kompl. (1)+(2)	11.004	+ 310%
	alle Typ-2-Diabetiker	5.538	+ 106%

Durchschnittliche Kosten (Jahr 2001 in DM)

(1) Dialyse, Nierentransplantation, Fußulkus, Amputation, Retinale Photokoagulation oder Vitrektomie, Erblindung
(2) Angina pectoris, Myokardinfarkt, Herzinsuffizienz, Schlaganfall

In Anlehnung an Liebl, A. et al. (CODE-2), DMW 2001; 126: 585-589

Aus dem Dargestellten ergibt sich die Wichtigkeit der frühzeitigen Intervention gefährdeter Patienten und vor allem auch die frühzeitige Diagnosestellung und Erfassung eventuell bereits bestehender Begleit- und Folgekomplikationen. Was die Diagnosestellung des Typ 2 Diabetes anbelangt, so kann dies mit einzelnen Blutzuckermessungen, besser noch, wie bereits ausgeführt, vor allem in Grenzfällen mit einer oralen Glukose (Zucker-) Belastung bewerkstelligt werden. Aus der Tatsache, dass der Diabetes in Deutschland im Mittel um drei bis fünf Jahre zu spät diagnostiziert wird, leitet sich die Notwendigkeit ab, bei Diagnosestellung gleichzeitig den betroffenen Patienten auf Begleit- und Folgeerkrankungen zu untersuchen. Dies bezieht sich insbesondere auf Veränderungen an den Herzkranzgefäßen, an den großen Gefäßen des Organismus (Halsschlagader, Bauch- und Beckenschlagader sowie die großen Arterien der Beine), aber auch an den Blutgefäßen am Augenhintergrund, an den Nieren und ihrer Funktion sowie an der Funktion des Nervensystems.

Weiterhin ist es wichtig, dass die Patienten mit gestörter Glukosetoleranz, der Vorstufe des Diabetes, erkannt werden, um frühzeitig Negativentwicklungen zu verhindern.

Medizin für Nichtmediziner

Die Behandlung des Diabetes ist, wie die aller Stoffwechselerkrankungen, kompliziert und hängt zum einen damit zusammen, dass die Entstehung der Stoffwechselerkrankungen, insbesondere des Typ 2 Diabetes mellitus, der Adipositas, des metabolischen Syndroms und anderen, durch ungesunde, falsche Lebensweise des betroffenen Patienten ausgelöst wurden (ungesunde Ernährung mit der Folge von Übergewicht und verminderte körperliche Aktivitäten). Alle erforderlichen medikamentösen Maßnahmen inklusive einer Insulintherapie wirken jedoch nur dann optimal, wenn sich der Patient richtig ernährt, sein Gewicht optimiert und ausreichend bewegt. Nur dann ändert sich die Insulinresistenzlage und das aus der Bauchspeicheldrüse sezernierte Insulin bzw. das von außen injizierte Insulin kann optimal wirken.

Aus diesem Grunde spielen die nicht-medikamentösen Maßnahmen wie Ernährungsschulung, körperliche Aktivität, Gewichtsoptimierung und Stoffwechselselbstkontrolle eine besondere Rolle bei jedem Patienten und bilden die Basis der Behandlung. Von der Stoffwechselselbstkontrolle, d. h. der Blutzuckerselbstmessung durch den Patienten weiß man, dass sie hohen Motivationscharakter zum Einhalten einer entsprechenden Lebensweise und Ernährung haben kann, da der Patient zu jedem Zeitpunkt des Tages und der Nacht sich über die Höhe des Blutzuckerspiegels Klarheit verschaffen kann. Nicht verständlich sind aus diesem Grunde die Einschränkungen der Krankenkassen bei der Kostenübernahme von Blutzuckerteststreifen für Typ 2 Diabetiker, die kein Insulin spritzen, da hier ein großes Potential an Beeinflussung des Verhaltens des Patienten nicht ausgeschöpft wird.

Die medikamentösen Maßnahmen bei Typ 2 Diabetes teilen sich in drei große Gruppen: Die Tablettenbehandlung, die Insulinbehandlung und die Kombinationsbehandlung von Tabletten und Insulin. Eine rechtzeitige Diagnosestellung vorausgesetzt, wird man zunächst mit der Tablettentherapie beginnen, wobei sich diese in Medikamente aufteilt, welche die Insulinwirkung verbessern (Insulinresistenz mindernd), und solche, welche eine verstärkte Insulinsekretion aus den Insulin produzierenden B-Zellen der Bauchspeicheldrüse induzieren. Als Faustregel gilt, dass übergewichtige Patienten eher mit Medikamenten behandelt werden sollten, welche die Insulinsensitivität verbessern, und schlanke Typ 2 Diabetiker eher solche Medikamente einnehmen sollten, die die Insulinsekretion stimulieren.

Eine einmal begonnene medikamentöse Therapie muss immer wieder auf ihre Wirksamkeit überprüft werden, da es im Laufe eines Typ 2 Diabetiker Lebens zu einem kontinuierlichen Nachlassen der körpereigenen Insulinsekretion und Verminderung der Anzahl an Insulin produzierenden B-Zellen kommt. Aus diesem Grunde kann es notwendig werden, dass bei nicht mehr ausreichender Tablettenwirkung Insulin zusätzlich injiziert wird oder aber der Patient auf Insulin-Mono-Therapie umgestellt werden muss.

Ganz anders ist die Situation bei dem immunologisch bedingten Typ 1 Diabetes, hier muss von Beginn an aufgrund des absoluten Defizits an insulin produzierenden Zellen und absoluten Insulinmangels mit Insulin behandelt werden. Medikamentöse Behandlungen sind bei dieser Patientengruppe nicht erfolgreich und somit kontraindiziert.

Neben der richtigen Therapie eines Patienten ist es wichtig, deren Erfolg zu objektivieren, da, wie bereits ausgeführt, sich der Erfolg einer medikamentösen Maßnahme bei Stoffwechselerkrankungen aus den beiden Komponenten nicht-medikamentöse und medikamentöse Maßnahmen zusammensetzt und die medikamentösen Maßnahmen ihrerseits immer wieder auf ihre optimale Wirksamkeit geprüft werden müssen.

Ein sich hierzu hervorragend eignender Parameter ist der so genannte HbA1c Wert, der Wert des verzuckerten „Hämoglobins", der eine retrospektive Langzeitbeurteilung des Blutzuckermittelwertes und somit der Stoffwechseleinstellung über etwa acht bis zwölf Wochen zulässt. Man macht sich bei diesem Parameter die Tatsache zunutze, dass sich Glukose (Zucker) in Abhängigkeit von der absoluten Höhe mit Eiweißstrukturen fest verbindet. Im Falle des HbA1c bindet sich die Glukose an das Hämoglobinmolekül, welches sich in den roten Blutkörperchen (Erythrozyten) befindet. Dieses verzuckerte Hämoglobin wird umso niedriger sein, je niedriger die mittleren Blutzuckerspiegel sind, d.h. je näher der Patient mit seiner Stoffwechseleinstellung an der des Nicht-Diabetikers angenähert ist. Beim gesunden, nicht-diabetischen Individuum sind etwa 4,3 Prozent bis 6,4 Prozent des Hämoglobins verzuckert, Diabetiker sollten einen HbA1c Wert von unter sieben Prozent, optimaler Weise unter 6,5 Prozent aufweisen.

Es wäre eine schwere Fehleinschätzung wollte man die Behandlung eines Diabetikers allein auf die Einstellung des Blutzuckers reduzieren. Ebenso wichtig zur Verhinderung von Begleit- und Folgeerkrankungen ist die Behandlung von eventuell vorhandenen Fettstoffwechselstörungen, eines erhöhten Blutdrucks, von Übergewicht sowie bereits eingetretenen Organschäden an Augen-, Nieren- und/oder Nervensystem. Die Behandlung des Diabetes erfordert den interessierten Arzt, dem es gelingt, die optimale medikamentöse Therapie bei dem Patienten anzusetzen, dem es aber auch gelingt, den Patienten immer wieder zu einer Diabetes gerechten Lebensführung zu animieren.

3. Zusammenfassung und Schlussfolgerung

Es ist festzustellen, dass der Diabetes in Deutschland, aber auch weltweit ein wachsendes Problem darstellt, welches nicht nur den individuellen Patienten, sondern auch die Gesundheitssysteme bedroht. Die am Gesundheitswesen beteiligten Patienten, Ärzte, Krankenkassen, Krankenhäuser sind aufgerufen, sich diesem Problem zu stellen, Evidence basierte Handlungsleitlinien zu institutionalisieren und sinnvolle Maßnahmen zu unterstützen, damit die Belastungen für den einzelnen Patienten, aber auch für das System gering gehalten werden.

Ein nationales Gesundheitsprogramm in Bezug auf Stoffwechselerkrankungen ist erforderlich, um präventiv in Kindergärten, Schulen und Betrieben die Bedeutung gesunder Lebensweise in der Bevölkerung zu engrammieren. Der Prävention muss ein höherer Stellenwert zugeschrieben werden. Leistungen im Rahmen der Prävention müssen deshalb honoriert werden.

Prof. Dr. Christoph Rosak

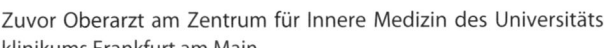

Seit 1987 Abteilungsleiter und Chefarzt der Stoffwechselabteilung am Krankenhaus Sachsenhausen

Zuvor Oberarzt am Zentrum für Innere Medizin des Universitätsklinikums Frankfurt am Main

Ernennung zum außerplanmäßigen Professor

U. a. Mitglied der American Diabetes Association, der Deutschen Diabetesgesellschaft, der Gesellschaft für Endokrinologie sowie des Berufsverbandes Deutscher Diabetologen

Univ.-Prof. Dr. Wolf D. Oswald

GERONTOLOGIE

Aspekte von besonderer Bedeutung

Gerontologie ist die Wissenschaft vom Altern und Alter. Geriatrie, Geronto-
psychiatrie, Gerontopsychologie, soziale Gerontologie sind Teilgebiete. Die
Gerontologie beschäftigt sich mit dem Vorgang des Alterns als Prozess sowie
der letzten Lebensphase, die als Alter bezeichnet wird. Hauptprobleme sind
dabei, wie man Aussagen über das Altern gewinnt (Quer- und Längsschnitt-
untersuchungen) und wann das „Alter" angenommen wird. Im Folgenden
wird auf einige wichtige Aspekte der gerontologischen Forschung eingegangen.

Unserer Gesellschaft stehen dramatische Veränderungen bevor. Ein Blick
in die demografische Entwicklung zeigt, dass wir uns in Zukunft die bisherigen Versorgungssysteme im Alter nicht mehr leisten werden können. Hilfe
zur Selbsthilfe wird in Zukunft deshalb das Motto sein müssen, und damit
bekommen der Erhalt von Selbstständigkeit und die Verzögerung dementieller Prozesse einen hohen Stellenwert.

Im Jahre 1880, also vor jetzt 120 Jahren, kamen auf einen über 75-Jährigen
in Deutschland 79 Jüngere, d.h. 79 potenzielle Pflegekräfte, im Jahr 2001
waren es nur noch 12,4 und im Jahr 2040 werden es nur noch 6,2 sein.
Damit wird es nicht mehr möglich sein, für die vielen Älteren die notwendige Anzahl an Pflegekräften überhaupt bereitzustellen. Es ist also nicht
in erster Linie eine Frage des Geldes, sondern es wird in Zukunft eine
Frage der vorhandenen Personen sein, wie die Versorgung im Alter aussehen
en wird.

Abbildung 1: Verhältnis Hochbetagter zu Jüngeren

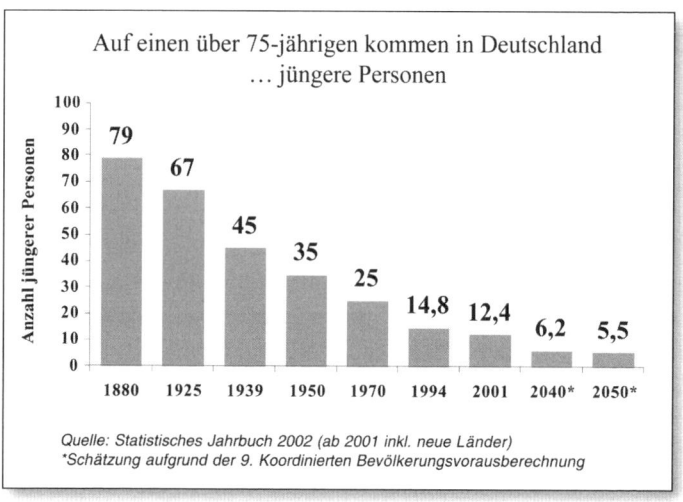

Quelle: Statistisches Jahrbuch 2002 (ab 2001 inkl. neue Länder)
*Schätzung aufgrund der 9. Koordinierten Bevölkerungsvorausberechnung

Verstärkt wird dieses Problem noch dadurch, dass die Ein-Personen-Haushalte dramatisch zunehmen werden und die so genannten „Sandwich-Töchter" dramatisch abnehmen werden. Unter „Sandwich-Töchtern" verstehen wir jene Töchter im Alter zwischen 40 und 60 Jahren, die in der Regel die eigenen Enkelkinder versorgen sollen und gleichzeitig ihre Eltern, und wenn sie Pech haben, auch noch die Eltern der Eltern. In allen Industrienationen nimmt die Zahl dieser „Töchter" dramatisch ab. Also auch hier wird eine große Lücke entstehen. Parallel dazu wird die Bevölkerung in der Bundesrepublik Deutschland ebenfalls drastisch abnehmen. Schätzungen gehen im Augenblick dahin, dass wir bis zum Jahre 2050 von derzeit 83 Millionen auf ungefähr 68 sinken werden. Auch dieses führt zu einer dramatischen Unterversorgung mit Pflegepersonal. Und deswegen: Hilfe zur Selbsthilfe wird das Motto der Zukunft sein.

Nun lesen wir immer wieder in der Zeitung, dass an all diesen Problemen die gestiegene Lebenserwartung schuld sei. Auch hierzu einige Anmerkungen, die dies ein bisschen relativieren.

Natürlich ist in den letzten 120 Jahren die Lebenserwartung um knapp 40 Jahre gestiegen. Man muss sich aber im Klaren sein, von welcher Lebenserwartung hier gesprochen wird. Gemeint ist die Lebenserwartung eines neugeborenen Kindes. In diese Zahl geht aber mit ein, dass wir im Jahre 1880 eine massiv hohe Säuglingssterblichkeit und auch Müttersterblichkeit hatten. Und allein die Tatsache, dass Ignaz Philippe Semmelweis – eine bedeutender Gynäkologe – den Ärzten vorschlug, vor Geburten ihre Hände in Chlorkalk zu waschen, hat dazu geführt, dass zwischen den Jahren 1889 und 1901 die Lebenserwartung um zehn Jahre anstieg. Daneben führte natürlich das Fehlen von Kriegen und die verbesserten Arbeits- und Lebensbedingungen ebenfalls zu einem deutlichen Anstieg der Lebenserwartung eines Neugeborenen.

Wenn man solche Faktoren aber weglässt und sich jene Kennwerte anschaut, die die Statistiker eigentlich interessieren, nämlich die so genannte „fernere Lebenserwartung", dann stellt man überraschender Weise fest, dass diese in den letzten 100 Jahren kaum gestiegen ist.

Auch hier ein paar Zahlen: Zwischen 1901 und 1998, also in fast 100 Jahren, stieg die fernere Lebenserwartung eines 70-Jährigen, d. h. die Lebenserwartung, die ein 70-Jähriger noch hat, bei den Männern um nur 3,9 Jahre. Daraus lässt sich nun aber nicht folgern, dass die gestiegene Lebenserwartung für die künftige Bevölkerungsproblematik verantwortlich sein kann. Denn das heißt ja nichts anderes: Wenn jemand vor 100 Jahren aus dem „Gröbsten" heraus war, dann hatte er im Endeffekt eine Lebenserwartung wie wir heute. Und auch die Annahmen, die man immer wieder in der Zeitung liest, dass wir jedes Jahr um so und so viele Jahre älter werden, werden eigentlich von der Wissenschaft nicht geteilt. Im Gegenteil: In einigen Bereichen, z. B. bei den tödlich verlaufenden Lungenentzündungen, haben wir bereits eine Zunahme jährlich von fünf Prozent. Dies hat zur Folge, dass wahrscheinlich die durchschnittliche Lebenserwartung eines Neugeborenen in Zukunft eher stagnieren wird.

Abbildung 2: Verlaufsbetrachtung der Lebenserwartung in Deutschland

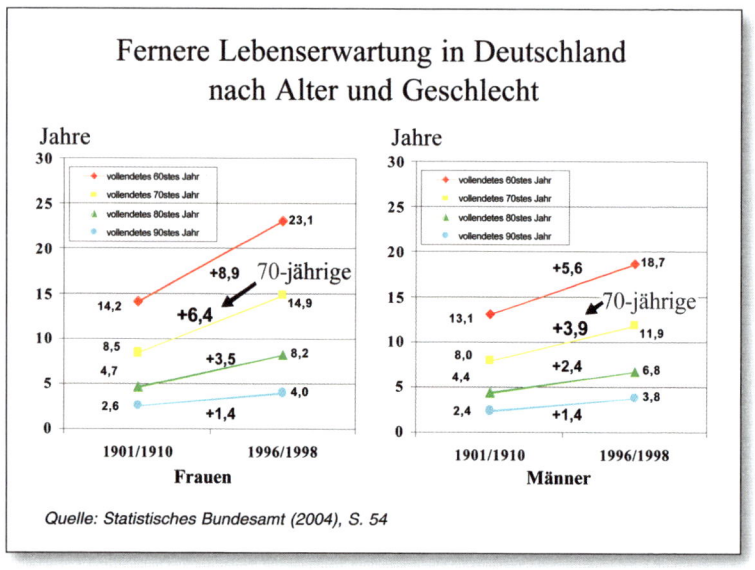

Diese demographischen Veränderungen werden sich auch dramatisch auf die Häufigkeit dementieller Erkrankungen in unserer Gesellschaft auswirken. Zunächst gilt es jedoch zu klären, was man unter einer Demenz und unter Alzheimer versteht. Der Begriff Demenz wird als Oberbegriff für unterschiedliche Krankheiten benutzt, wie z. B. Alzheimer. Was sind die wichtigen Symptome, die unter diesen Begriff fallen? Man spricht immer dann von einer Demenz, wenn z. B. eine erhöhte Vergesslichkeit vorliegt die zu, und nun kommt das Entscheidende, deutlichen Störungen im Alltagsleben führt. Es geht also nicht darum, dass jemand über sein schlechtes Gedächtnis klagt, denn auch viele Jugendliche haben ein schlechtes Gedächtnis, es kommt auf die Veränderungen an, die Patienten oder Angehörige beobachten. Diese zunehmende Vergesslichkeit, die sich im Alltag auswirkt, muss darüber hinaus seit mindestens sechs Monaten vorliegen und andere organische Ursachen müssen ausgeschlossen sein. Erst dann liegt nach einschlägigen Diagnose-Systemen (ICD 10 oder DSM IV) eine Demenz vor.

Man unterscheidet zwei große Gruppen dementieller Erkrankungen: die reversiblen und die irreversiblen. Reversibel heißt, die heilbaren Demenzen, und irreversibel heißt, die nicht heilbaren Demenzen.

Medizin für Nichtmediziner

Was versteht man unter reversiblen oder heilbaren Demenzen, gegen die man etwas tun kann, was sind deren Ursachen? Hier steht an erster Stelle die Arzneimittel-Vergiftung. Diese kommt leider relativ häufig vor, weil viele ältere Menschen sich von verschiedenen Ärzten behandeln lassen und deshalb auch verschiedene Medikamente verschrieben bekommen, welche zu toxischen Wechselwirkungen führen können.

Als zweithäufig vorkommende Ursache gilt die Exsikkose. Unter Exsikkose versteht man die Austrocknung. Mit zunehmendem Lebensalter wird weniger getrunken, und wenn man weniger trinkt, führt dies dazu, dass das Blut eindickt, die Blutplättchen können nicht mehr genügend Sauerstoff transportieren und dies wiederum führt zu demenzähnlichen Zuständen. Darüber hinaus spielen auch Schilddrüsenerkrankungen, Depression und andere behandelbare Ursachen bei bis zu 30 Prozent der Patienten eine wichtige Rolle.

Die eigentlichen degenerativen Demenzen dagegen sind bis heute nicht heilbar und damit irreversibel. Sie sind meistens vom Alzheimer Typ, bei maximal 30 Prozent jedoch durch vaskuläre Veränderungen überlagert. Die früher meistens getroffene Annahme, dass ältere Menschen deswegen dement werden, weil sie verkalken, gilt heute als überholt.

Im Folgenden werden einige Aspekte über Alzheimer und die Alzheimer'sche Krankheit beschrieben, damit deutlich wird, wo man ansetzen muss, wenn man Prävention betreiben will.

Alois Alzheimer kommt aus dem Fränkischen, ist geboren in Marktbreit in der Nähe von Würzburg und hat in Würzburg und in Frankfurt gearbeitet und gelehrt. Er hat die nach ihm benannte Krankheit erstmalig an einer knapp 50-jährigen Patientin (Auguste D.) beschrieben. Wir wissen insbesondere durch die Forschungen in den letzten Jahren, dass der Beginn von Alzheimer in der Jugendzeit liegt. Vor wenigen Jahren ging man noch davon aus, dass der Beginn etwa um das 30. Lebensjahr liegt, heute vermuten wir, dass die ersten Anzeichen in Richtung Alzheimer wahrscheinlich bereits am Ende der Pubertät auftreten. Das heißt, dass jeder an Alzheimer erkranken wird, wenn er nur alt genug wird. Das Modell, welches die Wissenschaft dabei zugrunde legt, ist ein Kontinuitätsmodell. Zwischen „gesund" und „krank" gibt es ein großes Kontinuum, d.h. die ersten kleinen Hinweise in Richtung Alzheimer treten bei jedem und ohne Ausnahme schon in frühen Jahren auf, zum Ausbruch der Krankheit kommt es aber erst dann, wenn alle Kompensationsmechanismen zusammenbrechen, meistens erst im höchsten Lebensalter.

Von Alzheimer wird nicht das ganze Gehirn betroffen, zumindest nicht zu Beginn der Krankheit, sondern überwiegend zwei Areale im Frontalhirn und im Hippocampus. Letzteres ist ein Areal, das sich in der Mitte unseres Gehirns in tieferen Schichten befindet. Und was passiert dort? Dort degenerieren Hirnzellen, nach heutigen Annahmen circa pro Sekunde eine. Warum degeneriert diese Hirnzelle? Sie degeneriert deswegen, weil sie bildlich gesprochen keinen Brennstoff mehr bekommt und sich wahrscheinlich deshalb selber verheizt. Die Abfallprodukte in Form von Tau-Proteinen und Beta-4-Amyloiden lassen sich mit bildgebenden Verfahren heutzutage sichtbar machen.

Bezüglich des „normalen" Verlaufes geht man davon aus, dass pro Sekunde circa eine Hirnzelle degeneriert. Nun gibt es aber auch Personen, bei denen beträgt die Progression nicht eine Sekunde, sondern 1,1 Sekunden. Und dies führt dazu, dass diese mindestens 100 Jahre alt werden müssen oder noch älter, um Alzheimer zu bekommen. Die Unglücklichen dagegen, die eine Progression von 0,9 Sekunden aufweisen, werden wie die von Alzheimer beschriebene Auguste D. schon mit 50 oder 60 Jahren die Krankheit bekommen. Und hier liegt der Schlüssel für Präventionsmaßnahmen. Gelingt es, auf diese Progression Einfluss zu nehmen, dann lässt sich der Ausbruch der Krankheit verzögern, und die Betreffenden sterben womöglich vorher an einer anderen Krankheit.

An dieser Stelle noch ein paar Zahlen, damit deutlich wird, was das gesellschaftspolitisch bedeutet: Wir wissen aus Ex-Post-Untersuchungen Gestorbener, dass bei den über 85-jährigen Frauen 51 Prozent Alzheimer hatten. Das heißt, jede zweite Frau wird zwischen dem 80. und dem 90. Lebensjahr, falls sie dieses Alter erreicht, an Alzheimer erkranken, bei den Männern sind es nur 48 Prozent.

Demenz, meistens in der Form von Alzheimer, bedeutet aber immer Verlust an Selbstständigkeit und Alltagskompetenz. Deshalb stellt sich unserer Gesellschaft die dringende Frage, ob durch entsprechende Trainingsprogramme Prozesse unterstützt werden können, in deren Folge sich die Hirnleistungsfähigkeit und damit verbunde Selbstständigkeit und Alltagskompetenz steigern und Alzheimer hinausgezögert oder bei einer durchschnittlichen Lebenserwartung vermieden werden kann.

Neue Studien bestätigen einen deutlichen Zusammenhang zwischen der Häufigkeit einer dementiellen Erkrankung und dem früheren Bildungsniveau sowie dem Ausmaß insbesondere intellektueller Aktivitäten in früheren Lebensabschnitten. Als ein möglicher Grund für diese Zusammenhänge wird eine größere kognitive Reservekapazität bei jenen Menschen vermutet, die in ihren früheren Lebensabschnitten kognitiv stärker gefordert wurden.

Ergebnisse aus der Studie „Bedingungen der Erhaltung und Förderung von Selbstständigkeit im höheren Lebensalter" (SimA) zeigen, dass sich vor allem ein spezifisches kombiniertes Gedächtnis- und Psychomotoriktraining in einer Stichprobe ursprünglich gesunder und selbstständiger hochbetagter Menschen im Alter ab 75 Jahren langfristig positiv auf den Erhalt der geistigen Leistungsfähigkeit und der Alltagskompetenz auswirkte. Die Teilnehmer dieses Kombinationstrainings wiesen gegenüber den Teilnehmern in der Kontrollgruppe bis zu vier Jahre nach Trainingsende einen höheren kognitiven Status und eine deutlich geringer ausgeprägte dementielle Symptomatik auf. Ferner wurde bei ihnen ein höherer Gesundheitsstatus und auch eine langjährige Aufrechterhaltung der Selbstständigkeit beobachtet. Auch zeigte sich nach zwölf Jahren, dass in der Kombinationsgruppe bisher die wenigsten Demenzen auftraten. Parallel hierzu wurden in der untersuchten Stichprobe Defizite in den kognitiven Leistungen sowie kognitive und körperliche Inaktivität als bedeutende Risikofaktoren einer späteren dementiellen Erkrankung dokumentiert. Diese Resultate bestätigen, dass auch im hohen Alter kognitive und körperliche Aktivitäten noch eine große Bedeutung für die Verzögerung einer dementiellen Erkrankung haben und dass spezifische Interventionsprogramme, die zu entsprechenden Tätigkeiten anregen, einem vorzeitigen Verlust der Selbstständigkeit und Kompetenz als Folge einer dementiellen Erkrankung entgegenwirken können.

Die Effektstärken sind dabei meistens deutlich ausgeprägter als bei den bekannten Antidementiva.

Dies wird auch bestätigt durch eine Reihe neuerer Prospektivstudien an großen Stichproben in Bezug auf kognitive und körperliche Aktivität, aber auch bei Pflegeheimpatienten mit leichter und mittelschwerer Demenz (SimA-Pflegeheim). Die neuesten Befunde zu kognitivem Training und körperlicher Aktivität lassen sich wie folgt zusammenfassen:

- Sie sind hochwirksam in Bezug auf die trainierten Funktionen (z. B. spezifische Gedächtnisfunktionen).
- Ein Transfer zu Alltagsaktivitäten (ADL) und Selbstständigkeit sowie Verzögerung dementieller Prozesse lässt sich dagegen nur in Langzeitstudien bei regelmäßiger Übung beobachten.
- bei lebenslanger erhöhter Anforderung (Bildung, Berufstätigkeit etc.),
- Stimulation durch eher fluide Freizeitaktivitäten (Reisen, Vereinsarbeit, Musik spielen, Gartenarbeit, Stricken, Schachspielen, Bridge usw.), nicht jedoch durch eher passive Routine-Aktivitäten (z. B. Kreuzworträtsel, Mitgliedschaft in einem Seniorenclub),
- Zeigt aber auch bei Demenzen bis zu einem MMSE von zehn Punkten noch signifikante und alltagsrelevante Verbesserungen.

Körperliche Aktivität:

- erweist sich dagegen als hochwirksam in Bezug auf Herz-Kreislauf, Kraft, Ausdauer und Gleichgewicht, wenn regelmäßig und aerob (bei langjähriger Beobachtung: sechs bis zehn Jahre).
- zeigt einen Transfer auf spezifische kognitive Funktionen („Executive control processes") und frontalem Cortex bzw. Hypocampus
- und vereinzelt auch einen Transfer auf Selbstständigkeit und Verzögerung dementieller Veränderungen (MMSE).
- Als Moderatoren müssen dabei aber angenommen werden die Art, Dauer und Länge der körperlichen Aktivität.
- Darüber hinaus ist es wichtig, Gesundheit, Trainingsgrad, Alter, Ernährung (Alkohol), Rauchen, Geschlecht usw. zu kontrollieren.

Auch hier gilt: Selbst bei mittelschwer dementen Patienten lassen sich noch eindeutige Gewinne für den Alltag, eine Verminderung der Sturzhäufigkeit und eine Entlastung des Personals erzielen.

Abbildung 3: Kompression der Morbidität im Alter

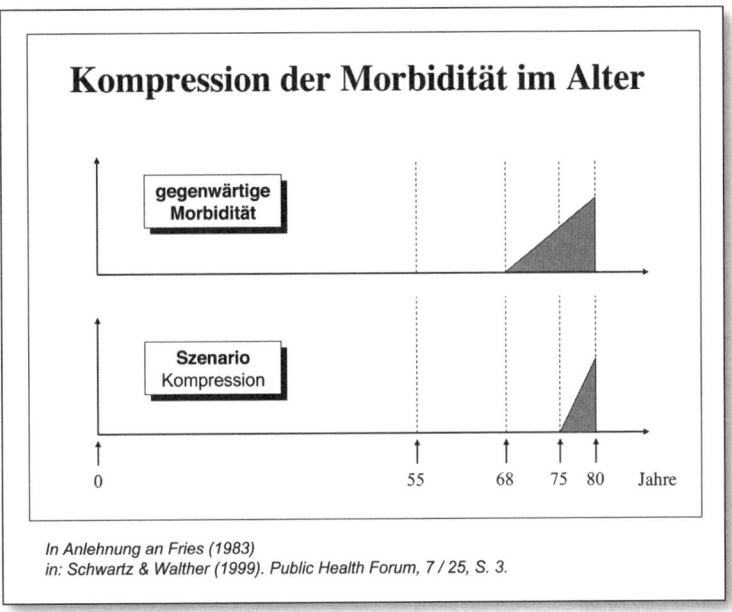

Kompression der Morbidität im Alter

gegenwärtige
Morbidität

Szenario
Kompression

0   55   68   75 80   Jahre

In Anlehnung an Fries (1983)
in: Schwartz & Walther (1999). Public Health Forum, 7 / 25, S. 3.

Durch geeignete Präventionsmaßnahmen kann somit auf die Progression der Veränderungen in unserem Gehirn Einfluss genommen werden, die in unserer Jugendzeit beginnen und bei jedem zu Alzheimer führen. Dies führt nicht nur zu einer längeren Erhaltung der Lebensqualität, sondern auch zu deutlichen Einsparungen, selbst wenn man die erforderlichen Kosten abzieht. Bedingt durch den demographischen Wandel sind die bisherigen Versorgungssysteme in Zukunft personell und finanziell nicht mehr durchführbar.

In diesem Sinne geht es darum, dass wir unsere letzten Lebensjahre möglichst in Selbstständigkeit verbringen. Es geht also nicht darum, dem Leben mehr Jahre zu geben, sondern den Jahren mehr Leben.

Univ.-Prof. Dr. Wolf D. Oswald

Seit 2006 Leitung der Forschungsgruppe Prävention und Demenz am Institut für Psychogerontologie der Universität Erlangen-Nürnberg

Zugleich seit 2002 Präsident des Dachverbandes der gerontologischen und geriatrischen wissenschaftlichen Gesellschaften Deutschlands (DVGG)

1998–2002 Präsident der Deutschen Gesellschaft für Gerontologie und Geriatrie (DGGG)

1996 Gründung des Instituts für Psychogerontologie der Universität Erlangen-Nürnberg; Leitung der Arbeitsgruppe Prävention und Demenz

Ab 1990 u.a. Leitung eines interdisziplinären Langzeit-Forschungsprojektes über Bedingungen zur Erhaltung von Selbstständigkeit im höheren Lebensalter (SIMA)

Dr. Klaus Post

SCHMERZ –
VOM SYMPTOM ZUR KRANKHEIT

Gliederung:

1. Einführung

Die Schmerztherapie hat sich in den letzten Jahren zu einem zunehmend eigenständigen Fachgebiet in der Medizin entwickelt. Die heutigen Erkenntnisse der Wissenschaft in Bezug auf Entstehung von Schmerzen, Schmerzweiterleitung im Nervensystem, Schmerzverarbeitung und Schmerzverhalten des Menschen führen zu weitreichenden Veränderungen im Verständnis der Medizin zum Thema Schmerz. Die Schmerzwissenschaft umfasst heute ein weites Feld und wird in vielen Projekten, sei es im Forschungsbereich, im industriellen Sektor und durch Forschungsvorhaben auf Bundes- und Länderebene gefördert. Das Thema rückt zunehmend in den Blickpunkt der Öffentlichkeit, gerade im Zusammenhang mit der Problematik von chronischen Schmerzen. Hier greift zunehmend die Erkenntnis, inwieweit chronischer Schmerz und seine inadäquate Behandlung Auswirkungen nicht nur für die Betroffenen, sondern auch für die Gemeinschaft haben. Dabei gilt es heute die wissenschaftlichen Kenntnisse dieser jungen Disziplin in die Behandlung von Patienten – sowohl des akuten, als auch des chronischen Schmerzes – umzusetzen und dieses Wissen Ärzten und Laien zu vermitteln. Nur so kann dem unnötigen Leiden von Patienten mit Schmerzen – im Sinne eines präventiven Gedankens – Vorschub geleistet werden.

2. Epidemiologie des Schmerzes

Nach einer Anfrage an die Deutsche Bundesregierung mit Antwort vom 22.12.2003 zur Versorgung von Schmerzpatienten[1] werden von der Bundesregierung folgende Zahlen genannt: Vorsichtigen Schätzungen zu Folge geht man in Deutschland von 5 bis 8 Millionen chronischen Schmerzpatienten aus. In manchen wissenschaftlichen Arbeiten wird die Zahl sogar auf 11 Millionen Betroffene beziffert. Circa 20 Prozent dieser Betroffenen – nach Absolutangaben 600.000 bis 700.000 Personen (900.000) bedürfen einer speziellen Schmerztherapie. Nach Angaben des Bundesgesundheitssurvey 1998 gaben nur 9 Prozent der Interviewten an, im zurückliegenden Jahr (1997) keine Schmerzen gehabt zu haben. Datenangaben zu chronischen Schmerzen bei Kindern lagen bedauerlicherweise noch gar nicht vor[2]. Expertenschätzungen gehen von ca. 350.000 Kindern unter 16 Jahren aus.

In der größten europäischen Studie des Forschungsinstituts NFO „Pain in Europe" wurden innerhalb von sechs Monaten in 16 europäischen Staaten 46.394 Personen zu ihrer Schmerzsituation befragt und 4.893 Interviews mit chronischen Schmerzpatienten geführt[3]. Das Ziel war, Situation und Lebensumstände von Patienten mit chronischen Schmerzen zu analysieren. Danach leiden 19 Prozent der Erwachsenenbevölkerung unter chronischen Schmerzen. Es zeigten sich nationale Unterschiede mit einer Häufung von Schmerz in Ländern wie Norwegen, Polen und Italien und einem geringen Aufkommen in Spanien (11 Prozent). Für Deutschland wurden 17 Prozent angegeben. Die mittlere Dauer seit Beginn des Schmerzgeschehens wurde mit sieben Jahren angegeben, ein Drittel der Befragten gab tägliche und dauerhafte Schmerzen an. Häufigste Ursachen waren degenerative Erkrankungen des Bewegungsapparates, wie Arthrose, Rückenbeschwerden und Unfälle.

Soziodemographisch hat jeder fünfte der chronischen Schmerzpatienten bereits einmal wegen seiner Erkrankung seinen Arbeitsplatz verloren, Angestellte gaben ca. 15 Arbeitsfehltage wegen Schmerzen an. Bei jedem fünften Betroffenen wurden als Folge seiner Schmerzen Depressionen diagnostiziert. Jeder sechste Schmerzleidende empfindet seine Schmerzen als so schlimm, dass er nicht mehr leben möchte. Hinsichtlich der schmerztherapeutischen Versorgung suchen 70 Prozent den Hausarzt oder Allgemeinmediziner auf, gefolgt vom Orthopäden (27 Prozent) und Neurologen (10 Prozent). 40 Prozent der Befragten empfanden sich nicht immer als adäquat therapiert. Auf spezifische Nachfragen berichteten 27 Prozent noch nie einen Schmerztherapeuten konsultiert zu haben. Ein Drittel der Schmerzkranken erhielt zum Zeitpunkt der Befragung keine Schmerztherapie. Interessant ist, dass bei 61 Prozent der interviewten Personen, zur Diagnosestellung des Schmerzes und Beurteilung im Wesentlichen die Beschreibung des Schmerzes und die körperliche Untersuchung herangezogen wurden, jedoch nicht das klassische Instrument zur Einschätzung der Schmerzintensität – eine Ratingskala. Diese wird nach Angaben von 10 Prozent der behandelnden Ärzte, in Deutschland nur von 6 Prozent der Ärzte eingesetzt. Dies entspricht Zahlen einer EMNID-Umfrage des Jahres 2002.

Konkrete Zahlenangaben in Bezug auf die einzelnen Schmerzsyndrome bzw. Lokalisationen zeigen die Versorgungsproblematik noch deutlicher auf [4][5][6][7].

Gesundheitssurvey „Schmerz" 1998 der Deutschen Bundesregierung

„Jeder Zweite hat in jeder Woche Schmerzen"

(Quelle: Bundesgesundheitsblatt 2000, 43, Seite 424)

3. Die Biologie des Schmerzes

3.1 Schmerzempfindung und Schmerzentstehung

Zur Schmerzwahrnehmung gibt es im Körper eigene Nervenfasern (= Nozizeptoren), die Schmerzen erkennen und zum Gehirn über das Rückenmark weiterleiten. Kommt es zu einer Verletzung oder über eine Entzündung zu einer Reizung dieser Nervenfasern, wird eine entsprechende Information (Schmerz) zum Gehirn weitergeleitet (= Schmerzbahn). Im Gehirn gibt es unterschiedliche Bereiche, die diese Information aufnehmen, verarbeiten (= kortikale Schmerzverarbeitung) und darauf Reaktionen in Gang setzen.

Abb. 3.1: Darstellung der Schmerzbahn vom Eingang der Schmerzinformation A, zur Schmerzweiterleitung im Rückenmark C–D, Schmerzverarbeitung im Gehirn G,H und Reflexantwort auf Schmerz B.

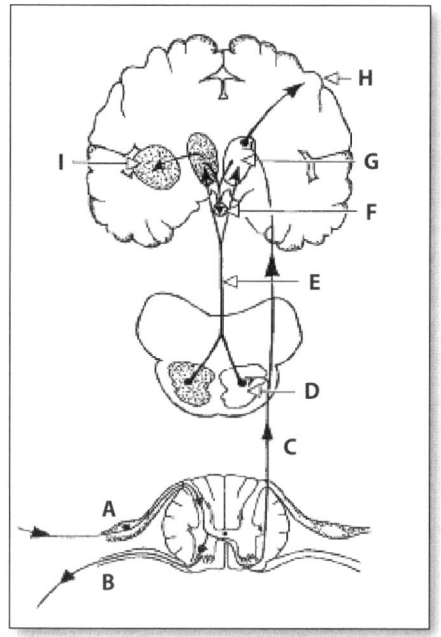

Die heutige Schmerzmedizin unterscheidet zwei Mechanismen der Schmerzentstehung, periphere und zentrale Mechanismen, wobei hier Synonym auch der Begriff der Sensibilisierung benutzt werden kann. Der Hintergrund dieser Mechanismen ist die sog. Neuroplastizität des Nervensystems[9]. In der Physiologie versteht man hierunter, die Eigenschaft des Nervensystems, Struktur und Funktion durch physiologische und biochemische Auslöser zu verändern. Im übertragenen Sinne ist hier die Lernfähigkeit des Organismus, als eine dynamische Funktion gemeint. Im Nervensystem kommt es dabei zu funktionellen und morphologischen Veränderungen im Bereich der Nerven, des Rückenmarks und des Gehirns. Bekannt sind diese Veränderungen auch unter dem Begriff des Schmerzgedächtnisses[10].

Beziehen sich diese Veränderungen auf das periphere Nervensystem, spricht man von peripherer Plastizität, bei Veränderungen im Rückenmark von spinaler Plastizität und im Gehirn von kortikaler Perzeption. Auf allen diesen anatomischen Ebenen kommt es also durch dauerhaften Schmerzinput zu anhaltenden Veränderungen, durch welche sich letztendlich der Mechanismus der Schmerzchronifizierung erklären lässt[11].

Wichtig in diesem Zusammenhang ist, dass es sich hierbei um dynamische Vorgänge handelt, welche frühzeitig auftreten, jedoch, wenn überhaupt, nur sehr langsam durch Schmerztherapie wieder zurückgeführt werden können. Schlagwort ist hier die Plastizität (Formbarkeit) des Nervensystems unseres Körpers. Wobei heute die Wissenschaft eine strukturelle von einer funktionellen Plastizität unterscheidet. Als Beispiel der strukturellen (morphologischen) Plastizität sei hier nur auf die Möglichkeiten der modernen Bildgebung verwiesen, mit deren Hilfe solche Veränderungen heute sichtbar gemacht werden können (s. Abb. 3.2) bzw. die funktionelle Plastizität bei der therapeutische Interventionen und deren Auswirkungen dargestellt werden (s. Abb. 3.3).

Abb. 3.2: Aktivitätszunahme im Gehirn
bei Schmerzen ohne Ablenkung mittels fMRI-Bildgebung

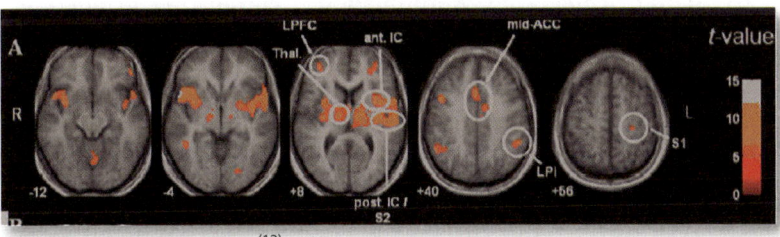

Quelle: PAIN Journal 109 (2004). [12]

Abb. 3.3: Aktivitätsreduktion im Gehirn bei Schmerzwahrnehmung unter Ablenkung. Dargestellt mittels fMRI.

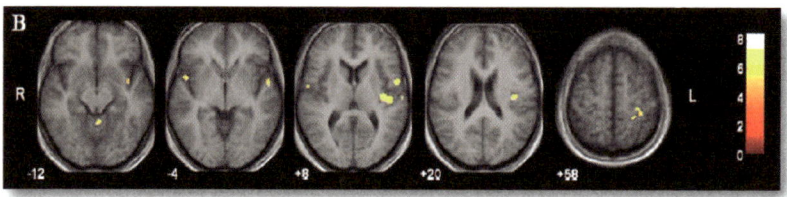

Quelle: PAIN Journal 109 (2004).

3.2 Unterscheidung zwischen akutem und chronischem Schmerz

Der Unterscheidung von akuten zu chronischen Schmerzen kommt heute eine wichtige Rolle zu. Diese Unterscheidung bezieht sich nicht nur auf den zeitlichen Verlauf der Schmerzerkrankung, sondern unterscheidet sich in zahlreichen anderen Faktoren, bis hin zu weitreichenden unterschiedlichen therapeutischen Konsequenzen in der Behandlung von Patienten. Eine zentrale Rolle bei der Unterscheidung spielt heute die Definition der IASP (International Association for Study of Pain).

Definition:

Akuter Schmerz wird als unangenehme sensorische, emotionale und mentale Empfindung mit begleitenden vegetativen, psychologischen und Verhaltensreaktionen beschrieben, verursacht durch eine aktuelle oder potentielle Gewebeschädigung oder eine akute Erkrankung.

Chronischer Schmerz ist ein Schmerz, der über die erwartete normale Heilungszeit hinausgeht und länger als 3 bis 6 Monate anhält.

3.2.1 Akuter Schmerz als Warnfunktion – chronischer Schmerz als Krankheit

Akuter Schmerz in seiner Funktion als Schutzmechanismus ist ein integraler Bestandteil unseres Organismus. Ein Leben ohne diesen Schutz wäre nicht möglich. Ohne Schmerz käme der Körper zu Schaden durch Verletzungen, Verbrennungen, nicht wahrgenommene Erkrankungen (z. B. Herzinfarkt, Blinddarmdurchbruch, Gallenkolik). Akutschmerz ist also ein Symptom, welches auf drohende oder eingetretene Gewebsschädigungen hinweist. Im Gegensatz zu chronischen Schmerzen besteht häufig ein zeitlicher und ursächlicher Zusammenhang mit einem Auslöser. Dabei handelt es sich meist nur um eine begrenzte Dauer der Schmerzen. Dieser Schmerz bewirkt, dass wir der schmerzenden Region unsere Aufmerksamkeit zuwenden, Ursachenforschung betreiben oder im Falle einer Verletzung uns zeitweise imobilisieren, um den Genesungsprozess zu unterstützen. Dabei ist die psychische Verarbeitung, durch die kausalen Zusammenhänge von Schmerz und Schmerzentstehung beim akuten Schmerz weniger komplex als bei chronischen Schmerzen.[13]

Ein weiterer Aspekt im sozialen Umfeld ist, dass die Zuwendung durch Mitmenschen bei akuten Schmerzen größer ist als bei länger dauernden oder remittierenden chronischen Schmerzen.

Tab. 3.1: Unterscheidungsmerkmale akuter und chronischer Schmerz.

Akuter Schmerz	Chronischer Schmerz
Sinnvolle, evt. sogar lebenserhaltende Funktion	Schmerz, der über die üblicherweise erwartete Heilungszeit anhält
Warnzeichen, das auf eine Gefahr aufmerksam macht	Keine Melde-, Schutz- oder Heilfunktion
Schmerzwahrnehmung löst entsprechende Schutzreaktion aus	Wird zur eigenständigen Schmerzkrankheit
Förderung der Wundheilung durch Ruhigstellung	
Relativ einfache psychische Verarbeitung	Physische, psychische und soziale Zermürbung
Große Akzeptanz durch Mitmenschen	Geringe Akzeptanz durch Mitmenschen
Beispiele: posttraumatischer oder postoperativer Schmerz, Zahnschmerz	Beispiele: Schmerzen bei Arthrose, Osteoporose, Tumorleiden, Phantomschmerz nach Amputation

Im Gegensatz zum akuten Schmerz, hat der chronische Schmerz keine Melde- oder Schutzfunktion mehr, die den Betroffenen auf eine mögliche Schädigung hinweisen soll. Ebenso liegt dem chronischen Schmerz keine Heilfunktion zugrunde. Die Zeitdauer des Schmerzes überschreitet die Dauer der erwartenden Heilungszeit. Der Schmerz nimmt zunehmend Besitz vom Alltagsleben des Betroffenen und wird somit zu einer eigenständigen Erkrankung (Schmerz als Krankheit).

3.2.2 Chronischer Schmerz und das biopsychosoziale Modell

Nach der Definition der Weltgesundheitsorganisation (WHO), die Schmerz als eines der am meisten unterschätzten medizinischen Probleme erachtet[14], spricht man nach drei bis sechs Monaten anhaltenden und dauernden Schmerzes von einem chronischen Schmerz. Dabei zählen zu den häufigsten chronischen Schmerzformen Schmerzen aus dem Bereich des Kopfschmerzes, des Rückenschmerzes und des Nerven- und Tumorschmerzes. Wichtig ist in diesem Zusammenhang aus psychologischer Sicht, dass somatische Auslösefaktoren für die Diagnose „Chronisches Schmerzsyndrom" nicht vorhanden sein müssen.[15]

Bei der Entwicklung einer eigenständigen Schmerzkrankheit tritt der Schmerz immer mehr in den Vordergrund des Erlebens des Betroffenen. Der Schmerz wird zum Mittelpunkt des Denkens und Handelns. Das Denken engt zunehmend auf die Thematik Schmerz ein und die damit verbundenen Assoziationen. Der Schmerz wird als Leid und Pein erlebt, der das tägliche Leben und Arbeiten zunehmend beeinträchtigt. Dadurch, dass Schmerz für Außenstehende nicht wahrnehmbar ist – Schmerz kann nicht gemessen werden wie Temperatur oder Blutdruck – kommt der Betroffene immer mehr in Erklärungsnot für sein Verhalten. Es resultieren geringere Belastbarkeit, Arbeitsausfälle und sozialer Rückzug. Begleitend führen diese Mechanismen auf psychischer Ebene zu Angst, Depression oder Aggression. Dabei sind Chronifizierungsfaktoren auf psychischer Ebene vor allem die emotionale Stimmung, die Art der alltäglichen Schmerzbewältigung und chronisch anhaltende Belastungen im beruflichen und privaten Alltag.[16]

In der Schmerzmedizin wird dieses Phänomen mit dem biopsychosozialen Schmerzmodell erklärt, d.h. für den chronischen Schmerz werden komplexe Wechselwirkungen zwischen biologischen, psychischen und sozialen Faktoren angenommen.

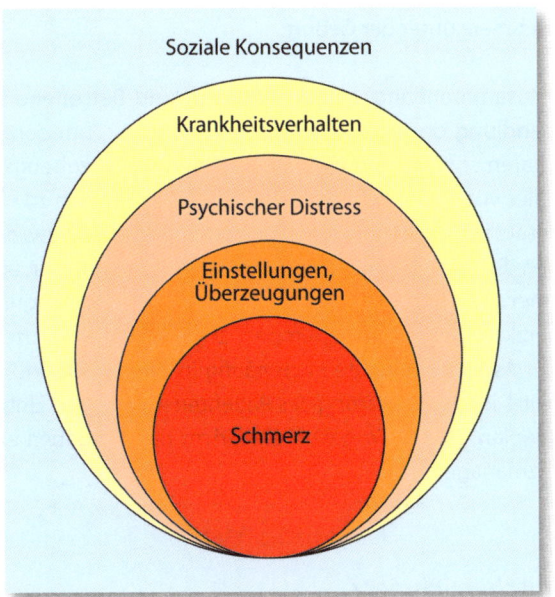

4. Krankheitsbilder der Schmerztherapie

4.1 Akuter Schmerz

Da der Schmerz eng mit den physiologischen und pathophysiologischen Abläufen des Organismus verbunden ist, tritt akuter Schmerz in vielen Bereichen des Lebens auf. Am häufigsten zu finden ist akuter Schmerz nach Traumen und Verletzungen (z. B. Rippenfraktur, Schenkelhalsfraktur), wenn es zu Zerstörung von Geweben im Körper kommt, z. B. nach Unfällen. Häufig sind auch die Phasen nach operativen Eingriffen von postoperativen Schmerzen geprägt. Akuter Schmerz tritt auch häufig als Kopfschmerz, akuter Zahnschmerz, akuter Rückenschmerz oder visceraler Schmerz der Eingeweide auf (z. B. Gallen- oder Nierenkolik, Entzündung der Bauchspeicheldrüse) oder als Ischämieschmerz bei Durchblutungsstörungen (z. B. an den Herzkranzgefäßen – Herzinfarkt) oder Durchblutungsstörungen an den Beinen (arterielle Verschlusskrankheit). Beispiel für einen physiologischen akuten Schmerz ist der Wehenschmerz unter der Geburt.

In diesem Zusammenhang wichtig für Ärzte und Betroffene ist die frühzeitige Behandlung des akuten Schmerzes, nicht nur, um den Betroffenen Leid zu ersparen sondern um einer Chronifizierung vorzubeugen. Für Ärzte und Behandler von Patienten mit akutem Schmerz ist auch zu klären, inwieweit der Einsatz präventiver Maßnahmen dem Entstehen bzw. der Intensität eines akuten Schmerzes vorbeugen. Beispielhaft sind hier anästhesiologische schmerztherapeutische Verfahren vor operativen Eingriffen zu nennen (Schmerzkatheter, Schmerzpumpen, patientenkontrollierte Verfahren). Ein wichtiger Aspekt, der heute noch häufig in Arztpraxen und Kliniken unterschätzt wird, ist die Aufklärung des Patienten und dessen Einbeziehung in den Therapieplan. Dieses Vorgehen entspricht den Vorgaben eines modernen Schmerzmanagements.

4.2 Chronischer Schmerz

Grundsätzlich lassen sich fünf große Gruppen von Krankheitsbildern mit chronischen Schmerzen unterscheiden.

• Chronischer Rückenschmerz
• Chronischer oder wiederkehrender Kopfschmerz
• Schmerzen des Bewegungsapparates
• Nervenschmerzen
• Chronischer Tumorschmerz

Von der Häufigkeit sind vor allem der chronische Rückenschmerz und Schmerzen des Bewegungsapparates als Krankheitsbilder zu nennen. Beim Kopfschmerz spielen vor allem die primären Kopfschmerzformen wie Spannungskopfschmerz und Migräne eine Rolle, bei den chronischen Formen von Nervenschmerzen sind Neuralgien (z. B. Postzosterneuralgie nach einer Gürtelrose) und Gesichtsschmerzen anzuführen. Auch bei allen Formen von Tumorerkrankungen können aufgrund unterschiedlicher Entstehungsmechanismen chronische Schmerzen anhalten.

Alle diese aufgelisteten Formen von Schmerzen bedürfen einer differenzierten schmerztherapeutischen Behandlung. Neben dem Krankheitsbild und dem Verlauf muss hier auch vor Beginn der Therapie das Ausmaß der Chronifizierung eingeschätzt werden, sowie der Patient und seine Angehörigen mit in den Behandlungsprozess integriert werden.

Bei der Behandlung von Patienten mit chronischen Schmerzen muss neben den Betroffenen selbst auch den betreuenden Primärversorgern die Versorgungssituation bzw. -weg klar sein (s. Abb. 4.1).

Abb. 4.1: Optimale Versorgungsstruktur von Schmerzpatienten in Deutschland

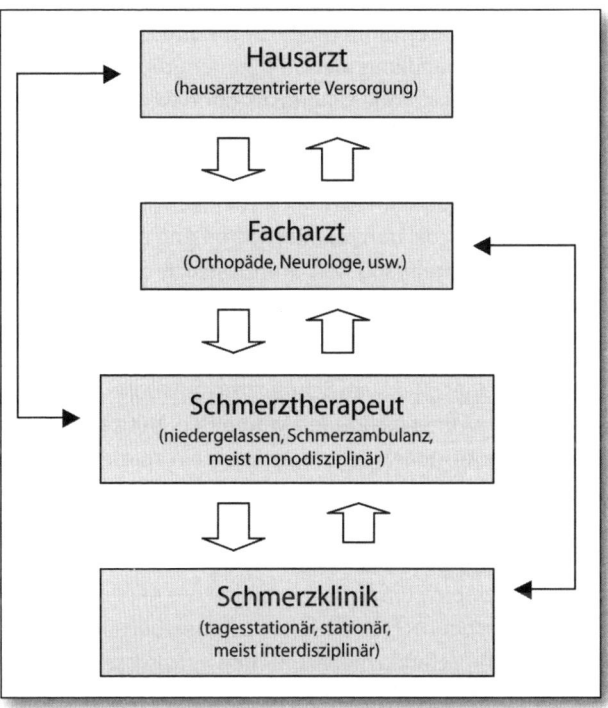

Dabei muss der versorgende Primärarzt erkennen, wann die Gefahr einer Chronifizierung für den Patienten besteht bzw. schon eingetreten ist und welchen weiteren Versorgungspartnern der Patient zuzuführen ist. Dies macht deutlich, wie wichtig die Kenntnisse der Schmerzmedizin in der Primärversorgung von Patienten sind. Neben der fachärztlichen Versorgung von Schmerzpatienten stehen schließlich auch Ärzte mit speziellen schmerztherapeutischen Kenntnissen zur Verfügung, sowohl im ambulanten Sektor als auch in spezialisierten stationären Einrichtungen.

5. Grundprinzipien der Schmerztherapie

Zur kenntnisgerechten Versorgung von Schmerzpatienten müssen vorab klare Ziele vorhanden sein. Allgemeines Ziel einer jeden Schmerztherapie ist die Vorbeugung einer Chronifizierung von Schmerzen bzw. die Verhinderung einer weitergehenden Chronifizierung. Da die sozioökonomischen Kosten von Schmerzen und deren Behandlung mittlerweile einen erheblichen Anteil – gemessen am Bruttoinlandsprodukt – ausmachen, stellt eine zielgerichteter Ressourcenverbrauch mit gleichzeitiger Senkung inadäquater Inanspruchnahme von Leistungen des Gesundheitswesens eine wichtige Maßnahme bei der Behandlung dieser Patientengruppe dar. Beispielhaft zu nennen ist hier eine ausufernde Diagnostik ohne weitere Auswirkungen auf den weiteren Verlauf der chronischen Schmerzbehandlung. Vielmehr bedarf es hier die Chronifizierung zu erkennen und den Patienten einer entsprechenden Behandlung zuzuführen. Wichtig hierbei ist, wie bereits erwähnt, den Patienten frühzeitig aufzuklären, zu informieren und aktiv in die Behandlung mit einzubeziehen. Mittelfristig soll grundsätzlich die Lebensqualität des Patienten verbessert werden und bei erwerbstätigen Patienten die Rückführung in den Arbeitsalltag beabsichtigt sein.

Medizinische Ziele einer effektiven Schmerztherapie sollen den Einsatz teurer und nicht indizierter Untersuchungen vermeiden, frühzeitig eine medizinische Schmerzdiagnose stellen, auf deren Basis ein spezieller und auch individueller Therapieplan entwickelt werden kann. Ziele sind hier der Einsatz und die Ausschöpfung der Möglichkeiten nichtmedikamentöser Verfahren (z. B. progressive Muskelentspannung nach Jacobson, Autogenes Training, Ergo- und Physiotherapie, stimulative Verfahren wie Akupunktur oder der Einsatz verhaltenstherapeutisch orientierter Schmerzbewältigungsverfahren). Sollte der Einsatz von Schmerzmedikamenten indiziert sein, gilt es, sinnvolle Medikamentenkombinationen zu finden, auch für den längerfristigen Einsatz und unsinnige bzw. nebenswirkungsreiche Kombinationen zu vermeiden oder durch den gezielten Einsatz von Adjuvantien und Koanalgetika abzumildern.

5.1 Ziele einer Schmerztherapie

Allgemeine Ziele der Schmerztherapie:

• Verhinderung der Chronifizierung
• Senkung der Hospitalisierung
• Verbesserung der Lebensqualität
• Erhalt der Erwerbsfähigkeit

Medizinische Ziele der Schmerztherapie

• Sicherung der Schmerzdiagnose
• Gezielter Einsatz von teuren Untersuchungen
• Optimierung der Schmerzmedikation
• Gezielter Einsatz nichtmedikamentöser Therapieverfahren
• Rechtzeitiger Einsatz von invasiven Verfahren zur Schmerzprävention
• Vermeidung von unnötigen Operationen und invasiven Maßnahmen bei hohem Chronifizierungsgrad

5.2 Instrumente der Schmerztherapie

5.2.1 Schmerzmessung und -dokumentation

Da Schmerz bisher noch nicht objektiv messbar ist, wie z. B. Herzfrequenz, Blutdruck oder Temperatur, bedient sich die Schmerztherapie zur Erfassung der Schmerzstärke sogenannter Rating(Schätz-)skalen. Bei diesem Verfahren muss der Patient anhand einer vorgegebenen Skala – durch Selbsteinschätzung seines Schmerzes – z. B. numerische Werte angeben. Am gebräuchlichsten ist die numerische Ratingskala von 1–10, wobei 0 keinem Schmerz entspricht und 10 dem am stärksten vorstellbaren Schmerz entsprechen soll (s. Abb. 5.1). Dieses Messverfahren sollte während der Schmerztherapie kontinuierlich eingesetzt und die erfassten Werte auch dokumentiert werden.

Abb. 5.1: Ratingskalen zur Erfassung von Schmerzwerten

Numerische Analogskala (NAS)

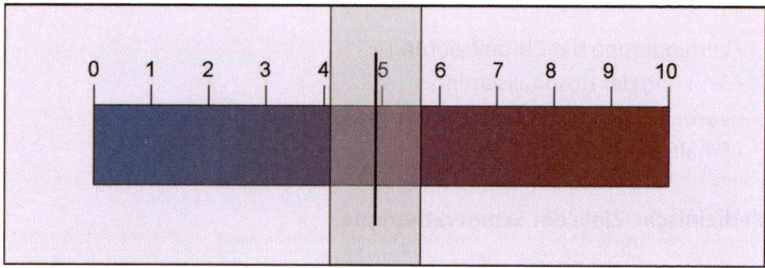

In Analogie zur VAS wird das Schmerzempfinden einer Zahl zwischen 0 (keine Schmerzen) und 10 (unerträgliche Schmerzen) zugeordnet. Der Patient stellt auf derumseitigen Farbskala (VAS) die Stärke seiner momentan empfundenen Schmerzen ein. Der korrespondierendeZahlenwert kann auf der Skala oben (NAS) abgelesen werden.

Visuelle Analogskala (VAS)

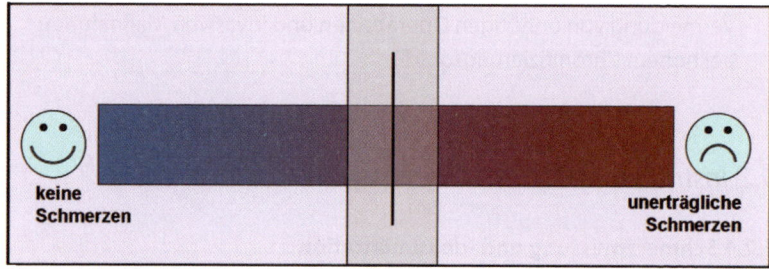

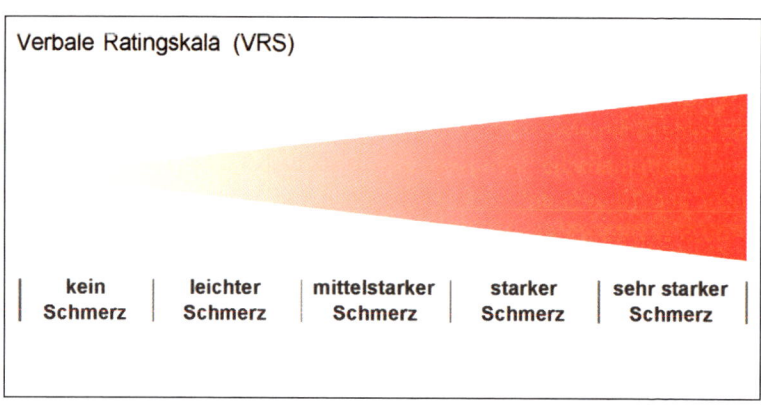

5.2.2 Schmerztagebuch

Während der Behandlung in einer schmerztherapeutischen Einrichtung ist es Standard, dass der Patient ein Schmerztagebuch führt. Dies soll neben der Dokumentation der erhobenen Schmerzwerte – den Behandlungsverlauf unter der Therapie dokumentieren. Weiter sollen mögliche therapiebedingten Nebenwirkungen erfasst werden. Neben dem edukativen Hintergrund einer solchen Maßnahme – erhält der Patient durch Selbstreflexion viel Information über seine Krankheitsverlauf.

Dieses Verfahren soll nur zeitlich begrenzt zum Einsatz kommen, um einer Fixierung auf das Schmerzgeschehen vorzubeugen.

5.2.3 Testverfahren

Bei der Behandlung von Patienten mit chronischen Schmerzen kommen im Rahmen der Untersuchung und Erhebung der Krankengeschichte auch psychische Testverfahren zum Einsatz. Ziel ist dabei, den aktuellen Chronifizierungsgrad des Patienten abzuschätzen und die psychischen Anteile und Begleiterkrankungen aufzuzeigen. Beispiele für diese so genannten psychometrischen Testverfahren sind Depressionsskalen, Schmerzempfindungssklalen oder Skalen zur Messung der Beeinträchtigung des Alltagslebens des Betroffenen durch den Schmerz.

5.3 Grundregeln der Schmerztherapie chronischer Schmerzen

1. Medikamente nach der Zeit: D. h. vorbeugender Medikamenteneinsatz mit der Einnahme der Medikamente nach einem fest vorgegeben Zeitschema, um den Einsatz einer möglichen Bedarfsmedikation zu senken.

2. Einsatz von retardierten Medikamenten bei chronischen Schmerzen. Dies soll einer bedarfsabhängigen Medikation vorbeugen und möglichst Schmerzspitzen vermeiden.

3. Die medikamentöse Therapie sollte sich am WHO-Stufenschema der Weltgesundheitsorganisation orientieren. Hier werden Medikamente unterschieden in unterschiedlicher pharmakologischer Wirkstärke, Kombinationsmöglichkeiten und der Einsatz adjuvant oder koanalgetischer Wirkstoffe.

4. Individuelle Schmerztherapie: Die Schmerztherapie sollte an die Erkrankung, den Verlauf und die Gegebenheiten des Patienten angepasst sein.

5. Nichtinvasiv vor invasiv bei chronischen Schmerzen: Hier gilt, jede weitere invasive therapeutische Maßnahme (Spritzen, Schmerzkatheter etc.) ohne evidenten therapeutischen Nutzen führt den Patienten weiter in die Chronifizierung. Deshalb sind solche Maßnahmen bei ehlender Wirksamkeit zu unterlassen.

6. Zusammenfassung

Fundierte schmerztherapeutische Kenntnisse aus den Bereichen der Physiologie, der Pathophysiologie, der Pharmakologie und der Psychologie sind heute nötig, wenn es gilt, chronische Schmerzpatienten zu begleiten und zu behandeln. Wichtig ist die Unterscheidung von akutem und chronischem Schmerz, mit all seinen therapeutischen Konsequenzen, bis hin zum Erkennen über das Vorliegen einer chronischen Schmerzerkrankung und somit einem eigenen Erkrankungsbild. Nach wie vor vergeht eine lange Zeit bis Patienten auch in Deutschland einer adäquaten schmerztherapeutischen Versorgung zugeführt werden. Unabhängig von den Kosten steht dahinter häufig ein langer Leidensweg des Betroffenen sowie seiner Angehörigen.

Chronischer Schmerz stellt eine volkswirtschaftliche und medizinische Herausforderung dar. Gerade in einer Zeit zunehmend begrenzter finanzieller Ressourcen müssen neue Therapieansätze bei der Versorgung chronischer Schmerzpatienten etabliert werden. Grundsätzlich ist der Prävention und der frühzeitigen Behandlung – wie im gesamten medizinischen Bereich – auch bei Behandlung dieser Patientengruppe mehr Aufmerksamkeit zu widmen.

Mittlerweile etablierte Kenntnisse der Schmerztherapie müssen konsequent umgesetzt werden und neue wissenschaftliche Erkenntnisse aus dem Bereich der Schmerztherapie frühzeitig in der Behandlung implementiert werden. Dabei gilt ein besonderes Augenmerk dem Einsatz auf Evidenz überprüfter schmerztherapeutischer Maßnahmen, im Sinne von Qualität und Effizienz.

Dr. Klaus Post

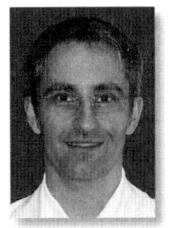

Seit 2000 Oberarzt für Anästhesie der Klinikum Coburg gGmbH

Dort seit 2001 Aufbau und Leitung der Schmerzambulanz

2003 bis 2005 Leitung der operativen Intensivstation

Facharzt für Anästhesie, Zusatzbezeichnung Spezielle Schmerztherapie, von 1992 bis 1999 Friedrich-Alexander-Universität

Zusatzausbildung Traditionelle Chinesische Medizin und Akupunktur

Priv. Doz. Dr. Dieter Melchart

NATURHEILVERFAHREN

und das Individuelle Gesundheitsmanagement (IGM) – von der passiven zur aktiven Bürgerrolle in Gesundheit und Krankheit

Gliederung:

1. Trends und Hintergrund

Die westlichen Gesellschaften mit ihren überwiegend konservativen und sozialliberalen politischen Strukturen zeigen einen verstärkten Trend zu mehr Emanzipation und Selbstbestimmung in Gesundheits- und Krankheitsfragen. Die Rolle des passiven Konsumenten[1] oder uninformierten Patienten wird in den hoch industrialisierten Bürgergesellschaften seltener und wandelt sich um zu einem aktiven und mitbestimmenden Partner in Gesundheit und Krankheit. Die informationelle Selbstbestimmung, das Einholen von Zweitmeinungen bei wichtigen medizinischen Entscheidungen und die Miteinbeziehung von Wünschen und Vorlieben für bestimmte Interventionen (z. B. Naturheilverfahren) sind steigende Bürgerforderungen in westlichen Gesundheitssystemen. Diese Stärkung von Patientenintegration und Partizipation führt gesundheitspolitisch dazu, dass das Solidaritätsprinzip zukünftig durch ein Prinzip der Selbstverantwortung ergänzt wird.

Die knapper werdenden finanziellen Ressourcen und die allmählich wachsende Einsicht, dass es wenig Sinn macht, einen wesentlichen Teil der Finanzmittel eines Gesundheitssystems in die Versorgung von Folgeschäden und Endzuständen chronischer Erkrankungen zu investieren, werden die Gesellschaften dazu zwingen, eine Umverteilung der finanziellen Mittel hin zu mehr Prävention und Gesundheitsförderung zu veranlassen.

Folglich schieben sich auch Themen wie Prophylaxe, Selbstbehandlung und Förderung von Selbstkompetenz in den Vordergrund der Reformdiskussionen.

Auch die immer geringer werdende Zahl von Erwerbstätigen, die für immer mehr Rentnerinnen und Rentner die Altersruhegelder erwirtschaften müssen, haben sich für diese Aufgabe am Arbeitsplatz gesund zu erhalten.

Dennoch ist das aktuelle Gesundheitssystem – trotz aller Reformen – nach wie vor als ein wirtschaftliches Krankheitsverwertungssystem zu betrachten. Das Gesundheitssystem erhält nicht primär Gesundheit, sondern verdient fast ausschließlich an der Krankenbehandlung. Darüber hinaus klafft die Schere zwischen den Möglichkeiten einer medizinischen Diagnostik und Behandlung immer weiter. Zivilisationskrankheiten wie Infarkte und Krebs

---

1 *Konsument steht auch für Konsumentin*

sowie Krankheiten wie Aids lassen sich einerseits immer perfekter diagnostizieren – andererseits ist Heilung deswegen aber noch lange nicht erreichbar.

Es fehlt eine konsequente Korrektur in Richtung Vorsorge und frühzeitiger Vermeidung von Folgeerkrankungen, die häufig aufgrund ungesunden Lebensstils entstehen. Auch wenn der Aufbau von sogenannten Disease-Management-Programmen (DMP) hinsichtlich der weiteren Vermeidung oder Verzögerung von Folgeschäden ein gesundheitspolitisch richtiges Signal darstellen, bleibt dennoch Fakt, dass eine Erfassung von Patienten in der Chronifizierung einer Erkrankung im Sinne so genannter „Chronikerprogramme" medizinisch zu spät und zu fraktioniert ansetzt.

Die Gesundheitsministerkonferenz (GMK) von 2003 fordert deshalb mit Recht einen Paradigmenwechsel, durch den der Prävention und Gesundheitsförderung ein zumindest gleichrangiger Stellenwert neben der Kuration und der Rehabilitation zugebilligt wird. Neue Bonusverfahren einzelner Krankenkassen unterstützen diese Forderung. Der Überlastung des Gesundheitswesens durch sogenannte Volkskrankheiten sollte deshalb insbesondere mit Strategien und Maßnahmen der Prävention und Gesundheitsförderung begegnet werden (Abb.1).

Abbildung 1: Trends und Hintergrund

- *Gesundheitsorientierung*
- *Lebensqualität*
- *Informationsorientierung mit E-Health-Technologie*
- *Patientenorientierung*
- *Wachsende Akzeptanzkrise der bio-medizinisch isolierten Krankheitsbehandlung*
- *Qualitäts- und Ergebnisorientierung*
- *Wissenschaftspluralismus*

Neben den gesellschaftlichen Veränderungen sind es aber auch wissenschaftliche und technologische Entwicklungen, die eine in Richtung Gesundheit und Selbstregulation (Autonomie) orientierte (salutogene) Medizin stärker fördern werden. Hierzu zählt die Erkenntnis, dass die Wirklichkeit von Leben (und damit von Gesundheit und Krankheit) aus verschiedenen wissenschaftlichen Paradigmen zu betrachten und zu analysieren ist. Ein umfassender und kontextbezogener Ansatz von wissenschaftlicher Betrachtung, der den Mensch als Person mit seinem Verhalten und seinen Verhältnissen im Spannungsfeld von Umwelt und persönlichen Beziehungen berücksichtigt, bezieht – neben dem biomedizinischen körperlichen Modell – psychische Prozesse, individuelles Verhalten und Gewohnheiten, Familie sowie Freunde als biographisches Modell mit ein. Da Personen in Gemeinschaften leben, ist auch ihre Rolle als Bürger in der Gesellschaft, am Arbeitsplatz und im Gemeinwesen ein weiterer wichtiger Aspekt, der – nach Göpel – als ethnographisches Modell die Verhältnisse der Menschen beschreibt. Schließlich unterscheidet Göpel noch ein viertes wissenschaftliches Modell – nämlich das ökologische Modell, das den Lebensraum, die Lokalitäten des Menschen, analysiert (Abb.2).

Abbildung 2: Wissenschaftspluralismus nach Göpel E (2001)

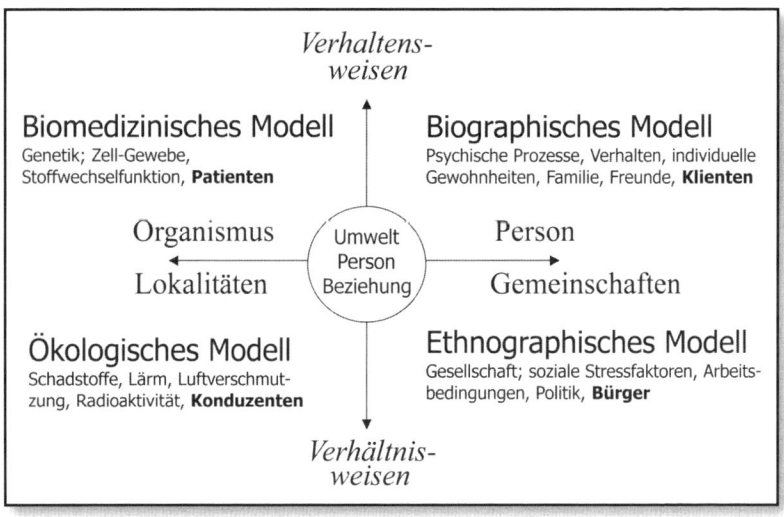

Ganzheitliches Modell grundlegender Lebensprozesse

Verhaltens- weisen

Biomedizinisches Modell
Genetik; Zell-Gewebe, Stoffwechselfunktion, **Patienten**

Biographisches Modell
Psychische Prozesse, Verhalten, individuelle Gewohnheiten, Familie, Freunde, **Klienten**

Organismus

Umwelt Person Beziehung

Person

Lokalitäten

Gemeinschaften

Ökologisches Modell
Schadstoffe, Lärm, Luftverschmutzung, Radioaktivität, **Konduzenten**

Ethnographisches Modell
Gesellschaft; soziale Stressfaktoren, Arbeitsbedingungen, Politik, **Bürger**

Verhältnis- weisen

Dieser Pluralismus an wissenschaftlicher Betrachtungsweise wird auch den verschiedenen Bedingungen und Determinanten einer Gesundheitsentwicklung **(Salutogenese)** des menschlichen Lebens gerecht, die auf Bereiche des physiologischen Verhaltens, der individuellen Reifevorgänge, der genetischen Ausstattung und des biosozialen Raumangebotes verdichtet werden können.

Die Betrachtung von Krankheit mit ihren Risiken und verschiedenen Formen (Pathoplastiken) muss also auch die Perspektive von Gesundheit und ihren Schutzfaktoren und Formen von Gesundheit (Salutoplastiken) mit einbeziehen. Körper, Verhalten, Person, Gesellschaft und Umwelt sind Determinanten einer Gesundheits- und Krankheitsentwicklung, die umfangreiche Kontextfaktoren beinhalten (Abb.3).

Autoregulation, Selbstheilung und natürliche Fähigkeiten und Fertigkeiten zur Regulation, Regeneration, Anpassung, Abwehr und Normalisierung sind wesentliche Wirkprinzipien einer Salutogenese mit einem autonomen (von innen, selbst wirkenden) Selbstverständnis, die den Wirkprinzipien der Ausschaltung, Substitution und Lenkung einer pathogenetisch-orientierten Medizin mit vorwiegend heteronomen Selbstverständnis (von außen einwirkend) gegenüber zu stellen sind. Beide Perspektiven ergänzen sich und sind komplementär („sowohl als auch") zueinander.

Abbildung 3: Der Mensch zwischen Salutogenese und Pathogenese, Melchart

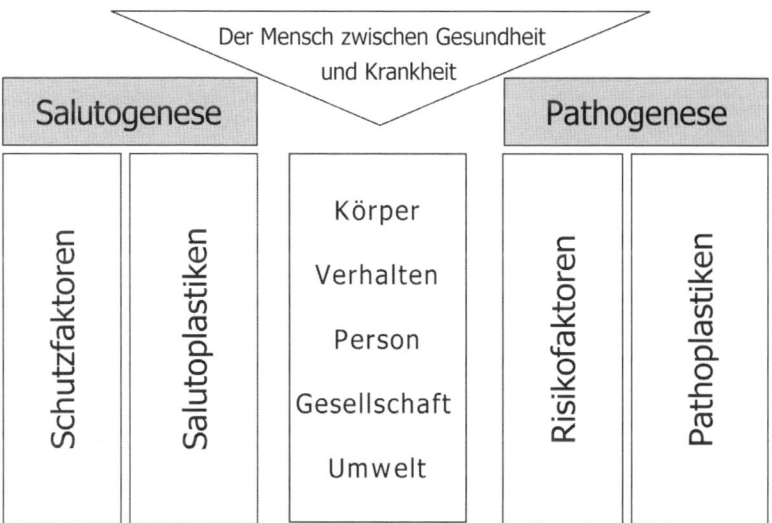

Einen weiteren zunehmenden Einfluss auf das wachsende Selbstverständnis für Autonomie und Selbstbestimmung der Bürger zeigt die moderne

„E-Health"-Technologie in unserer Gesellschaft. Ein weltweites technologisches Phänomen, das auch niederschwellige Zugänge zu Gesundheits- und Präventionsthemen für breite Schichten und große Zahlen von Menschen ermöglicht.

Welche Konsequenzen können aus den bisher geschilderten gesellschaftlichen und wissenschaftlich-technischen Veränderungen für die Medizin und das Gesundheitssystem im Gesamten gezogen werden?

Die medizinischen Wissenschaften mit ihrer Fokussierung auf Krankheitsforschung und -lehre müssen durch eine selbstständige Gesundheitsforschung und Gesundheitslehre ergänzt werden. Eine stärkere Betonung von Prävention und Gesundheitsförderung muss auch neue Komplettangebote für Gesundheit schaffen, die nicht nur vom Gesundheitssystem selbst, sondern von der gesamten Gesellschaft zu leisten sein werden. Schließlich wird sich das derzeitige **„Prinzip der Solidarität"** durch ein **„Prinzip der Selbstverantwortung"** erweitern müssen. Hierbei ist jedoch darauf zu achten, dass die Pflicht des Bürgers zur Selbstverantwortung auch mit dem Recht zum Erlernen eines gesundheitsfördernden Verhaltens im Alltag und mit der Wahrung oder Schaffung einer sozialen Chancengleichheit verbunden ist. Dieses Recht auf ein Individuelles GesundheitsManagement (IGM) als gesundheitsfördernden Lebensstil sollte politisch in verschiedenen Bereichen der Gesellschaft gefördert und für den Bürger praktizierbar umgesetzt werden (Abb.4).

Abbildung 4: Konsequenzen für die Gesellschaft

Allgemeine Folgen – Konsequenzen

- Das „Prinzip der Solidarität" muss durch das *„Prinzip der Selbstverantwortung"* ergänzt werden.
- Es müssen Komplettangebote für Gesundheit entwickelt und die Gesundheitsförderung eine Aufgabe der Gesellschaft werden.
- Die Krankheitsforschung und -lehre muss durch eine selbstständige Gesundheitsforschung und -lehre ergänzt werden.

Das Konzept eines modernen Gesundheitsmanagements lehnt sich an das aus der Naturheilkunde kommende Prinzip der Ordnungstherapie an. Die Ordnungstherapie ist Teil des Methodenspektrums der so genannten klassischen Naturheilverfahren.

2. Grundlagen der Naturheilverfahren

2.1 Definition nach Wirkfaktoren und Wirkprinzipien

Naturheilverfahren werden zunehmend neu bewertet. Patienten, Krankenkassen, Politiker, öffentliche Medien und ärztliche Standesorganisationen bemühen sich darum. Wesentliche Gründe für diese Neubewertung sind mit folgenden Schlagworten bruchstückhaft angedeutet:

- „Evidence-based Medicine" und Verteilungskampf um Krankenkassengelder,
- medizinische und gesundheitspolitische Hinterfragung traditioneller Kuren,
- Methodenvielfalt und Methoden-Dissens in der ambulanten und stationären Versorgung mit Naturheilverfahren,
- fehlende Hochschultradition und fehlende akademische Meinungsführerschaft.

Alle Akteure im Gesundheitswesen glauben derzeit, sich unter Naturheilverfahren etwas vorstellen zu können, ohne dass tatsächlich Einigkeit über den Begriff und die darunter zu subsumierenden Verfahren besteht.

Historisch geht der Begriff auf den Münchener Arzt Lorenz Gleich (1798–1865) zurück, der Naturheilverfahren wie folgt definiert:

„Heilen ohne Arzneistoffe und Blutentziehung, mit Kälte und Wärme, Trinken von kaltem Wasser, Umschlägen, Diät, frischer Luft usw."

Naturheilkundliche Autoren wie Rothschuh (1965,1983), Hentschel (1987, 1991) und Bühring (1990) forderten deshalb für die Definition auch die

Verwendung „echter" oder naturbelassene Wirkfaktoren wie Licht, Luft, Wasser, Erde, Pflanzen, Mineralien, speziell naturbelassene Ernährungsformen, natürliche Reize wie Bewegung und Schonung, klimatische Faktoren und die Einhaltung natürlicher Rhythmen und Zeitordnungen. Diese naturistischen Wirkfaktoren sind primär unmittelbar der Natur entnommen oder dieser „nachempfunden" (Bühring, 1990).

Da die Ursprünge dieser Naturheilverfahren bereits in der hippokratischen Medizin des Altertums liegen, werden sie als **„klassische Naturheilverfahren"** oder Naturheilverfahren im engeren Sinne bezeichnet, wozu folgende Verfahren gerechnet werden:

- ➤ **Bewegungstherapie, Atemtherapie**
- ➤ **Ernährungstherapie,** hierzu zählen:
  - • Vollwertkost und ihre Varianten
  - • Rohkost einschließlich Teilfasten
  - • Totales Fasten nach Buchinger
  - • F.X. Mayr-Fasten
  - • Schrothkur
  - • Sonderdiäten
- ➤ **Hydro-Thermotherapie,** hierzu zählen:
  - • Waschungen
  - • Güsse
  - • Wickel und Packungen
  - • Kräuterbäder
  - • Luftbäder
  - • Überwärmungsbäder
  - • Sauna
  - • Dampfbäder
- ➤ **Massageverfahren,** hierzu zählen:
  - • klassische Massage
  - • manuelle Lymphdrainage
  - • Reflexzonenmassage (Bindegewebsmassage, Segmentmassage, Periostbehandlung, Kolonbehandlung)
  - • Unterwasser-Druckstrahlmassage
- ➤ **Phytotherapie,** einschließlich der Wirkungsweisen und Heilanzeigen der wichtigsten Heilpflanzen und der Behandlung mit Wirkstoffkomplexen
- ➤ **Ordnungstherapie (Gesundheitstraining),** einschließlich Entspannungsverfahren

Diese geschichtlich bewährten Naturheilverfahren, die hier nach der Systematik von Pfarrer Kneipp zusammengefasst auch als die „5 Säulen der Naturheilkunde" bezeichnet werden, haben zwischenzeitlich überwiegende Anerkennung durch ihre Plausibilität und Traditionsstellung innerhalb der Kurortmedizin auch in der deutschen Hochschulmedizin gefunden.

Die Verfahren können einzeln oder als komplexe Physiotherapie nach Kneipp durchgeführt werden.

Unter dem Oberbegriff „Physikalische Medizin und Balneologie" werden einige dieser klassischen NHV zusammengefasst, die bereits in die konventionelle Medizin integriert sind. Die naturistische Sichtweise wurde von der Physikalischen Medizin – als mittlerweile eigenständiges medizinisches Fachgebiet – in den letzten Jahrzenten verlassen und im Sinne einer naturwissenschaftlichen Interpretation des Wirkfaktors durch funktionell-physiologische, thermische und biomechanische Prinzipien ersetzt.

Es steht der therapeutische Einsatz physikalisch wirksamer Größen wie Strahlung, Licht, Wärme, Kälte, Druck, Zug oder Torsion im Vordergrund der Betrachtung (physikalischer Wirkfaktor). Diese Phänomene lassen sich den Hauptgebieten der Physik zuordnen und können als elektrisch, mechanisch, optisch oder thermisch bezeichnet werden. Erweitert durch die Balneologie und Klimatologie liegt das Behandlungsspektrum der Physikalischen Medizin somit in den Bereichen der Elektrotherapie, Hydro- und Thermotherapie, Krankengymnastik und Massagen sowie Klimatherapie.

Klinische Wirksamkeitsnachweise stehen jedoch auch diesen Verfahren nicht im nötigen Umfange zur Verfügung.

Klassische Naturheilverfahren müssen aber auch noch eine zweite Bedingung erfüllen: Die zum Einsatz kommenden Wirkfaktoren sollen die natürlichen Fähigkeiten und Fertigkeiten eines Menschen zur Selbstheilung und Selbstbewältigung von Krankheiten und zum Erhalt von Gesundheit anregen und unterstützen können.

Durch das Wirkprinzip der Selbstheilung finden die klassischen Naturheilverfahren Anschluss an die traditionellen Medizinsysteme, wie sie aus der antiken Medizin oder aus fernöstlichen Kulturkreisen bekannt sind (Antike: „Physis" des Menschen; Mittelalter:„inwendiger Arzt"; chinesische Medizin: „Chi", die Lebenskraft). Die „Selbstheilungskräfte" des Menschen beschreiben all das, was unser Körper von „selbst" richtig macht, um uns gesund zu erhalten und mit den Anforderungen und Gefährdungen des Lebens fertig zu werden.

Diese organismischen Eigenleistungen, die eine aktive Beteiligung des Gesamtorganismus am Gesundheitsprozess voraussetzen, ist die Summe der physiologischen Vorgänge der Abwehr, Anpassung, Normalisierung und Regeneration, die normalerweise Bestand und Gesundheit des Menschen erst ermöglichen. Hierzu zählen aber auch das Selbstmanagement, die eigenverantwortliche Gesundheitsmündigkeit. Es handelt sich um das Wirkprinzip der „Hygiogenese" (Hildebrandt, 1985) bzw. der „autonomie-orientierten" bzw. „autoregulativen" (Matthiessen, 1994; Melchart, 1993) Selbstheilungsvorgänge. Diese Fähigkeiten werden erst indirekt, d. h. sekundär durch die geeignete Auswahl von therapeutischen Reizbelastungen ausgelöst oder verstärkt und durch selbstverantwortliches Handeln aktiviert.

Beispiele für hygiogenetische Vorgänge sind physiologische Erholungs-, Kompensations- und Abwehrfunktionen, die mit ihren unterschiedlichen reaktiven Zeit-Perioden adäquate Anpassungsreaktionen des Organismus an neue Leistungs-Anforderungen erst ermöglichen. So kann ein aktives Bewegungstraining oder die wiederholte Durchführung von Kaltwasseranwendung mit Kneipp'schen Güssen zu einer Ökonomisierung der Kreislaufregulation, zur erhöhten Aktivität unspezifischer immunologischer Reaktionen und zu einer allgemeinen Steigerung der körperlichen Leistungsfähigkeit führen.

Der Erfolg einer reiztherapeutischen Anwendung ist jedoch u. a. von der individuellen Reaktions-Ausgangslage, der Reizdosis und Reizdauer sowie dem Zeitpunkt der Applikation abhängig.

Die vorwiegend krankheitsorientierte (pathogenetische) Sichtweise der konventionellen Medizin erfährt somit eine sinnvolle Ergänzung durch eine auf Gesunderhaltung gerichtete (salutogenetische) Praxis und Theorie der Naturheilkunde, die Krankheit häufig als Folge eines gesundheitsschädigenden Verhaltens im Alltag wie auch als eine Chance zur Reifung und Neuorientierung und als Teil eines Gesundungsprozesses betrachtet. So können z. B. Fieber oder Durchfall unterstützungswerte Zeichen der körpereigenen Abwehr, Schmerzen und Leiden eine Botschaft oder ein Signal, „etwas im Leben zu ändern", darstellen. Diese Sichtweise kann als „teleologischer" Aspekt der Naturheilkunde bezeichnet werden.

Folgende Wirkprinzipien werden unterschieden: „Schonung", „Normalisierung" und „Kräftigung".

Die Bezeichnung **„Normalisierung"** beschreibt die Annäherung oder Rückkehr einer Funktion (eines Organs oder des ganzen Organismus als Gesamtsystem) zu ihrem Normalzustand.

Normale Leistungen werden durch Regulation, Korrelation und Koordination im Organismus eingestellt, aufrechterhalten oder wiederhergestellt.

Permanente Abweichungen, Verluste oder Schwächen dieser Leistungen von der Norm führen zu Krankheit mit anormalen Funktionsgrößen.

Die Regulation wird vorwiegend vom zentralen Nervensystem und ihren komplexen Funktionen gesteuert und unterliegen einer rhythmischen Zeitordnung.

Die Anregung von Selbstheilungsvorgängen, die Steigerung der allgemeinen Leistungsfähigkeit, die Auslösung von vegetativen Gesamtumschaltungsvorgängen sind physiologische Beispiele für Prozesse der Normalisierung oder Regularisierung, die auch als „funktionelle Adaptation" bezeichnet werden können (Hildebrandt, 1985).

Therapeutische Verfahren, die diese regulatorischen Selbstordungsleistungen des Organismus zur therapeutischen Nutzung anregen oder steigern wollen, werden Reaktions-, Regulations- oder Adaptationstherapien genannt.

Das Wirkprinzip der **„Schonung"** wird therapeutisch durch z. B. bewusste Entlastung des Stoffwechsels durch Fasten, vermehrten Schlaf oder durch Anregung einer erhöhten körpereigenen Ausscheidung von Substanzen mittels Diuresesteigerung, Schwitzen etc. zu erzielen versucht.

Physiologisch handelt es sich hierbei um Prozesse der lokalen Erholung wie der Durchblutungssteigerung, der Resorption von Entzündungsprodukten oder allgemein der Entlastung, Entstörung, Abstinenz und Vermeidung.

Als **„Kräftigung"** kann die Steigerung der Leistungskapazität durch Wachstumsreaktionen und Überhöhung der Energiereserven bezeichnet werden. Praktische Beispiele für derartige spezifische oder auch „trophisch-plastische" Adaptationen sind der Muskelaufbau an den Extremitäten durch Muskel-Trainingsmaßnahmen oder die Zunahme der roten Blutkörperchen durch Höhenanpassung im Sinne der Klimatherapie.

Auch die spezifische Antikörperbildung des Immunsystems zählt zu dieser Kategorie.

Eine Zusammenfassung der Wirkprinzipien zeigt folgende Abbildung 5.

Abbildung 5: Wirkprinzipien der Erholung, Normalisierung, Kräftigung nach G.Hildebrandt, 1985

Prinzip der Hygiogenese nach Grote

Lokale Erholungsförderung: ✎lokale Durchblutungssteigerung ✎Steigerung der Gewebserholung und Gewebstrophik, Gewebsabwehr ✎Resorption von Entzündungsprodukten ✎Senkung des glattmuskulären Tonus **Allgemeine Schonung:** ✎Entlastung, Entstörung, Abstinenz ✎Förderung der Selbstordnungs- und Selbstheilungsleistungen ✎passive Aquilibrierung des vegetativen Systems ✎Deadaption von Fehlanpassungen	**Entlastung, Erholung**
Funktionelle Adaption (allgemeine Regularisierung): ✎übende Belastung der Regelsysteme zur Steigerung der Funktionsökonomie und Normalisierung ✎Steigerung der allgemeinen Leistungsfähigkeit ✎Anregung der Selbstheilungsleistungen ✎Langzeiterholung ✎reaktive Aquilibrierung des vegetativen Systems ✎Auslosung periodischer vegetativer Gesamtumschaltungen zur Steigerung autonomer Leistungen	**Normalisierung, Regularisierung**
Spezifische (trophisch-plastische) Adaption : ✎Steigerung der Leistungskapazität durch Wachstumsreaktionen und Überhöhung der Energiereserven ✎z. B.: Muskeltraining ✎Überschreiten der Normen durch systematisch gesteigerte Anforderung ✎Spezialisierung ✎(Chronifizierung)	**Kräftigung**

Die hygiogenetischen, d.h. die Gesundheit normalerweise erhaltenden Wirkfunktionen, werden den primär pathogenetisch orientierten, direkten Wirkungen der Ausschaltung, Lenkung und der Substitution als „künstliche" oder „heteronomieorientierte (= von außen kommende)" Therapieverfahren gegenübergestellt.

Beide Prinzipien ergänzen sich gegenseitig und sind oft gleichzeitige Komponenten eines medizinischen Gesamtvorgehens im Praxisfall. Die Unterscheidung hat aber nicht nur didaktischen Wert, sondern hat einen deutlichen Einfluss auf die ärztliche Denk- und Handlungspraxis, wie dies bereits oben unter dem „teleologischen Aspekt" der Naturheilverfahren ausgeführt wurde.

Darüber hinaus hat eine am „Reiz-Reaktions-Modell" orientierte Naturheilkunde konstitutionelle bzw. reaktionstypologische Bedingungen sowie eine weitere Anzahl individueller Aspekte wie z. B. Kälte- und Wärmeempfindlichkeit (Modalitäten) oder die allgemeine Leistungsfähigkeit des Patienten zu berücksichtigen.

In der Regel führen diese therapeutischen Reize nicht zu einer unmittelbaren und schnellen Genesung. Es müssen meist längerfristige und über mehrere Wochen hinweg regelmäßige Behandlungen durchgeführt werden (serielle Reize). Die therapeutischen Einzelreize sind überwiegend von milder Stärke bzw. niedriger Dosierung.

Jedoch ist es durchaus möglich, dass auch kurzfristige „Erstverschlimmerungen" als Trainingskrisen auftreten. Oft gelingt es erst nach einer bewussten „Auslenkung" einer Funktion über das normale Maß hinaus, Zielwerte einer individuellen Norm erneut einzustellen.

Als allgemeine Therapieziele können die Verbesserung der vegetativen Basisfunktionen (Schlaf, Herz-Kreislauf, Ausscheidungsvorgänge etc.), die Steigerung der körperlichen, seelischen und geistigen Leistungsfähigkeit, der Aufbau von Selbstvertrauen, Selbstbewältigung und die Verbesserung einer gesundheitsorientierten Lebensqualität bezeichnet werden.

Die therapeutische Orientierung an reaktiven und adaptiven Leistungen des Organismus und die häufig an der Körperoberfläche applizierten Einzelverfahren (Massagen, Hydrotherapien etc.) als therapeutische Reizsetzung beruhen jedoch auf einer Reihe von neurophysiologischen Modellen reflexiver Zusammenhänge, Somatotopien etc., deren wissenschaftliche Erklärungen häufig noch sehr bruchstückhaft sind.

Schließlich exstieren Arbeitshypothesen zu Wirkmechanismen von Naturheilverfahren, die sich auf den Interzellularraum konzentrieren und als „System der Grundregulation" bekannt wurden (Heine, 1991). Diese „Grundsubstanz" oder „extrazelluläre Matrix", bestehend aus einem Netzwerk von Proteoglykanen und Glukosaminoglykanen, durchzieht den gesamten Extrazellularraum und soll funktionell ein den Parenchym-Zellen vorgeschaltetes „Molekularsieb" und eine Transitstrecke zwischen Kapillare und Zelle bilden (Heine, 1991).

Ein weiterer Aspekt wird in jüngster Zeit von Karl Pirlet, 1996 aufgeworfen, der die Selbstordnungskraft aus evolutionsbiologischer und molekular-physiologischer Sicht einem Ausleseprozess auf protein-molekularer Ebene zuschreibt. Seiner Meinung nach sind die natürlichen Reize (Nahrung, Wetter, Wärme, Kälte, Bewegung, Licht, Druck etc.) und ein naturgemäßer Lebensstil des Menschen elementare Voraussetzungen für den Abbau von vorgeschädigten, gealterten und denaturierten Proteinen, die durch selektive Auslese durch stabile struktur-intakte und damit funktionstüchtige Proteine ausgetauscht werden sollen und damit ein gesundes Leben erst garantieren. In diesem Sinne spricht Pirlet – wie auch Hildebrandt – von Naturheilverfahren als eine physiologische Therapie.

2.2 Wie stellt sich das Gebiet NATURHEILVERFAHREN international dar?

Hier wird man zunächst überrascht sein, dass eine englische Übersetzung des Begriffes in „Natural Healing Procedures" nicht existiert. Eine überwiegend vergleichbare Bedeutung und Wortähnlichkeit findet sich im Begriff „Naturopathy" wieder, der im angloamerikanischen Sprachraum bekannt ist und zumindest ursprünglich und zum Teil auch heute noch große Anlehnung an die Kneipp'sche Lehre zeigt. Im Gegensatz zu Deutschland handelt es sich hier aber um eine deutlich geringere Popularität. Es stehen hier – mit Ausnahme der USA – Verfahren wie die Akupunktur (die allerdings auch in Deutschland die am meisten angewandte Einzelmethode in diesem Bereich darstellt), die Traditionelle Chinesische Medizin, die Homöopathie, die Chirotherapie und Osteopathie und viele andere Methoden im Vordergrund.

Abbildung 6: Die 10 häufigsten CAM-Methoden in den USA (2004)

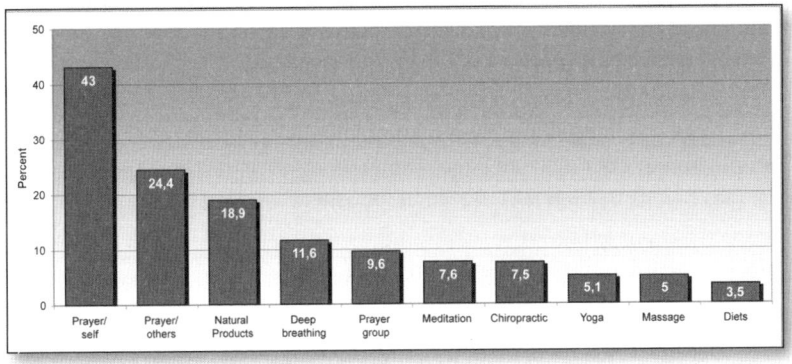

In den USA gewinnen jedoch inhaltlich die Bereiche der Priestermedizin eine immer größere Rolle und zählen zu den häufigsten CAM-Modalitäten (Barnes et.al.2004; Abb. 6). CAM bedeutet „Complementary and Alternative Medicine" und ist derzeit die offizielle Bezeichnung in den USA. Daneben existieren die Begriffe „integrative medicine" und seit jüngster Zeit auch „comprehensive medicine" – was soviel wie eine „umfassende Medizin" bedeutet. Der in Europa derzeit gebräuchlichste Begriff stellt „Complementary Medicine" dar, der sich mit „Komplementärmedizin" auch in den deutschsprachigen Ländern mehr und mehr durchgesetzt hat. Der Begriff „Komplementärmedizin" wird im Wörterbuch Naturheilkunde Pschyrembel, 1999, wie folgt definiert:

„Bezeichnung für eine medizinische Richtung, die bestimmte diagnostische und therapeutische Verfahren, die zum Teil außerhalb der klassischen Schulmedizin stehen, ergänzend zur Schulmedizin (und nicht anstatt dieser) einsetzt. Dabei wird versucht, eine vorwiegend pathogenetisch orientierte Sichtweise zu ergänzen oder zu ersetzen durch eine gesundheitsorientierte („salutogenetische") Sichtweise, die Autoregulation und Selbstheilungskräfte sowie das aktive Rollenverständnis des Patienten betont."

Gegenwärtig dürften circa 130 Einzelverfahren existieren, deren Vertreter im weitesten Sinne dem Gebiet der Komplementärmedizin und den Naturheilverfahren zugerechnet werden möchten. Viele dieser Verfahren sind spekulativ und / oder können per se hinterfragt werden, ob sie wirklich die Autoregulation und Selbstheilung anregen und verbessern helfen. Da jedoch derartige Wirkmodelle nur in wenigen Bereichen (z. B. Chronobiologie) entwickelt wurden, fehlt der Nachweis bei fast allen Verfahren – einschließlich der klassischen Naturheilverfahren. Deshalb sind diese Verfahren vorwiegend durch klinische Wirksamkeitsnachweise und Belege für Behandlungsqualitäten aufzuarbeiten und zu differenzieren.

Eine mögliche Einteilung dieser komplementärmedizinischen Verfahren könnte erneut über die zum Einsatz kommenden Wirkfaktoren gelingen, wie wir dies bereits bei den NATURHEILVERFAHREN versucht haben.

Hier könnte folgende Aufteilung von Nutzen sein:

1. Biochemische Wirkfaktoren (Nahrungsergänzungsstoffe, alle Formen der speziellen medikamentösen Verfahren)
2. Biomechanische Wirkfaktoren (Verschiedenste Formen der Massage, Körperübungen etc.)
3. Bioenegetische Wirkfaktoren (Homöopathie, Kinesiologie, Bioresonanzverfahren etc.)
4. Lebensstil-bezogene Wirkfaktoren (Life-Style-Training etc.)

Große traditionelle Heilsysteme wie die Traditionelle Chinesische Medizin oder der Ayurveda haben natürlich verschiedenste Wirkfaktoren und finden sich in allen oben genannten Kategorien wieder.

2.3 Naturheilverfahren in der medizinischen Versorgung

2.3.1 „Hiatus" zwischen ambulanter und stationärer Naturheilkunde

Die im Vordergrund der Weiterbildung stehenden klassischen Naturheilverfahren umfassen die Hydro- und Thermotherapie, Bewegungstherapie, Ernährungstherapie, Pflanzenheilkunde und die Ordnungstherapie. Trotzdem diese Einzelverfahren eine dominante Stellung in der Weiterbildungsordnung haben und von rationaler Einsicht und theoretischer Überzeugung begleitet sind, ist die Anwendungshäufigkeit in der ambulanten Praxis von meist nicht-klassischen Naturheilverfahren und anderen komplementären Verfahren beherrscht. So konnte durch eine eigene Erhebungen bei circa 800 Ärzten mit der Zusatzbezeichnung Naturheilverfahren in Bayern und bei einem Rücklauf von 152 Antworten festgestellt werden, dass die Anwendungshäufigkeit von Einzelverfahren wie Neuraltherapie und Akupunktur über derjenigen von Ordnungstherapie, Bewegungstherapie und Hydro-Thermotherapie liegt.

Der auffällige Unterschied im Anwendungs- und Verordnungsverhalten zwischen der stationären und ambulanten naturheilkundlichen Versorgung liegt größtenteils an der völlig unterschiedlichen Strukturqualität und Erstattungspraxis der einzelnen Leistungsformen.

Während in der klinischen Naturheilkunde die gesamte Palette der klassischen Naturheilverfahren „unter einem Dach" verfügbar ist und der Patient zur täglichen Anwendung ebenfalls, können in der ambulanten Praxis klassische Naturheilverfahren wie z. b. Bewegungstherapie, Hydro- und Thermotherapie sowie Massagen nur außerhalb der Praxis verordnet – oder eben häufig nicht mehr auf der Basis der gesetzlichen Krankenkassenerstattung – verordnet werden.

Dies prägt ein unterschiedliches Selbstverständnis von klinisch und ambulant tätigen Kollegen hinsichtlich ihrer Versorgungs-Philosophie und führt gelegentlich zu einem zum Teil ideologisch geführten Methodenstreit zwischen einzelnen Vertretern dieser Versorgungsstufen. So fordern klinische Kollegen der Naturheilverfahren in der Aus- und Weiterbildung sowie in der medizinischen Versorgung traditionell den überwiegenden Einsatz von klassischen Naturheilverfahren und bezeichnen oft nur diese Verfahren als „seriös".

Die überwiegende Zahl der ambulant tätigen Kollegen bevorzugt hingegen meist ein breites Spektrum von Einzelverfahren, das mehr oder weniger von der individuellen Weiterbildungsbiographie des Einzelnen und von der aktuellen Kostenerstattung geprägt zu sein scheint.

In diesem Sinne wenden ambulante Ärzte in ihren Praxen häufig eigene, d. h. selbst zu erbringende Behandlungsformen an, die ihnen eine Anbindungsstrategie des Patienten an ihr „Unternehmen Praxis" ermöglicht. Darüber hinaus liegen diese Leistungsformen in der Regel außerhalb der gesetzlichen Krankenkassenerstattung und können somit als individuelle Gesundheitsleistungen (Stichwort: IGEL- Liste) liquidiert werden.

2.3.2 Vielfalt von Anbietern naturheilkundlicher Verfahren und kurze Darstellung der Anwendungsgebiete

Neben der Vielfalt der Methoden muss auch die Vielfalt der Anbieter in diesem Versorgungssegment betrachtet werden. So handelt es sich bei einem großen Teil der Anbieter um nicht-ärztliche „Heilkundige" wie Laien und Heilpraktiker. Die Zulassung für Anbieter von Naturheilverfahren und Komplementärmedizin ist vor allem bei den nicht-ärztlichen Heilkundigen gesundheitsrechtlich problematisch geregelt oder es bestehen überhaupt keine gesetzlichen Bestimmungen.

Es existieren zwischen Ärzten und Heilpraktikern mannigfaltige Berührungsprobleme und Konfliktfelder. Diese betreffen vorwiegend die Freizügigkeit von Leistungserbringung und deren Abrechnungsmöglichkeiten durch eigene Gebührenordnungen sowie die bestehende gesundheitsrechtliche Exklusivität dieses Berufbildes. Nach Angaben des Statistischen Bundesamtes aus dem Mikrozensus 1996 praktizierten in der Bundesrepublik Deutschland 12000 Heilpraktiker. Diese Zahl liegt damit nur geringfügig unter der Zahl von Ärzten mit den Zusatzbezeichnungen Naturheilverfahren, Homöopathie, physikalische Medizin aus demselben Jahre. Die folgende Abb. 7 zeigt die Anzahl der Ärzte mit Zusatzbezeichnungen aus dem Bereich Naturheilverfahren und Komplementärmedizin aus dem Jahre 2001. Die Ärzte mit Akupunktur sind mit Abstand die stärkste Gruppe.

Viele Ärzte betreiben die Naturheilverfahren primär im Sinne einer Ergänzungstherapie zu ihrer schulmedizinischen Grundausrichtung. Hierbei ist die Gefahr für den Patienten, von einer indizierten konventionellen Therapie abgehalten zu werden, gering. Im Gegensatz zu dem Berufsfeld des „Heilpraktikers". Die Heilpraktikerausbildung ist in ihrer Qualität als sehr unterschiedlich einzustufen. Manche Heilpraktiker haben ihre Berufsbezeichnung lediglich in Abendkursen erworben. Leistungen in Naturheilverfahren und Komplementärmedizin werden aber auch zunehmend von anderen ärztlichen Medizinalberufen wie Zahnärzten und Tierärzten erbracht und damit eröffnen sich neue Konfliktfelder (Melchart, 2002).

Abbildung 7: Zusatzbezeichnungen; * meist ohne offizielle Zusatzbezeichnung

Ärzte mit Zusatzbezeichnung im Umfeld NHV / KM	
Balneologische und medizinische Klimatologie	2.550
Chirotherapie	12.626
Physikalische Therapie	4.897
Homöopathie	4.490
Naturheilverfahren	I10.746
Akupunktur (neu)*	30–50.000
Anthroposophie	circa 6.000

Mögliche Anwendungsgebiete für Naturheilverfahren finden sich z.B. im Bereich funktioneller Störungen, chronischer Erkrankungen sowie bei Schwangeren, Kindern bis hin zu alten Menschen. In den Fachgebieten Allgemeinmedizin, Innere Medizin, Pädiatrie, Geriatrie und Gynäkologie werden häufig Indikationen wie z.B. Infekte der oberen und unteren Luftwege, Magen- und Darminfekte, Herz-Kreislauf-Erkrankungen, Durchblutungsstörungen, Regelanomalien oder klimakterische Syndrome behandelt. Diverse Schmerzzustände, Schlafstörungen, reaktive Depressionen und ernährungsabhängige Beschwerden sind weitere wichtige Einsatzgebiete für Naturheilverfahren.

Relative Indikationen finden sich bei solchen Erkrankungen, bei denen eine adjuvante Anwendung, d.h. eine Kombinationsanwendung mit bewährten klassischen schulmedizinischen Verfahren angestrebt wird, so z.B. die Behandlung von Pneumonien, rheumatischen Erkrankungen und im Rahmen der Krebstherapie.

Klassische konventionelle Indikationsbereiche – wie die intensivmedizinische und chirurgische Betreuung von Patienten – sind primär keine Einsatzbereiche für Naturheilverfahren. Dennoch lassen sich auch hier viele adjuvante Fragestellungen bezüglich einer sinnvollen Begleittherapie finden.

Eine wesentliche Domäne der naturheilkundlichen Verfahren ist jedoch zweifellos in der Prävention und Gesundheitsförderung zu sehen.

2.3.3 Wie ordnen sich naturheilkundliche Verfahren in die Gesamtmedizin ein?

Das Gebiet der Naturheilverfahren ist seit 1991 fester Bestandteil der medizinischen Ausbildung. Auch die jüngste Reform der Medizinerausbildung berücksichtigt im so genannten Querschnittsfach 12 die Naturheilverfahren. Die gegenwärtige Architektur unseres Gesundheitssystems zeigt eine Vielfalt von medizinischen Fachgebieten. Die Naturheilverfahren lassen sich in der bestehenden Fächerstruktur nicht einem bestimmten Einzelfach bzw. Fachgebiet zuordnen. Aufgrund der primär verfahrenszentrierten Orientierung und breiten Indikationsstellung sind Naturheilverfahren „genuin" interdisziplinär und berühren damit eine Vielfalt von bestehenden Fachdisziplinen. Die naturheilkundliche Prävention, Rehabilitation und Kuration zeigt deshalb per se sowohl eine fächer- als auch berufsgruppenübergreifende Konzeption.

Letztere begründet sich bevorzugt aus der Komplexität der Aufgabenstellung einer auf Verhaltens- und Verhältnisänderung zielenden Prävention und der diagnostischen und therapeutischen Schwerpunktbildung im Bereich chronischer Befindlichkeits- und Beschwerdebilder.

Das bio-psycho-soziale Selbstverständnis und die deutliche Betonung des Indikationsgebietes „chronische Schmerzerkrankungen" verbindet die NHV bevorzugt mit der Psychosomatik, Verhaltensmedizin, Neurologie, Orthopädie und physikalisch-rehabilitative Medizin. Ihr breiter Indikationsanspruch bei Herz-Kreislauferkrankungen, Stoffwechselstörungen, Entzündungen, Allergien und Bagatellerkrankungen stellt sie gleichfalls in die Fachgebiete der Allgemeinmedizin und Inneren Medizin.

Schließlich ist die Nähe zu den Lebenstil-beeinflussenden Fachgebieten und Wissenschaften („Lifestyle-Sciences") wie Ökotrophologie, Sportpädagogik und Sportmedizin, Psychologie und Sozialpädagogik und Sozialmedizin durch ihre gesundheitsorientierte Praxis und Heiltheorie erklärbar.

Eine verstärkte Fächerallianz von Lebensstil-verändernden Fachgebieten untereinander und gemeinsam mit Naturheilverfahren zu Kompetenzzentren würde die Gesundheitsförderung, Prävention, Rehabilitation und Kuration nachhaltig in Theorie und Praxis verbessern helfen.

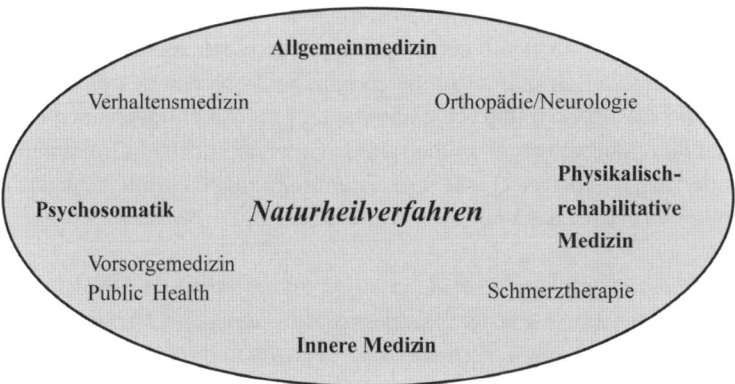

2.4 Interesse von Patienten an Naturheilverfahren

Aktuelle Zahlen einer repräsentativen Befragung in Deutschland (Härtel & Volger, 2004) weisen eine Ein-Jahres-Inanspruchnahme von Phytotherapie von 26 Prozent aus, wovon etwa ein Drittel vom Arzt oder Heilpraktiker empfohlen wurde. Homöopathie nahmen 15 Prozent der Befragten in Anspruch, wovon 60 Prozent von Therapeuten empfohlen wurde. Für Neuraltherapie zeigte sich eine Häufigkeit von 0,5 Prozent, für TCM von 1,6 Prozent und für Anthroposophische Medizin von 0,9 Prozent.

Aus der Schweizerischen Gesundheitsbefragung der Jahre 1997 und 2002 sind folgende Daten zu entnehmen (Abb.9):

Im Jahr 2002 haben 10,6 Prozent der befragten Personen in den vergangenen zwölf Monaten Behandlungen mit mindestens einer der fünf KM-Methoden in Anspruch genommen (Abb. 9). Unter Berücksichtigung der Gesamtstruktur der Bevölkerung lässt sich der Anteil der Nutzer der KM-Methoden in der Gesamtbevölkerung auf umgerechnet 9,8 Prozent (95 Prozent-Konfidenzintervall zwischen 9,2 Prozent und 10,3 Prozent) hochrechnen. Man kann daher festhalten, dass zwischen etwa 550.000 und 620.000 der schweizerischen Einwohner älter als 15 Jahre eine der fünf untersuchten KM-Verfahren beansprucht haben.

Die am häufigsten genannte Einzelmethode ist die Homöopathie (1997: 6,1 Prozent; 2002: 6,7 Prozent), gefolgt von der Phytotherapie (1997: 2,5 Prozent;

2002: 2,9 Prozent). Im Jahr 2002 nannten 1,7 Prozent der Befragten Verfahren der TCM, Leistungen der Anthroposophischen Medizin 1,1 Prozent und Neuraltherapie 0,6 Prozent. Vier von fünf Befragten, die Behandlungen mindestens einer der hier untersuchten komplementärmedizinischen Methoden beanspruchten, haben sich auf eine einzige beschränkt. Bei zwei oder mehr Behandlungsweisen kann nicht mit endgültiger Sicherheit geschlossen werden, dass diese gleichzeitig von demselben Leistungserbringer beim gleichen Behandlungsanlass vorgenommen wurden oder ob es sich um Therapien gehandelt hat, die von verschiedenen Leistungserbringern zu unterschiedlichen Zeiten und in verschiedenen Praxen erfolgten.

Abbildung 9: Prozentuale Verteilung der Inanspruchnahme der KM-Methoden im gesamten wie für jede der 5 komplementärmedizinischen Methoden in der Schweizerischen Bevölkerung 1997 und 2002

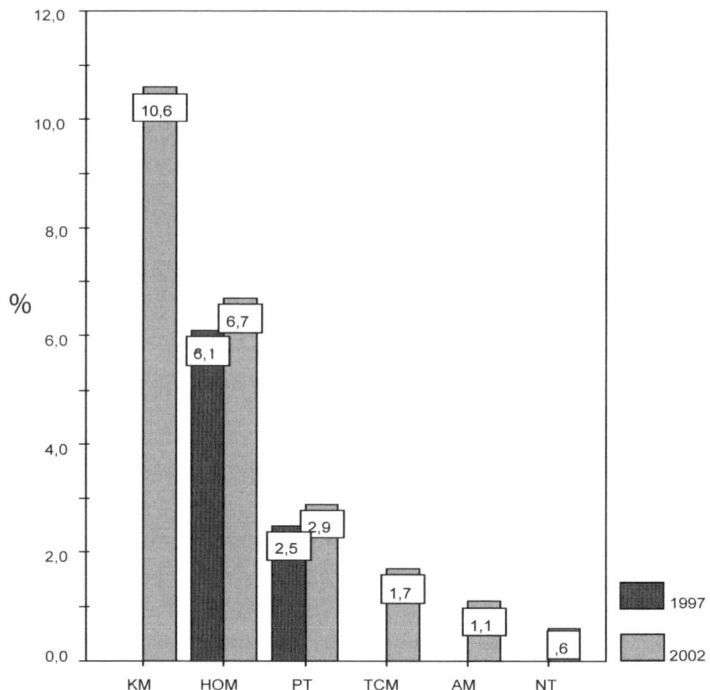

Wenn man nur die Personen berücksichtigt, die wenigstens ein Mal in den letzten zwölf Monaten mindestens eine der KM-Methoden angewandt haben (N = 1.715), beträgt 2002 die durchschnittliche Anzahl der Konsultationen in diesem Therapiebereich 5,4. Bei einem diplomierten Arzt (N = 736) ist die durchschnittliche Anzahl der Konsultationen etwas niedriger (5,2). Es zeigte sich bei den Frauen mit 5,7 eine statistisch signifikant höhere mittlere Anzahl der Konsultationen als bei den Männern mit durchschnittlich 4,7.

Unter den Indikatoren, die statistisch für die Nachfrage nach KM-Behandlungen von Bedeutung sind (multivariate Analyse) finden sich:

jünger als 55 Jahre, weiblich, Schweizer Staatsbürger, gesunde und gesundheitsfördernde Lebensweise (Beachtung der Ernährung, Verzicht auf Alkohol- und Tabakkonsum), Einnahme von Vitaminpräparaten und Aufbau- oder Stärkungsmitteln in den letzten sieben Tagen, laufende Behandlung wegen Rheuma, wegen Krebs oder Tumorerkrankung, wegen Heuschnupfen oder anderen Allergien, bzw. wegen Nervenzusammenbruch oder Depression im letzten Jahr, Vorliegen unterschiedlicher physischer Beschwerden (Schmerzen oder Druckgefühl im Bauch, Durchfall und / oder Verstopfung, allgemeine Schwäche oder Müdigkeit, Einschlafschwierigkeiten oder Schlaflosigkeit, psychische Beschwerden wie Depression oder depressive Verstimmung, bzw. nervliche Anspannung, Gereiztheit oder Nervosität in den letzten vier Wochen). Insgesamt scheint der durchschnittliche Anwender dieser Therapien an einigen Beschwerden oder Krankheiten zu leiden und erweist sich aufmerksamer als Nicht-Anwender gegenüber seiner eigenen Gesundheit und der Primärprävention.

Im Profil der Nutzer aller fünf Einzelmethoden tauchen übereinstimmend die Merkmale „Alter < 55 Jahre", „Geschlecht weiblich", „Beachtung der Ernährung", chronisches gesundheitliches Problem (seit > 1 Jahr) und „Vorliegen von depressiver Verstimmung oder Gereiztheit und Nervosität" auf.

Welche Naturheilverfahren von den Patienten bevorzugt nachgefragt werden, hängt wohl auch von den jeweiligen Vorerfahrungen der Patienten, der regionalen Verfügbarkeit der Methoden und von der aktuellen Kostenerstattung und Finanzierungsmöglichkeit des Einzelnen ab. Darüber hinaus wird die im konkreten Fall zugrunde liegende Erfolgsaussicht und Erfolgseinschätzung zur Heilung einer definierten Erkrankung bzw. einer bestimmten Vorsorgesituation einen weiteren wichtigen Inanspruchnahmegrund darstellen.

In nicht wenigen Fällen dürfte auch das „Exotische" und „Magische" einer Akupunkturbehandlung z. B. ein Faktor für die steigende Inanspruchnahme fernöstlicher Verfahren sein.

Im Gegensatz hierzu bevorzugen andere Patienten vielleicht gerade die klassische Naturheilkunde, da diese ihnen kulturell vertraut ist, durch volksnahe Plausibilität und Verständlichkeit leichter zugänglich ist und damit einen größeren Vertrauensvorsprung vermitteln kann als Verfahren aus fremden Heilsystemen.

3. Stand der Forschung

Klinische Forschung dient der Überprüfung der Erfahrung und Konzepte sowie deren Weiterentwicklung. Die ärztliche Erfahrung ist fundamental für eine gute Versorgung. Erfahrung kann jedoch – wie selbstverständlich auch klinische Forschung – irren. Für jede Therapie, auch für die, über die viele Vertreter „etablierter" naturheilkundlicher und komplementärmedizinischer Verfahren die Nase rümpfen, gibt es überzeugte Anwender (nicht nur Scharlatane), die mit ihrer Methode gute Erfahrungen gemacht haben. Therapien, mit denen niemand gute Erfahrungen macht, verschwinden von selbst. Bedeutet dies also, dass alle Therapien wirksam und nützlich sind? Dies mag eine interessante Hypothese sein, sie ist jedoch ziemlich unwahrscheinlich und die Medizingeschichte ist voll von Therapien, bei denen entweder die Erfahrungen eben auf Dauer doch nicht so gut waren oder bei denen eine sorgfältige Überprüfung ergeben hat, dass sie unsinnig waren.

In der Regel erbringt klinische Forschung (mit Ausnahme von Einzelfallstudien) keine Aussagen, die unmittelbar auf den einzelnen Patienten bezogen werden können, sondern Aussagen für Gruppen von ähnlichen Patienten, bei denen sorgfältig geprüft werden muss, ob sie im jeweiligen Fall zutreffend und nutzbringend sind. Die Erfahrung des Arztes ist somit eine fundamentale Voraussetzung, Studienergebnisse, die er verstanden hat und kritisch zu bewerten vermag, umzusetzen.

Angesichts der weiten Verbreitung naturheilkundlicher und komplementärmedizinischer Verfahren und der häufigen Fragen hinsichtlich ihrer Wirksamkeit und Erstattung besteht ein enormer Forschungsbedarf.

Der Status quo in dieser Hinsicht ist eher betrüblich. Klinische Forschung im Bereich Naturheilverfahren und Komplementärmedizin steht im Ruf, entweder gar nicht erst vorhanden oder von minderer Qualität und irrelevant für die tägliche Praxis zu sein. Gleichzeitig fehlen der Mehrheit der in diesem Bereich Tätigen die methodischen Grundkenntnisse, um klinische Studien kritisch zu beurteilen und deren Ergebnisse in einen sinnvollen Kontext zu stellen. Diese unglückliche Mischung ungünstiger Voraussetzungen vertieft die Vorbehalte bzw. das oft tiefe Misstrauen der naturheilkundlichen Ärzte gegenüber „statistischen Studien." Ohne Beteiligung – oder besser: kompetente Führung durch erfahrene Anwender – lässt sich aber eine praxisrelevante klinische Forschung nicht realisieren.

Eine weitere wichtige Voraussetzung für Forschung ist das Vorhandensein von Geld. Staatliche Fördermaßnahmen sind derzeit in Deutschland jedoch nicht existent. Mithilfe von so genannte Modellvorhaben der gesetzlichen Krankenkassen konnten für einige wenige Bereiche zumindest klinische Studien gefördert werden, die den Stand der Forschung in diesem Bereich wenigstens nicht vollständig zum Erliegen gebracht hat. So wurden in den letzten Jahren große Anstrengungen unternommen, die Akupunktur im Rahmen derartiger Modellvorhaben zu untersuchen. Die Ergebnisse zeigten, dass die Akupunktur nicht nur bei Patienten wirksam war, die eine echte Akupunktur erhielten, sondern auch bei jenen Patienten, die eine sogenannte Scheinakupunktur bekamen. Diese Ergebnisse einer „paradoxen Wirksamkeit" stellen derzeit Forscher und Entscheidungsträger vor schwierige Fragen. So zum Beispiel: Sollen trotz fehlender Überlegenheit der Akupunktur zu einer Plazebokontrolle die Kosten der Behandlung übernommen werden? Im Falle der Rückenschmerzen und Kniegelenksarthrose ist dies ab 1.1.2007 der Fall.

Um sich über den Stand der Forschung im Bereich Naturheilverfahren / Komplementärmedizin einen Überblick zu verschaffen, sind verschiedene Zeitschriften zu nennen. In den letzten Jahren wurden mehrere Zeitschriften ins Leben gerufen, die sich verstärkt dem Thema Forschung widmen und ein rigoroses Begutachtungssystem umzusetzen versuchen. Zu nennen sind hier insbesondere das „Journal of Alternative & Complementary Medicine" (USA), „Complementary Therapies in Medicine" (Großbritannien) und „Forschende Komplementärmedizin" (Deutschland / Schweiz). Für den Praktiker sind die häufig aus völlig unterschiedlichen Bereichen stammenden und spezialisierten Forschungsarbeiten aber leider oft nur von begrenztem Interesse. Interessant sind diese Zeitschriften vor allem für diejenigen, die selbst Forschung betreiben. Zunehmend richten auch einzelnen Therapien gewidmete Zeitschriften strengere peer-review-Verfahren ein. Wenn allerdings nur wenige Originalarbeiten eingereicht werden, nutzt auch die beste Begutachtung nur wenig. Da es für den Einzelnen sowohl aus Zeit- wie auch aus finanziellen Gründen nicht möglich ist, alle relevanten Zeitschriften zu abbonieren und zu lesen, sind in der konventionellen Medizin in den letzten Jahren zahlreiche „Journal Clubs" entstanden. In diesen meist vier bis sechs Mal pro Jahr erscheinenden Zeitschriften werden die Zusammenfassungen der wichtigsten neuen Studien in einem Bereich abgedruckt. Begleitend erscheint der Kommentar eines Experten, der die Studie kritisiert oder ihre Relevanz für die klinische Praxis diskutiert. Eine derartige Zeitschrift gibt es seit 1996 auch für die Komplementärmedizin: FACT (Focus on Alternative and Complementary Therapies; Herausgeber E. Ernst, Exeter; Verlag: Pharmaceutical Press). Vierteljährlich werden rund 20 aktuelle Studien aus der internationalen Literatur vorgestellt und diskutiert. Auch wenn die Kommentare bisher meist eine starke methodische Orientierung haben, ist FACT für den über eine einzige Methode hinaus interessierten Naturheilkundler und Komplementärmediziner derzeit sicher die effektivste Möglichkeit, sich mit einem Minimum an Aufwand auf dem Laufenden zu halten. Die Lektüre einer nach einem einheitlichen Schema strukturierten Zusammenfassung und dem zugehörigen Kommentar kostet nicht mehr als fünf Minuten. Die Autorenadressen sind angegeben, sodass diese mit der Bitte um Sonderdrucke angeschrieben werden können. Darüber hinaus beinhaltet FACT Listen weiterer Publikationen sowie einen Serviceteil ähnlich dem anderer Zeitschriften. Allerdings – alles auf Englisch und leider zu einem relativ hohen Preis.

Der Stand an kontrollierten klinischen Studien zeigt Abbildung 10. Es werden insgesamt bis zu 11.000 klinische Studien im Bereich NHV/KM eingeschätzt. Die Bereiche Akupunktur, Phytotherapie, Ernährungsmedizin und Bewegungstherapie können als die bislang am besten untersuchten Methoden mit gleichzeitig auch der besten Evidenz gelten.

Abbildung 10: Aktueller Stand an randomisierten klinischen Studien

Aktueller Stand randomisierter Studien in der Komplementärmedizin (KM)	
Phytotherapie	> 1.000
Akupunktur	> 700
Entspannung, Meditation	> 650
Homöopathie	> 200
Biofeedback	> 300
Hypnose	> 250
Ernährungstherapie	> 400

Eine gute Übersicht zu den einzelnen Studien bieten untenstehende Übersichtsartikel, die unter folgenden Webadressen aufzufinden sind:

Akupunktur (39 Reviews)
http://www.biomedcentral.com/1472-6882/1/3

Phytotherapie (58 Reviews)
http://www.biomedcentral.com/1472-6882/1/5

Homöopathie (18 Reviews)
http://www.biomedcentral.com/1472-6882/1/4

Wie klinisch relevant ist die Evidenz zur Komplementärmedizin?

Betrachtet man die EBM-Literatur im gesamten Bereich der Komplementärmedizin, ist leider immer noch festzustellen, dass

- die in Studien untersuchten Fragestellungen oft nicht den in der Praxis wirklich relevanten entsprechen;
- die existierende Evidenz eher relevant für die „wissenschaftliche" Beurteilung als für die tägliche Praxis ist;
- die in der Naturheilkunde/Komplementärmedizin häufigen komplexen Behandlungsschemata praktisch nie untersucht werden.

Da aufgrund der fehlenden Hochschulinfrastrukturen (zu wenige Lehrstühle) und einer zu geringen Forschungsförderung nicht damit gerechnet werden kann, dass die Evidenz auf dem Niveau kontrollierter randomisierter Studien in absehbarerer Zeit in ausreichenden Umfange vorliegen wird, sind auch andere Formen von Erkenntnismaterial zu gewinnen. Aufgrund der Tatsache, dass Naturheilverfahren bereits in der medizinischen Versorgung einen festen Bestandteil darstellen, stellt hier die so genannte Versorgungsforschung eine wichtige Datenquelle dar, die versorgungsrelevante Fragen beantworten kann. Die Versorgungsforschung zielt primär auf Transparenz der Qualität der medizinischen Versorgung und um die Darstellung so genannte Qualitätsprofile auf den Ebenen von Struktur-, Prozess- und Ergebnisqualität. Diese Qualität soll auch im Sinne einer „vergleichenden Qualitätssicherung" gegen Referenzwerte anderer Anbieter verglichen werden. Hier sind – ebenso wie im Bereich der klassischen klinischen Studie – noch starke Anstrengungen der Anbieter von Naturheilverfahren zu unternehmen, diese Datenbasis zur Verbesserung von Inanspruchnahme-Entscheidungen und Verbesserungsprojekten zu generieren. Abb. 11 zeigt den ergänzenden Aspekt zweier Perspektiven, wovon die eine auf die medizinische Intervention (Verfahren) und seine generalisierbare Wirksamkeit (Evidenz-basierten Medizin (EBM)) und die andere auf den medizinischen Anbieter und die vergleichende Darstellung seiner (nicht übertragbaren) Versorgungsqualität (Vertrauen durch Qualität) abzielt (Confidence-based-Medicine).

Abbildung 11: Zwei sich ergänzende Perspektiven EBM und CBM
(Melchart, 2002)

Evidence-based-Medicine und Confidence-based-Medicine

Funktion/Methode	Programmstufen	Ziele
„Data Collection" Verbesserungsprojekte	Beschreibung der Qualität	Transparenz und **Konfidenz** und
„Surveys" Kohortenstudien		Verbesserung (Versorger)
„Audits" Kohortenstudien	Interner Qualitätsvergleich	
Vergleichende Kohortenstudien	Externer Qualitätsvergleich	**Evidenz** und
Zeitreihenanalysen etc. Randomisierte Studien	Wirkung, Wirkmechanismus, Wirksamkeitsnachweis	generalisierbares Wissen (Verfahren/Gruppe)

4. Salutogenese

4.1 Gesundheit und das Gesundheits-Krankheits-Kontinuum

Naturheilverfahren stellen eine in Richtung Gesundheit orientierte Heiltheorie und Heilpraxis dar. Gesundheitserhaltung und die bewusste Beeinflussung von Ressourcen sind die Grundlagen der zentralen Rahmentheorie einer Wirkprinzipbetrachtung. Deshalb wird sich der Artikel zunächst mit dem Begriff Gesundheit auseinandersetzen.

Gesundheit ist ein abstrakter Begriff, der erst durch das subjektive Erleben der eigenen Leistungsfähigkeit und **Genussfähigkeit in verschiedenen Aspekten der für das Individuum wichtigen Lebensbereiche** für das Individuum bestimmbar, zu bewerten und gegebenenfalls mit Sinn belegt wird. Gesundheit existiert im Alltag nicht, sondern zeichnet sich gerade durch eine relative Selbstvergessenheit aus (Bengel, Belz-Merk, 1997).

Damit ist Gesundheit kein eigenständiges Thema, sondern **meist im Kontext bedeutsamer Lebensthemen,** in erster Linie Familie und Arbeit, abgehandelt. Weitere wichtige Lebensthemen oder Lebensbereiche, in denen der Mensch „präsent" ist oder sein sollte, sind u. a. seine Leiblichkeit mit ernähren, bewegen, atmen, entspannen, Sexualität und Körpersensibilität, Freizeit, Beziehungen, Zukunft und Lebenszielplanung. Ein ganzheitliches Konstrukt umfasst somit wichtige Dimensionen von Körper, Sozialem, Seele und Kognition.

Auch erhoffte oder befürchtete Lebensperspektiven können hier als Themen dienen.

Häufig wird heute Gesundheit als Ausgeglichenheit, als Lebensfreude („Spaßgesellschaft"), als aktives Tun und Wohlfühl-Konzept interpretiert:

*   Gesundheit als sich beschwerdefrei fühlen (Beschwerdewahrnehmung)
*   Gesundheit als sich fit fühlen (Fitnesswahrnehmung)
*   Gesundheit als sich wohl fühlen (Körperkonzept)

Ergänzende Laienkonzepte sind – nach Faltermaier, 1994 – Gesundheit als Energiereserve, Reservoir für Widerstandskraft und Gesundheit als funktionale Leistungsfähigkeit (Arbeitsfähigkeit).

Aus den gesundheitswissenschaftlichen Bereichen sind vorwiegend Gesundheitskonzepte und Gesundheitstheorien wie die „Bedürfnis-Ressourcen-Theorien", Konzepte der Stressbewältigung, Entwicklungstheorien für personale Ressourcen und Gesundheitsverhaltenstheorien zu benennen (Trojan und Legewie, 2000).

Die „Bedürfnis-Ressourcen-Theorien" beschreiben das Ausmaß der wahrgenommenen Bedürfnisbefriedigung aufgrund verfügbarer Ressourcen. Diese ist für die individuelle Lebensqualität, die der Einzelne im Lebensalltag empfindet, maßgeblich. Aus diesem Grunde nimmt die Lebensqualitätsforschung einen wichtigen Platz im Zusammenhang mit Gesundheitstheorien ein.

Die gesundheitsbezogene Lebensqualität ist ein multidimensionales Konstrukt, das körperliche, emotionale, mentale, soziale und verhaltensbezogene Komponenten des Wohlbefindens und der Funktionsfähigkeit aus Sicht des Individuums beinhaltet.

Wohlbefinden ist eine subjektive Wahrnehmung und Bewertung von körperlichen (z. B. Freisein von Beschwerden), emotionalen (z. B. situationsbedingte Freude, Lust) und kognitiven Aspekten (z. B. Lebenszufriedenheit mit der Einschätzung des eigenen Lebens, des Erreichten und des Beziehungsglücks) der individuellen Lebenssituation. Die Wohlbefindensforschung versucht hier, das Maß der subjektiv erlebten und wahrgenommenen Bedürfnisbefriedigung mit bestimmten Aspekten des Lebens durch Fragebögen zu erfassen und emotional und kognitiv bewerten zu lassen.

Eine hohe wissenschaftliche Popularität hat im Zusammenhang mit Gesundheitstheorien das Konzept der Salutogenese von A. Antonovsky (1979) erlangt. Der Sozialmediziner untersuchte an ehemaligen jüdischen KZ-Frauen, warum manche Frauen dieses erlebte Martyrium deutlich besser überstanden haben als andere. Was erhielt diese Frauen gesund?

Er beschrieb ein sogenanntes Kohärenzgefühl, das aus drei wesentlichen Komponenten besteht:
   a) Überschaubarkeit,
   b) Handhabbarkeit,
   c) Sinnhaftigkeit.

„Überschaubarkeit" bedeutet, dass die Welt als geordnet und vorhersehbar erlebt wird und eine Orientierung besteht. „Handhabbarkeit" bedeutet für Antonovsky das, was für Rotter J.B. (1966) internale oder externale Kontrollüberzeugung bedeutet. Es ist die Überzeugung und das Selbstvertrauen des Einzelnen, selbst Einfluss auf Ereignisse zu haben, oder dass andere diese Macht besitzen, es für ihn schon zu richten. „Sinnhaftigkeit" bedeutet, Sinn im Leben zu sehen sowie den Energieaufwand für die Bewältigung und Anpassung als lohnend zu betrachten.

Das Konstrukt „Widerstandskraft" nach Suzanne Kobasa (1982) besteht aus ähnlichen Komponenten: a) Überzeugung, Ereignisse kontrollieren zu können, b) Ereignisse als Herausforderung zu begreifen und c) Fähigkeit, sich als Teil des Lebens zu begreifen. A. Banduras (1982) Konstrukt der „Selbstwirksamkeit" zeigt eine vergleichbare Konzeption, die auf eine Stärkung und Erweiterung autonomer Kräfte des Menschen zu gesundheitsförderlichem und sinnerfülltem Handeln im Alltag zielt. Dies entspricht auch dem Konzept des „Empowerment" (Rappaport ,1985; Herriger, 1991), das die „Selbstverfügungskräfte" und die Selbstbestimmung der Menschen stärken möchte.

Verschiedene wissenschaftliche Konzepte dieser Art konnten im Rahmen der Stressforschung erarbeitet werden.

Entscheidender Ansatz für eine Gesundheitsförderung sind somit Anstöße zur selbstständigen Erkenntnisarbeit zu Themen der persönlichen Lebenszielentwürfe und Sinnfragen des Lebens. Ebenso gleichwertiges Ziel ist es, dem Menschen in kleinen Schritten wieder Selbstvertrauen in die eigenen Fähigkeiten und Fertigkeiten zur Beeinflussung seines psycho-physiologischen Verhaltens, seines Schmerzes oder Konflikts zu vermitteln.

Die Stressforschung befasst sich traditionell ebenfalls mit dem Phänomen der „Widerstandsfähigkeit" bzw. der Stressresistenz. Hier sind geschichtliche Namen wie F. Hoff (1957) und H. Selye (1953) genannt. Wichtige aktuelle Grundlagen können den Arbeiten von HMS Benson (1999) und – in Bezug auf Meditation und Mind-Body-Therapie – von J. Kabat-Zinn (1982) entnommen werden.

Ein weiteres wichtiges Gesundheitsmodell beschreibt U. Boessmann und N. Peseschkian (1995) mit ihrem Balance- und Konfliktmodell, das die Bereiche Arbeit und Leistung, Körper und Sinne, Zukunft und Fantasie sowie Kontakte und Beziehungen umfasst.

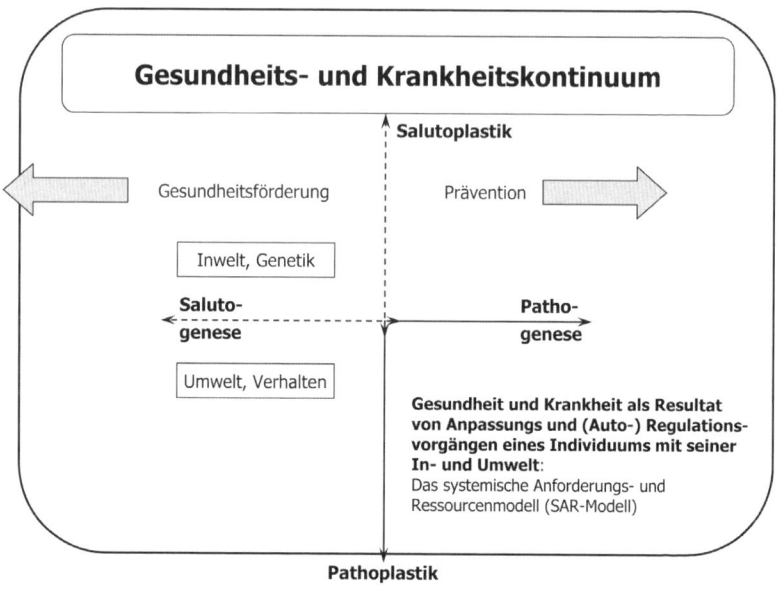

Als allgemein anerkannt kann das von P. Becker, 1995 stammende systemische Anforderungs- und Ressourcenmodell (SAR-Modell) bezeichnet werden, das Gesundheit und Krankheit als Kontinuum und als Resultat von Anpassungs- und (Auto-) Regulationsvorgängen eines Individuums mit seiner In- und Umwelt interpretiert (Abb.12). Will man die Bedingungen und Determinanten von Gesundheitsentwicklung und Gesundheitserhalt beschreiben, so ist hier insbesondere die Naturheilkunde bzw. die Physiologie ein wichtiger Wissenschaftszweig. Unterstellt man, dass dieselben Ebenen von Bedingungen für die Gesundheitsentwicklung **(Salutogenese)** existieren, wie man sie für die Krankheitsentwicklung (Pathogenese) kennt, so können ebenso körperliche, personale, verhaltensgebundene, soziostrukturelle und umweltbezogene Determinanten zur Beschreibung herangezogen werden. Die Arbeitsphysiologen LR Grote (1954) resp. anschließend G. Hildebrandt (1985) haben sich sehr ausführlich mit dieser Thematik befasst und bilden noch heute eine gewisse Grundlage für das Verständnis physiologischer Prozesse der Gesunderhaltung, die als Erholung, Schonung, Normalisierung, Regularisierung und als Kräftigung bezeichnet werden

---

können. Es sind die verschiedenen Formen von Adaptationen, die den Organismus anpassungs- und widerstandfähig halten und als autonome Prozesse der Normalisierung, Regeneration und Abwehr die vielfältigen physiologischen Eigenleistungen und eine psychosoziale Eigenkompetenz des Individuums ermöglichen.

4.2 Gesundheitspädagogik – Theorien der Verhaltensänderung

Pädagogisch ist wichtig zu zeigen, welchen Gewinn ein gesundheitsförderndes Verhalten auf messbare Größen wie Lebensqualität, Leistungsfähigkeit und funktionale Parameter (z.B. RR, KG, Labor) hat. Ob wir uns im Verhalten verändern, hängt von der subjektiven Bedeutsamkeit für die eigene Person ab. Hierbei ist wichtig, dass der Einzelne die Vor- und Nachteile seiner Verhaltensänderung bzw. die des Nicht-Veränderns durchdenkt und eine Art Aufwand-Nutzen-Abschätzung durchführt. Somit sind die Konsequenz- **(outcome expectancy)** und die Kompetenzerwartung **(Selbstwirksamkeitserwartung)** an die eigenen körperlichen Anforderungen und an das psychische Durchhaltevermögen im Sinne der Wahrnehmung der eigenen Leistungsfähigkeit wichtige Voraussetzungen zur Umsetzung von Gesundheitsverhalten im Alltag. Techniken zur Selbstreflexion im Alltag mit Tagebüchern, „Biodots" und Reflexionen zum emotionalen und kognitiven Verarbeiten von Alltagserleben haben sich hier besonders bewährt (Bandura, 1998; Schwarzer, 1997).

Kognitionen, d.h. z.b. das Wissen um den Zusammenhang zwischen Fehlernährung, Übergewicht und Herzinfarktrisiko, sind für die Intentionsbildung zur Verhaltensänderung wichtig (Health Literacy), aber oft nicht hinreichend erfolgreich. Hingegen sind emotionale Aspekte wie das erlebte Schamgefühl eines unattraktiven Körpers oft stärkere Auslöser für Wünsche nach Veränderung als das bloße Wissen. So ist die emotionale Einschätzung z.B. nach Wohlbefinden, Missempfinden, Zufriedenheit, Widerwillen ein wichtiger erlebnispädagogischer Aspekt. Gesundheitseinstellungen und Wertehaltungen zum Thema Gesundheit werden auch von „außen" durch relevante Bezugsgruppen wie Familie, Freunde und andere „peer groups" beeinflusst. Die subjektiven Einschätzungen bezüglich der geplanten Verhaltensänderungen richten sich somit auch an wichtige „andere" und deren Meinungen.

Schließlich sind verschiedene Stadien (Phasen) der Erstbetrachtung, Erwägung, Bereitschaft zur Veränderung, Durchführung der Veränderung und Beibehaltung einer Verhaltensänderung zu durchlaufen, die nicht in einer systematischen Reihenfolge durchlaufen werden müssen, sondern zu unterschiedlichen Zeitpunkten und mit unterschiedlicher Häufigkeit von Rückschlägen charakterisiert sein können (Prochaska & Velicer, 1997). Psychologen haben eine Reihe von weiteren Theorien entwickelt, um das gesundheitsbezogene Verhalten zu erklären. In den Fünfzigerjahren des letzten Jahrhunderts wurde das „Health Belief Model" als Modell der gesundheitlichen Überzeugungen aufgestellt (MH Becker, 1974). Dies wird heute von den sozialkognitiven Lerntheorien des geplanten Verhaltens und des transtheoretischen Stufenmodells zur Verhaltensänderung weitgehend abgelöst (Ajzen & Fishbein, 1980), die die Wichtigkeit der oben beschriebenen Selbstwirksamkeitserwartung und Wahrnehmung von Vor- und Nachteilen sowie den selbstempfundenen „sozialen Druck" durch die Meinung anderer bestätigen.

Für eine nachhaltige und langfristige Übernahme von gesundheitsförderndem Verhalten in den Alltag (Adhärenz) ist darauf zu achten, dass

- die phasenabhängige Verhaltensänderung,
- eine ausreichende Übungsdichte mit mittelfristigen Präsenzphasen,
- der Einbezug der sozialen Partner,
- die Wohnortnähe mit dem gewohnten Sozialraum
- und das Geschlecht

bei der Durchführung und Gestaltung eines Gesundheitsmanagements berücksichtigt werden. Ebenso ist die regelmäßige Übung und gedankliche Auseinandersetzung mit hindernden Situationen durchzuspielen und Lösungsstrategien (so genannte „Back-Up-Pläne zur Überwindung des inneren Schweinehundes") zu entwickeln.

5. Das Konzept des individuellen Gesundheitsmanagements (IGM)

Nach der Erläuterung der Grundlagen soll nun das aus Sicht des Autors wichtigste Verfahren der modernen Naturheilkunde – nämlich die klassische Ordnungstherapie – dargestellt werden.

Ein neues Konzept der Ordnungstherapie stellt das vom Autor entwickelte „Individuelle GesundheitsManagement (IGM)" dar. Es umschreibt die persönliche und eigenverantwortliche Umsetzung folgender Teilbereiche im individuellen Alltagsleben:

- Regelmäßige Selbstbeobachtung individueller Risiko- und Schutzfaktoren mithilfe von Fragebogen-Screenings
- Durchführung der nötigen Gesundheits-Check-Ups und Nutzung der Früherkennungs-Maßnahmen mithilfe von Terminplanung und elektronischen Buchungsverfahren
- Erwerb von Fähigkeiten und Fertigkeiten eines alltagsnahen gesundheitsfördernden Lebensstils durch ein strukturiertes Gesundheitstraining in Form eines integrativen Gruppenprogramms und lebenslangen Selbstmanagements
- Nutzen eines Gesundheitsportals als elektronischen Begleiter in Fragen von Gesundheit und Krankheit. Führen eines individuellen Gesundheitsdossiers zur informationellen Selbstbestimmung, Dokumentation und Monitoring von Befunden, Symptomen und Verhaltensweisen im Gesundheits- und Krankheitsfall im Alltag.

Ziel des IGM ist ein gesundheitsfördernder Lebensstil des Menschen, der zeitlich relativ stabile, typische Muster von gesundheitsrelevanten Verhaltensweisen, Orientierungen und Ressourcen im Alltag aufweist. Erheblichen Einfluss auf den Lebensstil zeigen einerseits die Verhaltensweisen und persönlichen Einstellungen, Alter und Geschlecht des Menschen, die sich an der individuellen Lebensführung erkennen lassen, andererseits die soziostrukturellen Bedingungen wie Bildungsstand, Schichtzugehörigkeit und ökonomische Ressourcen.

Der Zusammenhang zwischen Lebensstil und Gesundheit ist komplex. Einerseits hängt der Gesundheitszustand von einem gesundheitsfördernden Lebensstil ab, andererseits fördert oder erschwert der Gesundheitszustand einen bestimmten Lebensstil des Individuums. So zählen auch Krankheitsbedingungen und unterschiedliche Beschwerdezustände zu den Einflussgrößen auf den Lebensstil und somit auf das Gesundheitsmanagement, die vom Individuum oft schwer beeinflussbar sind. Der gesundheitsrelevante Lebensstil ist also keine rein individuelle Angelegenheit, sondern er ist geprägt von kulturellen, sozialen und biographischen Bedingungen. Dennoch sind persönliche Anstrengungen möglich und nötig, um frühzeitig Krankheiten und Risikofaktoren zu erkennen und abzubauen bzw. eigene Schutz- und Ressourcenmöglichkeiten zu erkennen, fördern und auszubauen. Das Individuelle GesundheitsManagement (IGM) kann hierfür eine gewisse Hilfestellung bieten.

Zusammengefasst enthält das Konzept des Individuellen Gesundheits-Managements (IGM) eine Motivationsförderung zur Verhaltens- und Wissensänderung, ein biophysisches Ressourcen- und psychosoziales Kompetenztraining sowie die Förderung der Inanspruchnahme von Früherkennungsmaßnahmen. Dieses Lebensstilkonzept soll durch Lernen informationeller Selbstbestimmung und durch ein im Alltag praktiziertes individuelles Gesundheits- und Symptommonitoring (unter primärer Zuhilfenahme moderner E-Health-Technologien) verwirklicht werden.

5.1 Das Risiko- und Schutzfaktoren-Management und die Vorsorgeuntersuchung

Eine erfolgreiche Umsetzung einer Lebensstiländerung zur Prävention und Therapie von chronischen Volkskrankheiten – allen voraus den arteriosklerotischen Krankheiten wie Herzinfarkt, Schlaganfall und periphere arterielle Verschlusskrankheit – schließt eine Früherkennung von Risikofaktoren und deren Folgekrankheiten mit ein.

Es gibt viele Gründe, warum Menschen nicht oder ungern zur Vorsorgeuntersuchung gehen. Angst hält viele Männer davon ab, regelmäßig Vorsorgeuntersuchungen wahrzunehmen. Zu diesem Ergebnis gelangte eine Umfrage, die das Institut für Demoskopie Allensbach im Auftrag des Unternehmens Pfizer durchführte (Men`s-Health-Pfizer-Gesundheitsmonitoring, 2002). Wie wichtig es gerade für Männer ist, Vorsorgetermine wahrzunehmen, zeigt, dass bei jedem Dritten im Rahmen solcher Untersuchungen ein Gesundheitsrisiko oder eine Erkrankung festgestellt wurde – vor allem Bluthochdruck (17 Prozent) und Herz-Kreislauf-Erkrankungen (16 Prozent), aber auch Diabetes (neun Prozent), Krebs (sieben Prozent) und Prostata-Probleme (fünf Prozent).

Es handelt sich um die zentrale Frage: Wie gefährdet bin ich eigentlich?

Kardiovaskuläre Risikofaktoren haben seit dem 2. Weltkrieg weltweit erschreckend zugenommen (Yusuf S et al., 2004). Sie gehen mit einer hohen Morbidität, Leid sowie deutlicher Minderung der Lebensqualität einher und verursachen erhebliche und steigende Kosten. Grundsätzlich basieren Risikofaktoren auf einer genetischen Prädisposition; ein ungesunder Lebensstil begünstigt jedoch die Ausprägung beziehungsweise die frühere Manifestation. Risikofaktoren lassen sich weitgehend durch eine Lebensstiländerung verhindern oder abbauen. Wer jedoch auf solche Maßnahmen in welchem Umfange anspricht, ist noch unklar. Trotz der enormen Fortschritte in Diagnostik und Therapie – die vorwiegend bei akuten Krankheiten erzielt wurden – sind die chronischen Erkrankungen weiter im Ansteigen begriffen und verursachen mehr Kosten als Akutkrankheiten. Besonders alarmierend ist die Zunahme von Diabetes mellitus, Hypertonie, Dyslipidämien, Adipositas, Osteoporose, Depression, chronischen Rücken- und Muskelschmerzen sowie bösartigen Neubildungen. So zeigen sich in der Bundesrepublik Deutschland eine circa zehnfache Zunahme von Diabetes, eine Verdreifachung der Zahl von Übergewichtigen und eine Verfünffachung von Adipösen in den letzten 50 Jahren (Jakobi, Schmieder, 2004). Die Hypertonie-Prävalenz hat sich in den letzten 15 Jahren – trotz einer um 42 Prozent gesteigerten Einnahme von Antihypertensiva – von circa 24 auf 46 Prozent in etwa verdoppelt. Im internationalen Vergleich haben wir in Deutschland die höchste Hypertoniehäufigkeit innerhalb der europäischen Länder (EUROASPIRE, 2001). Ebenso häufig stiegen die Störungen des Fettstoffwechsels trotz gleichzeitiger Steigerung der Einnahme von Lipidsenkern um das 2,5-fache (Jakobi, Schmieder, 2004). Lediglich der Herzinfarkt zeigt seit den 1990er-Jahren eine leichte Abnahmetendenz auf, wobei die Einjahressterblichkeit immer noch circa 50 Prozent beträgt, wie dies bereits in den 1970er-Jahren der Fall war (Jakobi, Schmieder 2004). Auch die Depression zeigt eine zunehmende epidemiologische Bedeutung (Henkel et al., 2003). In Deutschland erkranken circa 18 Prozent (d.h. über zehn Millionen Menschen) der Bevölkerung bis zum 65. Lebensjahr zumindest einmal an einer klinisch relevanten Depression. Frauen zeigen mit circa 24 Prozent ein doppelt so hohes Erkrankungsrisiko wie Männer. Jeder neunte bis zehnte Patient in der hausärztlichen Praxis soll die Kriterien für eine depressive Störung erfüllen. Aus diesem Grunde ist es ratsam und sinnvoll, sich hinsichtlich der wichtigsten Volkskrankheiten regelmäßig untersuchen zu lassen, ob Verdachtsmomente für derartige Risiken oder Erkrankungen vorliegen. Hier können so genannte Fragebogen – Screener gute Dienste leisten, die frühzeitige Hinweise auf mögliche Gefährdungen geben. Für den Bereich Herz-Kreislauf bietet sich die Berechnung des so genannte Procam-Scores (Prospective-cardiovasculare Münster Study) an, der die Wahrscheinlichkeit des Auftretens eines kardialen Ereignisses wie Herzinfarkt, Schlaganfall oder plötzlichen Herztod innerhalb der nächsten zehn Jahre anhand von acht Parametern darstellt (Assmann et al., 2002). Patienten, die bereits einen Herzinfarkt oder Schlaganfall hatten, besitzen automatisch eine mehr als 30 Prozentige Wahrscheinlichkeit eines erneuten Ereignisses. Ebenso lässt sich das Risiko des Auftretens einer Zuckerkrankheit (Diabetes mellitus) mit einem von dieser Studie abgeleiteten Fragebogen für den Nutzer berechnen (v. Eckardstein, Schulte H, Assmann G, 2000). Das Alltags-Monitoring von verschiedenen Risikofaktoren wie Blutdruck, Körpergewicht, Bauchumfang und eigenen Verhaltenskomponenten sollte durch Führung eines Tagebuchs für alle Interessierten prinzipiell möglich sein. Diese Selbstkontrolle ist durch jährliche Blutbildkontrollen zwecks Überprüfung auf Lipidmuster und Zuckerkrankheit durch Experten zu ergänzen. Ebenso können psychosoziale Belastungsfaktoren selbst monitorisiert werden, deren vergleichbare klinische Bedeutung gut belegt ist (Rosengreen et al., 2004).

Eine moderne Prävention und Gesundheitsförderung darf jedoch nicht bei den klassischen Risikofaktoren und der Förderung der Risikowahrnehmung stehen bleiben, sondern muss versuchen, auch individuelle Schutzfaktoren für Gesundheit zu identifizieren. Schon aus pädagogischen Gründen sollte nicht nur auf die individuelle Gefahrenseite hingewiesen werden, sondern auch welche Stärken und Erhaltenskompetenzen von Gesundheit in einem selbst vorhanden sind. Ressourcen bzw. Schutzfaktoren sind – ähnlich wie bei den Risikofaktoren – körperlichen (bio-physiologischen), personalen, verhaltensgebundenen, sozio-strukturellen und ökologischen Dimensionen zuzuordnen (Abb.13).

Eine ebenso zentrale Frage ist nun: Welche Schutzfaktoren habe ich, die meine Gesundheit erhalten?

Hier ist die Gesundheitsforschung jedoch erst am Beginn ihrer Erkenntnisse. Körperliche Leistungsfähigkeit (MET), Funktionalität und Stabilität der vegetativen bzw. physiologischen Basisfunktionen (Beschwerdeliste n. Zerssen), Gesundheitskonstrukte wie das Kohärenzgefühl (Antonovsky, 1993), die Lebenszufriedenheit und Lebensqualität (FLZ n. Henrich und Herschbach) sowie Selbstwirksamkeit und Optimismus (Scholler G, Fliege H, Klapp B.F., 1999) sind Beispiele für Protektivfaktoren.

*Abbildung 13: Verschiedene Risiko- und Schutzfaktoren in der Gesundheits-
und Krankheitsentwicklung nach Melchart*

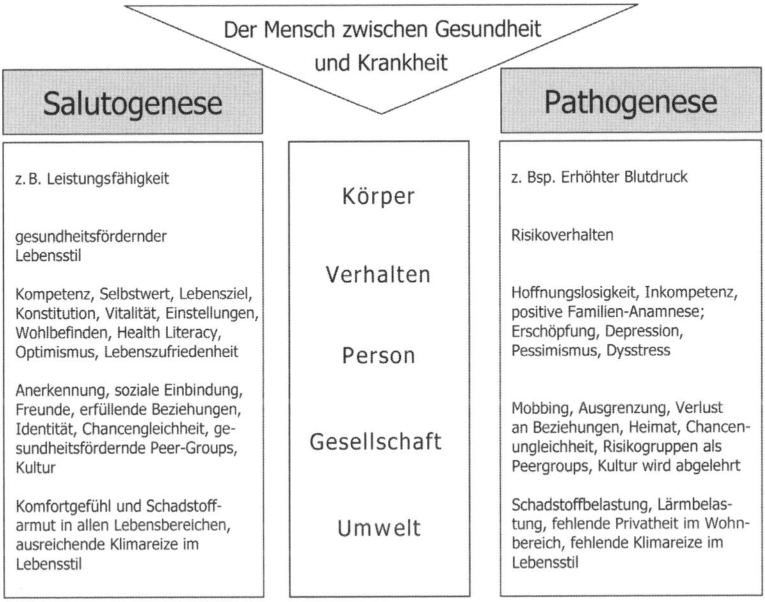

Der Mensch zwischen Gesundheit und Krankheit

Salutogenese	Körper / Verhalten / Person / Gesellschaft / Umwelt	Pathogenese
z. B. Leistungsfähigkeit	**Körper**	z. Bsp. Erhöhter Blutdruck
gesundheitsfördernder Lebensstil	**Verhalten**	Risikoverhalten
Kompetenz, Selbstwert, Lebensziel, Konstitution, Vitalität, Einstellungen, Wohlbefinden, Health Literacy, Optimismus, Lebenszufriedenheit	**Person**	Hoffnungslosigkeit, Inkompetenz, positive Familien-Anamnese; Erschöpfung, Depression, Pessimismus, Dysstress
Anerkennung, soziale Einbindung, Freunde, erfüllende Beziehungen, Identität, Chancengleichheit, gesundheitsfördernde Peer-Groups, Kultur	**Gesellschaft**	Mobbing, Ausgrenzung, Verlust an Beziehungen, Heimat, Chancenungleichheit, Risikogruppen als Peergroups, Kultur wird abgelehnt
Komfortgefühl und Schadstoffarmut in allen Lebensbereichen, ausreichende Klimareize im Lebensstil	**Umwelt**	Schadstoffbelastung, Lärmbelastung, fehlende Privatheit im Wohnbereich, fehlende Klimareize im Lebensstil

Autonomie und Selbstkontrolle sind entscheidende Voraussetzungen für ein individuelles Gesundheitsbewusstsein und die Übernahme von Verantwortung für die eigene Gesundheit. So ist neben einer regelmäßigen Risikoinformation und Risikokommunikation (durch entsprechende Reporting-Systeme) auch eine Ressourcenkommunikation für ein funktionsfähiges IGM von besonderer Bedeutung. Das Verhältnis von Risiko- und Schutzfaktoren ist bislang jedoch wenig untersucht. Es ist aber plausibel anzunehmen, dass gewisse Kompensationen von Risikofaktoren durch bestimmte Schutzfaktoren möglich sein müssten. Eine gemeinsame Beobachtung von Risiken und

Stärken ist – analog einer Bilanz – im Rahmen eines IGM wünschenswert und kann individuell zu Steuerung und Übersichtlichkeit des Verhaltens sowie zu interessanten Interpretationen führen. Eine didaktische Gegenüberstellung von individuellen Risiko- und Schutzfaktoren in Form einer „Risk-Protektion-Ratio" (RPR) nach Melchart soll im Rahmen des IGM erprobt werden. Die RPR soll im Einzelfall eine Begründung, Kontrolle und Optimierung der Gesundheitsförderung im Alltag ermöglichen und eine theoretische wie praktische Grundlage für eine Gesundheits-Diagnostik und daraus abzuleitende Maßnahmen zur individuellen Gesundheitsförderung darstellen. Mit der RPR soll das vorhandene Konstrukt- und Bedingungswissen von Gesundheit theoretisch in den Prozess der Verhaltensmodifikation integriert und Veränderungswissen erschlossen werden (Abb. 14).

Abbildung 14: Risiko-Schutzverhältnis (Risk-Protektion-Ratio) nach Melchart (Beispiel)

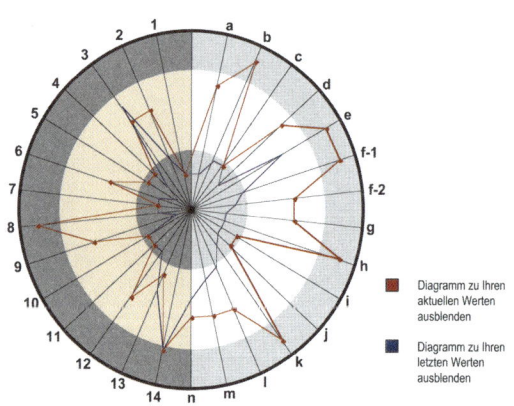

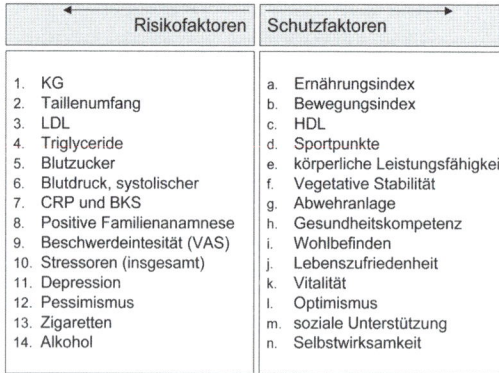

Medizin für Nichtmediziner

Ebenso wichtig ist die Inanspruchnahme von regelmäßigen Vorsorge- und Früherkennungs-Untersuchungen. Ein umfassender Gesundheits-Check-Up soll eine allgemeine internistische Basisuntersuchung und stufenweise augenärztliche, zahnärztliche, gynäkologisch-urologische Untersuchungen sowie eine Krebsvorsorgeuntersuchung im Bereich Mamma/Prostata, Darm und Haut umfassen. Dieses umfassende Komplettangebot präventivdiagnostischer Abklärung mit multidisziplinärer Verfügbarkeit von Fachdisziplinen wird derzeit praktisch kaum realisiert, da hierfür entsprechende integrierte Infrastrukturen wie z. B. Prophylaxe-Center an Kliniken in Verbindung mit gesundheitsfördernden Praxisnetzen fehlen.

5.2 Das strukturierte Gesundheitstraining als integratives Gruppentraining (IGTr) oder integrative Gruppentherapie (IGTh)

5.2.1 Grundprinzipien

Prinzip der Selbstbestimmung

Das strukturierte Gesundheitstraining stellt die eigentliche Kernmethode des IGM dar. Es bedeutet Kompetenzförderung und Verhaltenstraining, mit dem Ziel, durch planmäßiges und systematisches Erlernen, Einüben und Stabilisieren von Ressourcen und Potenzialen eine dauerhafte gesundheitsfördernde Einstellungs- und Verhaltensänderung im Alltag als Lebensstilkonzept herbeizuführen und aufrechtzuerhalten. Dies setzt bei fast allen Menschen in unserer Gesellschaft einen neuen Lernprozess voraus, der zu einem lebenslangen gesundheitsfördernden Verhalten in Gesundheit und Krankheit und zu einer ebenso neuen Form oder Dimension informationeller Selbstbestimmung führen sollte. Hierbei ist ein pragmatischer Konsens darüber zu finden, welche Mittel als angemessen und notwendig für die Wiederherstellung, für den Erhalt und die Förderung von Gesundheit von der Gesellschaft, der Wissenschaft und dem Einzelnen selbst angesehen werden und welches Ausmaß an Mit- und Selbstverantwortung dem Bürger bei der Krankheitsentstehung, Heilung und Gesunderhaltung zugeschrieben werden kann.

Gesundheit zu erhalten oder ständig wiederherzustellen, setzt voraus, dass die natürlichen Fähigkeiten und Fertigkeiten des Menschen angeregt und verbessert werden, die normalerweise Gesundheit garantieren. Es sind die Schutzfaktoren und Grundfunktionen des Lebens, die als komplizierte

Multiparameter-Systeme mit vielfältigen sich selbst steuernden Regelkreisen Gesundheit erhalten. Dies geschieht einerseits autonom, andererseits bedarf es einer ständigen aktiven Mitgestaltung des Individuums als „Lebenskunst". Wesentlich hierbei ist das Verhältnis zu sich selbst und zu seiner äußeren Natur. Diese Autoregulation zu stärken und eine Neubewertung der eigenen Rolle als Akteur in der Mitgestaltung der eigenen Gesundheit gezielt zu fördern, bedeutet praktiziertes individuelles Gesundheitsmanagement.

Dieser Ansatz ist geschichtlich nicht neu; er entspricht bereits der Hippokratischen Lehre von der „diaita", einer Lebensordnung, einer Gesundheitslehre, die nach Bedingungen und Determinanten fragt, unter denen Gesundheit am besten zu erhalten ist (Klotter,1997).

Das strukturierte Gesundheitstraining bietet dem Menschen Beratung und Methoden, die er zur Aufrechterhaltung seiner individuellen „Ordnung" in allen Lebensbereichen, die seine Gesundheit erhalten oder wiederherstellen, benötigt. Diese Ganzheitlichkeit von Gesundheit führt zur Struktur eines Mehrkomponenten-Modells, das somatische, emotionale, sozio-interaktive und kognitive Bereiche umfasst.

In diesen Teilbereichen der Existenz nimmt der Mensch mehr oder weniger am realen Leben teil bzw. zeigt Lebenspräsenz. Eine persönlich gewichtete Verteilung und Balance der individuellen Lebensenergie in diesen Lebensdimensionen determiniert phänomenologisch das „Gesundheitsprofil" des Einzelnen und bestimmt auch nach innen den Gleichgewichts-Zustand. Die Fähigkeit, in den verschiedenen Dimensionen und Bereichen des Lebens präsent und mit sich und anderen achtsam umzugehen sowie glücklich zu sein, kann als gelingendes Leben – als individuelle Lebenskunst – bezeichnet werden. Es gibt keinen Gesundheitsstandard, der uns eine ideale Gesundheit, eine Art Goldstandard definiert – sondern das personale Selbst jedes Einzelnen entscheidet und wählt den für sich passenden Lebensstil. Dies kann auch eine bewusste Abwahl bestimmter empfohlener Praktiken und Einstellungen des hier empfohlenen Gesundheitstrainings betreffen. Das personale Selbst bestimmt, wohin die innere Energie fließt.

Die Prinzipien des Gesundheitstrainings richten sich nach wissenschaftlichen Erkenntnissen aus der Physiologie, Präventivmedizin, Psychosomatik, Gesundheitspsychologie, Einzel- und Gruppenpädagogik sowie kurativen Medizin, Rehabilitation und Verhaltensmedizin.

Prinzip der Selbstordnung

Die vier Bereiche der Lebensordnung „Soma", „Interaktion", „Kognition" und „Emotion" (Vierersystem) sind auch in Weltphilosophien direkte oder indirekte Determinanten von Ordnungssystemen für Leben und Gesundheit. Wichtig ist, dass jedes Individuum seine eigenen Maßstäbe für Verarbeitung setzt. Das Selbst ist der Raum – ihn zu erkunden und wahrzunehmen, ist Gewinn von Autonomie und Selbstaneignung. Die genetische Ausstattung des Individuums moduliert diese Lebensaktivitäten. Nicht einer, sondern alle Parameter zusammen bestimmen die äußeren Grenzen des Lebensraumes und damit die individuelle Lage des Menschen im Gesundheits- und Krankheitsraum.

5.2.2 Inhalte des individuellen Gesundheitsmanagements

In der praktischen Durchführung des strukturierten Gesundheitstrainings (SGT) ist das Training für die Gesunderhaltung beim Gesunden und für den Kranken zu unterscheiden (Health- oder Disease-Management). Im letzteren Fall spielen wahrgenommene funktionale Einschränkungen im Sinne von Schmerzen oder Behinderungen mit dem Ziel der Überwindung und Verhinderung durch Selbsthilfemaßnahmen eine führende Motivation und Gestaltungsrolle für die Mitwirkung der Patienten. In der primären Gesunderhaltung sind es die Risikowahrnehmung, -vermeidung und der Risikoabbau sowie ein neues Ressourcen- und Kompetenzbewusstsein, das dem Teilnehmer im Rahmen des Trainings zu vermitteln versucht wird.

Zentrale Kernelemente eines jeden strukturierten Trainings sind in Stichworten:

Ernährung, Bewegung, Atmung, Entspannung, Körperhygiene, Selbsthilfestrategien, Kompetenzförderung und Lebensziel-Orientierung. Bezieht man die verschiedenen Ebenen von Gesundheits-Determinanten (s. o.) wie Körper, Verhalten, Person, Beziehung / Kultur und Umwelt mit ein, so ergeben sich folgende Bausteine für das **physiologische Ressourcentraining** (Abb. 15):

Abbildung 15: Physiologisches Ressourcentraining (Melchart)

Strukturiertes Gesundheitstraining

Körper	Verhalten	**Physiologisches Ressourcentraining:**
Person	Arbeit Kultur Leistung	✍ ernähren/ausscheiden ✍ ein- u. ausatmen ✍ bewegen, anspannen ✍ entspannen, ruhen, schlafen, entlasten (**Spannungsregulation**) ✍ Aktiv sein, leisten, abwehren
Umwelt Ökologie		✍ empfinden, sinnlich erleben (Kälte, Wärme, Druck, Sexualität etc.) als **Sensibilitäts- und Selbstwahrnehmungstraining** ✍ **Stress (Anforderungen) gelassen entgegennehmen** (Hardiness)

Der Schwerpunkt im Bereich Ernährung bildet die mediterrane Kostform mit Obst, Olivenöl, Omega-3-Fettsäuren (Fisch) und reichlich Gemüse (de Lorgeril et al., 1999; Singh et al., 2002). Es sollen praktische Erfahrungen im Einkauf, in der küchentechnischen Zubereitung und in der Esskultur (kauen, ausschmecken, Haupt- und Zwischenmahlzeiten etc.) der verschiedenen Lebensmittel und Grundkenntnisse über deren Zusammensetzung, Sinn und Unsinn so genannte Nahrungsergänzungsstoffe und deren Wirkungen erworben werden. Ebenso wichtig ist eine Selbsterfahrung in der regelmäßigen Durchführung von Entlastungstagen und Kenntnisse auf dem Gebiet des Heilfastens. Einen wesentlichen Aspekt bei der individuell richtigen Ernährung nimmt die eigene Verdauung ein. Nicht nur die theoretische Gesundheit des Lebensmittels, sondern auch die individuelle Verträglichkeit und somit Beschaffenheit von Bauch (z. B. Blähbauch) und Stuhlgang sind selbst zu beobachtende Aspekte im Zusammenhang mit der Ernährung. Körpergewicht, Body-Maßindex, Bauchumfang, Stuhlgewohnheiten und Gewebezustand sind Beobachtungseinheiten einer Körperhygiene und gleichzeitig Indikatoren für die Richtigkeit der eigenen Ernährung.

Einen ebenso bedeutsamen Bereich stellen die Atmung und die Entspannung dar. Die Ent- und Versorgung des Organismus mit Sauerstoff ist für alle Stoffwechselprozesse von elementarer Bedeutung. Tiefes und richtiges Atmen – insbesondere mit dem Zwerchfell – ist eine Eigenschaft die häufig verlernt wird. So können z. B. Atemtechniken aus dem Yoga hilfreiche Dienste beim Wiedererlernen des richtigen Atmens leisten. Enge Verbindungen zeigen die Funktionen Atmen und Entspannen. Konzentrative Atem- und Bewegungstechniken wie QiGong, meditative Atemtechniken und Entspannungsverfahren wie Autogenes Training oder Muskelrelaxation nach Jakobson sind Beispiele für gesundheitsfördernde Alltagstechniken, die für eine optimale Stressbewältigung, Spannungsregulation und für ausreichende Ventilation sorgen können.

Ausreichende und richtige Bewegung stellt ein weiteres Element physiologischen Verhaltens dar, das bewusst und mit Freude täglich erlebt werden soll. Die körperliche Leistungsfähigkeit und die Funktionalität von Herz-Kreislauf und Stoffwechsel hängen eng mit diesem Verhaltenselement zusammen. So sollte der Einzelne bereits seinen Morgen mit Bewegung beginnen, Treppen anstatt Aufzüge oder Rolltreppen bevorzugen lernen und Gehtechniken wie das Walking sowie ein rückengerechtes Verhalten (Heben von Gegenständen etc.) erlernen. Ebenso lässt sich das eigene Koordinations- und Ausdauervermögen durch regelmäßige Bewegung verbessern und die eigene Körperwahrnehmung (Gefühl für Zeit und Umfang von körperlicher Aktivität und Ruhepause) optimieren. Diese Maßnahmen sollen gemeinsam die Inzidenz bösartiger Tumoren und arteriosklerotischer Herz-Kreislauferkrankungen senken oder deren Auftreten hinauszögern.

Zusammengefasst sind folgende Schlüsselfunktionen für ein physiologisches Ressourcentraining relevant:

- reichhaltige Zufuhr von Vitaminen, Mineralien, Ballaststoffen und bioaktiven Pflanzenstoffen (Carotinoide, Polyphenole, Phytosterine, Saponine, Glucosinolate) durch Gemüse- und Obstkonsum („5-am-Tag") und Betonung von Vollkorngetreiden und Kohlenhydraten mit niedrigem glykämischen Index sowie Verzehr von Bohnen, Linsen, Soja und Kohl;
- Reduktion der Gesamtkalorienzufuhr durch Meidung fettreicher Nahrung (normokalorische Kost mit circa 2000 kcal / die; Fett / Protein / KH 30 / 15 / 55 Prozent);
- Optimierung des Fettsäuremusters
  - Steigerung: einfach ungesättigte FS aus Olivenöl, Rapsöl, Mandeln; mehrfach ungesättigte Omega-3-Fettsäuren (im Sinne von circa zwei Gramm Alpha-Linolensäure; (Leinöl) und circa je ein Gramm Fischöl aus zwei Fischmahlzeiten / Woche);
  - Vermeidung: Omega-6-FS aus Sonnenblumenöl, Maisöl, Distelöl und Butter

- Einhaltung des BodyMassIndex bis 25kg/m^2 ;
- täglich moderate Bewegung (3–6 MET) für mindestens 30 Minuten täglich,
  - Gesamtsumme der sportlichen Bewegung cal. 1500–2000 kcal pro Woche; ideal wäre 70–80 Prozent aerobe Bewegung und 20–30 Prozent Widerstands- und Dehnungsübungen; allgemein sollte die Alltagsbewegung forciert werden; Bewegungseinheiten sind fragmentierbar
- Rauchverbot;
- mäßige Alkoholzufuhr (20–30g Alkohol/die);
- beobachten der persönlichen Stressreaktionen; lernen von Bewältigungsstrategien und Präsenz bzw. Achtsamkeit in den Alltag bringen;
- für ausreichende und rechtzeitige Pausen im Tagesablauf und damit für regelmäßige Entspannung und Erholung sorgen; 20 Min. täglich eine Entspannungstechnik durchführen; Kurz-Entspannungstechniken in den Alltag einbauen (Minis)

Für die tägliche Körperhygiene sind einfache Maßnahmen zu erlernen, so z.B. Kneipp-Methoden wie trockenes Hautbürsten, Wechseldusche und einfache tägliche Dehnübungen. Von grundlegender Bedeutung ist die Erfahrung des Rhythmus der im Wechsel von Aktivität und Ruhe, von Anspannung und Entspannung von Schlaf und Wachsein und in der Regelmäßigkeit von z.B. Stuhlgang und Essenszeiten liegt. Ebenso bedeutsam ist die Fähigkeit und das Bewusstsein, im Jetzt und in der Gegenwart zu handeln und zu leben. Es ist nicht einfach, präsent zu sein, sich auf das zu konzentrieren, was man gerade tut. Wenn man isst, sollte man auch nur essen, nicht fernsehen, nicht Zeitung lesen, sondern sich auf die Nahrungsmittel, auf die Verdauung, auf das Kauen konzentrieren. Lernen, sich selbst zu beobachten. Dies kann mit einem Beobachtungskalender geschehen, der die wichtigsten Dinge und Gefühle des Tages, der Woche etc. regelmäßig festhält.

Esskalender, Schmerzkalender und die Dokumentation anderer Befunde und Verhaltensweisen sind weitere Beispiele für Selbsthilfetechniken, die sich im Rahmen von so genannte Disease-Management-Programmen bereits bewährt haben.

Bei chronischen Schmerzzuständen, Entzündungen, Schlafstörungen, Venen- und arteriellen Gefäßleiden, Durchfall, Verstopfung oder Übermüdungssyndromen können Selbsthilfestrategien für den Alltag und zur Symptombekämpfung im Rahmen des Gesundheitstrainings erlernt werden. Beispiele für konkrete Selbsthilfetechniken sind Teezubereitungen, Wickeltechniken, Bäder, einfache Akupressur- und Massagetechniken, Phantasiereisen, Fasten- und Entlastungstage. Das tägliche physiologische Ressourcentraining soll verschiedene Organfunktionen wie Herz-Kreislauf, Stoffwechsel, Haut, Lunge, Darm, Wirbelsäule und Immunsystem in ihrer Regulationsgüte optimieren. Wissenschaftliche Erkenntnisse, dass für den optimalen Funktionserhalt vorwiegend moderate Trainingsimpulse regelmäßig nötig sind, liegen z. B. für das Bewegungs- und Immunorgan vor (Jolliffe, 2001). Ein Zuviel oder Zuwenig schadet. Übertreibungen in Sport, Sonnenbaden, Essen oder Arbeiten führen zu Dysstress, der vermieden werden sollte.

Das Wahrnehmen und Spüren eigener Bedürfnisse und Grenzen sowie das Verbalisieren von Emotionen ist eine gesundheitsfördernde Kompetenz, die früh geübt und in Gesundheit wie Krankheit einen wichtigen Teil des täglichen Gesundheitstrainings darstellt.

Der Umgang mit Trauer und Verlust, die Vorstellung vom eigenen Tod, dem eigenen Ende soll zur selbstständigen Erkenntnisgewinnung über das Wichtige und Unwichtige im Leben anregen. Emotionale, soziale und kommunikative Kompetenzen sind wichtige Ressourcen die im Umgang mit den eigenen Gefühlen sowie im Umgang mit anderen bedeutsam und trainierbar sind.

Abbildung 16: Kompetenzförderung personaler Ressourcen (Kompetenztraining)

Strukturiertes Gesundheitstraining

Körper	Verhalten	✍ Positives Lebens-, Wohlgefühl ✍ Bearbeitung v. Identität, Ängste ✍ Grundeinstellungen ✍ Gefühle - Beziehung, Konflikt
Person Beziehung Emotion Konflikte Zukunft Spiritualität	**Arbeit** **Kultur** **Leistung**	✍ Kontakt und Familie ✍ Emotionale und soziale Kompetenz **(Kommunikation)** ✍ **Lebenszielplanung** ✍ **Selbstwert,** Selbstvertrauen, Selbstverwirklichung ✍ **Zukunft; Lebenssinn**
Umwelt **Ökologie**		✍ Spiritualität (Erkennen, Religion) ✍ Sachkompetenz und Motivation in Gesundheitsfragen **(Health Literacy)** ✍ Genetische Disposition, Konstitution

Das personale Ressourcentraining (Kompetenztraining) – als zweiter Schwerpunkt des strukturierten Gesundheitstrainings – hat die Förderung sehr persönlicher seelisch-kognitiver Eigenschaften und Zustände zum Ziel (Abb. 16). Es betrifft eine breite Themenpalette von Emotionen, Beziehungen und deren Konflikte bis hin zu Fragen der Motivation, Spiritualität, Sinnfragen, Lebenszielplanung und Zukunftsfragen, Sachkompetenz und das Lernen der Berücksichtigung eigener genetischer Disposition und Konstitution. Diese Aufzählung macht bereits klar, dass dies nicht von außen durch Dritte umfänglich thematisiert und beantwortet werden kann, sondern vielmehr das Gesundheitstraining Anstoß zur inneren Erkundungsreise und Inspektion der eigenen Personalität geben kann. Durch die Sozialisation in Familie und Gesellschaft haben wir Menschen so genannte Aktualfähigkeiten (Peseschkian, 1977) erworben, die in primäre und sekundäre Fähigkeiten unterteilt werden können. Primäre Fähigkeiten werden in den ersten Lebensjahren entscheidend geprägt und betreffen Liebe, Geduld, Sexualität, Vertrauen, Glaube, Zeit und Zuversicht. Die Anforderungen und Erfahrungen im weiteren Leben und deren Modifikation durch die Gesellschaft prägen die sekundären Fähigkeiten des Menschen, die mit Pünktlichkeit, Gehorsamkeit, Treue, Ehrlichkeit, Fleiß, Sparsamkeit etc. bezeichnet werden können. Sich dieser Eigenschaften mittels Fragebögen und Gruppe bewusst zu werden, sind wichtige Schritte auf dem Weg zur Selbsterkenntnis und zu einer möglichen Veränderung oder Pflege dieser Fähigkeiten.

Das personale Ressourcentraining umfasst Grundübungen zur Aufmerksamkeitslenkung auf die Gegenwart (Präsenztraining), Erholung und Pausen ohne schlechtes Gewissen einzurichten (Erholungskompetenz), Zeitmanagement, Konflikt- und Bewältigungskompetenz in Stresssituationen sowie Complianceförderung durch Remindersysteme für wichtige Früherkennungsmassnahmen, Impfungen und regelmäßige Gesundheits-Checks. Dies soll zu einem situations- und mitweltgerechten Selbstmanagement in Familie und Beruf sowie zu einer Sinn-erfüllten und Lebenszielorientierten Selbstorganisation im Leben führen.

Eine weitere Grundübung zielt auf die Förderung des eigenen Selbstvertrauens; eine Hinführung zur Achtung und Akzeptanz der eigenen Person mit all ihren innewohnenden Begabungen und Grenzen, Bedürfnissen und Möglichkeiten und damit Stärkung des Selbstwerterlebens – eine Voraussetzung jeder autoregulativen Kompetenzförderung.

Der berufliche Status und das damit verbundene Prestige, die Anerkennung für das Geleistete und die gesamte soziale Anerkennung durch wichtige Meinungsbildner des eigenen sozialen Umfelds stellen für viele in unserer Gesellschaft eine wichtige Motivationsquelle für Leistungsbereitschaft und Arbeitsaufwand dar: Für nicht wenige von uns aber auch eine Quelle von Überforderung. Wenn die Arbeit die gesamte Lebensenergie auf Dauer bindet und keine Zeit mehr für sich selbst oder andere verbleibt oder zu psychosozialen Belastungen führt, ist Reflexion und Überdenken der eigenen Lebenssituation angezeigt. Pubertät, Berentung, Arbeitslosigkeit, Hausbau, Tod naher Verwandter, Schulden etc. sind Lebensereignisse oder Lebensphasen, in denen eine besondere Verunsicherung und Bindung von Lebensenergie auftreten kann. In dieser Zeit sind soziale Unterstützungen durch Familie, Freunde und Verwandte besonders wichtig.

Abbildung 17: Soziales Ressourcentraining (Partizipationstraining)

Strukturiertes Gesundheitstraining

Körper	Verhalten	**Soziales Ressourcentraining:**
Person	Arbeit Kultur Leistung Partizipation	✍ Lebensweisen- und Lebenslagenkonzept kennen und evt. korrigieren (sozialisierter Hintergrund) ✍ Finanzielle Situation mit sozioökonomischem Status einbeziehen lernen ✍ Biographische Lebens- u. Altersphase (z.Bsp. Pension) berücksichtigen
Umwelt Ökologie		✍ Soziale Unterstützung und Integration finden ✍ Psychosozialer Belastungsausgleich in Arbeit, Familie, Wohnung ✍ Entscheidungsmacht finden

Auch wenn Krankheit auftritt, ist dies der Fall. Soziale Unterstützung stellt deshalb eine eigenständige Ressource in der Gesundheitserhaltung dar, die durch bewusstes Engagement des Einzelnen gefördert werden kann. Viele westliche sozial-liberale Gesellschaften wandeln sich in Bürgergesellschaften, in denen der Einzelne, der Bürger als emanzipiertes Mitglied der Gesellschaft immer stärker Selbstverantwortung für seine eigene Gesunderhaltung übernimmt. Diese verstärkte Individuation sollte jedoch im Idealfall gleichsam von einer verstärkten gesellschaftlichen Partizipation des Einzelnen in Form ehrenamtlicher Aktivitäten zur Förderung der Solidarität der Bürger untereinander begleitet sein (Abb. 17).

Schließlich ist die unmittelbare Umwelt, der die Menschen in ihrer Arbeits- und Wohnumgebung ausgesetzt sind, ein global spürbar bedeutsamer Aspekt für die Gesundheitsförderung des Einzelnen und ganzer Bevölkerungsgruppen. Hier spielen nicht nur chemische oder biologische Schadstoffe aus der natürlichen, baulichen und technischen Umwelt eine Rolle, sondern auch die Beeinträchtigung des individuellen Komfortgefühls durch Feuchtigkeit, Zugluft, fehlende Besonnung oder Lärm. Auch die fehlende Privatheit und ein Mangel an Rückzugmöglichkeiten in ein ungestörtes Intimleben bzw. an sozialen Kontakten im umgekehrten Sinne können dem Bereich Umwelt zugeordnet werden.

Das Gesundheitstraining soll im Sinne einer Art Nachhaltigkeitstraining Einstellungen, Bewusstsein und Wissen bezüglich dieser Zusammenhänge sensibilisieren und vermitteln (Abb. 18).

Abbildung 18: Nachhaltigkeitstraining (Schulung des Umweltbewusstseins)

Strukturiertes Gesundheitstraining

Körper	Verhalten	Wissen über Einfluss von natürlicher, baulicher und technischer Umwelt auf das eigene Befinden und Gefährdungspotenziale:
Person	Arbeit Kultur Leistung	
Umwelt Ökologie		✎ Toxikologische Einflüsse, Arbeitsplatzökonomie ✎ Komfortgefühl, Lüftung, Besonnung, Lärm ✎ Privatheit, soziale Kontaktmöglichkeit

5.2.3 Erleben und Üben in der Gruppe – ein(e) integrative(s) Gruppentraining / -therapie

Eine zeitgemäße Gesundheitspädagogik entwickelt mit dem Klienten/ Patienten einen Weg der kleinen Schritte hin zu einer langfristigen Lebensstiländerung. Durch Information, Erleben und gezieltes Training in den gesundheitsrelevanten Bereichen soll eine Sensibilisierung für Zusammenhänge zwischen psychosozialen Spannungssituationen und Körperreaktionen erreicht, Funktionen und Verhaltensweisen gestärkt und optimiert werden.

Das Ziel einer Verhaltensmodifikation und Bewusstseinsveränderung ist jedoch nur erreichbar, wenn einerseits der Klient/Patient sein passives Rollenverständnis und seine Konsumentenhaltung aufgeben und andererseits der Arzt die bisherige Praxis einer bloßen Verordnungsschule verlassen wird. Die Begegnung eines „Wissenden" (Arzt), welcher Anordnungen gibt, die befolgt werden können oder auch nicht, mit dem „Unwissenden" (Laien) führt selten zu einer Erkenntnis, die dazu motiviert, das eigene Verhalten anhaltend zu verändern. Daraus resultiert die Forderung nach einer individuellen Pädagogik zur Persönlichkeitsentwicklung und Lebensberatung über eine medizinische Verordnung hinaus.

Der Begriff Gesundheitstraining steht im Zusammenhang mit Ordnungstherapie für das naturheilkundliche Übungsprinzip. Da eine Ordnungstherapie vorwiegend auf eine Verhaltensänderung zielt, soll durch aktives Einüben von neuem Verhalten und Bewusstwerden von Zusammenhängen altes Verhalten modifiziert werden.

In diesem Sinne verfolgt das strukturierte Gesundheitstraining ein Kompetenz- und Ressourcenmodell, das entsprechende Fähigkeiten und Fertigkeiten zur physiologischen Abwehr und Normalisierung, Regeneration und Adaptation fördert und psychosoziale sowie emotionale Kompetenzen und Krisenbewältigung zur Erreichung von Lebenszielen als Selbstmanagement vermittelt.

Wie soll die Umsetzung erreicht werden?
Das folgende chinesische Sprichwort soll dies teilweise verdeutlichen:

Was ich gehört habe, das vergesse ich!
Was ich gehört und gesehen habe, das kommt mir bekannt vor!
Was ich gehört, gesehen und getan habe, das weiß ich!

Ein entscheidender Prozess des Gesundheitstrainings besteht also darin, Wissen, Erfahren, Lernen und Lehren zu integrieren (Abb.19).

Abbildung 19: Mehrebenen-Modell:
Training als Wissen- Erfahren- Lernen- Lehren und Integrieren.

Strukturiertes Gesundheitstraining

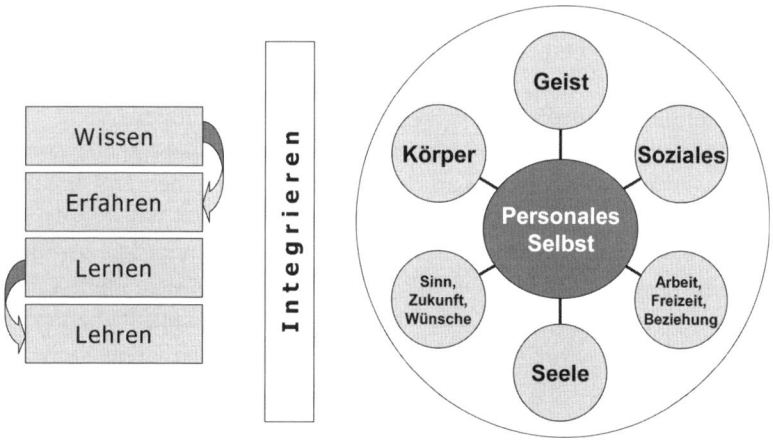

Wird die Arbeitsatmosphäre als angenehm erlebt und erfolgen so genannte Aha-Erlebnisse, wirkt sich dies positiv auf die Leistungsbereitschaft und Motivation der Teilnehmer eines Gesundheitstrainings aus und der Einzelne kann sich auf den Lern- und Veränderungsprozess erfolgreicher einlassen.

Eine wichtige Hilfestellung im Prozess der Verhaltensänderung kann die therapeutische Gemeinschaft einer Gruppe darstellen. Das Gruppenmitglied fungiert in diesem Sinne häufig als Co-Therapeut und kann einen positiven Einfluss auf die individuelle Einstellung, Verhaltensweise, Konflikt- und Problemlösung eines anderen in der Gruppe bewirken. Für viele Patienten schafft die Gemeinschaft einer Gruppe oft erst den individuellen Zugang zum eigenen Erleben und Ressourcen, die nötige Rückspiegelung des Verhaltens sowie die psychologische Stütze des „Gleichgesinnten".

Die Möglichkeit der aktiven Mitarbeit jedes Einzelnen in seinem individuellen Heilungs- und Gesundheitsprozess ist jedoch in einem entscheidenden Maße abhängig von der erreichten Motivation, Kompetenz und persönlichen Lebenssituation des Betroffenen sowie von der gesundheitspädagogischen Grundqualifikation des Therapeuten. Hier findet der präventive Anspruch häufig seine Grenzen.

Prinzipiell muss der Arzt entscheiden, ob das Gesundheitstraining für den Einzelnen in der Gruppe oder als eine individuelle 1:1-Betreuung bzw. auch in beiden „Settings" gleichzeitig sinnvoll und angemessen ist. Ebenso ist zu entscheiden, ob die Gruppenarbeit mit Risikopersonen oder Kranken (mit einer bestimmten Diagnosegruppe oder mit verschiedenen Erkrankungen), mit Selbsthilfegruppen oder mit Zielgruppen „Noch-Gesunder" (alte Menschen, Kinder, ganze Bevölkerungsgruppen einer Region) durchgeführt werden soll.

5.3 Das elektronische Gesundheitsportal als Lebensbegleiter

Elektronische Dokumentationen und interaktive Internetmedien sind neue, wichtige und für viele Menschen der Gesellschaft niederschwellige Kommunikationsmittel. Das Thema Datensicherheit erfährt im Zusammenhang mit diesen neuen Medien bei allen Akteuren einen besonderen Stellenwert. Aus diesem Grunde ist das für die Betreuung von Interessenten am IGM konzipierte Gesundheitsportal www.prophylaxe-center.org mit einer Sicherheitsarchitektur ausgestattet, die eine personenbezogene Anonymität gewährleisten kann. Diese kann auf Wunsch der „User" für persönliche Dienstleistungen (z.B. Reminderfunktionen via E-mail oder Telefon) oder im Zuge von Studienteilnahmen teilweise gegenüber der Technischen Universität München als Trustcenter gelockert werden. Das Portal dient nicht nur als Serviceplattform für die Teilnehmer des IGM und als Organisationsplattform von Setting-Angeboten im Bereich Gesundheit, sondern auch für wissenschaftliche Interventionsstudien, Langzeitergebnisforschung und Qualitätssicherung. Das Zentrum für naturheilkundliche Forschung (ZnF) der TU München erprobt das Gesundheitsportal derzeit in mehreren Pilotprojekten.

Der große Vorteil von elektronischen Programmen zur Unterstützung einer Verhaltensänderung liegt darin, dass diese – im Gegensatz zu herkömmlichen Angeboten – die Nachversorgung der Teilnehmer und somit die Compliance im Sinne des Feedbacks im Alltag deutlich zu verbessern versprechen. Auch wenn dieser Vorteil durch die Selektion der Teilnehmer, die die persönliche Akzeptanz und notwendigen technischen Voraussetzungen zur Nutzung dieses Angebotes haben müssen, wieder teilweise eingeschränkt wird.

Bestimmte Algorhythmen legen die Regeln fest, nach denen der Computer das Feedback-Material wie Info@zepte, Risikoberichte und weitere Beratungsinhalte aus der internen Bibliothek des Servers auswählt. In Diskussionsforen sollen sich die Teilnehmerinnen und Teilnehmer über ihre Erfahrungen austauschen und soziale Unterstützung geben. In Studien konnte bislang gezeigt werden, dass die mit einem Computer individuell abgestimmten Programme die Rauchstopp-Rate (Lancaster, Stead, 1999) und die Teilnahme an Mammographie-Screenings erhöhen (Skinner et al., 1994), sowie das Körpergewicht und den Konsum von fetthaltigen Lebensmitteln bei den Usern senken konnten (Brug et al., 1996; Tate et al., 2001). Die standardisierten Online-Dokumentationsmodule für Patienten und Ärzte – insbesondere Tagebücher, Fragebögen und Befundprotokolle – lassen eine verbesserte Dokumentation und Datenqualität zu und ermöglichen durch Feedback und Information ein modernes Patientenselbstmanagement.

Priv. Doz. Dr. Dieter Melchart

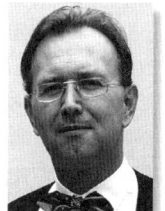

Leiter des Zentrums für naturheilkundliche Forschung (ZnF) der II. Med. Klinik und Poliklinik der Technischen Universität München sowie der Ambulanz für Naturheilverfahren

Lehrbeauftragter für Naturheilkunde der Technischen Universität München und der Universität Zürich, Institut für Naturheilkunde

Wissenschaftlicher Vorsitzender der Akademie für Naturheilverfahren der Erich Rothenfußer Stiftung München

Vorsitzender des wissenschaftlichen Beirates der TCM-Klinik in Kötzting

Dr. Ulrich Haaf

DERMATOLOGIE

Darstellung häufiger Diagnosen und deren Behandlung

Gliederung:

1. Basaliom oder Basalzellkarzinom
2. Plattenepithelkarzinom
3. Melanom
4. Venenchirurgie bei Stammveneninsuffizienz
5. Hyposensibilisierungsbehandlung bei Insektengiftallergie
6. Ekzeme (Kontaktekzem und atopisches Ekzem)
7. Erysipel (Wundrose)
8. Psoriasis (Schuppenflechte)
9. Ulcus cruris venosum (Beinvenengeschwür)
10. Pemphigus vulgaris und bullöses Pemphigoid
11. Akne inversa (Hidradenitis suppurativa)
12. Urtikaria (Nesselsucht)
13. Tiefe Beinvenenthrombose (Phlebothrombose)
14. Herpes zoster (Gürtelrose)
15. Systemische Sklerodermie
16. Mycosis fungoides
17. Kutane nekrotisierende Vaskulitis, hier: Immunkomplex-Vaskulitis
18. Pyoderma gangraenosum
19. Lupus erythematodes
20. Rhinophym (Pfundsnase)

1. Basaliom oder Basalzellkarzinom

Definition

Das Basaliom (Basalzellkarzinom) der Haut ist der häufigste nicht gutartige Tumor der weißhäutigen Bevölkerung. Er entsteht aus bestimmten Zellen des Basalzelllagers der Oberhaut (Epidermis) und aus Zellen der äußeren Wurzelscheide der Haarfollikel. Seine potentielle Gefährlichkeit ergibt sich aus seiner Fähigkeit, bei genügend langer Wachstumsdauer (und Schmerzlosigkeit) schrankenlos horizontal und in die Tiefe zu wachsen und dabei lebenswichtige Strukturen zu zerstören. Die Therapie ist heutzutage nach ein- oder mehrfacher therapeutischer Intervention in der Regel kurativ (95 Prozent). Gewöhnliche Basaliome metastasieren nicht. Bei einer histologisch definierten Unterform (desmoplastisches Basalzellkarzinom) kommt Metastasierung selten vor.

Epidemiologie

Aufgrund fehlender Daten ist die Angabe einer gesicherten Prävalenz für das Basaliom in Deutschland oder Mitteleuropa nicht möglich. Die Inzidenz in den USA beträgt derzeit circa 400/100.000 Erwachsenen pro Jahr bei Männern und ist bei Frauen etwa halb so hoch. Sie ist ferner positiv korreliert mit dem Alter (selten vor 40. Lebensjahr), mit hellem Hauttyp (bei Weißen mindestens zehnmal häufiger als bei Dunkelhäutigen), mit der UV-Belastung und mit früheren Basaliomen in der Vorgeschichte.

Ursache

Mutationen in beiden Gen-Sätzen (Allelen). Hauptsächlich durch UV-Licht, seltener durch chemische Karzinogene bedingt (z. B. früher Arsen). Zunehmend häufiger bei langfristiger medikamentöser Immunsuppression. Bei Keimbahnmutation schon eines Gens (Basalzellnävussyndrom) treten Basaliome insgesamt viel früher und häufiger auf. Ebenfalls bei Störungen der DNS-Exzisionsreparatur (Xeroderma pigmentosum) oder fehlendem Pigmentgehalt der Haut (Albinismus) oder in 30 Prozent der Fälle auf einem Nävus sebaceus (angeborenes Mal am behaarten Kopf).

Klinik

Basaliome können am ganzen Körper mit Ausnahme der Handflächen und Fußsohlen sowie der Mund- und Genitalschleimhaut auftreten. Zu 90 Prozent sind sie auf den Kopf- und Gesichtsbereich konzentriert. Basaliome treten ohne eigene Vorläuferläsionen auf. Die wesentlichen klinischen Basaliomtypen, geordnet nach ihrer Häufigkeit:

Das knotige Basaliom beginnt mit kleinen, prallderben, glänzenden, hautfarbenen Knötchen, die typischerweise von geschlängelten, roten und gestauten Kapillaren umgeben und überzogen sind.

Das oberflächliche oder superfizielle Basaliom (Rumpfhauttyp, vor allem beim Basalzellnävussyndrom), zeigt große runde, teilweise schuppende Herde mit einem Randsaum aus kleinen Basaliomknötchen.

Das sklerodermiforme Basaliom besitzt eine narbenartige, leicht glänzende Oberfläche im Hautniveau ohne typische Basaliomknötchen und ist daher leicht zu übersehen.

Alle Basaliome wachsen früher oder später (fünf bis zehn Jahre) unter Bildung eines geschwürigen Tumors in die Tiefe, zunächst entlang der anatomischen Strukturen, dann zerstörend durch sie hindurch (Nerven, Blutgefäße, Knochen). Ohne vollständige Beseitigung droht die Erblindung oder Tod durch Blutung oder Meningitis durch Einwachsen in das Schädelinnere.

Behandlung

Die Therapie richtet sich nach Basaliomtyp und Ausdehnung. Größtmögliche Sicherheit ergibt die mit dreidimensionaler kontrollierter Histologie durchgeführte operative Entfernung mit nachfolgender plastischer Deckung. Ebenfalls wirksam, aber mit höheren Rezidivraten behaftet, sind lokal destruierende Verfahren wie Kryotherapie, Laser- und photodynamische Therapie, Strahlentherapie sowie die Behandlung mit 5-Fluoruracil und Imiquimod. Bei diesen Therapiemodalitäten fehlt die feingewebliche Kontrolle auf Tumorfreiheit. Sie kommen ausschließlich bei dünnen und oberflächlichen Basaliomen zur Anwendung. Basaliomrezidive können sich aus zurückgebliebenen kleinsten bis zentimeterlangen Basaliomausläufern lange Zeit unter einer oberflächlichen Narbe versteckt weiterentwickeln!

2. Plattenepithelkarzinom

Definition

Das Plattenepithelkarzinom der Haut, des Lippenrotes und der Augenlider ist ein bösartiger Tumor, der von den Hornzellen der Oberhaut (Epidermis) ausgeht, tumorartig oder lokal destruierend wächst und nur bei etwa jedem Zwanzigsten (fünf Prozent) Patienten metastasiert, meistens als Folge einer Behandlungsverschleppung. Es entsteht in aller Regel aus klinisch gut erkennbaren Vorstufen (solare Keratosen). Synonym gebraucht werden Bezeichnungen wie Spinozelluläres Karzinom, Spinaliom oder Stachelzellkarzinom.

Epidemiologie

Das Plattenepithelkarzinom ist in Mitteleuropa mit einer Inzidenz von 50 (Frauen) bis 100 (Männer) Neuerkrankungen pro 100.000 Einwohnern und Jahr der zweithäufigste maligne Hauttumor und einer der häufigsten malignen Tumoren überhaupt. Bedingt durch die vermehrte Sonnenbelastung bei Freizeitaktivitäten ist die Inzidenz in den letzten Jahrzehnten mit drei bis sechs Prozent pro Jahr dramatisch gestiegen. Das Plattenepithelkarzinom tritt zu 90 Prozent am Kopf und im Gesicht auf. Es besteht eine ausgeprägte Abhängigkeit zu hellen, lichtempfindlichen Hauttypen und der kumulativen Gesamtdosis der Sonneneinstrahlung. Seine Häufigkeit steigt mit zunehmendem Lebensalter kontinuierlich an. Mittlere Lebensalter (ab 40) sind zunehmend betroffen, sonst Durchschnittsalter 70 Jahre.

Ursache

Hauptursache ist die Schädigung der Keratinozyten in der Epidermis durch den ultravioletten Strahlungsanteil des Sonnenlichtes.

Ferner Rauchen (wegen der karzinogenen Teerinhaltsstoffe) und viele andere chemische Karzinogene wie Arsen, aromatische Amine, polyzyklische Kohlenwasserstoffe.

Chronische Geschwüre, Röntgenbestrahlungsnarben und Narben sind Vorläuferläsionen (Präkanzerosen), aus denen sich nach Jahrzehnten Plattenepithelkarzinome entwickeln können (selten), dann allerdings mit einer deutlich höheren Metastasierungsgefahr (gering differenzierte Plattenepithelkarzinome). Ähnliches gilt für Plattenepithelkarzinome, die im Zusammenhang mit bestimmten Typen des humanen Papillomavirus (HPV) entstanden sind.

Klinik

Hauptlokalisationen von lichtinduzierten Plattenepithelkarzinomen sind das Gesicht und die Hände. Spiegelbildlich zur Sonneneinstrahlung findet man auf dem Boden einer sichtbar veränderten (sonnenlichtgeschädigten) Haut weißliche, wenige Millimeter große, reibeisenartig harte, hautfarbene Erhebungen, die man erstaunlicherweise besser tastet als erkennt. Auch nach mehrmaligen Abkratzen durch den Patienten besteht die Neigung dieser Läsionen fort, weiter zu wachsen, bis der Patient schmerzbedingt seine eigenen Versuche der Beseitigung aufgibt. Diese jahrelang sich entwickelnden spotförmigen Hyperkeratosen werden als solare Keratosen bezeichnet und sind die häufigsten Vorläufer des Plattenepithelkarzinoms.

Gleichartige Veränderungen zeigen sich am Lippenrot der Unterlippe älterer Patienten. Es stellen sich hier zunächst weißliche Verdickungen der Lippenhaut ein, welche die Grenze von Lippenrot zur Umgebungshaut charakteristischerweise unscharf werden lassen. In dieser Unterlippenhaut bilden gröber schuppende Stellen oder Einrisse für den Patienten wiederum den Anlass, kleinere Hautfetzen abzuziehen, um die Lippe zu glätten. Nach etlichen frustranen Versuchen werden diese Bemühungen ebenfalls eingestellt und als Altersveränderungen akzeptiert. Ursache für die sich immer wieder entwickelnden „Schuppen" sind strahlengeschädigte, nicht mehr gesunde Zellverbände, die sich den normalen Zellregulationsmechanismen entzogen haben und bereits eine erhöhte Zellteilungsrate zeigen. Diese chronische Lippenveränderung wird als Aktinische Cheilitis bezeichnet und stellt einen wichtigen Vorläufer des Plattenepithelkarzinoms der Unterlippe dar.

Aus beiden genannten Vorläuferstadien heraus entwickeln sich im weiteren Verlauf zunächst kleinere, später bis mehrere Zentimeter große Tumorknoten (Plattenepithelkarzinome) mit lymphogener Metastasierungsgefahr.

Die Plattenepithelkarzinome der Haut weisen feingeweblich mehrere eigenständige Formen auf, mit unterschiedlichen Wachstumsformen und Metastasierungspotentialen.

Das sonnenlichtinduzierte Plattenepithelkarzinom ist meistens dem verhornenden Typ zugehörig und hat glücklicherweise ein vergleichsweise niedriges Metastasierungsrisiko. Von der Lokalisation her gelten dabei Karzinome der Unterlippe und der Ohrmuschel als relativ gefährlich.

Behandlung

In Abhängigkeit von der Ausdehnung des Tumors, seiner Lokalisation und seines histologischen Typs ist die Behandlung der ersten Wahl die vollständige chirurgische Entfernung unter penibler Kontrolle aller Exzisionsränder auf Tumorfreiheit (dreidimensional-kontrollierte Histologie). Wenn das Verfahren zur histologischen Schnittrandkontrolle hinreichend exakt durchgeführt wird, kann der primäre Sicherheitsabstand klein gehalten werden. Ein Wundverschluss mit plastisch-chirurgischen Techniken ist anschließend leichter möglich.

Ist eine vollständige Exzision aus anatomischen oder medizinischen Gründen nicht mehr möglich, so kann die Strahlentherapie, eventuell in Kombination mit einer Chemo-/Immuntherapie, ergänzend eingesetzt werden.

3. Melanom

Definition

Das Melanom ist ein bösartiger Tumor der Pigmentzellen, der sich überwiegend an der Haut (90 Prozent), seltener am Auge sowie an der Hirnhaut und den Schleimhäuten bildet. Es zählt zu den aggressivsten Krebsarten des Menschen. Seine Metastasierung tritt im Verhältnis zur Tumormasse frühzeitig auf. Für die Prognose ist die Tumordicke und Eindringtiefe zum Zeitpunkt der Entdeckung entscheidend. Wenn die Entfernung vor Beginn des vertikalen Dickenwachstums (Knotenbildung) erfolgt, ist heute eine Heilung in etwa 75 Prozent der Fälle Realität. Das Melanom bewirkt in Mitteleuropa etwa drei Prozent aller Krebsfälle und ein bis zwei Prozent aller Todesfälle an Krebs.

Epidemiologie

Die Inzidenz des Melanoms beträgt für Deutschland circa zwölf Neuerkrankungen pro 100.000 Einwohner und Jahr. Sie scheint regional unterschiedlich hoch zu sein. Im Großraum München liegt sie bei 14–16 jährlichen Neuerkrankungen pro 100.000 Einwohner. Die Inzidenz steigt in Deutschland und weltweit bei Weißen mit der Nähe zum Äquator jährlich an. Sie ist in Australien mit 50–60 Fällen am höchsten. In den letzten 20 Jahren hat sich in Deutschland eine Verdoppelung der Inzidenz ergeben. Hauptbetroffene sind hellhäutige Menschen mit hoher Sonnenlichtexposition. Generell ist das Melanom kein Krebs ausschließlich der Älteren, sondern betrifft alle Altersgruppen. Bei einem Median von 54 Jahren sind zehn Prozent der Erkrankten jünger als 32 Jahre. Das Lebensrisiko, ein Melanom zu bekommen, wird auf größer als ein Prozent geschätzt!

Ursache

Wesentlicher Faktor ist – wie auch bei den Plattenepithel- und Basalzellkarzinomen – das UV-Licht. Man unterscheidet die langjährig-chronische von einer intermittierend-schockartigen Sonnenlichtexposition, welche zu Sonnenbränden führt. Vor allem die in der Kindheit und Jugend durchgemachten Sonnenbrände erhöhen signifikant die Zahl der erworbenen Pigmentflecken (Nävi) und das Risiko, später an einem Melanom zu erkranken. Die Art der Sonnenlichtexposition hat Einfluss auf den klinischen Melanomtyp und seine Entwicklungsdauer.

Bei circa zehn Prozent der Melanome besteht eine familiäre Häufung. Bei diesen und auch bei sporadischen Fällen wurde eine Reihe von Empfänglichkeitsgenen beschrieben, die zur Nävusbildung und Melanomentstehung beitragen. Nach Initiierung eines ersten Gendefektes (entweder ererbt oder durch UV-Licht) werden im Laufe des Lebens in diesen Pigmentzellen weitere Genmutationen durch UV-Licht ausgelöst. Sie haben tiefgreifende Funktionsänderungen der Zellen und die schrittweise Selektion hin zu aggressiveren Zelllinien zur Folge.

Klinik

Die häufigste Form (57 Prozent) ist das **superfiziell spreitende Melanom (SSM),** welches sich aus einem Pigmentfleck oder auf normaler Haut (de novo) aus den einzeln dort liegenden Melanozyten entwickelt. Aufgrund der oft jahrelangen ausschließlich horizontalen Wachstumsphase (briefmarkenähnlich) mit anfänglich nur geringen relativen Tumordicken, bestehen im Prinzip sehr gute Früherkennungs- und Heilungschancen. Klinisch voll ausgebildete SSM sind polyzyklisch (mehr-/vielbogig) scharf begrenzt mit zungenförmigen Randausläufern. Sie sind größer und meistens dunkler als andere Pigmentmale, von uneinheitlicher Farbe, mit braunen, schwarzen, rötlichen oder grauen Anteilen und ohne die normale Textur der Hautoberfläche. Mit der Entwicklung eines zentralen oder randständigen Tumorknotens im Areal des SSM (oft erst nach Jahren!) beginnt die risikoreiche vertikale Wachstumsrichtung. Die Prognose verschlechtert sich dadurch dramatisch.

Das zweithäufigste (21 Prozent) und dasjenige mit der schlechtesten Prognose ist das **Noduläre Melanom (NM).** Aufgrund der primär vorhandenen Knötchenbildung kann innerhalb von Wochen die kritische Tumordicke von weniger als einem Millimeter überschritten werden. Zur Beobachtung gelangen daher fast ausschließlich noduläre Melanome mit einer Tumordicke von mehreren Millimetern (bis Zentimetern) und einem entsprechend hohen Metastasierungsrisiko. Das noduläre Melanom kann dabei aus einem oder mehreren Knötchen/Knoten zusammengesetzt sein. Die Farbe ist häufig dunkelbraun bis schwarz. Im Extrem auch fleischfarben (rot) mit geringer oder fehlender Restpigmentierung. Die Tumorknoten sind leicht verletzlich oder blutend, oft mit glatter oder glänzender Oberfläche.

Seltener (circa vier Prozent) sind **Akral-lentiginöse Melanome (ALM).** Sie finden sich an Handflächen und Fußsohlen sowie an Finger- und Zehenendgliedern (und Nägeln). Durch die sie bedeckende dicke Hornhautschicht oder Nagelplatte entwickeln sie ein charakteristisches Aussehen mit linsengroßen (lentiginösen) bräunlich bis schwärzlich gefärbten oder grauen Flecken. Diese wirken charakteristischerweise unscharf und verwaschen. Trotz ihres flachen Aussehens sind sie aggressiver als SSM mit gleicher Dicke.

Das **Lentigomaligna Melanom (LMM)** (neun Prozent) entwickelt sich bei älteren bis alten Menschen an den chronisch sonnenexponierten Händen und im Gesicht aus einer viele Jahre lang vorbestehenden **Lentigo maligna.** Die Lentigo maligna ist ein auffällig unregelmäßig braun pigmentierter, sehr langsam an Größe zunehmender Fleck. Sie stellt feingeweblich bereits ein Melanom dar, besitzt aber noch keine Metastasierungsfähigkeit. Diese stellt sich erst ein, wenn sich innerhalb der Lentigo maligna ein tastbarer Knoten bildet (oft erst nach sechs bis acht Jahren).

Bei weiteren neun Prozent der Melanome wurde entweder das Primärmelanom an der Haut durch die immunologische Abwehr klinisch zurückgedrängt, sodass es unauffindbar ist (vier Prozent), oder es handelt sich um Schleimhautmelanome, Melanome der Augen und anderer Organe sowie unklassifizierbare Melanome.

Behandlung

In Abhängigkeit von der histologische Diagnose und Tumordicke, der Eindringtiefe und anderer Parameter erfolgt die operative Exzision / Nachexzision des Melanoms mit einem von der Tumordicke bestimmten maximalen Sicherheitsabstand zum Rand von zwei Zentimeter.

Ab einer feingeweblich festgestellten Tumordicke von einem Millimeter wird daran anschließend eine Wächter-Lymphknotenbiopsie nach dynamischer Lymphabstromszintigraphie empfohlen. Bei Nachweis von Mikrometastasen im vorgeschalteten Wächterlymphknoten erfolgt die regionale Lymphknotenausräumung.

Bei Nachweis von Organmetastasen sind Kombinationen von operativer Therapie, Chemotherapie, Strahlentherapie (Haut- und Knochenmetastasen), unspezifischer Zytokintherapie und experimenteller spezifischer aktiver Immuntherapie möglich.

Prognose

Die Prognose ist von zahlreichen Faktoren abhängig. Wenn nur die vertikale Tumordicke (nach Breslow) am histologischen Präparat betrachtet wird, ergibt sich bei einer Tumordicke von einem Millimeter oder weniger eine tumorspezifische Zehn-Jahres-Überlebensrate von 88–95 Prozent. Je dünner die Tumordicke ist, desto höhere Heilungschancen bestehen. Ein Melanom mit weniger als 0,75 Millimeter Tumordicke (TD) wird kaum metastasieren.

Bei Tumoren zwischen 1,01 und 2,00 Millimeter TD beträgt die Überlebensrate 79–84 Prozent, bei Tumoren zwischen 2,01 und 4,00 Millimeter TD 64–73 Prozent.

Bei Tumoren dicker als 4,00 Millimeter liegt die Zehn-Jahres-Überlebensrate bei 52–54 Prozent.

Diese Angaben berücksichtigen nicht die Eindringtiefe nach Clark, das Vorhandensein einer feingeweblich nachweisbaren Ulzerierung, den Nachweis von Mikrometastasen im Wächterlymphknoten, das Geschlecht und die Lokalisation.

Erfreulicherweise hat sich in den letzten Jahren ein Trend zu dünneren Melanomen abgezeichnet. Über 90 Prozent der Patienten gelangen derzeit mit einem Melanom der Tumordicke von zwei Millimeter oder weniger in Behandlung. **Die Verbesserungen in der Gesamtprognose sind zur Hauptsache auf diesen Umstand zurückzuführen.**

Nach wie vor gilt aber: Die Entwicklung eines Knotens in einem zuvor jahrelang nur horizontal wachsenden Melanom geht mit einer massiven Prognoseverschlechterung einher.

Ist Metastasierung eingetreten (lokoregionale Haut- und Fernmetastasen), ist die frühere Tumordicke für die weitere Prognose unerheblich geworden.

Sind lokale Satelliten- und Lymphbahn-Metastasen vorhanden, sinkt die Zehn-Jahres-Überlebensrate auf 30–50 Prozent. Bei Fernmetastasen beträgt die mittlere Überlebenszeit nur noch sechs bis neun Monate.

Beim malignen Melanom und seinen Metastasen sind die Verläufe außerordentlich verschieden und individuell. Die Melanomerkrankung ist auch bei schlechter Prognose bekannt für überraschende Wendungen!

Beurteilung von Pigmentmalen (Leberflecke, Muttermale und Nävi) ohne Hilfsmittel

Da Melanome sich aus Pigmentzellen entwickeln, sind in ihnen praktisch immer braune und/oder braunschwarze Farbanteile vorhanden. Nur in seltenen Ausnahmefällen haben alle Zelllinien eines Melanoms die Fähigkeit zur Melaninbildung weitgehend verloren, sodass ein ausschließlich rötliches Melanom ohne weitere Pigmentierung entsteht. Dies bedeutet für die Praxis, dass jedes – auch nur in geringsten Anteilen! – dauerhaft bräunliche und oder schwärzliche Gebilde an der Haut prinzipiell als von Pigmentzellen herrührend anzusehen ist.

Solche als **melanozytär identifizierten** Gebilde (Pigmentfleck und Pigmentknötchen) sind nur dann unverdächtig, wenn von ihnen gewisse äußere Rahmenbedingungen eingehalten werden:

Für die zahlreich im Leben erworbenen nicht tastbaren **Pigmentflecke** heißt dies, dass sie keinen größeren Durchmesser als fünf bis sechs Millimeter haben sollten und gleichzeitig rund oder elliptisch und von einheitlicher homogener Farbe sein müssen, um als unverdächtig zu gelten. Die Art der homogenen Farbe, etwa hellbraun oder schwarz, ist eher unwichtig. Sie sollte jedoch zum Kolorit aller übrigen Pigmentflecke passen („wie aus einem Guss"). Jede deutliche Entrundung der äußeren Kontur, auch jede deutliche Inhomogenität der Farbe oder das Überschreiten der genannten Größe muss abgeklärt werden. Je sichtbarer die drei Bedingungen (Größe, Farbe, Form) nicht eingehalten werden, desto größer ist die Wahrscheinlichkeit, dass ein Melanomvorläufer oder gar ein Melanom vorliegt.

Nicht selten jedoch wird das Melanom durch täuschend ähnliche Läsionen imitiert (angeborene Muttermale jeglicher Größe (sind ein eigenes Problem), seborrhoische Warzen, pigmentierte Basaliome, Angiome). Die differential-diagnostische Abklärung ist daher originäre Aufgabe des Dermatologen.

Bei den in der Haut häufig anzutreffenden vielfältigen **Pigmentknötchen und -knoten** gibt es keine entlastende Größenangabe, die bei der Unterscheidung von harmlos oder verdächtig hilfreich ist. Auch sind eine regelmäßige Form und eine homogene einfarbige Pigmentierung keine zuverlässig sicheren Kriterien für Gutartigkeit. Denn gerade das gefährliche **Noduläre Melanom** wird nicht **ab** einer bestimmten Größe (z. B. fünf Millimeter) riskant, sondern ist es **von Beginn seines Entstehens an** (es gibt kein noduläres insitu-Melanom). Sein Erstauftreten auf normaler Haut kann oft mit einem zunächst etwa einen Millimeter großen Knötchen von glänzender, homogen schwarzer, brauner oder seltener roter Farbe beginnen. Die kritische Tumordicke von 0,75 Millimeter wird dabei gleichsam im Sturmlauf übersprungen. Die Form des Knötchens ist in dieser ersten Entwicklungsstufe dabei durchaus rund und regelmäßig, da das noduläre Melanom zunächst aus **einem** malignen Melanomzellklon besteht, der rasch proliferiert. Aus demselben Grund kann die bedeckende Oberhaut straff gespannt und glänzend erscheinen und bei Verletzungen leicht bluten. **Daher sollten neu auftretende pigmentierte Veränderungen, besonders wenn sie eine glänzende Oberfläche besitzen und die Farbe schwarz, braun oder rot haben, mit einem erheblichen Maß an Misstrauen geprüft werden.**

Zusammengefasste Empfehlungen für die Beurteilung von Pigmentmalen:

1. **Pigmentflecke** sollten in ihrer ganzen Fläche nicht oder kaum tastbar sein, gleichzeitig rund oder elliptisch, einfarbig und nicht größer als fünf bis sechs Millimeter (Bleistiftquerschnitt).
2. **Knötchenförmige Pigmentmale** sollten seit längerer Zeit unverändert bestehen, kein Wachstum zeigen, keine glänzende Oberfläche und keine Verletzlichkeit besitzen.
3. Veränderungen in pigmentierten Malen oder untypische Male (s.o.) müssen dem Dermatologen gezeigt werden.

4. Wer mehr und / oder größere und / oder unregelmäßigere Leberflecken hat als Menschen außerhalb seiner Familie muss sie einem erfahrenen Arzt zeigen.

5. Angeborene Muttermale dürfen sich nicht verändern. Sie sollten in jedem Fall wegen eines erhöhten Lebenszeitrisikos frühzeitig einem Dermatologen vorgestellt werden.

6. Menschen mit einem Melanom in der Familie sollten sich und ihre Kinder untersuchen lassen.

7. Generell sollten knötchenförmige Neubildungen an der Haut, die als Singularitäten rot, braun oder schwarz sind – auch so genannte „Pickel" – nach drei Wochen abgeheilt sein. Ansonsten ist eine Vorstellung beim Dermatologen ratsam!

4. Venenchirurgie bei Stammveneninsuffizienz

Definition

Die Venenchirurgie der hautnahen Stammvenen, ihrer Seitenäste und der Verbindungsvenen zum tiefen Venensystem hat das Ziel, die ineffektiv gewordene Entsorgung des Venenblutes aus dem Bein zu verbessern.

Epidemiologie

Eine gestörte Beinvenenfunktion (chronische Veneninsuffizienz, CVI) und die sich daraus ergebenden Symptome finden sich bei über 15 Prozent der Erwachsenen in Deutschland. Circa ein Prozent, etwa eine Million Menschen, leiden an ein oder mehreren venös bedingten chronischen Beingeschwüren.

Ursache

Der aufrechte Gang des Menschen schafft hydrostatische Druckprobleme an den Fußpunkten, die ein Leben lang bewältigt werden müssen. Normalerweise drücken die beim Gehen ausgepressten Venenkissen der Fußsohle und die Wadenmuskulatur das Venenblut der Unterschenkel intervallartig entgegen der Schwerkraft zum rechten Herzvorhof zurück (das Herz saugt sein Blut nicht selbst an!). Damit sinkt der Druck in einer Vorfußvene von in Ruhe 90 mm Hg auf 30–40 mm Hg und es wird für hereinströmendes arterielles Blut „Platz geschaffen". Um den Rückfluss des hochgepumpten venösen

Blutes zu verhindern, besitzen alle Beinvenen ventilartige Venenklappen, die das Blut nur nach oben in Richtung Herz strömen lassen (Einbahnstraßen). Bei Übergewicht und Schwangerschaften, nach Thrombosen, bei angeborenen Fehlbildungen der Venenklappen oder bei Unbeweglichkeit der Fußgelenke kann es zu Umkehrungen des venösen Blutflusses kommen. Die nicht abgepumpte Blutfülle führt im Rückstau zur Aufdehnung weiterer Venenabschnitte, sodass zusätzliche Venenklappen ihre Ventilfunktion nicht mehr ausüben können. Das nicht abgepumpte Venenblut behindert mit seinem Flüssigkeitsdruck den Einstrom sauerstoffreichen arteriellen Blutes im Bereich der feinsten Mikrokapillaren des Gewebes. Die Folgen sind druckbedingt eine Abpressung von Blutflüssigkeit aus den dünnwandigen Venenwänden in das Gewebe (Beinödeme und Braunfärbung der Haut) sowie eine permanente Sauerstoffarmut in den unteren Bereichen der betroffenen Unterschenkel (Sauerstoffmangelnarbe des Gewebes und Geschwürsbildung).

Klinik

Die äußerlich erkennbaren Zeichen der fortschreitenden CVI sind der Reihe ihres Auftretens nach: vermehrte bläuliche Venenzeichnung im Fußbereich, Erweiterung und Schlängelung sichtbarer Beinvenen (Varizen), Ödembildung im Knöchel- und Unterschenkelbereich, Braunverfärbung der Haut dort, juckende Hautentzündungen an den Unterschenkeln (Stauungsekzeme), beginnende Verfestigung der Unterschenkelhaut, Ausbildung einer derben, narbig-glänzenden, plattenartigen Schwiele meistens im Knöchelbereich, später ein jahre- und jahrzehntelanges Geschwürsleiden, bewegungsmangelbedingte Versteifung des Sprunggelenkes und letzlich Bettlägerigkeit.

Bis zu den Stauungsekzemen einschließlich sind alle Veränderungen durch Therapie vollständig reversibel. Mit der beginnenden Verfestigung der Haut setzt ein irreversibler sauerstoffmangelbedingter bindegewebiger Umbau oberhalb der Muskelhaut ein, der bei Fortdauer schließlich zu einem sauerstoffmangelbedingten Gewebsuntergang der Haut und des Unterhautfettgewebes führt, dem venösen Beingeschwür. Hier kann die Therapie lediglich das weitere Fortschreiten der Erkrankung und im besten Fall das dauerhafte Abheilen der Geschwüre bewirken.

Behandlung

Eine operative Therapie mit dem Ziel der Wiederherstellung normaler Strömungsverhältnisse am Bein kann nur dann erfolgreich sein, wenn der Klappenapparat der **tiefen** Beinvenen intakt ist. Dies ist mit der Duplexsonographie zu überprüfen. Zusätzlich müssen diejenigen oberflächlichen Venenabschnitte identifiziert werden, die ihre Einbahnstraßenfunktion verloren haben. Sie sind mit geeigneten Techniken zu entfernen oder zu verschließen. Die häufigste Methode ist immer noch die chirurgische Krossektomie an den Mündungen der Stammvenen und das Venenstripping. Kleinere Seitenäste können mittels Stichinzisionen entfernt werden, Verbindungsvenen ins tiefe Venensystem werden unterbunden. Alternativen sind das Kryostripping, die endolumiale Laserkoagulation und Hitzeschädigung der Stammvenen durch Radiowellen.

Wenn der Klappenapparat der tiefen Beinvenen nicht intakt ist – z. B. als Folge einer Beinvenenthrombose (Phlebothrombose) – kann bei ausgeprägten narbigen Bindegewebsplatten oberhalb des Knöchels in Verbindung mit chronischen venösen Geschwüren chirurgisch eine paratibiale Fasziotomie mit operativer Entfernung des Narbengewebes erfolgen (Spaltung der Muskelhaut des Unterschenkels).

Ansonsten muss bei nicht sanierbaren hohen Venendruckverhältnissen dauerhaft eine Kompressionsbehandlung am Unterschenkel mit Kompressionsstrümpfen oder Kreuzverbänden durchgeführt werden.

Merke: Venöse Unterschenkelgeschwüre sind vermeidbar. Es sollte nur vor Ausbildung narbiger Bindegewebsplatten mit der Therapie begonnen werden!

5. Hyposensibilisierungsbehandlung bei Insektengiftallergie

Definition

Ein Verdacht auf Bienen- oder Wespengiftallergie besteht, wenn nach einem Stichereignis eine über das Gelenk reichende urtikarielle Schwellung **rasch** am Stichort entsteht. Dies umso mehr, je schneller größere Hautpartien Juckreiz und Quaddeln entwickeln (Urtikaria), je stärker eine Schleimhautreaktion im Rachen abläuft (Uvulaödem – Larynxödem), oder bei einer Mitreaktion der

Bronchien (Verengung der Atemwege), oder des Magendarmtraktes (Übelkeit und Erbrechen) und des Kreislaufs (Blutdruckabfall – Atemstillstand – Tod).

Epidemiologie

Allgemeinreaktionen auf Bienen-oder Wespengift finden sich in Deutschland bei etwa zwei Prozent der Bevölkerung. In Europa liegen die angegebenen Häufigkeiten zwischen 0,8–5 Prozent. Jährlich sterben in Deutschland zwischen zehn und 40 Menschen an einem durch Insektengift ausgelösten anaphylaktischen Schock.

Ursache

Die Zahl der folgenlos ertragenen Stiche von Bienen und Wespen ist hoch. Trotzdem kommt es bei manchen Personen zur Sensibilisierung gegen die verschiedenen Bestandteile (Phospholipase A und B, saure Phosphatase, Hyaluronidase, Mellitin) der jeweiligen Giftart. Dies drückt sich in einer spezifischen Antikörperbildung vom Typ des Immunglobulin E (Ig E) aus, die als IgE-Antikörper auf der Zelloberfläche vor allem von Mastzellen gebunden werden. Wird durch ein Stichereignis Insektengift durch die Haut in den Körper verbracht, binden auf der Zelloberfläche jeweils zwei benachbarte IgE-Antikörper die Molekülgruppen des Giftes an sich. Dies führt zum Signal durch die Zellmembran hindurch und zur Ausschüttung der gespeicherten Wirkstoffe Histamin und Kallikrein. Diese Reaktion verläuft rasch und sich selbst verstärkend ab (Soforttyp-Allergie). Die auslösende Giftmenge kann sehr gering sein (ein Zehnmillionstel Gramm).

Hyposensibilisierungsbehandlung

Zur Indikationsstellung sind eine entsprechende Anamnese, ein positiv bewerteter Hauttest mit verdünntem Bienen- und Wespengift sowie die Beachtung der Höhe der verschiedenen spezifischen Ig E Antikörperspiegel und anderer Parameter (basale Serumtryptase) im Blut notwendig. Kontraindikationen sind medikamentöse Behandlungen mit Betablockern, ACE-Hemmer, schwere Herzerkrankungen, Autoimmun- und Krebserkrankungen.

Die Durchführung der Hyposensibilisierung erfolgt mit lyophilisierten Bienen- oder Wespengift-Präparaten in stationärer Behandlung, weil in den ersten Behandlungstagen die Wahrscheinlichkeit von Allgemeinreaktionen bis hin zur Ausbildung eines anaphylaktischen Schockes erhöht ist.

Die Injektionen des Insektengiftes müssen streng subcutan erfolgen, sie dürfen nicht in ein Blutgefäß injiziert werden. Nachdem der Patient in der Regel am dritten Tag seines stationären Aufenthaltes die doppelte bis vierfache Menge eines Bienen- oder Wespenstiches vertragen hat, erfolgt die weitere Erhaltungstherapie ambulant bei niedergelassenen Ärzten. Sie wird zunächst in wöchentlichem Rhythmus, dann in monatlichen Abständen über einen Zeitraum von drei bsi fünf Jahren durchgeführt. Die Wirksamkeit bei Wespengiftallergie ist sehr hoch (96 Prozent), bei Bienengiftallergie 90 Prozent. Da es keine Blutmessgröße für die Wirksamkeit der Hyposensibilisierungsbehandlung gibt, ist ein sicherer Nachweis nur durch eine Stichprovokation möglich.

6. Ekzeme (Kontaktekzem und atopisches Ekzem)

Definition

Ekzeme gehören zur Gruppe der Intoleranz-(Abwehr-)reaktionen der Haut. Sie stellen eine flächig-entzündliche, stark juckende Reaktion dar, die Rötung, kleine Bläschen, Knötchen, Krusten und Schuppungen einschließt. Ausgelöst werden sie durch nichtinfektiöse, meistens von außen auf die Haut einwirkende Irritantien und Allergene. Auf Seite des Körpers sind die Keratinozyten (Hornzellen) der Epidermis (Oberhaut), das obere Korium (Lederhaut) sowie das angeborene und das adaptive Immunsystem beteiligt. Die Stärke der entzündlichen Ekzemreaktion ist im Verhältnis zu ihrer auslösenden Ursache oft unverhältnismäßig heftig. Trotz unterschiedlicher Noxen entsteht immer die gleiche hauteigene Immunantwort – das Ekzem. Es neigt bei wiederholter Auslösung zur Chronifizierung und zur Ausbreitung (Streuung) in andere Regionen. Ekzeme können im täglichen Leben einen schweren Behinderungsgrad erreichen.

Epidemiologie

Die Ekzeme der Haut zählen zu den häufigsten Hautkrankheiten überhaupt. Ihre Prävalenz wird je nach Altersgruppe zwischen drei Prozent und 20 Prozent geschätzt. Bei den Berufskrankheiten machen Ekzeme knapp 30 Prozent aller gemeldeten Verdachtsfälle aus.

Ursache

Beim Kontaktekzem seien zwei verschiedene Formen mit unterschiedlichem Entstehungsmechanismus genannt:

Das **irritativ-toxische Kontaktekzem** wird ausgelöst durch ein obligates Irritans (verdünnte Laugen und Säuren, Lösungsmittel, reduzierende Chemikalien). Hier kommt es zu einem direkten Streß der Keratinozyten mit der Folge der Freisetzung von entzündungsauslösenden Botenstoffen (Zytokine) und der Entwicklung einer akuten Hautentzündung (Kontaktdematitis) am Ort der Einwirkung. Ist das Irritans nicht obligat, also schwach (z. B. Wasser), reicht eine höhere Frequenz und/oder langdauernder Kontakt aus, um eine gleichwertige Entzündung auszulösen. Dies ist umso leichter der Fall, wenn eine erbliche Disposition zur überschießenden Zytokinfreisetzung vorliegt (Atopie, s. u.).

Ein **allergisches Kontaktekzem** entsteht, wenn nach einer vorausgegangenen Sensibilisierung (über 3000 bekannte Allergene) eine klonale Vermehrung einer allergenspezifischen T-Lymphozytenzelle im Lymphknoten einsetzt. Die dabei neugebildete allergenspezifische T-Zell-Familie wandert daraufhin mit dem Blut in diejenige Hautregionen zurück, in denen sich das Allergen befindet. Dort werden Entzündungsstoffe (Zytokine) freigesetzt und andere Zellen der Entzündung herbeigelockt (Amplifikationsphase).

Das **atopische Ekzem (Neurodermitis)** folgt Mechanismen, die lange Zeit nicht gut verstanden wurden. Sie sind zunächst an eine ererbte atopische Konstitution gebunden (circa 15–25 Prozent der Bevölkerung). Das bedeutet zum einen, dass neben bestimmten sichtbaren körperlichen Merkmalen (faltige Handflächen, Augenbrauen, Haaransatz) eine stärkere Blutgefäßkontraktion auf Reize gegeben ist, die Haut weniger Talg und antibakteriell wirksame Eiweißkörper produziert (Defensine u. a.) und die Haut auf einfache, unspezifische Reize (mechanisch, Staub, Kälte) schneller und heftiger mit einer entzündlichen Zytokinantwort reagiert als normal.

Zum anderen neigt das Immunsystem von Atopikern dazu, auf völlig harmlose, relativ große Molekülgruppen (Allergene) der Umwelt wie Pollen, Sporen, Hausstaubmilben, tierische Eiweiße usw. mit der Bildung von Immunglobulin E-Antikörpern zu antworten. Diese Antikörper und in großer Zahl zusätzlich aktivierte spezifische Immunzellen (Th2-Lymphozyten) verursachen in der Haut eine Entzündung in Form eines Ekzems. Gleichzeitig besteht darüber hinaus aufgrund einer Dysbalance des atopischen Immunsystems an der Haut eine herabgesetzte Abwehrleistung gegen bakterielle, virale und mykotische Erreger.

Ein therapeutisches Problem **sämtlicher Ekzemformen** besteht darin, dass die beteiligten Zellsysteme, allen voran die bis dato normalen Hornzellen der Oberhaut, durch den wiederholten Zytokinstreß so nachhaltig aktiviert werden, dass sie beginnen, eine Vielzahl äußerst wirksamer Botenstoffe selbst zu erzeugen, mit denen sie die weitere Entzündung dominieren. Es sind infolge dessen nur mehr geringe Zusatzreize (Wasserkontakt, Kratzen, psychischer Stress, Schwitzen, Wolle, starke Gewürze etc.) zur weiteren Zytokinausschüttung und Unterhaltung des Ekzems erforderlich.

Klinik und Verlauf des atopischen Ekzems

Im Säuglingsalter ab dem dritten / vierten Lebensmonat kommt es im Gesichts- und Kopfbereich zu einer akuten, nässenden und später zur Verkrustung neigenden Hautentzündung (Milchschorf). Später dehnen sich juckende, gerötete und schuppende Flächen symmetrisch auf den Rumpf und die Extremitäten aus.

Im Kindesalter sind die großen Gelenkbeugen, Hals und Gesicht die bevorzugten Lokalisationen (Beugenekzeme). Neben der weniger nässenden und mehr schuppenden Entzündungsform in diesem Alter kommt es zu ersten verdickten Hautpartien mit verstärkter Hautfältelung (Lichenifikation). Quälender Juckreiz bei trockener Haut mit blutigen Kratzläsionen sind typisch.

Normalerweise geht die Aktivität des atopischen Ekzems im Laufe der Kindheit zurück und verschwindet weitgehend in der Pubertät. Es bleibt aber lebenslang eine trockene Haut, eine Kitzelempfindlichkeit auf rauhe Kleidung (Wolle) und die Bereitschaft der Haut, auf unterdurchschnittliche Hautbelastungssituationen schon mit verstärktem Juckreiz und Ekzembildung zu reagieren (Vorsicht bei der Berufswahl!).

Bei einem kleineren Anteil der Betroffenen persistiert das atopische Ekzem bis in das Erwachsenenalter. Vorherrschend ist weiterhin der Befall des Gesichtes, der Halsregion, der Gelenkbeugen sowie der Hand- und Fußrücken mit trocken schuppenden, zur Knötchenbildung neigenden Ekzemflächen. Die heftig juckenden Knötchen werden blutig zerkratzt. Die Haut zeigt verstärkte Lichenifikation.

Grundsätzlich kann sich das atopische Ekzem in allen Lebensaltern bis zu seinem Vollbild verschlimmern. Die Haut wird dann vollständig ekzematös, gerötet, überwärmt, verdickt, schuppend, quälend juckend und äußerst empfindlich auf Irritantien jeglicher Art. Meistens besteht eine nichtphysiologische bakterielle Besiedelung der Haut (Impetiginisation) mit Staphylokokken (Staph. aureus). Eine früher gefürchtete und auch heute noch gefährliche Komplikation ist die explosionsartige Ausbreitung von Herpes simplex- oder Varizella-Zoster-Viren auf einem atopischen Ekzem mit der Gefahr einer nachfolgenden Überwältigung des Organismus.

Grundzüge der Ekzembehandlung

Vorbeugender Hautschutz (Schutzsalben, Handschuhe, Gesichtsschutz).

Dauerhafte Beendigung der Hautirritation.

Identifizierung und lebenslange Meidung des erkannten Kontaktallergens.

Wiederherstellung der Barrierefunktion durch Anwendung von Pflegesalben.

Unterdrückung der angelaufenen Entzündungsreaktion durch intermittierende Gabe gut wirksamer, lokal anzuwendender (topischer) kortikosteroidhaltiger Salben.

In Problemfällen Entzündungshemmung durch topische Calcineurin-Inhibitoren.

Erkennung einer pathologischen Besiedelung mit Staphylokkokus aureus und systemische antibiotische Behandlung beim atopischen Ekzem.

Versuch der Juckreizlinderung durch systemische Antihistaminika und Topika.

In schwereren Fällen des atopischen Ekzems alternativ Phototherapie mit UVA 1 oder UVB, kurzfristig über zwei bis vier Tage systemisch Steroide, Ci-closporin über maximal sechs Monate. Klimatherapie, Psychosoziale Betreuung.

Es gilt das Prinzip: Alles was den Juckreiz bei Ekzemen dauerhaft verringert, ist therapeutisch richtig und schlecht für das Ekzem.

7. Erysipel (Wundrose)

Definition

Häufige, meistens hochakute, durch Streptokokkus pyogenes verursachte lokale Infektion der Lederhaut mit Ausbreitung der Erreger im Lymphsystem. Hohes Fieber, Lymphknotenschwellung und Allgemeinsymptome. Hauptsächlich im Gesicht und an den Extremitäten auftretend.

Ursache

Über Bagatellverletzungen (Dornen, Kratzwunden, Zehenzwischenraummykosen, Operationswunden) gelangen die Erreger in die Lymphspalten der Lederhaut und breiten sich dort rasch aus. Cirka zehn Prozent der gesunden Erwachsenen sind Träger von S. pyogenes, meist an den Tonsillen.

Epidemiologie

Häufig. Alle Altersklassen betreffend. Besonders Abwehrgeschwächte, Ältere, Diabetiker und Personen mit vorbestehendem Lymphstau.

Klinik

Beginn meistens mit hohem Fieber, Schüttelfrost. Innerhalb von Stunden entsteht eine subjektiv brennende, scharf begrenzte Schwellung und Rötung der Haut mit zungen- oder flammenförmigen Ausläufern. Die Haut ist heiß, gespannt und glänzend. Es können bei Vorschädigung des Gewebes oder besonderer Virulenz des Erregers Blasen und Einblutungen entstehen oder das Hautgewebe teilweise absterben (Nekrose). Ein Erysipel tritt einseitig, nicht symmetrisch und mit rascher Ausbreitung in Lymphabflussrichtung auf. Die regionären Lymphknoten sind schmerzhaft geschwollen. Hauptsächlich betroffen sind das Gesicht und die Unterschenkel, nach Brustkrebsoperationen mit Lymphknotenausräumung in der Achselhöhle auch die Arme.

Akutkomplikationen sind der Mitbefall tieferer Hautschichten (Phlegmone; Achtung: nekrotisierende Fosziitis), das Eindringen der Bakterien in die Blutbahn (Sepsis) und Herzentzündung (Endokarditis). Am Ort des Erysipels und im abfließenden Lymphgebiet kommt es nach überstandener Infektion zum Verkleben von Lymphspalten in der Lederhaut, welches den Abfluss der Lymphe von den körperfernen Regionen beeinträchtigt. Die Spätfolge ist ein relativer Lymphstau im abhängigen Gebiet, die Neigung zu weiteren Erysipelen dort bis hin zu sekundären Lymphödemen. Im Extrem kann eine Elephantiasis (Elefantenfuß) resultieren.

Behandlung

Penicillin hochdosiert und intravenös über zehn Tage. Vorsicht vor Penicillinase bildenden Stämmen. Eine nicht ausreichende Antibiose kann zu chronisch rezidivierenden Erysipelen führen. Lokal: Hochlagerung der Extremität, Kühlung der erkrankten Haut und Sanierung der Eintrittspforte.

8. Psoriasis (Schuppenflechte)

Definition

Die Psoriasis ist eine erworbene, derzeit nicht heilbare, chronisch entzündliche Hauterkrankung mit erheblicher volkswirtschaftlicher Bedeutung. Obwohl therapeutisch oft gut behandelbar, bedeutet sie nicht selten eine langjährige bis lebenslange schwerwiegenden Beeinträchtigung der Lebensqualität von Betroffenen. Auf dem Boden einer ererbten genetischen Prädisposition entwickelt sich in der Haut und teilweise an Gelenken und Knochen eine autoimmunologische Entzündung, die – wahrscheinlich durch Umwelteinflüsse getriggert – zu einer anhaltenden epidermalen Fehlregulation und Zellvermehrung mit sichtbarer Schuppenbildung führt.

Psoriasis kann in Schüben rezidivierend und/oder chronisch-stationär verlaufen. Das Ausmaß der Hautveränderungen reicht von geringfügigen, umschriebenen Herden bis zur flächenhaften Ausdehnung auf das gesamte Hautorgan. Dabei stellen die ausgedehnten und akut entzündlichen Psoriasisformen wie die generalisierte pustulöse Psoriasis oder die erythrodermische Psoriasis mit oder ohne Gelenkbeteiligung schwere Krankheitsbilder dar, die eine qualifizierte stationäre Behandlung zwingend erforderlich machen.

Epidemiologie

Psoriasis ist weltweit verbreitet und war schon im Altertum bekannt. Ihr Vorkommen ist bei Menschen kaukasischer Abstammung deutlich häufiger als bei Angehörigen anderer Ethnien. Sie gehört mit einer Prävalenz von mindestens zwei Prozent in der Bevölkerung zu den häufigen chronisch entzündlichen Erkrankungen der westlichen Industrienationen. In Deutschland sind etwa zwei Millionen Menschen von Psoriasis betroffen.

Psoriasis kann in jedem Alter einsetzen. Das Haupterkrankungsalter liegt zwischen dem 20. und 30. Lebensjahr. 90 Prozent sind vor dem 50. Lebensjahr erkrankt. Allerdings können – von der Stärke der genetischen Prädisposition abhängig – auch Säuglinge und alte Menschen Psoriasis entwickeln. Das Risiko der Gelenkbeteiligung beträgt durchschnittlich fünf bis acht Prozent, ist aber von der Ausdehnung des psoriatischen Hautbefalls und der Art der Psoriasis abhängig (bis 30 Prozent).

Genetik

Psoriasis, der Zeitpunkt ihres Beginns und ihre Ausprägung sind mit dem Vorkommen bestimmter HLA-Oberflächenmarker (auf allen Körperzellen, auf weißen Blutzellen) korreliert. Menschen mit HLA-Cw6 haben z. B. ein 10-fach höheres relatives Krankheitsrisiko mit schwererem Verlauf. Gelenkmitbeteiligung (Psoriasis arthropathica) ist mit HLA-B27 korreliert. Wenn ein Elternteil an Psoriasis erkrankt ist, dann besteht für die Nachkommen ein Risiko von 20 Prozent, wenn bei beiden Elternteilen Psoriasis besteht, erhöht sich das Erkrankungsrisiko auf etwa 75 Prozent.

Ursache

Die Ätiologie der Psoriasis ist komplex und Gegenstand aktueller Forschung. Wahrscheinlich aufgrund einer dauerhaften Präsentation von Selbstantigenen durch bestimmte Zellen (DZ) der Oberhaut kommt es zur Einwanderung und Vermehrung von aktivierten Immun-Gedächtnis-T-Zellen aus dem Blut. Diese stimmulieren und aktivieren die Oberhautzellen (Keratinozyten) mit ihren Zytokinen Interleukin 2, Interferon Gamma und Tumornekrosefaktor alpha (Th 1-Reaktionsmuster).

Von den aktivierten Keratinozyten wiederum wird ein ganzes Bündel weiterer Botenstoffe abgegeben (Interleukine 1,6,8,20, TGF alpha u.a.), die weitere Effektorzellen wie Monozyten, Leukozyten, Makrophagen und Mastzellen einwandern lassen und welche die Entzündung verstärken. Während die aktivierten Keratinozyten (Hornzellen) ihre eigene Teilungsrate um den Faktor vierzig erhöhen (Folge: ungenügende Ausreifung der Hornzellen, deswegen Schuppenbildung), werden aufgrund der Zytokinwirkungen zusätzliche Blutgefäße zur Versorgung der auf „Hochtouren arbeitenden" Keratinozyten neugebildet (gerötete Plaques).

Das System der psoriatischen Haut ist reizbar. Auch die unbefallene Haut des Psoriatikers ist nur scheinbar normal. Sie liegt in Bereitschaft und kann in Zeiten wechselnder Reaktionsbereitschaft auf äußere Trigger (mechanisch und chemisch bedingte Verletzungen, Infektionen, Medikamente, u.a.) mit neuen Psoriasisherden reagieren.

Eine wichtige Rolle in der immunologischen Auslöserkette scheinen auch bakterielle Superantigene von bestimmten Streptokokenstämmen zu spielen (akute exanthematische Psoriasis).

Klinik

Der typische Psoriasisherd ist rund, scharf begrenzt und leicht erhaben und von einer silbrigweißen Schuppung bedeckt, die an der äußeren Begrenzung des Herdes einen roten Randsaum freilässt (Psoriasisplaque). Er entwickelt sich aus punktförmigem Beginn heraus, vergrößert sich durch periphere Ausdehnung und verschmilzt mit anderen Herden zu polyzyklischen, oft erdteilähnlichen chronisch entzündeten Flächen (Psoriasis geographica).

Die begrenzte, eher chronisch-stationäre Form der Psoriasis bevorzugt bestimmte Lokalisationen, insbesondere den behaarten Kopf, die Streckseiten der großen Gelenke, die Nägel und die Gesäßfalte (Psoriasis vulgaris).

Eine Beteiligung des Nagelorgans zeigt sich in grübchenförmigen Aussparungen der äußeren Nagelplatte (Tüpfel) und / oder in bräunlich durchscheinenden Verfärbungen des Nagels (Ölflecke). Nicht selten ergibt sich aufgrund einer Psoriasis am Nagelbett die vollständige Dystrophie sämtlicher Nägel mit krümeligen Schuppenmassen.

Wenn die bevorzugten Psoriasislokalisationen frei sind, dafür die Hautfalten axillär, genitoanal und die Handflächen und Fußsohlen befallen sind, spricht man von Psoriasis inversa. Ihre Diagnose ist schwierig, da wegen des feuchten Milieus die charakteristische Schuppung fehlt.

Das akute erstmalige Auftreten der Psoriasis (und späterer Schübe) zeigt sich durch das Aufschießen vieler kleiner, hellroter und flach schuppender Herde am Rumpf und den rumpfnahen Extremitäten (akute exanthematische

Psoriasis). Bei dieser Erscheinungsform ist die Suche nach bakteriellen Fokalinfekten (z. B.Streptokokkenangina) und ihre Sanierung erforderlich.

Wenn die Entzündungsbereitschaft sehr hoch wird und sich die gesamte Haut („von Kopf bis Fuß") rötet und uncharakteristisch schuppt, spricht man von psoriatischer Erythrodermie. Sie ist enorm therapieresistent, reizbar bei zu energischen Therapieversuchen sowie für den Patienten nicht ungefährlich, da aufgrund des ständig hohen Energieverbrauches (Weitstellung der Blutgefäße, ständiges Frösteln) eine Abmagerung bis zur Auszehrung eintreten kann.

Eine weitere Form der Psoriasis, bei der es zu sichtbaren Pusteln und teilweise seenartigen Eiterbildungen in der Haut kommt, ist die Psoriasis pustulosa. Diese kann in lokalisierter Form oder in einer generalisierten Form auftreten (generalisierte Psoriasis pustulosa). Letztere verläuft potentiell lebensgefährlich mit massiven Pustelschüben, hohem Fieber und Systemzeichen und bessert sich erst nach wochenlangen Krankheitsperioden.

Die häufige Beteiligung der Gelenke (Psoriasis-Arthritis) betrifft als asymmetrische Arthritis meist ein großes Gelenk der Beine, die Gelenke am Brustbein oder am Kiefer, die Ansatzstellen der Sehnen (Achillessehne) oder die Gelenke eines oder mehrer Finger im Strahl. Nicht selten besteht eine Spondylitis der Wirbelsäule mit diskontinuierlichem Befallsmuster. Bei allen diesen Lokalisationen findet sich ein Nebeneinander von erosiven und hyperostotischen Knochenveränderungen, die bis zum vollständigen Auflösen der Knochenstruktur führen können.

Grundzüge der Behandlung

Generell gilt: Wegen der oft langen kummulativen Behandlungsdauer sollte zur Minimierung von Nebenwirkungen mit den jeweils mildesten Therapeutika behandelt werden. Kombinationstherapien haben aus diesem Grunde Vorrang, wenn die Konzentration des einzelnen Wirkstoffes dadurch niedriger gehalten werden kann. Unspezifische Pflegemaßnahmen sind wichtig, weil sie den Schuppenbelag entfernen und die Haut geschmeidig halten (Vermeidung von Hauteinrissen).

Äußerliche Therapie:

Topische Korikosteroide Klasse 2–4, Vitamin D3-Analoga Calcipotriol und Tacalcitol, Dithranol, rezeptorspezifisches topisches Retinoid Tazaroten.

Systemische Therapie:

Schmalband UVB 311 nm, orale Photochemotherapie PUVA; Bade-PUVA; Vitamin-A-Derivat Acitretin; Fumarsäureester; Calcineurin-Hemmer Cyclosporin A und Tacrolimus; Folsäureantagonist Methotrexat; TNF-alpha Antagonisten Etanercept und Infliximab; Efazulimab.

9. Ulcus cruris venosum (Beinvenengeschwür)

Definition

Ein Beinvenengeschwür entwickelt sich auf dem Boden einer chronischen Veneninsuffizienz (CVI) oder nach einer tiefen Beinvenenthrombose vorwiegend im Bereich des Innenknöchels innerhalb eines bindegewebig verfestigten Hautareals. Es neigt bei fortbestehender CVI lebenslang zu Rezidiven.

Epidemiologie

90 Prozent aller Beingeschwüre sind venös bedingt. Etwa ein Prozent der Bevölkerung hat aktive oder abgeheilte Ulcera cruris venosum.

Ursache

Die zugrundeliegende Ursache wurde im Absatz Venenchirurgie bei Stammveneninsuffizienz besprochen. 40 Prozent der venösen Ulzera beruhen auf einer Stammveneninsuffizienz. 60 Prozent auf einem Zustand nach Thrombose der tiefen Beinvenen.

Klinik

Zunächst runder, später unregelmäßiger, oft braun-gelblich oder schmierig belegter Substanzdefekt (Geschwür) auf dem Boden einer teilweisen braunen, manchmal narbig-rötlich glänzenden verdickten und verhärteten Haut. Häufig mit sichtbarer Krampfader vom Ulkus weg. Bei gamaschenförmigen Geschwüren (um den ganzen Umfang herum) Lymphödembildung des Fußes.

Behandlung

Erfolgt nach drei Prinzipien: 1. Wenn möglich operative Verbesserung der venösen Blutentleerung des Beines. 2. Hochlagerung der Extremität oder alternativ Kompressionsverband mit Mobilisierung zur Entfernung des Unterschenkelödems. 3. Wunddebridgement und Feuchthaltetherapie zur Förderung und Bewahrung der Wundgranulationen. Zusätzlich hat sich die plastische Deckung des Geschwüres nach vollständiger Wundgrundgranulation mit Meshgraft Spalthaut vom Oberschenkel bewährt, wenn eine konsequente Kompressionsbehandlung gewährleistet ist.

10. Pemphigus vulgaris und bullöses Pemphigoid

Definition

Pemphigus vulgaris (PV) und bullöses Pemphigoid (BP) sind erworbene, schwere, zum Teil lebensbedrohliche blasenbildende Autoimmunerkrankungen der Haut und der hautnahen Schleimhäute.

Epidemiologie

Weltweites Auftreten. In Mitteleuropa liegt die Inzidenz des Pemphigus vulgaris (PV) bei 0,1–0,5 Neuerkrankungen pro 100.000 Einwohnern und Jahr. Manifestationsalter 40.–60. Lebensjahr.

Beim bullösen Pemphigoid (BP) ebenfalls weltweites Auftreten. Mit einer Inzidenz von 1–1,5 / 100.000 Einwohnern und Jahr relativ häufig. Manifestationsalter 60–90 Jahre.

Ursache

Beide Erkrankungen werden durch vom Körper gebildete Autoantikörper verursacht, die im Bereich der Epidermis (Oberhaut) binden. Beim PV sind es Autoantikörper gegen die Zellhaftbrücken der Keratinozyten (Hornzellen) untereinander (Desmosomen, Desmoglein 1 und 3). Beim BP sind es Autoantikörper gegen die Haftpunkte der untersten Keratinozytenschicht auf ihrer Unterlage (Hemidesmosomen, BP-Antigen 1 und 2).

Im Falle des PV erfolgt die Zerstörung der Zwischenzellhaftbrücken und die Kontinuitätstrennung innerhalb der Epidermis. Beim BP erfolgt sie unterhalb der Epidermis im Bereich der Unterlage (Basalmembran). Die Blasendecke ist daher beim BP dicker. PV und BP treten spontan auf. Auslösender Trigger kann UV-Licht sein. Beim BP auch Medikamente (Furosemid, Phenacetin).

Klinik

Beim Pemphigus vulgaris ist das Hauptmerkmal die Zerreißlichkeit der Epidermis.

Diese macht sich zu Beginn oft langsam (über Monate) und völlig undramatisch als kleine, hartnäckig schlecht heilende, oberflächliche Wunde an einer oder mehreren Hautstellen bemerkbar. Häufiger noch ist der Beginn an der Mundschleimhaut mit langsam größer werdenden Schleimhautläsionen, die über Monate bei der Nahrungsaufnahme schmerzen.

Dies zieht sich in wechselvollem Verlauf über etliche Monate bis zu einem Jahr hin, bis es zu einer abrupten Verschlechterung kommt mit Ausbreitung der Epidermiszerreißlichkeit (leicht verletzliche Blasen und Abwischen der Epidermis „wie bei einem gekochten Pfirsich"). Ohne Therapie käme es dann innerhalb eines oder weniger Jahre wegen Auszehrung, Lungenentzündung oder Sepsis zum Tod (100 Prozent).

Beim bullösen Pemphigoid dominieren Blasen entweder auf unveränderter oder auf geröteter Haut. Vielfach ist der Beginn nur durch Juckreiz gekennzeichnet. Nach dem Platzen der bernsteinfarben prall gefüllten Blasen kommt es zu beetartigen geröteten und teilweise mit blutigen Krusten bedeckten Erosionen, die langsam mit dunkler Pigmentierung abheilen. Die Mundschleimhaut ist selten betroffen. Der Verlauf des BP ist milder, es heilt in 30 Prozent der Fälle spontan aus. Trotzdem ist die Sterblichkeit auch wegen des Alters der Patienten erheblich (30 Prozent innerhalb des ersten Jahres).

Behandlung

PV: Prednisolon, 2 mg/kg Körpergewicht/Tag oral bis zum beginnenden Abheilen (mehrere Wochen). Dann an die Erkrankung angepasstes Ausschleichen der Steroiddosis bis zur alternierend gegebenen Erhaltungsdosis (oft ist vollständiges Absetzen möglich). Zusätzlich Azathioprin von Beginn an mit individuell angepasster Dosis. Alternativen bei nicht genügendem Ansprechen: Mycophenolatmofetil u. a.

Eine Ausheilung des PV ist heute in 80–90 Prozent der Fälle möglich. PV als Todesursache ist selten geworden.

BP: 0,5 mg Prednisolon / KgKG und Tag, Mycophenolatmofetil oder Azathioprin zur Steroideinsparung, Lokaltherapie.

11. Akne inversa (Hidradenitis suppurativa)

Definition

Die Akne inversa ist eine Entzündung der Terminalhaarfollikel mit ihren Talgdrüsen vorwiegend in den intertriginösen Bereichen. Das bedeutet häufig wiederkehrende schmerzhafte Abszesse und Fisteln unter den Achseln, in den Leisten, an der Brust und am Gesäß. Die Erkrankung kann an einer oder mehreren Lokalisationen gleichzeitig auftreten. Sie zeigt bei leichter Ausprägung in größeren Abständen auftretende eitrig-entzündliche, schmerzhafte Knoten. Nicht selten bilden sich aber über die Jahre handflächengroße Areale aus mit unzähligen schmerzhaften, übelriechenden Abszessknoten, Fistelgängen und Vernarbungen, die zur Bewegungseinschränkung und faktisch zur Gesellschaftsunfähigkeit führen.

Epidemiologie

Prävalenz bis ein Prozent. Keine sichere Geschlechtsdisposition. Familiäre Häufungen sind bekannt. Beginn typischerweise mit geringen Symptomen im Erwachsenenalter.

Ursache

Eine genaue Ursache ist nicht bekannt. Es bestehen feingeweblich Ähnlichkeiten zur Akne. Es kommt zum Bersten des gestauten Haar-Talgdrüsenkanals mit bakterieller Besiedlung und nachfolgender granulomatöser Entzündung des Bindegewebes. Bedeutsame Risikofaktoren sind Rauchen, Übergewicht und bei Frauen eine erhöhte Gestagen-Östrogen-Ratio. In Fällen familiärer Häufung wurden Gentransformationen nachgewiesen.

Klinik

An den Achseln in 51 Prozent, im Leisten-Genitalbereich in 42 Prozent, am Gesäß und Damm in drei Prozent und am Nacken und behaarten Kopf in vier Prozent der Fälle treten zunächst einzelne schmerzhafte Abszessknoten auf, die chirurgisch gespalten und zum Abfluss gebracht werden. In unregelmäßigen Abständen (Wochen) Wiederholung des gleichen Vorganges. Es bilden sich mit der Zeit gerötete wulstförmige Knotengebilde, aus denen sich eitriges, fötide riechendes Sekret entleert. Nach jahrelangem Verlauf kann es zu plattenartigen Einschmelzungen extremen Ausmaßes und narbigen Verziehungen kommen.

Behandlung

Eine konservative medikamentöse Therapie ist nicht oder nur in frühen Anfangsstadien oder insgesamt leichteren Verläufen empfehlenswert. Sie kann nach Erregerresistenzbestimmung mit Antibiotika, mit Glukokortikosteroiden für zehn Tage und bei Frauen eventuell mit Antiandrogenen auch in Verbindung mit Isotretinoin versucht werden. Methode der Wahl ist sowohl in Frühstadien als auch in ausgeprägten Fällen die operative Entfernung der gesamten entzündeten Hautareale bis (weit!) in den haarlosen Hautbereich und in das Unterhautfettgewebe hinein. Die Hautdefekte lässt man in mehreren Wochen sekundär granulieren. Dieses Vorgehen ist vielfach erprobt, dauerhaft sanierend und weitgehend schmerzlos. Die Patientenzufriedenheit ist hoch.

12. Urtikaria (Nesselsucht)

Definition

Urtikaria ist eine mit flüchtigen, punktförmig bis handflächengroßen, roten und juckenden Schwellungen (Quaddeln) einhergehende Intoleranzreaktion der Haut und der angrenzende Schleimhäute. Quaddeln sind ein für die Haut typisches Reaktionsmuster und können aus vielfältiger Ursache heraus entstehen (z. B. Brennesselkontakt). Im akuten Verlauf besitzt die Urtikaria wegen möglicher Schwellungen im Kehlkopfbereich und einer Mitreaktion des Kreislaufes bis zum Vollbild des anaphylaktischen Schockes ein akutes Gefährdungspotential.

Epidemiologie

Urtikaria ist ein häufiges dermatologisches Krankheitsbild. Schätzungen gehen davon aus, dass mindestens 25 Prozent aller Menschen wenigstens einmal eine urtikarielle Episode erleben. Nach dem Krankheitsverlauf werden akute von chronisch-rezividierenden Urtikariaformen unterschieden. Die akute Urtikaria ist fünf bis zehnmal häufiger als chronische Formen.

Ursache

Quaddeln sind umschriebene Flüssigkeitsansammlungen (Ödeme) in den blutgefäßreichen Schichten der Lederhaut und des Unterhautfettgewebes. Die Ödeme entstehen, wenn bestimmte Abwehrzellen (Mastzellen) ihre intrazellullären Wirkstoffe (Histamin, Kallikrein) zur Ausschüttung bringen. Die Folge ist eine Weitstellung der Blutgefäße, die Erhöhung ihrer Durchlässigkeit und die Abpressung von Blutflüssigkeit in das umliegende Gewebe durch den Blutdruck.

Diese zur Quaddelbildung führende Endstrecke ist bei allen nachfolgend aufgeführten Ursachen identisch. Im Zentrum des Geschehens stehen Mastzellen, welche auf natürliche oder krankhafte Weise aktiviert und zur Entleerung ihrer Wirkstoffe gebracht werden.

Auslöser einer akuten Urtikaria sind (Beispiele):

Soforttyp-Allergien nach Immunglobulin-E-Bildung: auf Wespengift, Penizillin u. a.

Pseudoallergien durch direkte chemische Auslösung: Azetylsalicylsäure, Rheuma-Mittel (ASS-Intoleranz), Röntgenkontrastmittel, ACE-Hemmer, Opiate u.v. a. mehr.

Kontakt mit gefäßaktiven tierischen Stoffen: biogene Amine, Säuren und Toxine.

Spaltprodukte des Komplementsystems: durch Immunkomplexe, Bakterientoxine.

Botenstoffe des Körpers: Eiweiße des Nervensystems, Hormone, Enzyme.

Enzymdefekt oder Mangel beim C1-Esterase-Inhibitor: nach Verletzungen, Infekten.

Physikalische Reize wie Kälte, Wärme, Druck oder Licht u. a.

Bei den chronischen Urtikariaformen besteht häufig eine Kombination verschiedener ursächlicher Begleitumstände: Die Einnahme eines zweiten Nahrungsmittelallergens oder körperliche Anstrengung, Autoimmunkrankheiten und fieberhafte Infekte.

Klinik

Die akute Urtikaria ist an ihren typischen Quaddeln mit rotem Hof und Juckreiz leicht zu erkennen. Diese sind flüchtig und bilden sich innerhalb von Stunden zurück – um anderenorts wiederzukommen. Ein Urtikariaschub kann Stunden bis Wochen dauern. Seltener kommt es vor allem im Gesicht zu teils monströsen, auch blutunterlaufenen Schwellungen (Quincke-Ödem). Die akute Urtikaria kann sich zu einer gefährlichen systemischen Reaktion fortentwickeln. Neben Atemnot (Larynxödem und Bronchospasmus) sind Übelkeit, Erbrechen und tödliches Kreislaufversagen möglich (anaphylaktischer Schock). Warnzeichen für eine beginnende Systemreaktion sind Schluckbeschwerden, juckende Augen, juckende Handflächen und Fußsohlen.

Bei chronischer Urtikaria kommt es über einen längeren Zeitraum wiederholt oder ständig zu Quaddeln. Ihre Intensität ist geringer und sie weist keine Schockfragmente auf.

Behandlung

Eine akute Urtikaria ist ein potentieller Notfall. Nach der Beseitigung offensichtlicher Auslöser wird im einfachen Fall mit einem Antihistaminikum therapiert. Sind die Quaddelbildungen nicht ausreichend unterdrückbar, erfolgt die zusätzliche Gabe von Prednisolon (Kortison) in tablettenform oder intravenös. Bei Alarmzeichen oder Organreaktionen außerhalb der Haut sollte frühzeitig vor allen weiteren Maßnahmen mit einer korrekt verdünnten Adrenalinlösung dosisgerecht intravenös interveniert werden. Als Alternative kommt vor allem bei Kindern ein Dosieraerosolspray mit Adrenalin zur Anwendung. Bei verspätetem therapeutischem Eingreifen Intubation und Blutvolumenersatz.

Die chronischen Formen geben zu weitergehenden diagnostischen Überlegungen Anlass. Ergibt die Anamnese keinen Hinweis und bleibt die Basisdiagnostik unauffällig, wird eine vierwöchige pseudoallergenarme Kost empfohlen. Kommt es hierunter zu einer deutlichen Beschwerdereduktion, erfolgt eine Plazebo-kontrollierte verblindete stationäre Provokationstestung mit Nahrungsmitteladditiva und Aromen.

13. Tiefe Beinvenenthrombose (Phlebothrombose)

Definition

Durch Blutgerinnung verursachter Verschluss einer oder mehrerer tiefen Beinvenen (innerhalb der Muskulatur) mit der Gefahr einer Lungenembolie. Nachfolgend häufig Entwicklung eines postthrombotischen Syndroms.

Epidemiologie

Inzidenz etwa 160 pro 100.000 Einwohner und Jahr. Im letzten Lebensdrittel stark ansteigend. In der Schwangerschaft eine der führenden Todesursachen. 25–30 Prozent der mütterlichen Sterblichkeit.

Ursache

Grundsätzlich: a) Strömungsverlangsamung, b) Schädigung der Veneninnenhaut, c) erhöhte Gerinnungsbereitschaft des Blutes sind begünstigend.

Beispiele: höheres Alter, Krebs, Operationen, Bettlägerigkeit, langes Sitzen (Flugreisen), extreme Überanstrengung, Entbindung, Einnahme von Ovulationshemmern (besonders in Verbindung mit Rauchen), Störung des Blutgerinnungs- und Fibrinolysesystems (Faktor V-Leiden, Prothrombin 20210, Faktor VIII Erhöhung, Hyperhomocysteinämie, Antiphospholipidantikörper, Protein C- und Antithrombin III-Mangel).

Klinik

Zu Beginn sind einseitige, einem Muskelkater ähnliche Schmerzen in der Wade oder in der Fußsohle möglich. Verstärkung durch Husten und Auftreten. Oft Schweregefühl des Beines, Schwellung des Unterschenkels mit Ödembildung, leichte Blauverfärbung des Beines (Zyanose). Eine Lungenembolie ist bei bettlägerigen Patienten oft Frühsymptom (!) mit Schweiß, Pulsbeschleunigung, Unruhe und Brustschmerzen. Bei immobilisierten Patienten sind die Symptome einer tiefen Beinvenenthrombose geringgradig ausgeprägt.

Behandlung

Vorbeugend durch postoperativ verabreichte niedermolekulare Heparine oder langfristige Antikoagulation.

Bei Nachweis einer frischen Phlebothrombose meistens mit niedermolekularem Heparin subcutan, eventuell auch noch mit unfraktioniertem, früheren „Standard"-Heparin per Infusion. Hierbei ist die Überwachung der Gerinnungsparameter und Dosisanpassung erforderlich. Bei allen Therapieformen mit Heparin sind Kontrollen der Blutplättchenzahl (HIT) notwendig.

14. Herpes zoster (Gürtelrose)

Definition

Herpes zoster (Gürtelrose) ist eine segmental auftretende, Haut und Nerven betreffende schmerzhafte Zweiterkrankung durch das Varizella-Zostervirus (VZV) nach einer in der Kindheit durchgemachten Windpockeninfektion. Aufgrund der Schädigung und des Unterganges von entzündeten Nervenzellen können die postzosterischen Schmerzen die eigentliche Herpes zoster-Erkrankungsperiode langfristig überdauern.

Ursachen

Nach einer Windpockeninfektion verbleiben die Viren lebenslang in den sensiblen Ganglien des Rückenmarkes und der Hirnnerven. Diese latente Besiedlung wird nach Jahrzehnten bei sinkender Immunitätslage (Alter, Leukämie, Tumoren, Medikamente, AIDS) aufgegeben. Es kommt zur Virusvermehrung mit Entzündung der Nervenwurzeln (Ganglien) und Nerven (Schmerzen und Sensibilitätsstörungen vor Auftreten von Hautsymptomen). Die sich vermehrenden Viren wandern entlang der sensiblen Nerven in das jeweilige vom Nerv versorgte Hautsegment (Dermatom) ein und bilden an der Hautoberfläche virushaltige Bläschen.

Epidemiologie

Der Mensch ist das einzig bekannte Reservoir für das Varizella-Zoster-Virus. Die Durchseuchung der Bevölkerung ist fast 100 Prozent.

Die Reaktivierung des VZV ist mit dem Lebensalter und der Funktionsfähigkeit des Immunsystems korreliert. Insgesamt erleben circa 20 Prozent der Bevölkerung einmal in ihrem Leben einen Herpes zoster. Das relative Risiko bei Achtzigjährigen ist etwa viermal so hoch wie bei jugendlichen Erwachsenen, bei Menschen mit Immunschwäche vergleichsweise hundertmal so hoch wie bei Gesunden.

Klinik

Nach einer Prodromalzeit von zwei bis fünf Tagen Dauer mit Abgeschlagenheit, eventuell leichtem Fieber und brennenden Schmerzen an einem bestimmten, streng einseitigen Hautareal (meist im Kopf- und Oberkörperbereich) entwickeln sich dort schubweise gerötete Flecken, in denen innerhalb eines halben bis ganzen Tages gruppiert stehende Bläschen auftreten. Gewöhnlich ist nur ein Hautsegment befallen, selten zwei oder mehr benachbarte. Nach zwei bis vier weiteren Tagen können diese Bläschen im unkomplizierten Fall eintrüben, abtrocknen und später unter Hinterlassung von Närbchen abheilen. In schwereren Fällen kommt es zu Einblutung und/oder Gewebsuntergang (Nekrose). Häufiger betroffen sind Nervenäste am Kopf (N.trigeminus) und Nerven am Brustkorb.

In Abhängigkeit zur Immunitätslage und der Lokalisation des Dermatoms können folgende Akut- und Spätkomplikationen auftreten (kursorisch): Augenbeteiligung, Entzündung des Sehnervs, Lähmung des Gesichts- und Gehörnervs, Meningitis, Gehirnentzündung, Entzündung der Gehirngefäße, der Lunge, Entzündungen innerer Organe, postzosterische Neuralgie (Nervenschmerzen).

Grundzüge der Behandlung

Grundsätzlich systemisch über sieben Tage mit den Nukleosidanaloga Acyclovir oder den Nachfolgepräparaten Valacyclovir, Famcyclovir oder Brivudin bei einem Zoster des Kopf-Halsbereiches sowie bei Patienten ab dem 50. Lebensjahr, bei schwerem Zoster des Rumpfes oder der Extremitäten, bei Menschen mit schlechter Abwehrlage und beim atopischen Ekzem.

Zur lokalen Behandlung kommen entweder abtrocknende oder krustenlösende äußere Mittel zur Anwendung.

Auf ausreichende, eher großzügige Schmerztherapie ist zu achten.

15. Systemische Sklerodermie

Definition

Erworbene Autoimmunerkrankung mit in der Regel langsam voranschreitender, überschießender Produktion von Kollagen und Bindegewebssubstanzen, die Verhärtungen in der Haut und je nach Erkrankungstyp im Verdauungstrakt, in der Lunge, Nieren und anderen Organen bewirken. Die Systemische Sklerodermie ist auch heute noch kaum beeinflussbar. Sie kann mit langem Leiden zur Invalidität und Tod führen.

Epidemiologie

Inzidenz circa ein Fall pro 100.000 Einwohner und Jahr. Die Häufigkeit der Erkrankung in der Bevölkerung liegt bei 4–29 pro 100.000 Einwohnern (in Abhängigkeit der Einstufung auch milder Formen). Mit 3:1 bis 8:1 sind Frauen altersabhängig bevorzugt betroffen.

Die Zehnjahresüberlebensdauer beträgt je nach Verlaufstyp 40–60 Prozent. Spontanheilungen kommen selten vor.

Ursache

Komplex. Drei wesentliche Bereiche: 1. Veränderungen an den feinen Blutgefäßen des Körpers mit kälteabhängigen Gefäßkrämpfen, vor allem an den Fingern, (Raynaud-Syndrom) und eine sich um die Gefäße aufbauende Entzündungsreaktion. 2. Bindegewebszellen (Fibroblasten), die auf eine Reihe von körpereigenen Wuchsstoffen mit dauerhafter, überschießender Kollagenfaserbildung reagieren. Sie sind fehlreguliert (eventuell mit eigenem Defekt!). 3. Das Immunsystem. Es ist in mehreren Staffeln aktiviert. Dies führt unter anderem zur Produktion spezifischer Autoantikörper, die einen prognostischen Wert für den Verlaufstyp haben, aber wahrscheinlich keinen Einfluss auf die Entzündung. Ferner zu Abwehrzellen, die durch die bloßgelegten Zellstrukturen im Bereich der entzündeten Kapillaren aktiviert werden.

Weitere Auslöser ähnlicher Erkrankungen sind potentiell Chemikalien und Medikamente: Verunreinigtes Tryptophan, Vinylchlorid, Silikatstaub, toxic-oil-Substanzen (Spanien).

Klinik

Hauptsächlich zwei Verlaufsformen:

1. Limitierte akrale systemische Sklerodermie: Jahrelang vorausgehende, häufige Fingergefäßkrämpfe mit Raynaud-Syptomatik bei kühlen Temperaturen. Später teigig-ödematöse Schwellung der Finger, Hände und Unterarme. Schubweise Verstraffung der Haut bis zu lederartiger Konsistenz. Fingerkuppen und Fingergelenke neigen zu schlecht heilenden offenen Stellen (Nekrosen). Am Nagelhäutchen werden erweiterte Kapillaren (feinste Blutgefäße) und Einblutungen sichtbar. Später Nagelverlust und Verlust von Fingergliedern. Krümmung und Versteifung der Hände bis zur Gebrauchsunfähigkeit. Mitbeteiligung des Gesichtes: Straffe Gesichtshaut, radiäre Mundfalten, Schrumpfung der Mundöffnung. Nur geringe oder keine innere Organbeteiligung. Lungenbluthochdruck. Antizentromerantikörper. Jahrzehntelanger Verlauf.

2. Diffuse systemische Sklerodermie: Fieber, Gelenkschmerzen, an der Haut Ödeme und Verhärtung am Stamm und den Extremitäten (selten an der gesamten Haut), zum Teil in wenigen Monaten. Gering oder nicht vorhandene Raynaud-Symptomatik der Hände. Frühzeitige und oft schwere Organbeteiligung mit Lungenfibrose, Nieren-, Speiseröhren-, und Herzbeteiligung. Kalkeinlagerungen in die Haut. DNS-Topoisomerase I Antikörper (Scl 70). Durchschnittliche Fünf-Jahres-Überlebenszeit 40–70 Prozent. Die diffuse systemische Sklerodermie kann trotzdem „ausbrennen", mit mäßigem spontanem Aufweichen von sklerotischen Hautpartien.

Behandlung

Eine sicher wirkende, ursächliche Therapie ist nicht bekannt. Allgemeinmaßnahmen: Kälteschutz, Nikotinkarenz, krankengymnastische Übungsbehandlungen, gefäßerweiternde Medikamente, ACE-Hemmer (Niere!), Magenschutz.

Bei raschen Verläufen Kortikosteroide in Kombination mit Cyclophosphamid. Fallweise D-Penicillamin als antifibrotische Therapie. Zukunftshoffnungen bestehen in der Entwicklung von Hemmsubstanzen gegen die beteiligten Zellwachstumsfaktoren.

16. Mycosis fungoides

Definition

Die Mycosis fungoides ist ein sogenannter niedrigmaligner Lymphzellkrebs, jedoch mit ungünstiger Gesamtprognose, der zunächst langjährig auf die Haut begrenzt bleibt. Mycosis fungoides hat mit einer Pilzinfektion nichts zu tun.

Epidemiologie

Weltweites Vorkommen. Inzidenz circa 0,3–0,5 pro 100.000 Einwohner und Jahr. Bevorzugung des männlichen Geschlechtes. Krankheitsbeginn in der Lebensmitte. Mycosis fungoides ist das häufigste Lymphom der Haut.

Ursache

Die Ursache der Transformation von T-Helfer-Lymphzellen in bösartige Zellen ist unbekannt. Wahrscheinlich erfolgt diese stufenweise wie in der Tumorgenese üblich. Die Vorstellung geht von dauerhafter Stimulation und Vermehrung eines T-Helfer Lymphozytenklons durch Kontaktallergene, persistierende Antigene, infektiöser Erreger oder Autoantigene aus. Weitere Trigger könnten radioaktive Strahlung oder chemische Karzinogene sein.

Klinik

Im prämykosiden Stadium über Jahre und Jahrzehnte unscheinbare, wenig schuppende, scharf begrenzte Herde ohne subjektive Beschwerden (vom Aussehen durchaus einer Mykose (Pilzinfektion) ähnlich. Keine Dynamik.

Plaque-Stadium: zunehmende Rötung und Braunfärbung sowie zunehmende Infiltrierung der Herde (Verdickung der Haut durch Einwanderung von Zellen). Langsame Größenzunahme und Ineinanderlaufen der Einzelherde mit mäßigem bis erheblichem Juckreiz. Allgemein sonst keine Beschwerden.

Im beginnenden Tumorstadium werden die Entwicklungsstadien unterschiedlicher. Einzelne Plaques verändern sich zu tomatenweichen, halbkugeligen Tumoren (fungiformpilzkörperähnlich). Neue Tumoren treten ohne Plaquestadium hinzu. In der letzten Krankheitsphase leiden die Patienten an starken Schmerzen, oft quälendem Juckreiz, Fieber, Auszehrung und an Komplikationen durch Organbefall, Infektionen und Sepsis.

Behandlung

Im prämykosiden Stadium örtliche Therapie mit Glukokortikoiden und Retinoiden (Bexaroten).

Mittel der ersten Wahl im erythematösen und Plaque-Stadium ist die UV-Licht-Therapie oder Photochemotherapie (PUVA). Alternativ ist eine Bestrahlung mit schnellen Elektronen möglich. Diese Therapieformen haben kein kuratives Ziel, sondern es soll das nächste Stadium möglichst hinausgezögert werden.

Ab dem Tumorstadium und bei nachgewiesener Organbeteiligung ist eine Behandlung mit Zytostatika angezeigt (Chemotherapie).

17. Kutane nekrotisierende Vaskulitis, hier: Immunkomplex-Vaskulitis

Definition

Der Begriff Vaskulitis umfasst allgemein akute und chronische entzündliche Blutgefäßerkrankungen mit Veränderung oder Zerstörung der Gefäßwand. Bei einem sich daraus ergebenden Gefäßverschluss werden die abhängig ernährten Gewebe geschädigt (Nekrose = Gewebeuntergang). Das Ursachenspektrum und auch die Krankheitsfolgen sind unterschiedlich. Die Gefäße sind oft nur „innocent bystander" einer immunologischen Reaktion des Körpers. Eine Einteilung der Vaskulitiden erfolgt seit 1994 mit der Chapel-Hill-Klassifikation.

Epidemiologie

Allein die Inzidenz der Immunkomplex-Vaskulitis beträgt etwa 20/100.000 Einwohner und Jahr. Keine Geschlechtsbevorzugung, alle Altersstufen.

Ursache

Bakterielle und virale Infektionen, Medikamente, Fremdeiweiße, bösartige Neubildungen, Autoimmunerkrankungen. In der Auseinandersetzung des Immunsystems mit antigenen Fremdstoffen werden Antikörper gebildet (Beispiel: Streptokokken-Angina, Bildung von Streptokokken-Antikörpern). Diese Antikörper binden Streptokokkenantigen zu einem Immunkomplex. Unter bestimmten Voraussetzungen können größere Mengen dieser Immunkomplexe im Blutgefäßsystem zirkulieren. Die normalen Entsorgungsmechanismen werden überfordert (Bindung an Makrophagen (Fresszellen) in Leber und Milz). Die überschüssigen (und für den Körper gefährlichen) Immunkomplexe werden an und in der Gefäßinnenhaut gebunden. Die Folge ist eine entzündliche Aufräumreaktion des Immunsystems mit Komplementaktivierung, Anlockung weißer Blutzellen, Zerstörung der Immunkomplexe und Schädigung der Gefäßwände. Die Gefäße werden durchlässig für Blutkörperchen und Blutflüssigkeit. Bei stärkerer Schädigung verschließen sich Gefäße und es kann zur Nekrose der versorgten Gewebeeinheit kommen.

Klinik

Akut und schubweise erscheinende, tastbare, wenige Millimeter große, juckende Fleckchen von rötlicher bis dunkelroter Farbe (Petechien), die vielzählig ausgestreut (exanthematisch) vorwiegend an den unteren Extremitäten auftreten. Gleichzeitig oft mildes Fieber, Abgeschlagenheit, leichte abdominale Schmerzen (im Bauchraum). Im Urin Blutnachweis als Zeichen einer Nierenbeteiligung.

Behandlung

Wenn möglich Beseitigung der auslösenden Ursache. Bei ausgedehntem Hautbefall und in jedem Fall einer Systembeteiligung (Niere!) orale Kortikoidstoßtherapie, z.B. 0.5–1mg / KgKG Prednisolon.

18. Pyoderma gangraenosum

Definition

Das Pyoderma gangraenosum ist ein schmerzhafter, akut oder chronisch mit Eiterbildung einhergehender Gewebszerfall der Haut und tieferer Schichten. Initiator des Zerfalls sind kleine Verletzungen oder Infektionen. In 30–50 Prozent ist Pyoderma gangraenosum mit inneren Erkrankungen und Immunstörungen assoziiert: Chronisch entzündliche Darmerkrankungen, rheumatoide Arthritis u.a. foudroyant (extrem rasch) fortschreitende Fälle können durch schwere Komplikationen zum Tode führen.

Epidemiologie

Nicht selten. Weltweites Vorkommen. Keine Geschlechtsprädilektion. Auftreten vor allem im Erwachsenenalter.

Ursache

Wahrscheinlich erworbene Funktionsanomalie von „neutrophilen" weißen Blutzellen. Überbordende Aktivität und Ausschüttung von gewebsschädlichen, die Entzündung stimulierenden Stoffen. Fehlen einer Entzündungsherabregulation (Gewebs-Proteinaseinhibitoren).

Klinik

Häufig an den unteren Extremitäten, prinzipiell aber an allen Körperlokalisationen, Auftreten einer kleinen, geschwürigen Pustel mit rascher zentrifugaler Ausbreitung (cm/Tag), unter Hinterlassung einer eiterunterminierten lederartigen Hautnekrose. Lividroter, scharf aber unregelmäßig begrenzter Randsaum mit matschigen, eitergefüllten Bläschen (Pusteln). Bei akuten, foudroyanten Verläufen erschreckend schnell sich ausbreitender Haut und Gewebszerfall. Klinisch mit hohem Fieber und Allgemeinsymptomen einhergehend. Nicht selten postoperatives Auftreten (Bauchdeckennekrose) bei assoziierter Immunstörung.

In den meisten Fällen kommt es aber nach anfänglicher Nekrosebildung zu begrenzter Eiterentwicklung und einem schmerzhaften, chronisch-rezidivierenden Verlauf.

Behandlung

Abtragung des untergegangenen Gewebes. Lokale Antisepsis. Systemische Glukokortikoidtherapie mit 1–2mg Prednisolon / KgKG täglich. Cyclosporin A und andere Immunsuppressiva. Bei Therapieresistenz Kombinationstherapien.

19. Lupus erythematodes

Definition

Der Lupus erythematodes ist in seinem Vollbild (Systemischer Lupus erythematodes, SLE) eine bedeutsame autoimmun bedingte Multisystemkrankheit, die potentiell in kurzer Zeit zum Tode führen kann. Häufiger sind aber Erkrankungen mit milderem Verlauf und einer Zehn-Jahres-Überlebensrate von circa 90 Prozent. Eine weitgehend auf die Haut begrenzte Form des Lupus erythematodes mit nur geringer Systembeteiligung wird Subakutkutaner Lupus erythematodes (SCLE) genannt. Die häufigste Form des Lupus erythematodes, der Chronisch-diskoide Lupus erythematodes (CDLE), tritt nur an belichteter Haut auf. SCLE und CDLE haben in der Regel eine gute Prognose. Sie besitzen jedoch die Möglichkeit, wenn auch selten, in die klassische systemische Verlaufsform überzugehen.

Epidemiologie

Systemischer Lupus erythematodes (SLE): In Industrieländern Inzidenz zwischen 1,5 und 7,5 pro 10.000 Einwohner und Jahr. Manifestation meist im jungen Erwachsenenalter bei Gynäkotropie (8:1). Familiäre Häufung möglich (10 Prozent).

CDLE: etwa zehnmal häufiger als SLE. Gynäkotropie 2:1 bis 3:1.

Ursache

Die Ursache der gestörten Immunregulation beim Lupus erythematodes ist nicht geklärt. Sie wird durch genetische, hormonelle und medikamentöse Faktoren beeinflusst. Charakteristisch ist eine massive Produktion von Autoantikörpern, vorwiegend gegen Zellkernantigene (ANA) und Defekte in der zellulären T-Zell-abhängigen Immunität. Wahrscheinliche These des Toleranzverlustes: Versagen der Unterdrückung selbstreaktiver B-Zellklone durch defekte T-Zell-Suppressorfunktion.

Klinik

SLE: Allgemeinsymptome mit Fieber und Müdigkeit, Gelenkentzündungen, schmetterlingsförmige Gesichtsrötung, Nierenbeteiligung, Fingergefäßkrämpfe (Raynaud-Symptom), Lymphknotenschwellungen, Blutbildveränderungen, Rippfellentzündungen, Herzbeutelentzündung, ZNS-Symptome (Kopfschmerzen, epileptische Anfälle, org. Psychosyndrom etc.).

SCLE: Vorzugsweise an lichtexponierter Haut – nicht ausschließlich – an Schultern, Brust, Rücken und Armen gerundete, leicht schuppende Herde, die mit leichter Einsenkung und Entpigmentierung abheilen. Weniger ausgeprägte Allgemein- und Organsymptome wie bei SLE. Verschlechterung nach Besonnung.

CDLE: Im Gesicht münzförmige, gerötete Herde mit festhaftender Schuppung und zentralem Übergang in narbige Atrophie. Verschlechterung nach Besonnung. Möglichkeit der Defektbildung (Lupus = Wolf!). Keine Allgemeinsymptome.

Behandlung

SLE: Meiden von Sonne. Meiden von Infektionsrisiken und bestimmten Medikamenten (Ovulationshemmer etc.). Symptom- und verlaufsbezogene medikamentöse Therapie mit Azetylsalizylsäure, Chloroquin, Prednisolon, Azathioprin, Mycophenolatmofetil, Cyclophosphamid und Begleittherapien je nach Organbefall.

SCLE und CDLE: Meiden von Sonne. Systemische Kortikosteroide nur kurzzeitig bei ausgedehnten Fällen. Sonst lokale Kortikoidsalben. Chloroquin oral. Lichtschutz!

20. Rhinophym (Pfundsnase)

Definition

Das Rhinophym ist eine fast ausschließlich bei Männern vorkommende Talgdrüsenwucherung der Nase auf dem Boden einer Rosazea. Rosazea ist eine entzündliche akneähnliche Erkrankung der Gesichtshaut in der zweiten Lebenshälfte ohne Komedonenbildung aber mit fakultativer Begleitentzündung des äußeren Auges.

Epidemiologie

Rosazea selbst ist relativ häufig und bei beiden Geschlechtern ungefähr gleich. Das Rhinophym ist ein Endzustand der Rosazea, oft mit nur noch geringen Symptomen an der übrigen Gesichtshaut.

Ursache

Vermutet werden Störungen der Blutzirkulation vorwiegend des Gesichts mit Dauerrötung und Gefäßerweiterungen. Durch Blutstauung Ödembildung und Sauerstoffmangel in den feinen Kapillargefäßen. Chronische Entzündungsreaktion, später Bindegewebsvermehrung. Alkohol (gefäßerweiternd), UV-Licht und Wind und Wetter stellen zusätzliche Provokationsfaktoren dar.

Klinik

Als Erstes besteht eine Neigung zu langanhaltender Gesichtsrötung nach körperlichen Anstrengungen oder Kälte und Alkohol etc. Später entstehen fleckig verdichtete erweiterte Blutkapillaren als Dauerrötung („gesunde rote Bäckchen").

Auf den flächenhaften Rötungen entwickeln sich entzündliche Knötchen und eitrige Pusteln. Der Verlauf ist chronisch-rezidivierend und zieht sich über viele Jahre hin.

Augenentzündungen (Rosazea-Keratitis und -Konjunktivitis) können hinzutreten.

Schließlich wird die Haut vor allem im Bereich der Nase schwammig und grobporig mit großen Follikelöffnungen. Die Wucherungen an der Nase können die erstaunlichen Ausmaße einer Kartoffelknolle annehmen (Rhinophym).

Behandlung

Das Rhinophym wird in örtlicher Anästhesie mit dem Skalpell oder dem Laser komplett abgetragen. Durch das tangentiale Anschneiden der extrem verlängerten Talgdrüsenausführungsgänge verbleibt auf der Exzisionsebene ein epitheliales Zellreservoir, von dem die regenerative Überhäutung im Idealfall narbenfrei ausgeht.

Dr. Ulrich Haaf

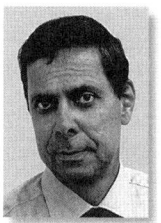

Seit 1984 an der Universitäts-Hautklinik Tübingen

Arbeitsgebiete: Klinische Dermatologie, Allergologie, dermatologische Operationen

Engagement in studentischer Lehre und Tutor an der Hautklinik Tübingen

Chirurgische Weiterbildung am Kreiskrankenhaus Waiblingen

Medizinstudium und Facharztausbildung in Dermatologie und Venerologie an der Universität Tübingen

Dr. Albert Möller

LABORMEDIZIN

Gliederung:

1. **Allgemeines**
2. **Anforderung von Laborwerten**
3. **Untersuchungsmöglichkeiten des Blutes**
   3.1 Blutzellen
   3.2 Serumuntersuchungen

1. Allgemeines

Die Labormedizin ist neben der **Anamnese** (Erhebung der Krankengeschichte) und den **bildgebenden Untersuchungsverfahren** (Röntgen, Ultraschall, Endoskopie) ein entscheidender Baustein in der Diagnostik von Erkrankungen.

Daneben steigt ihre Bedeutung auch bei der Beurteilung von Therapieverläufen und zur Prognose von Erkrankungen.

Bei Gesunden dient die Labormedizin der Feststellung von gesundheitlichen Risikofaktoren und liefert damit Kriterien zur Beratung hinsichtlich der weiteren Lebensführung.

Laboruntersuchungen erfolgen an **Körperflüssigkeiten bzw. Ausscheidungen:**

- Blut,
- Urin,
- Liquor („Hirnflüssigkeit"),
- Stuhl,

wobei Blut am wichtigsten ist.

2. Anforderung von Laborwerten

Wegen der Vielzahl bestimmbarer Laborwerte ist die sorgfältige Auswahl je nach vermutetem Krankheitsbild wichtig, da Labormedizin sonst zu einem teuren Verfahren wird, ohne dass dem Patienten im Einzelfall ein Nutzen entsteht („Schrotschussdiagnostik"). Ebenso wichtig ist, dass im Rahmen der so genannten **Präanalytik** auf **korrekte Abnahmebedingungen** und **Aufbewahrung von Proben** geachtet wird. Zum Beispiel schwanken bestimmte Werte im Tagesverlauf, sodass nur bei definiertem Abnahmezeitpunkt auch ein Aussagewert vorliegt.

Da die Bestimmungen heute in großen Laboratorien ohne Kenntnis des Patienten durchgeführt werden, muss der anfordernde Arzt die erhaltenen Laborwerte mit dem gesamten Krankheitsbild des Patienten bewerten.

3. Untersuchungsmöglichkeiten des Blutes

Blut besteht aus Flüssigkeit, in der Zellen schwimmen.

Zur Untersuchung trennt man durch **Zentrifugation** die Flüssigkeit von den Zellen.

Man erhält dann **Zellen** und **Blutplasma.** Entfernt man aus dem Plasma noch die **Gerinnungsstoffe,** spricht man von **Serum** (vgl. Abbildung 1).

Abbildung 1: Hauptbestandteile des Blutes

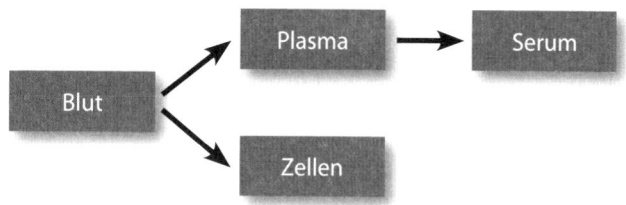

3.1 Blutzellen

Blut enthält drei Zellreihen:
- Erythrozyten (rote Blutkörperchen),
- Leukozyten (weiße Blutzellen),
- Thrombozyten (Blutplättchen).

Alle Blutzellen werden im Knochenmark gebildet.

Zählt man die Zellen in einer bestimmten Blutmenge, spricht man vom **Kleinen Blutbild.** Wenn dazu noch eine mikroskopische Differenzierung der Blutzellen erfolgt, spricht man vom **Großen Blutbild.** Zählung und Differenzierung erfolgen heute in automatisierten Anlagen. Eine Differenzierung der Zellen durch Anfertigung eines gefärbten Blutausstrichs und Beurteilung unter dem Mikroskop durch einen Untersucher erfolgt nur noch bei Auffälligkeiten in der automatischen Analyse.

Erythrozyten

Erythrozyten enthalten das Hämoglobin (roter Blutfarbstoff) und tragen an ihrer Oberfläche die Blutgruppenmerkmale des Menschen.

- Hämoglobin transportiert O2 (Sauerstoff) + CO2 (Kohlendioxid)
- Mangel = Anämie (Blutarmut)

Der Transport von Sauerstoff und Kohlendioxid wird auch als **Innere Atmung** bezeichnet. Sauerstoff wird aus den Lungen in die Organe gebracht und dort für die Energiegewinnung verbraucht. Dabei fällt Kohlendioxid an, das wiederum über das Blut zur Lunge gelangt und abgeatmet wird.

Es gibt **23 verschiedene Blutgruppensysteme** beim Menschen, die mit Kennbuchstaben versehen werden.

Die beiden wichtigsten sind das AB0-System und das Rhesus-System (Rh-System).

Für AB0 gibt es vier Möglichkeiten (A, B, AB, 0), für Rh vereinfacht nur zwei (Rh-positiv, Rh-negativ):

ABO-System	Häufigkeit	Kombination
A	43 Prozent	A Rh+ oder A Rh-
B	11 Prozent	B Rh+ oder B Rh-
AB	5 Prozent	AB Rh+ oder AB Rh-
0	41 Prozent	0 Rh+ oder 0 Rh-

Bei einer Bluttransfusion (Gabe von Blut in Form konzentrierter Erythrozyten) müssen die Blutgruppen des Spenders und des Empfängers übereinstimmen.

Leukozyten

Leukozyten sind **Abwehrzellen** des Körpers. Sie bekämpfen Krankheitserreger und eliminieren Fremdstoffe. Man unterteilt sie in der mikroskopischen Differenzierung nochmals in **drei Zellreihen:**

- Granulozyten,
- Lymphozyten,
- Makrophagen / Monozyten.

(vgl. Abb. 2: **Aussehen eines gefärbten Blutausstrichs unter dem Mikroskop)**

Die Leukozytenzahl ist erhöht bei **Infekten** und bestimmten **Bluterkrankungen** (Leukämien).

Die Leukozytenzahl ist erniedrigt bei **Schäden des Knochenmarkes** (z. B. durch Medikamente, Bestrahlung, Leukämien, Lymphome), aber auch bei vielen **Virusinfekten.**

Thrombozyten

Die Blutplättchen dienen dem **Gerinnungssystem** des Blutes.

Bei einer Verletzung eines Blutgefäßes wird durch **Aggregation** (Zerklumpung) von Thrombozyten eine erste Abdichtung erzielt, bevor weitere Gerinnungsmechanismen aktiviert werden. Deshalb gehen verminderte Thrombozytenzahlen mit einer erhöhten Blutungsneigung einher.

Abbildung 2: Skizzen des Aussehens von Blutausstrichen unter dem Mikroskop

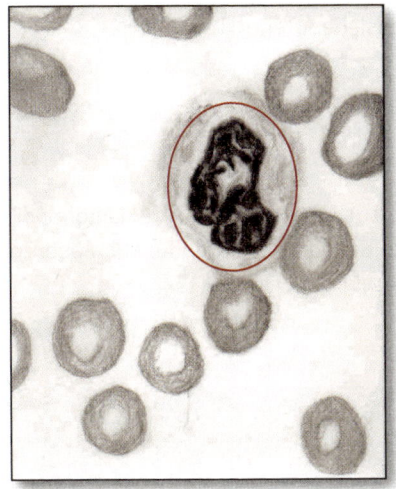

Granulozyt

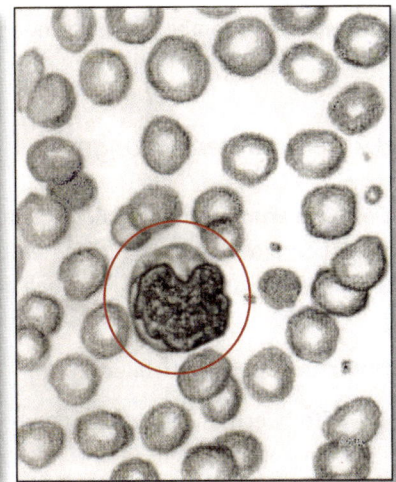

Monozyt

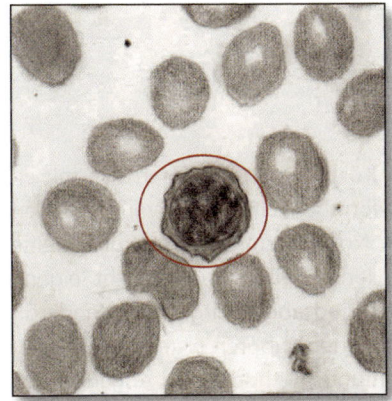

Lymphozyt

Um die Leukozyten liegen in den Beispielbildern rote Zellen (Erythrozyten)

Therapeutisch wird durch den Einsatz von **Acetylsalicylsäure** (ASS, Aspirin) die gerinnungshemmende Funktion der Thrombozyten herabgesetzt, ohne dass sich die Thrombozytenzahl ändert (siehe Arteriosklerose).

3.2 Serumuntersuchungen

Das **Blutserum** ist das wichtigste Untersuchungsmaterial in der Labormedizin. Im Serum lassen sich Parameter für die normale Körperfunktion ebenso finden wie solche, die eine Krankheit anzeigen.

Untersuchungsmöglichkeiten

- Stoffwechsel des Organismus
- Organfunktionen
- Hormone (Botenstoffe des Stoffwechsels)
- akute oder abgelaufene Infektionskrankheiten
- Tumore
- genetische Untersuchungen
- Schwangerschaft
- Medikamente, Drogen, Gifte

Normalwerte

Alle Serumparameter einer **normalen Körperfunktion** lassen sich mit einer definierten Schwankungsbreite (= Normbereich) im Blut von Gesunden nachweisen. Erst das Verlassen des Normalbereichs zeigt dann eine Schädigung, z. B. eines Organes, an. Jedes Labor veröffentlicht eigene **Normalwerttabellen.** Die Normalwerte sind aber weitgehend standardisiert, Abweichungen zwischen verschiedenen Laboren ergeben sich gelegentlich, bei unterschiedlichen Bestimmungsmethoden. Bei Angabe eines Untersuchungsbefundes wird zur schnellen Orientierung der zugehörige **Normalbereich** mitangegeben.

Im Folgenden werden beispielhaft nur die wichtigsten Serumparameter einer normalen Körperfunktion erläutert. Für die Diagnostik von Krankheiten gibt es darüber hinaus eine riesige Anzahl spezieller Werte.

Stoffwechsel

Der menschliche Stoffwechsel besteht aus drei Komponenten, die aber durch gemeinsame Stoffwechselschritte auch miteinander verbunden sind:

- Kohlenhydratstoffwechsel (Zuckerstoffwechsel),
- Lipidstoffwechsel (Fettstoffwechsel),
- Proteinstoffwechsel (Eiweißstoffwechsel).

Kohlenhydratstoffwechsel

Zucker wird in verschiedenen Zuckerformen mit der Nahrung aufgenommen und in Leber und Muskulatur gespeichert. Der **Glukosehaushalt** wird durch **Hormone (Insulin. Glukagon)** reguliert.

Meßwert: Glukose im Plasma.

Eine der wichtigsten Krankheiten der Inneren Medizin ist der **Diabetes mellitus** (Zuckerkrankheit). Dabei ist die Regulation so gestört, dass im Blut überhöhte Glukosewerte feststellbar sind.

Lipidstoffwechsel

Fette sind eine Möglichkeit, Energie im Körper in hochkonzentrierter Form zu speichern. Fett wird mit der Nahrung aufgenommen und in Fettzellen und auch der Leber gespeichert.

Zu einer großen Gesundheitsgefährdung entwickelt sich in Deutschland die **Adipositas** (Übergewicht). Sie resultiert aus einem Ungleichgewicht zwischen der Kalorienaufnahme und dem Kalorienverbrauch des Körpers. Viele Mechanismen sind dabei noch nicht geklärt.

Meßwerte im Serum: Triglyceride und Cholesterin.

Cholesterin entsteht dabei überwiegend **endogen** (d.h. wird im Körper selbst hergestellt) und ist ein wichtiger Risikofaktor in der Entstehung der Arteriosklerose ("Gefäßverkalkung"). Eine Störung des Cholesterinstoffwechsels ist meistens erblich bedingt und wird durch Übergewicht verschlechtert.

Proteinstoffwechsel

Eiweiße sind die Strukturbausteine der Zellen. Auch die meisten **Botenstoffe** und **Enzyme** sowie die **Gene** (Erbmaterial) bestehen aus Proteinen. Zu ihrem Aufbau sind als Grundbausteine **Aminosäuren** erforderlich, die zum Teil aus der Nahrung aufgenommen werden müssen und nur teilweise auch im Körper selbst hergestellt werden können. Störungen im Proteinstoffwechsel resultieren daher meist aus einer Unter- bzw. Fehlernährung oder aus Fehlfunktionen der am Proteinstoffwechsel beteiligten Organe (Leber, Niere).

Einen für den gesamten Proteinstoffwechsel repräsentativen Laborwert gibt es nicht.

Orientierende Messwerte im Serum: Totalprotein (Gesamteiweiß) und Albumin.

Elektrolyte

Der **Salzhaushalt** des Körpers ist eng verknüpft mit dem **Wasserhaushalt.** Wasser und darin gelöste Salze sind das Milieu, in dem alle Stoffwechselvorgänge ablaufen, sowohl innerhalb der Zellen **(= Intrazellulärraum)** als auch außerhalb **(= Extrazellulärraum und Gefäße).** Der Salzgehalt reguliert auch die Balance zwischen Intra- und Extrazellulärem Raum **(osmotisches Gleichgewicht).**

Der Elektrolythaushalt ist hormonell geregelt. Wesentliches Organ ist dabei die **Niere,** sodass ein intakter Elektrolythaushalt eng mit einer regulären Nierenfunktion verknüpft ist.

Eine weitere wichtige Rolle spielen Elektrolyte bei elektrischen Aktivitäten im Körper, wie **Leitung von Nervenimpulsen** oder dem **Herzrhythmus.**

Die wichtigsten Elektrolyte: Natrium (Na), Kalium (K), Calcium (Ca) und Magnesium (Mg).

Darüber hinaus gibt es weitere so genannte Spurenelemente, wie zum Beispiel Zink, deren Rolle noch nicht sicher geklärt ist.

Zu Störungen kommt es bei Nierenschäden, aber auch bei Erbrechen oder Durchfall mit Salzverlust, ferner bei Schäden der hormonellen Regulation.

Organfunktionen

Niere

Wie bereits erwähnt, ist die Niere eng mit dem Wasser- und Elektrolythaushalt verbunden. Sie reguliert die Wassermenge im Körper und stellt ein wichtiges Ausscheidungsorgan für Abbauprodukte dar. Die Nierenfunktion lässt sich laborchemisch gut abschätzen.

Messwerte im Serum: Kreatinin und Harnstoff.

Leber

Die Leber ist an allen drei Stoffwechselsystemen beteiligt und dient dabei auch als **Speicherorgan**. Darüber hinaus ist sie das wichtigste **Entgiftungsorgan** und **Syntheseort** für Gerinnungsstoffe, bestimmte Proteine, Hormone und die Galle.

Auch der **Abbau des roten Blutfarbstoffes** (Hämoglobin) erfolgt in Teilschritten durch die Leber.

Die Leber ist das laborchemisch am besten einschätzbare Organ, da es viele **Serummarker** gibt:

Messwerte im Serum:
- *GOT (AST), GPT (ALT) zeigen eine akute Leberschädigung,*
- *gamma-GT, Alkalische Phosphatase (AP) zeigen Störungen des Gallensystems,*
- *Albumin, TPZ (Quick-Wert) und Cholinesterase (Che) zeigen eine Schädigung der Syntheseleistung, z. B. bei Zirrhose,*
- *Bilirubin zeigt Störungen des Hämoglobinsystems oder einen Gallenstau.*

Herz

Für das Herz gibt es keinen Laborwert, der eine Auskunft über die normale Funktion des Organes liefert. Allerdings lassen sich akute Schädigungen des Herzmuskels sehr gut nachweisen.

Meßwerte im Serum:
- *Troponin zur Diagnostik des so genannten akuten Koronarsyndroms (= in Entstehung begriffener Herzinfarkt). Es liefert damit ein Kriterium für die notfallmäßige Durchführung einer Koronarangiografie („Herzkatheter").*
- *CK (Kreatininkinase) und LDH (Laktatdehydrogenase) zur Verlaufsbeurteilung eines Herzinfarktes.*

Weitere Organe

Für die großen Organe **Lunge, Magen, Darm, Gehirn und Nervensystem** gibt es keine Laborwerte im Blut, die etwas über eine normale Funktion aussagen. Hier können lediglich bei Verdacht auf eine bestimmte Erkrankung spezielle Werte eine Schädigung anzeigen.

Check-up

Die stetige Verteuerung des Gesundheitswesens und der gleichzeitig steigende Wissensstand um eine gesunde Lebensweise führen zu einer zunehmenden Bedeutung und Nachfrage nach so genannten **Check-up-Untersuchungen** (Vorsorgeuntersuchungen).

Zum Teil bieten Firmen diese ihren Mitarbeitern an, um rechtzeitig Gesundheitsrisiken zu erkennen und ihnen vorzubeugen.

Eine Blutuntersuchung ist dabei ein wesentlicher Bestandteil.

Sinnvolle Laborwerte:
- *Blutzucker*
- *Kreatinin, Natrium, Kalium*
- *Harnsäure*
- *kleines Blutbild*
- *Cholesterin, Triglyceride*
- *GT, GOT*

Weiterhin umfasst ein Check-up:
- *eine ausführliche Anamnese,*
- *eine körperliche Untersuchung,*
- *die Testung der Seh- und Hörfähigkeit,*
- *ein Ruhe-EKG,*
- *ein Belastungs-EKG,*
- *eine Ultraschalluntersuchung des Bauches,*
- *ggf. Ultraschall des Herzens und der Halsschlagadern.*

Dr. Albert Möller

INFEKTIONSKRANKHEITEN

Gliederung:

1. Allgemeine Grundlagen

1.1 Definitionen von Infektion und Infektionskrankheit

1.2 Entstehung einer Infektion

1.3 Ablauf von Infektionskrankheiten

1.4 Symptome und Folgen von Infektionskrankheiten

2. Mikrobiologie

2.1 Bakterien

2.2 Viren

3. HIV / AIDS:

3.1 Geschichte

3.2 Übertragungswege

3.3 Mechanismus der Erkrankung

3.4 Behandlung von HIV / AIDS

4. Nosokomiale Infektionen

4.1 Begriffsbestimmungen

4.2 Ursachen

4.3 Risikofaktoren

4.4 Erreger von nosokomialen Infektionen

4.5 Die wichtigsten nosokomialen Infektionen (nach Häufigkeit)

4.6 Behandlungsprobleme und Konsequenzen

4.7 Prävention

1. Allgemeine Grundlagen

Unter Infektionskrankheiten versteht man Erkrankungen des Menschen, die durch Mikroorganismen verursacht werden.

1.1 Definition von Infektion und Infektionskrankheit

Eindringen von Mikroorganismen in einen Makroorganismus *und Vermehrung* im Makroorganismus.

Das alleinige Eindringen entspricht noch keiner Infektion. Nicht jede Infektion geht mit Symptomen einher. Man spricht dann von einer **stummen Infektion.**

Erst mit dem Auftreten von Symptomen beim Menschen spricht man von einer **Infektionskrankheit.**

Unter Mikroorganismen versteht man einfach aufgebaute, primitive Lebewesen, die in der Entwicklungsgeschichte gelernt haben, sich für ihr eigenes Überleben in höher entwickelte Lebewesen einzuschleusen und dort zu ernähren und fortzupflanzen.

Mikroorganismen sind: *Bakterien, Viren, Pilze, Einzeller (Protozoen), Würmer.*

Zunehmend wichtig werden auch so genannte **Prionen (proteinaceous infectious particles)** als Krankheitserreger. Es handelt sich nicht um echte Lebewesen, sondern um Eiweißmoleküle, die zu degenerativen Erkrankungen vorrangig des Nervensystems (Creutzfeld-Jakob-Krankheit, BSE) führen.

Die Mechanismen dieser Krankheiten sind bisher noch weitgehend unbekannt.

Vereinfachend kann man von (Krankheits-)Erregern sprechen.
Makroorganismen *sind Menschen, Tiere, Pflanzen.*

Im Weiteren werden nur noch Infektionskrankheiten des Menschen dargestellt.

1.2 Entstehung einer Infektion

Infektionsquelle
> → **Infektionsweg**
>> → **Eintrittspforte**

Die **Infektionsquelle** ist das Reservoir, aus dem die Mikroorganismen stammen: Menschen, Tiere, Nahrungsmittel, Wasser, Staub, Luft.

Der **Infektionsweg** beschreibt die Art, wie ein Erreger zum Menschen gelangt: (Hand-)Kontakt, Tröpfchen, Essen, Trinken, Geschlechtsverkehr, Blut, Mücken.

Die **Eintrittspforte** ist der Zugang in den menschlichen Körper: Haut, Schleimhäute (der Atemwege, des Darmes, der Harnwege, der Geschlechtsorgane), Blut (Infusion, Transfusion, Mückenstich).

Wichtig ist nun, dass eine Infektion nur dann auftritt, wenn in der Beziehung Mikroorganismus zu Makroorganismus die geeigneten Bedingungen erfüllt sind.

Nicht jeder Erreger ist in der Lage, beim Menschen eine Infektion auszulösen.

Man spricht von **Pathogenität:** Ein Erreger kann z. B. beim Menschen eine Infektionskrankheit auslösen, nicht aber bei einem Hund. Er wäre dann **humanpathogen.** Der Hund wäre **resistent.**

Auch ein humanpathogener Erreger löst nicht in jedem Fall eine Erkrankung beim Menschen aus. Dies wird ausgedrückt durch den Begriff der **Virulenz** („Giftigkeit") und ist ein Maß für die Wahrscheinlichkeit des Auftretens.

Masernviren sind z. B. hochvirulent, d. h. man infiziert sich sehr leicht. Tuberkulosebakterien sind wenig virulent, ein Kontakt mit ihnen führt selten zur Infektion.

Darüber hinaus braucht ein humanpathogener Keim auch immer einen geeigneten Weg und eine geeignete Eintrittspforte in den menschlichen Körper.

Ein AIDS-Virus z. B. ist bei Handkontakt ungefährlich und kann nur auf dem Blutweg zur Infektion führen.

1.3 Ablauf einer Infektionskrankheit

Nach dem Eindringen vermehrt sich der Erreger zunächst, ohne dass schon Krankheitssymptome auftreten.

Die Zeit zwischen der Infektion und dem Auftreten von Krankheiten wird als **Inkubationszeit** bezeichnet.

Für den Arzt ist die Kenntnis der jeweiligen Inkubationszeit wichtig, da er den Patienten zumeist erst dann sieht, wenn bereits Symptome vorliegen. Über die Inkubationszeit lässt sich dann rückschließen, wann und gegebenenfalls wo sich jemand infiziert hat. Außerdem kann ein Infizierter, der noch ohne Symptome ist, andere Menschen anstecken, ohne selbst von seiner Erkrankung zu wissen. Die Inkubationszeit kann Stunden bis Monate (z. B. bei Hepatitis = Gelbsucht) betragen.

1.4 Symptome und Formen einer Infektionskrankheit

Allgemeine Symptome sind:

Fieber, Abgeschlagenheit, Hautzeichen (Ausschläge, vor allem bei virusbedingten Kinderkrankheiten), **Kopf-/Gliederschmerzen** (vor allem bei Viruskrankheiten).

Die Ausbreitung der Infektion kann unterschiedlich sein. Manche Infektionen bleiben auf die Eintrittspforte begrenzt. Zum Beispiel führen Bakterien aus der Gruppe der Staphylokokken an der Haut zu Eiterherden (Furunkel, Abszess). Es handelt sich dann um eine **Lokalinfektion.**

Eine **Allgemeininfektion** mit **Organmanifestation** liegt vor, wenn sich der Erreger über die Eintrittspforte hinaus weiter im Körper ausbreitet. So gelangt das Hepatitis-A-Virus durch Speisen in den Darm und von hier über die Blutbahn in die Leber, wo es dann zu Organschädigung führt.

Die schwerste Form einer Infektion ist die **Sepsis** („Blutvergiftung"), bei der letztlich der Körper als Ganzes schwer erkrankt.

2. Mikrobiologie

Zu den Mikroorganismen, die bei Menschen Infektionskrankheiten auslösen können, zählen **Bakterien, Viren, Protozoen, Pilze und Würmer.**

Erläutert werden nur die Grundlagen der Bakteriologie und Virologie. Als beispielhafte Darstellung für bakterielle Infektionen wird die **nosokomiale Infektion,** als beispielhafte Darstellung einer viralen Infektion die **HIV-Infektion (AIDS)** näher erläutert.

2.1 Bakterien

Es sind die einfachsten Lebewesen. Sie bestehen nur aus einer einzigen Zelle (s. Abbildung 1: Aufbau eines Bakteriums).

Abbildung 1: Aufbau eines Bakteriums

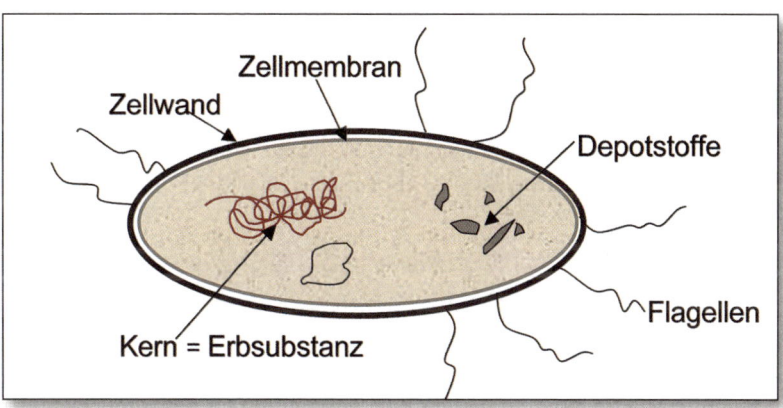

Die Zelle ist das allgemeine Bauprinzip von Lebewesen.

Weiterentwickelte Lebewesen bestehen aus vielen Einzelzellen. Dabei bilden spezialisierte Zellen zusammen Organe. Ein hoch entwickeltes Lebewesen hat dann einen Körper, der aus vielen verbundenen Organen mit jeweils genau definierter Funktion besteht.

Generell unterscheidet sich ein Lebewesen von toter Materie durch zwei Eigenschaften:

1. Es kann sich vermehren bzw. reproduzieren.
2. Es hat einen Stoffwechsel (Energiegewinnung, Eiweißsynthese).

Die **Zellwand (Kapsel)** gibt der Zelle ein stabiles Gerüst, zudem bestimmt sie durch ihre Oberflächeneigenschaften die **Antigeneigenschaften** (siehe Immunologie). Einige Bakterienarten tragen außen noch **Flagellen** (kleine Geißeln), die eine Fortbewegung ermöglichen. Die **Zellmembran** ist für Nährstoffe durchgängig. In der Zelle befindet sich eine Flüssigkeit, das **Zytoplasma.** Im Zytoplasma laufen die Stoffwechselvorgänge ab, es enthält Salze, Nährstoffe wie Zucker, Aminosäuren sowie das Kernäquivalent. Das **Kernäquivalent** besteht aus Eiweißketten, der so genannten **DNA** (Desoxyribonukleinsäure). Sie ist Träger der Erbinformation und somit der Codes für die Vermehrung und die Produktion von Enzymen für den Stoffwechsel und den Energieumsatz.

Der Aufbau der menschlichen Zelle unterscheidet sich vom Prinzip nur durch das Vorhandensein eines echten Zellkernes, d.h. die Erbsubstanz liegt nochmals in einer Hülle und nicht lose im Zytoplasma.

Vermehrung von Bakterien

Die Vermehrung von Bakterien erfolgt durch **Querteilung.** Dabei entstehen aus einem Bakterium zwei neue (s. Abbildung 4 im Bildteil: Vermehrung von Bakterien).

Die Vermehrungsgeschwindigkeit wird angegeben durch die **Generationszeit.** Dies ist die durchschnittliche Zeit zwischen zwei Zellteilungen, also die Zeit, in der sich die Bakterienanzahl verdoppelt. Sie ist für einzelne Bakterienarten sehr unterschiedlich. Schnell wachsende Bakterien wie z.B. E. coli haben eine Generationszeit von 20 Minuten, erreichen also nach wenigen Stunden schon riesige Populationszahlen. Langsam teilende Bakterien sind z.B. die Mykobakterien als Erreger der Tuberkulose. Die Vermehrungsgeschwindigkeit ist aber sehr stark abhängig von den Umgebungsbedingungen: Temperatur, Nährstoffe, Luftzufuhr, Konkurrenz zu anderen Bakterien und im lebenden Körper natürlich auch von den vorhandenen Abwehrmechanismen.

Bakterienarten

Es gibt sehr viele Bakterienarten, wobei die ursprüngliche Einteilung aus Größe, Aussehen und Verhalten bei bestimmten Färbeverfahren entstand. Heute lassen sich Bakterien anhand ihres „genetischen Fingerabdrucks" wesentlich feiner differenzieren.

Im **Lichtmikroskop** sind Bakterien bei 500-facher Vergrößerung erkennbar (Größe 0.5–5 µm). Eine heute noch verwendete Färbung ist die **Gram-Färbung,** die Bakterien in so genannte **grampositive** (blau gefärbte) und **gramnegative** (rot gefärbte) einteilt. Je nach Form der Zelle unterscheidet man zudem **Kokken** (runde) von **Stäbchen** oder auch **Spirochäten** („Korkenzieher"). Spezialfärbungen dienen der Identifikation von seltenen Arten, z.B. die Ziehl-Neelsen-Färbung für Tuberkulosebakterien. (Eine Auswahl möglicher Auftretensformen von Bakterien zeigt die Abbildung 2).

Abbildung 2: Vermehrung von Bakterien

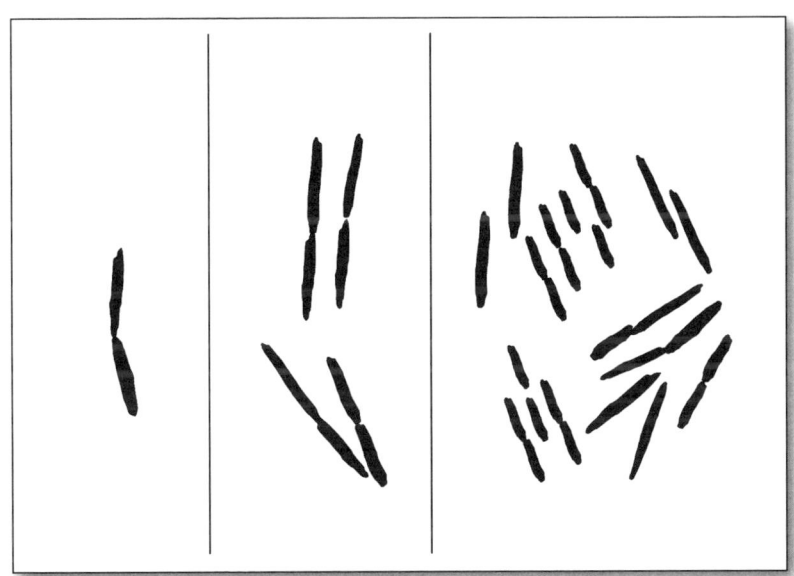

Nachweisverfahren für Bakterien

1. **Direkt im Lichtmikroskop** nach Färbung (s. oben).
2. **Kulturell** durch Züchtung: Hierbei wird infiziertes Material wie Blut, Urin, Gewebe auf Nährböden aufgebracht und für eine gewisse Zeit bei optimaler Temperatur „bebrütet". Wenn sich dann Bakterien vermehren, lassen sie sich wieder nach Färbung identifizieren.
3. **Molekularbiologisch.**

Heute werden gentechnische Verfahren, wie die so genannte **Polymerasereaktion (PCR),** immer wichtiger. Es werden spezifische Nukleotidsequenzen (Aminosäureketten) nachgewiesen.

Behandlung bakterieller Infektionen

Vielfach werden Infektionen durch die **Selbstheilungskraft** der körpereigenen Abwehr (des Immunsystems) überwunden.

Reicht dies nicht aus, werden **Antibiotika** eingesetzt.

Es handelt sich um Medikamente, die in bestimmte Stoffwechselvorgänge der Bakterien eingreifen. Es können die Teilung verhindert werden, Eiweißsynthesen blockiert werden, der Aufbau der Zellwand gestört werden u.v.m.

Da die Bakterienzelle im Prinzip den gleichen Aufbau wie die menschliche Zelle hat, muss bei der Entwicklung von Antibiotika beachtet werden, dass möglichst nur die bakterielle Zelle geschädigt wird (**„selektive Toxizität"**).

Prinzipien der antibiotischen Therapie

Jedes Antibiotikum hat ein eigenes **Wirkungsspektrum,** ist also nur bei bestimmten Bakterienarten wirksam.

Werden nur wenige Arten abgetötet, handelt es sich um ein **schmal wirksames,** werden viele verschiedene Bakterien abgetötet, um ein **breit wirksames** Antibiotikum (**„Breitbandantibiotikum"**).

Breit wirksame Antibiotika haben zwar den Vorteil, für viele Infektionen einsetzbar zu sein, treffen aber häufig auch Bakterien der normalen Haut- oder Darmflora des Menschen und zeigen somit mehr Nebenwirkungen.

Eine antibiotische Therpapie kann **gezielt** oder **ungezielt** erfolgen:

Ungezielt bedeutet, man hat keinen Erreger identifiziert, sondern behandelt mit einem erfahrungsgemäß bei einem bestimmten Krankheitsbild wirksamen Mittel. Für bestimmte Erkrankungen (z. B. eitrige Angina, Lungenentzündung, Mittelohrentzündung etc.) kennt man die am häufigsten dafür verantwortlichen Bakterien und damit auch die nötigen Antibiotika. Die ungezielte Therapie hat den Vorteil, dass man nicht erst auf einen Erregernachweis warten muss (häufig wegen der Schwere der Krankheit auch nicht kann). Zudem gelingt auch häufig gar kein Erregernachweis. Andererseits muss man deshalb meistens Breitbandantibiotika einsetzen und trotzdem besteht das Risiko eines Therapieversagens.

Die **gezielte** Therapie bedeutet, der Erreger wurde identifiziert und die Wirksamkeit des Antibiotikums getestet. Dies bedeutet aber zunächst einen Zeitverlust bis zum Vorliegen der entsprechenden Befunde.

Abbildung 3: Bakterienzellformen

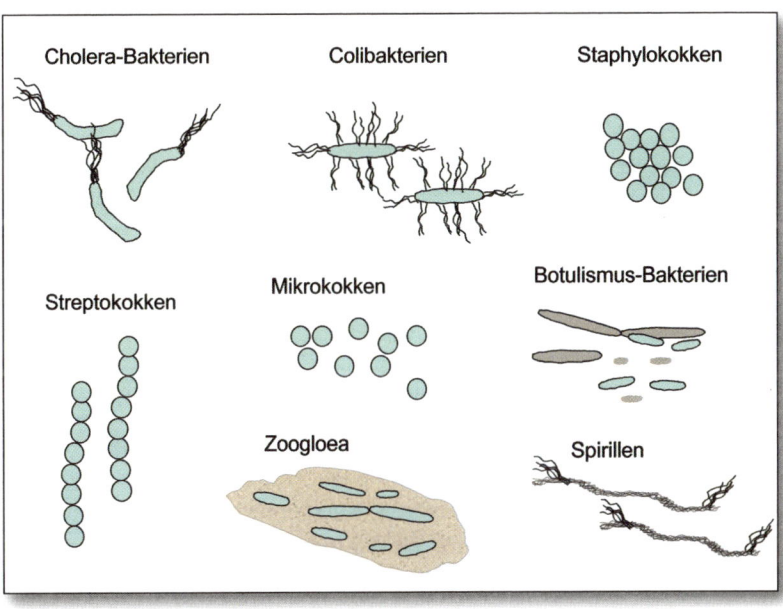

Antibiotika-Testung

Zur Ermittlung der Wirksamkeit von Antibiotika nutzt man die Kultivierbarkeit von Bakterien. Man setzt von dem ermittelten Erreger viele Kolonien auf einen Nährboden, auf dem sie gut wachsen können, und betropft jede

Kolonie mit einem anderen Antibiotikum. Bei wirksamen Antibiotika kann die Kolonie nicht wachsen, bei wirkungslosen ist das Wachstum ungestört. Je größer der **Hemmhof** um die Kolonie ist, umso besser wirksam ist das Antibiotikum (vgl. Abbildung 4).

Abbildung 4: Antibiotika-Testung auf Bakterienkolonie
(schematische Darstellung; es wurden sechs Kolonien angelegt.
Die mittlere hat den größten Hemmhof)

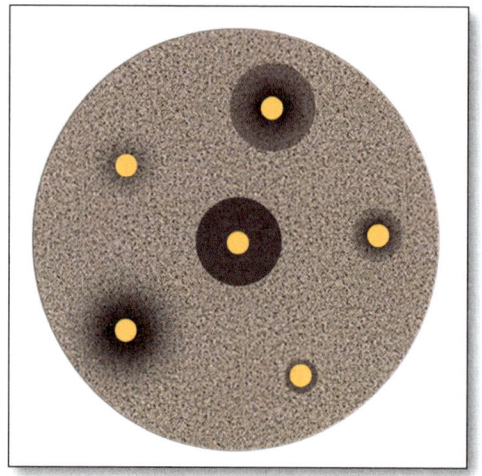

2.2 Viren

Der Begriff stammt wahrscheinlich aus dem Sanskrit und bedeutete „Gift".

Die **DNA** oder **RNA** als Erbsubstanz ist umhüllt von einem **Kapsid.** Manche Viren sind dann nochmals umgeben von einem **Envelope** (Umschlag). Das Kapsid wiederum ist aus **Kapsomeren** (Untereinheiten) zusammengesetzt und bestimmt die Symmetrie und die **Antigeneigenschaften** (gegebenenfalls zusammen mit dem Envelope) eines Virus.

Die schematische Darstellung des Aufbaus eines Virus befindet sich auf der Abbildung 5.

Abbildung 5: Schematische Darstellung des Virusaufbaus

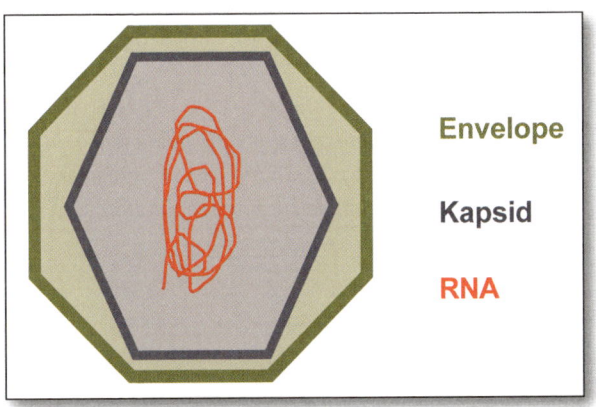

Envelope

Kapsid

RNA

Ein Virus besitzt einen **genetischen Code,** hat aber **kein Zytoplasma** und somit keinen eigenen Stoffwechsel. Deshalb muss ein Virus in eine Wirtszelle (menschliche Zelle) eindringen. Erst dort entfaltet es unter Benutzung des „Produktionsapparates" der Wirtszelle einen Stoffwechsel, der zur Produktion neuer Viren führt.

Damit stehen Viren zwischen Lebewesen und toter Materie.

„Tot" sind sie in dem Sinn, dass sie außerhalb von Wirtszellen keine Stoffwechselaktivität, keine Fortbewegung und keine Fortpflanzung zeigen.

„Lebend" sind sie in einer fremden Zelle, da sie hier ihre eigene Erbinformation vermehren, sich also fortpflanzen. Daher auch die Bezeichnung **„vagabundierende Gene".**

Viren sind um den Faktor hundert kleiner als Bakterien und daher nicht im Lichtmikroskop, sondern nur in **Elektronenmikroskopen** erkennbar (vgl. Abbildung 6).

Es gibt wiederum sehr viele Arten, wobei Viren meist einen hochsymmetrischen Aufbau haben.

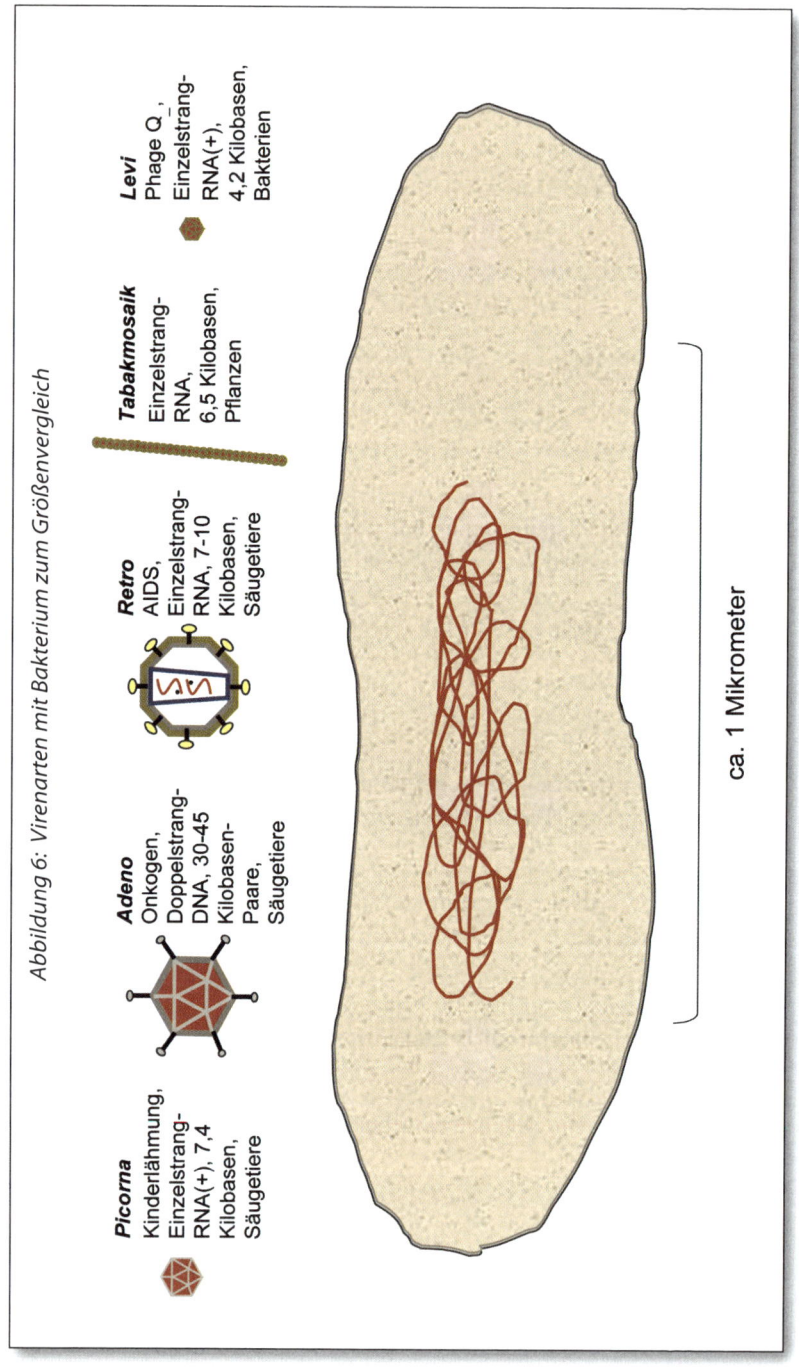

Abbildung 6: Virenarten mit Bakterium zum Größenvergleich

Picorna
Kinderlähmung, Einzelstrang-RNA(+), 7,4 Kilobasen, Säugetiere

Adeno
Onkogen, Doppelstrang-DNA, 30-45 Kilobasen-Paare, Säugetiere

Retro
AIDS, Einzelstrang-RNA, 7-10 Kilobasen, Säugetiere

Tabakmosaik
Einzelstrang-RNA, 6,5 Kilobasen, Pflanzen

Levi
Phage Q , Einzelstrang-RNA(+), 4,2 Kilobasen, Bakterien

ca. 1 Mikrometer

Nachweis von Viren

Wegen des fehlenden Stoffwechsels können Viren nicht auf Nährböden gezüchtet werden. Sie vermehren sich aber in geeigneten **Zellkulturen.**

Oft erfolgt ihr Nachweis auch **indirekt** durch das Vorhandensein von **spezifischen Antikörpern** im menschlichen Blut (s. Immunologie: Antigen-Antikörper-Reaktion).

Andererseits ist ein Nachweis auch **molekulargenetisch** durchzuführen.

Behandlung viraler Infektionen

1. Viruskrankheiten heilen sehr oft durch die körperlichen Abwehrkräfte des Immunsystems **spontan** aus, wie z. B. banale Erkältungs-krankheiten oder viele Kinderkrankheiten.
2. Viele Viruskrankheiten führen nach einmaligem Befall eines Organismus zu einer **Immunität** gegenüber einer erneuten Infektion **(Immunologisches Gedächtnis,** z. B. Masern, Windpocken).
3. **Impfung.** Man setzt den Körper Viren aus, die dem Krankheitserreger genetisch ähneln und somit eine **Immunisierung** in Gang setzen, aber die eigentliche Krankheit nicht auslösen (Beispiel: Impfung gegen Gelbsucht = Hepatitis, Masern, Mumps, Tetanus).
4. **Retrovirale Therapie.** Durch Medikamente werden Abläufe in der Wirtszelle blockiert. Bisher gibt es hierfür noch wenige Präparate (z. B. bei HIV), da es schwierig ist, Medikamente zu entwickeln, die in einer menschlichen Zelle zwar die vom Virus angestoßenen Stoffwechselmechanismen blockieren, nicht aber die zelleigenen.

Antibiotika sind bei Viruskrankheiten nutzlos!

3. HIV / AIDS

3.1 Geschichte

- Erstbeschreibung in USA bei Homosexuellen und Blutern
- 1982 Name: **AIDS** Aquired Immundefiency Syndrome
- Virus als Erreger identifiziert
- 1986 **HIV**-Virus: Human Immundefiency Virus

Heute handelt es sich um eine weltweit verbreitete Erkrankung von riesigem Ausmaß:

Infizierte Menschen	Dezember 2004	Weltweit	
	Gesamt	**39.4 Mio.**	**35.9 – 44.3**
	Erwachsene	37.2 Mio.	33.8 – 41.7
	Frauen	17.6 Mio	16.3 – 19.5
	Kinder unter 15 Jahren	2.2 Mio.	2.0 – 2.6
Neuinfektionen	**2004 Gesamt**	**4.9 Mio.**	**4.3 – 6.4**
AIDS-Tote	**2004 Gesamt**	**3.1 Mio.**	**2.8 – 3.5**

Die Verteilung ist dabei regional stark unterschiedlich. Die meisten Betroffenen leben in den Ländern Afrikas südlich der Sahara sowie in Süd-Ost-Asien.

Menschen mit HIV / AIDS in Deutschland, Ende 2004:

Gesamt:	**44.000**
Männer:	34.000
Frauen:	9.500
Kinder:	300
Vollbild AIDS:	5.000
Neuinfektionen 2004:	2.000
Todesfälle 2003:	700

3.2 Übertragungswege

Das HIV-Virus muss für eine Übertragung **direkt in das Blut** gelangen, mögliche Wege sind:
- Ungeschützter Geschlechtsverkehr,
- Gabe von Blut und Blutderivaten,
- Nadelstichverletzungen, offene Hautwunden, Schleimhautkontakte,
- Schwangerschaft, Geburt, Stillen,
- Gemeinsamer Gebrauch von Nadeln, Spritzen bei Fixern,
- Transplantation infizierter Organe.

Eine Übertragung ist **nicht möglich** durch:
- Schwimmbecken, Toilettensitze, Duschen, Wasserhähne,
- Berühren, Umarmen, Streicheln,
- Geschirr, Bettwäsche, Kleidung,
- Nahrungsmittel, Tröpfchen, z.B. Anhusten,
- Schmierinfektion (fäkal-oral),
- Insektenstiche.

3.3 Mechanismus der Erkrankung

Das HIV-Virus gehört zu den **Lentus-Viren** (Lentus = langsam und zäh). Es befällt menschliche **Helferzellen** (T-Zellen).

Die Helferzellen gehören zu den **weißen Blutzellen** und beteiligen sich an den meisten **Abwehrreaktionen** (Immunreaktionen).

Infizierte Helferzellen produzieren statt Abwehrkörpern jetzt neue HIV-Viren und sterben dabei ab. Täglich werden zehn Milliarden Viren produziert und täglich sterben eine Milliarde Helferzellen.

Gesunde Menschen haben 500–1000 Helferzellen pro μl Blut. Bei zu niedrigen Helferzellzahlen kommt es zu einer **Abwehrschwäche,** die das Auftreten vor allem von Infektionskrankheiten begünstigt.

Bei symptomlosen Infizierten spricht man von einer **HIV-Infektion.** Bei einem Wert unter 500 / μl manifestiert sich das **Krankheitsbild AIDS.**

Es ist gekennzeichnet durch das Auftreten von vielen Erkrankungen, von denen die meisten prinzipiell auch bei Gesunden vorkommen können, bei diesen aber durch das intakte Immunsystem beherrscht werden oder symptomarm verlaufen (**z. B. Tuberkulose, Zytomegalie, Pilzerkrankungen, Lymphome).**

Aufbau des HIV-Virus und Ablauf der HIV-Vermehrung
(vgl. Abbildungen 7 und 8)

Abbildung 7: Aufbau des HI-Virus (HIV)

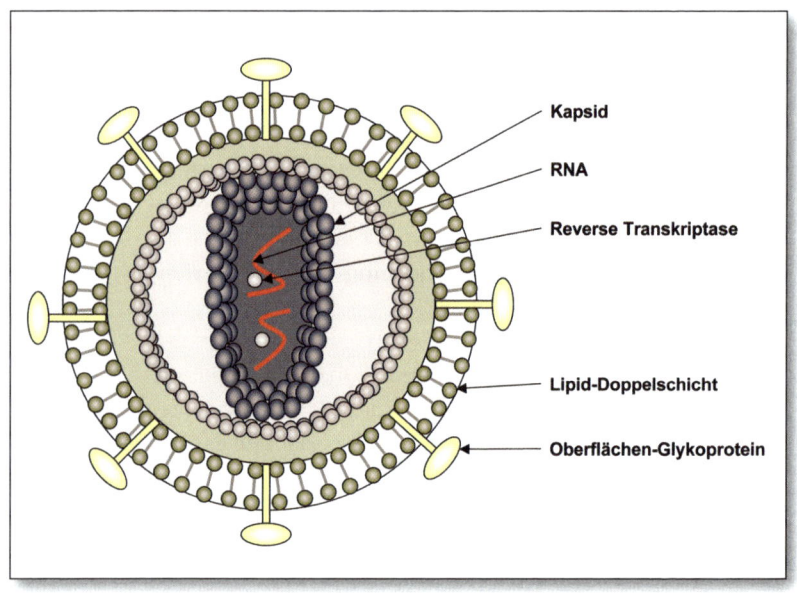

Abbildung 8: Schema des HIV-Replikationszyklus

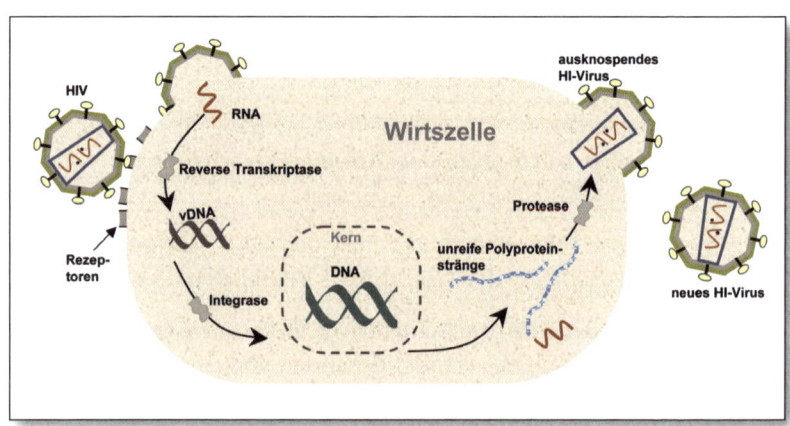

Zur Vermehrung des HIV-Virus:

HIV-Viren heften sich an die Wand der T-Zelle, öffnen dabei ihr Kapsid und geben RNA in die T-Zelle hinein. Dort wird durch das Enzym **Reverse-Transkriptase** die RNA in DNA „zurückgeschrieben" (Normalerweise liegt Erbsubstanz als DNA vor und daraus wird RNA zur Herstellung von Enzymen etc. abcodiert). Die jetzt in der T-Zelle liegende Virus-DNA codiert die Herstellung neuer Virus-RNA unter Verwendung des Zellstoffwechsels. Die T-Zelle produziert so viele neue Viren und geht dabei dann zugrunde.

3.4 Behandlung von HIV / AIDS

Retrovirale Therapie (HAART, Highly Active Antiretroviral Therapie): Es wird eine Kombination von meist drei Mitteln benutzt, die eine Vermehrung des HIV-Virus in der Helferzelle blockieren. Diese Behandlung ist sehr teuer (bis 20.000 Euro pro Patient im Jahr).

Mit **HAART** sind nach 24 Monaten noch über 80 Prozent der AIDS-Kranken am Leben, ohne **HAART** beträgt die mittlere Überlebenszeit dagegen nur 20 Monate. Eine Heilung ist nicht möglich. Bisher gibt es auch keine vorbeugende Impfung.

4. Nosokomiale Infektion

4.1 Begriffsbestimmung

Im Infektionsschutzgesetz wird eine Infektion dann als nosokomial bezeichnet, wenn sie im zeitlichen Zusammenhang mit einer stationären oder ambulanten medizinischen Maßnahme auftritt und zuvor noch nicht bestanden hat.

Im engeren Sinne wird der Begriff aber nur im Zusammenhang mit Krankenhausaufenthalten verwendet: **Infektion, die zum Zeitpunkt der Aufnahme in ein Krankenhaus weder vorhanden noch in der Inkubationsphase war.**

Wegen unterschiedlicher Inkubationszeiten ist deshalb kein festes Zeitintervall festlegbar, ab welchem Tag eines Krankenhausaufenthaltes eine Infektion als nosokomial einzustufen ist.

4.2 Ursachen

Mit dieser Definition wird lediglich ein **zeitlicher, nicht aber ein kausaler Zusammenhang** zum Krankenhausaufenthalt festgestellt. Die Einstufung als nosokomiale Infektion erfolgt unabhängig davon, ob sie vermeidbar ist oder nicht, und stellt daher auch kein Synonym für ärztliches oder pflegerisches Verschulden dar.

Ganz allgemein sind Patienten in einem Krankenhaus einem höheren Infektionsrisiko ausgesetzt. Dies ist zum einen durch ihre Grundkrankheiten bedingt, zum anderen führen die Entwicklungen in der modernen Medizin zu immer häufigerer Anwendung von invasiven Maßnahmen, die dieses Risiko erhöhen.

Circa sieben Prozent der stationär behandelten Patienten erleiden im Laufe ihres Krankenhausaufenthaltes eine nosokomiale Infektion.

Für Deutschland muss bei circa 16 Millionen stationären Behandlungen pro Jahr von circa 800.000 nosokomialen Infektionen ausgegangen werden. In Deutschland sterben jährlich circa 40.000 Patienten an einer nosokomialen Infektion.

Seit 1997 werden die Daten zur Häufigkeit nosokomialer Infektionen im deutschen Krankenhaus-Infektions-Surveillance-System (KISS) erfasst.

4.3 Risikofaktoren

Das Infektionsrisiko ist nicht für alle Krankenhauspatienten gleich, sondern steigt abhängig von verschiedenen Risikofaktoren:
1. **Patientenfaktoren:** Hohes Alter, schwere Grundkrankheiten, Mangelernährung, Abwehrschwäche
2. **Verlust von Schutzfaktoren:** Operationen, Verbrennungen, Verletzungen, Hautdefekte durch Liegen oder Durchblutungsstörungen

3. **Mikrobiologische Faktoren/Umwelt:** spezielles Erregerspektrum im Krankenhaus, Resistenzeigenschaften der Erreger, Nähe zu anderen Patienten, Kontamination von Geräten, Händekontakt zum medizinischen Personal

4. **Behandlungsfaktoren:** alle invasiven Maßnahmen wie Anlage von Kathetern, Dialyse, Operation, Beatmung.

Daraus ergibt sich, dass innerhalb eines Krankenhauses für Patienten auf **Intensivstationen** das höchste Risiko besteht (circa 21 Prozent).

4.4 Erreger von nosokomialen Infektionen

Es handelt sich weit überwiegend um **bakterielle Infektionen.** Von besonderer Bedeutung ist derzeit das zunehmende Auftreten von **multiresistenten Erregern** (vor allem methicillinresistenter Staphylokkokus aureus, MRSA). Es handelt sich dabei um Erreger, die gegen (fast) alle Antibiotika resistent sind.

4.5 Die wichtigsten nosokomialen Infektionen (nach Häufigkeit)

1. **Harnwegsinfektionen:** Sie sind meistens assoziiert mit der Anwendung von Harnwegskathetern. Das Infektionsrisiko steigt mit der Dauer der Katheterlage.
2. **Pneumonie (Lungenentzündung):** Das Risiko einer Pneumonie steigt mit der Dauer der Bettlägerigkeit und ist besonders hoch bei beatmeten Patienten. Die Pneumonie verlängert die Aufenthaltsdauer von Patienten auf Intensivstationen und führt zu einer erhöhten Sterblichkeit.
3. **Postoperative Wundinfektionen:** Das Risiko ist abhängig von der OP-Dauer, der Erkrankungsschwere des Patienten und der Art der OP.
4. **Sepsis (Blutvergiftung):** Es handelt sich um eine schwere Infektion des Gesamtorganismus mit sehr hoher Sterblichkeit. Ein wichtiger Faktor für ihr Auftreten ist die Anwendung von Gefäßkathetern.

4.6 Behandlungsprobleme und Konsequenzen

Es handelt sich häufig um **schwer identifizierbare Erreger,** die zudem oft gegen übliche Antibiotika resistent sind. Die ungezielte Anwendung breit wirksamer Antibiotika ist daher oft nicht vermeidbar, führt aber wiederum zur Selektion von neuen noch schwerer bekämpfbaren Keimen.

Statistisch betrachtet führt das Auftreten einer nosokomialen Infektion zu einer **Verlängerung der Patientenverweildauer** im Krankenhaus um zehn Tage und einer **Verdoppelung des Sterblichkeitsrisikos.**

Die ökonomischen Folgen sind bisher nur annähernd schätzbar, alleine die Krankenhauskosten erhöhen sich im Falle einer nosokomialen Infektion auf das 2,8-Fache.

4.7 Prävention

Ein Teil der genannten Risikofaktoren ist nicht beeinflussbar. Das **Robert-Koch-Institut (RKI)** erarbeitet Richtlinien zur Prävention nosokomialer Infektionen. Ihre strikte Einhaltung könnte das Auftreten um **25 Prozent (–33 Prozent) reduzieren.**

Die wichtigste Einzelmaßnahme ist die **konsequente Händedesinfektion** des medizinischen Personals! Weitere Maßnahmen sind:
- Impfung des Personals,
- Isolierung ansteckender Patienten,
- Kontrolle der Antibiotika-Anwendung,
- Reinigung, Desinfektion von Instrumenten, Geräten und Patienten-Umgebung sowie
- geeignete Systeme für die Luft- und Wasser-Versorgung im Krankenhaus.

Dr. Albert Möller

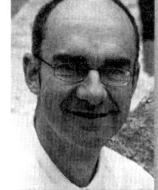

Seit 1990 Oberarzt der Inneren Abteilung des Krankenhauses Sachsenhausen in Frankfurt am Main

1997 Anerkennung als Somnologe entsprechend den Richtlinien der DGSM (Deutsche Gesellschaft für Schlafmedizin)

1995 Aufbau eines DGSM-akkreditierten Schlaflabors im Krankenhaus Sachsenhausen, seit Gründung Leiter des Schlaflabors

Chemiestudium an der Technischen Hochschule Darmstadt 1970–1977

Priv. Doz. Dr. Jamshid Farahati

NUKLEARMEDIZIN

Gliederung:

1. Einführung

2. Aufgabenbegiete

3. Diagnostik:
   3.1 Schilddrüsen-Szintigraphie
   3.2 Skelett-Szintigraphie
   3.3 Myokard-Szintigraphie
   3.4 Nieren-Szintigraphie
   3.5 Hirn-SPECT
   3.6 PET
   3.7 PET-CT

4. Therapie
   4.1 Sentinel Lymphknoten Biopsie (SLNB)
   4.2 Radionuklidtherapie
   4.3 Radiosynoviorthese

5. Strahlenschutz

1. Einführung

Noch vor einhundert Jahren konnte niemand ahnen, welche Möglichkeiten die Entdeckung der radioaktiven Strahlung eines Tages für die Medizin eröffnen würde. Heute ist die Nuklearmedizin ein unverzichtbarer Bestandteil moderner Diagnostik- und Therapiemethoden in der Behandlung verschiedener gutartiger und bösartiger Erkrankungen. Dank neuer schonender nuklearmedizinischer Therapien in der Tumorbehandlung ist man heute in der Lage, in den meisten Fällen das erkrankte Tumorgewebe zielgenau zu bestrahlen und zu vernichten. So ist es möglich, Tumore zu behandeln bzw. Tumorschmerz zu reduzieren und dabei Schädigungen des gesunden Gewebes weitgehend zu vermeiden.

Ermöglicht wurden diese medizinischen Errungenschaften durch die Erkenntnisse der theoretischen Physik im 19. und 20. Jahrhundert von Wissenschaftlern wie Wilhelm Conrad Röntgen, Marie und Pierre Curie, Max Planck, Albert Einstein, Nils Bohr, Ernest Rutherford und Ernest Lawrence.

2. Aufgabengebiete

Ein wesentliches Aufgabengebiet der Nuklearmedizin ist neben der therapeutischen die diagnostische Anwendung offener radioaktiver Stoffe am Menschen. Einen großen Anteil an der Diagnostik nehmen hierbei die bildgebenden Verfahren ein. Im Gegensatz zu anderen bildgebenden Diagnostikverfahren wie Ultraschall, Röntgen, Computertomographie und Kernspinntomographie ermöglicht die Nuklearmedizin Aussagen über funktionelle Abläufe im Körper wie Durchblutung, Stoffwechsel und Vitalität von Organen und Tumoren.

Für die Diagnostik wird am häufigsten das radioaktive Element Technetium 99-m verwendet, das wegen seiner physikalischen Eigenschaften nur eine geringe Strahlenbelastung (vergleichbar mit einer Röntgenaufnahme) verursacht und zudem überall leicht und preiswert verfügbar ist. Hierbei wird nach Gabe einer geringen Menge eines radioaktiven Arzneimittels die Radioaktivitätsverteilung in einem Organ durch die ausgesandte Gammastrahlung bildlich durch die Gammakamera erfasst. Die Bildgebung nennt sich aufgrund der angewandten Technik Szintigraphie. Die Absorption der elementaren elektromagnetischen Kernstrahlung (Gamma-Quant) im Kristall des Kamerakopfes erzeugt einen schwachen Lichtblitz, das Phänomen wird Szintillation genannt.

Die Szintigraphie ist die Messung der Verteilung des Radiopharmakons im Körper durch Nachweis der emittierten Photonen. Man unterscheidet die planare Szintigraphie, bei der die Verteilung der Aktivität aus nur einer Blickrichtung gemessen wird, und die Tomographie, bei der mithilfe eines Computers aus vielen Messungen aus verschiedenen Blickrichtungen die

Aktivitätsverteilung dreidimensional berechnet werden. Unter der planaren Szintigraphie fallen Einzelaufnahmen statischer Aktivitätsverteilungen in Teil- oder Ganzkörper (z. B. Ganzkörperaufnahme des Skeletts) und die Sequenz-Szintigraphie, die Aufnahme mehrerer Bilder (Frames) nach einem festgelegten Zeitschema. Bei der Tomographie bezeichnet man die in der Nuklearmedizin in der Regel verwendete Technik des Nachweises einzelner Photonen als SPECT (Single Photon Emission Computer Tomographie). Im Gegensatz dazu werden bei der PET (Positronen Emissions Tomograhie) die beiden 511 keV Photonen aus dem Positronenzerfall gleichzeitig nachgewiesen.

(siehe Abbildungen 1 einer digitalen Gammakamera und 2 eines SPECT)

Abbildung 1: Eine moderne digitale Gammakamera GE, HAWK-Eye

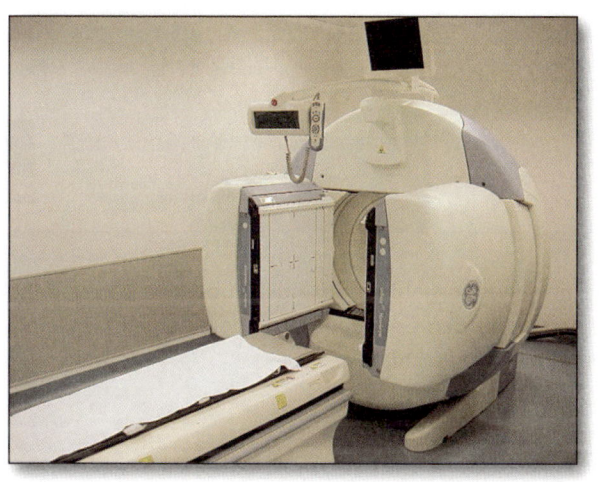

Abbildung 2: Single-Photon-Emmissions-Tomographie (SPECT)

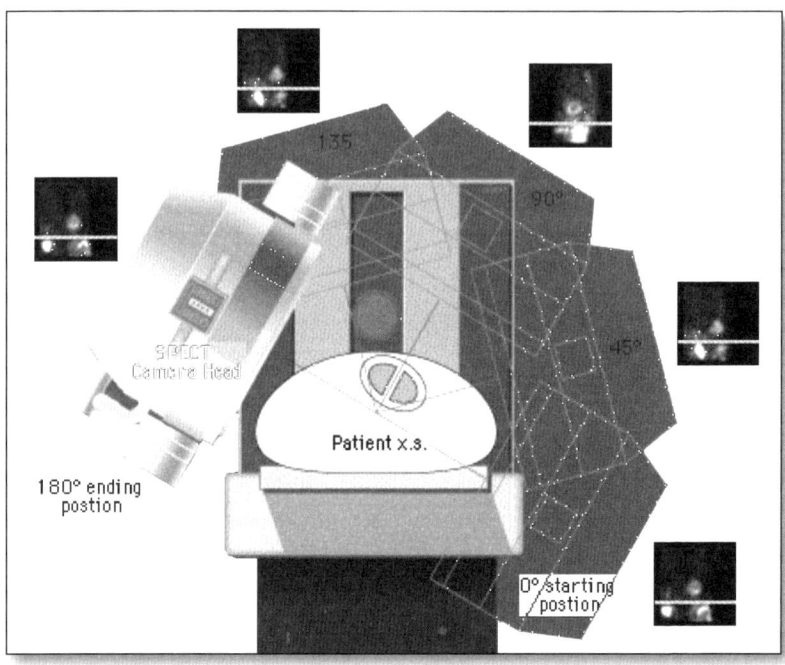

Die Hauptanwendungsgebiete der nuklearmedizinischen Diagnostik und Therapie liegen auf den Gebieten der Endokrinologie, Onkologie, Kardiologie, Neurologie und Psychiatrie.

3. Diagnostik:

3.1 Schilddrüsen-Szintigraphie

Verschiedene Schilddrüsenkrankheiten sind durch Veränderungen der Morphologie wie Struma (Kropf) und/oder Funktionsstörung der Schilddrüse (Hypothyreose/Hyperthyreose) definiert. Schilddrüsen-Szintigraphie dient zur Funktionstopographie bei palpatorisch, sonographisch oder mittels anderer Verfahren (konventionelles Röntgen, CT, MR) nachgewiesenen (siehe Abbildung 3: Beispiel einer Schilddrüsen-Szintigraphie) Veränderungen in der Schilddrüse und wird überwiegend zur diagnostischen Weiterklärung bei Knotenstruma und Funktionsstörung der Schilddrüse eingesetzt.

Abbildung 3: Beispiel einer Schilddrüsen-Szintigraphie
(a: Normalbefund, b: heißer Knoten, c: kalter Knoten)

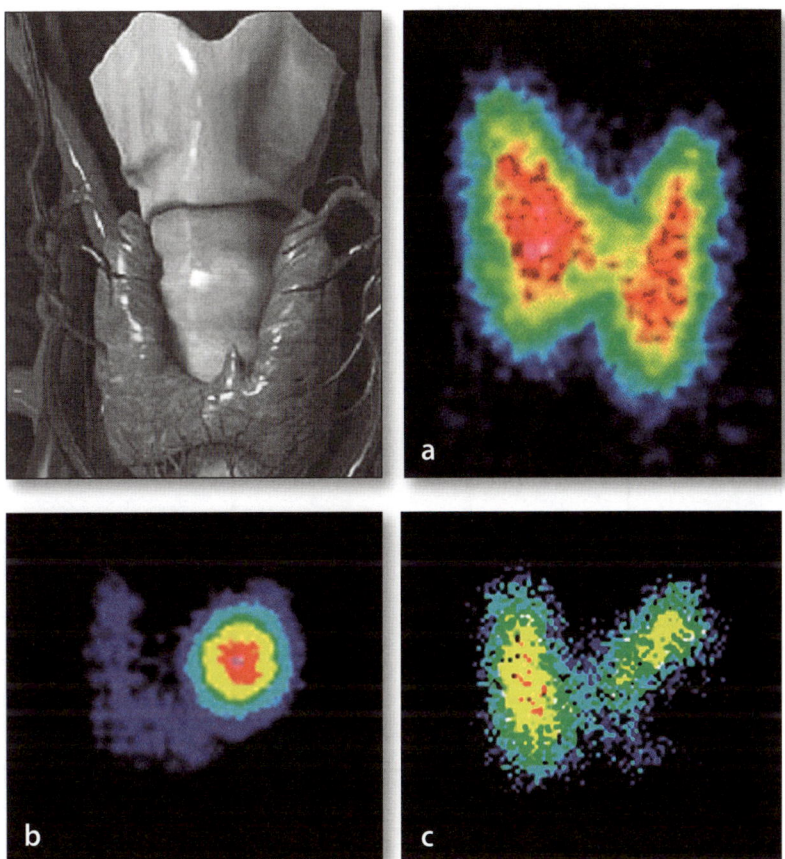

3.2 Skelett-Szintigraphie

Die Skelett-Szintigraphie kann metabolische Veränderungen im Skelettsystem nachweisen und kann pathologische Knochenveränderungen oft früher entdecken, als dies durch andere bildgebenden Verfahren wie Röntgen und Computertomographie möglich sind. Außerdem ist durch eine Ganzkörper-

Szintigraphie die Knochenstoffwechsel-Vorgänge im gesamten Skelettsystem nachweisbar.

Eine Skelett-Szintigraphie wird überwiegend zur Klärung einer Metastasierung bei malignen Tumoren, Osteomyelitis, Frakturen und zur Klärung unklarer Knochen/Gelenkschmerzen aber auch bei der Therapieplanung oder -kontrolle von Tumorerkrankungen eingesetzt (vergleiche Abbildung 4: Beispiel einer Skelett-Szintigraphie).

Abbildung 4: Beispiel einer Skelett-Szintigraphie
mit Ganzkörper- und Teilkörperaufnahmen

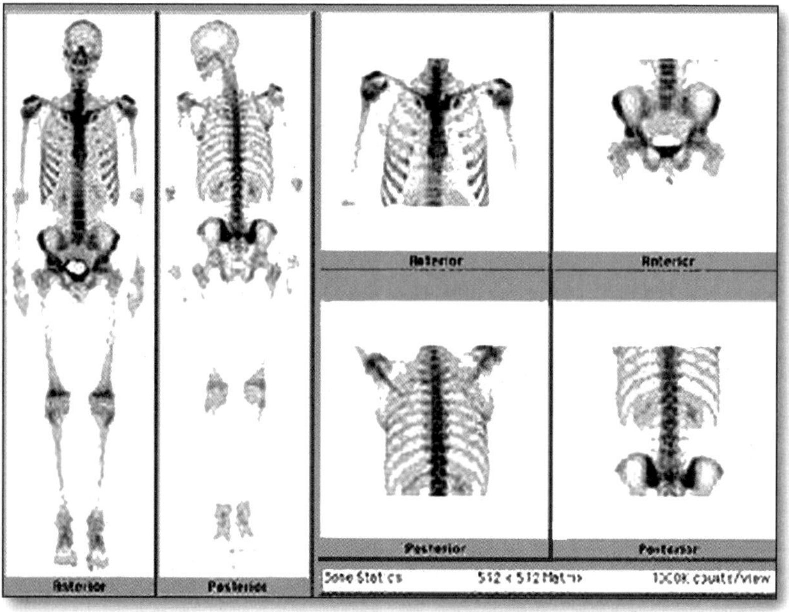

3.3 Myokard-Szintigraphie

Die Myokardszintigraphie hat in den letzten Jahren bei der Abklärung von Herzkrankheiten große Bedeutung erlangt. Diese Methode wird häufig eingesetzt, wenn ein Ruhe- bzw. Belastungs-EKG und eine Echokardiographie keine ausreichende Klärung über Art und/oder Schwere einer Herzerkrankung ergeben.

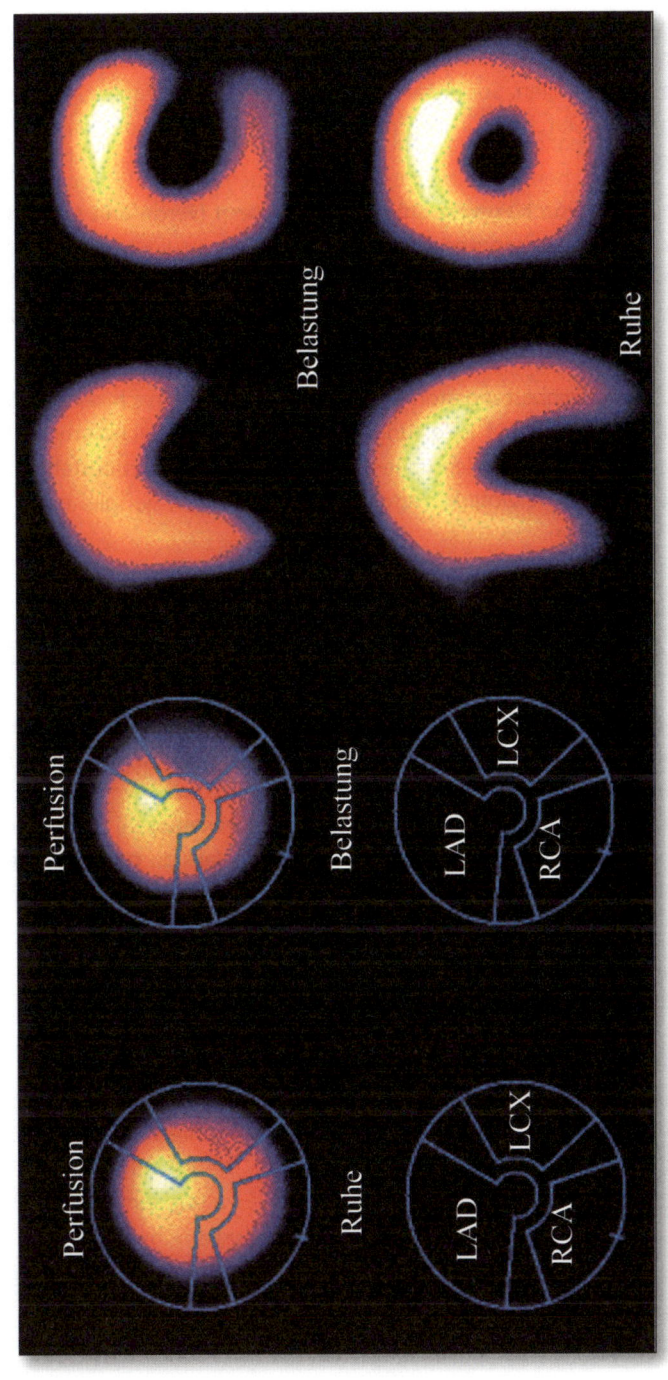

Abbildung 5: Beispiel einer Durchblutungsstörung der Seitenwand der linken Herzkammer unter Belastung, mit normaler Durchblutung in Ruhe

Die Myokard-Szintigraphie erfolgt nach intravenöser Injektion eines Radiopharmazeutikums, das geeignet ist, die Durchblutung des Herzmuskelgewebes darzustellen. Somit kann die Perfusions-Szintigraphie genutzt werden, um eine Durchblutungsstörung in bestimmten Myokardarealen nachzuweisen.

Bei einer Durchblutungsstörung oder einem Herzinfarkt reichert sich der radioaktive Stoff in den betroffenen Bezirken weniger oder gar nicht mehr an. In der Regel wird eine Myokard-Szintigraphie mit einem Belastungs-EKG verbunden, da meist nur unter Belastung mit einer Minderdurchblutung zu rechnen ist.

Ist eine Durchblutungsstörung nur unter Belastung nachweisbar, deutet dies auf eine reversible belastungsinduzierte Minderdurchblutung (Ischämie); bleibt der Defekt in den Ruhe-Aufnahmen unverändert bestehen, so spricht dies für ein Herzinfarkt (vergleiche Abbildung 5: Beispiel einer Myokard-Szintigraphie).

3.4 Nieren-Szintigraphie

Nierenperfusionsszintigraphie dient der Bestimmung der seitengetrennten Nierenfunktion mit quantitativer Messung der Gesamt- sowie der Teilfunktionen der Einzelnieren bzw. einzelner Abschnitte. Inwieweit Verengungen der Nierenschlagadern (sogenannte Nierenarterienstenosen) an der Entstehung eines Bluthochdrucks beteiligt sind, kann ebenfalls durch diese Untersuchung geklärt werden (vergleiche Abbildung 6: Beispiel einer Nierenfunktions-Szintigraphie).

Abbildung 6: Beispiel einer Nierenfunktionsszintigraphie:
Abbildung von Aktivitätsaufnahme und Transport der Nieren

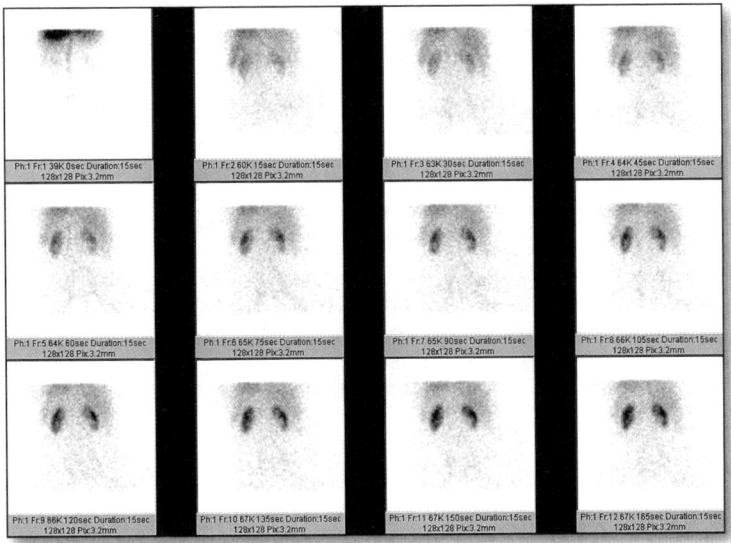

3.5 Hirn-SPECT

Die **Emissionscomputertomographie** des Gehirns (siehe Abbildung 7: Hirn-SPECT) wird zur Messung der lokalen Hirndurchblutung, auch der Diagnose des Hirntods durchgeführt. Weitere neurologische und psychiatrische Erkrankungen können auf diese Art und Weise besser abgeklärt werden. Auch der Stoffwechsel von Neurotransmittern kann quantifiziert werden. Dies erlaubt bei einer Vielzahl neurologischer Erkrankungen eine sichere Diagnose, lange bevor diese durch klinische Symptome bzw. andere bildgebenden Verfahren nachgewiesen werden könnte. Die Hirn-SPECT-Untersuchung wird heute überwiegend zur Frühdiagnose und Abklärung von M. Parkinson angewendet.

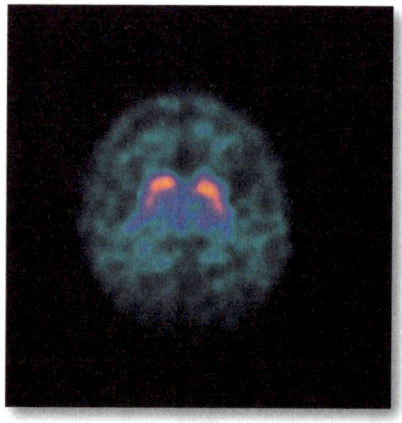

3.6 PET

Mit der Positronen-Emissions-Tomographie können Stoffwechselprozesse des Körpers auf molekularer Ebene untersucht und in ihrer räumlichen Verteilung sichtbar gemacht werden. Aufgrund der großen Bedeutung einer frühzeitigen Erkennung maligner Tumoren bzw. Metastasen dieser Tumoren, wird die PET in Zukunft eine entscheidende Bedeutung in der Onkologie spielen. Da die PET nicht die Größe einer Gewebsveränderung misst, sondern deren Stoffwechselaktivität, kann eine unklare Raumforderung bezüglich Vitalität (vitales Tumorgewebe oder Narbe) mit dieser Methode abgeklärt werden.

Die Besonderheit der PET-Untersuchung besteht in der Tatsache, dass bestimmte Tracer (überwiegend Glukose) mit einem Positronenstrahler (überwiegend F-18) markiert werden müssen. Die Positronenstrahler müssen allerdings in einem technisch aufwendigen Verfahren in einem Zyklotron (Kreisbeschleuniger) hergestellt werden. Die breiteste Anwendung findet bisher Fluor-18-markierte Glucose (Fluorodesoxyglucose, FDG) mit einer Halbwertszeit von 110 Minuten. Die Glukose wird in fast allen Körperzellen verstoffwechselt und Fluor-18 hat mit 110 Minuten eine relativ günstige Halbwertszeit, sodass mit F-18-FDG in nahezu allen Geweben der regionale Energiestoffwechsel messbar ist.

Heute kommt die PET meist nur in Forschungs- bzw. Universitätskliniken zur Geltung. Es zeichnet sich jedoch eine stetig zunehmende Einrichtung von PET-Scanner auch an großen Kliniken und in großen nuklearmedizinischen Praxen ohne Zyklotron ab, die die benötigten Positronenstrahler (meist F-18-Glucose) von den in der Nähe befindlichen Zyklotronen beziehen (so genannte „Satelliten-Prinzip").

PET wird überwiegend zur Differenzierung benigner und maligner Prozesse, Ausbreitung eines bekannten Malignoms, Tumorrezidiv und zur Kontrolle der Therapiewirkung durchgeführt.

Außerdem wird PET in der Kardiologie zur Beurteilung der myokardialen Viatalität und in der Neurologie zur Klärung von Alzheimer und M.Parkinson eingesetzt.

3.7 PET-CT

Der PET-CT-Scanner kombiniert die Positronenemissionstomografie mit der Computertomografie und hat die bildgebende Diagnostik in den letzten Jahren revolutioniert. Die Anwendungsbereiche sind vielfältig, weil Erkrankungen nicht nur erkannt, sondern exakt lokalisiert werden können (vergleiche Abbildung 8: PET-CT, Beispielaufnahme).

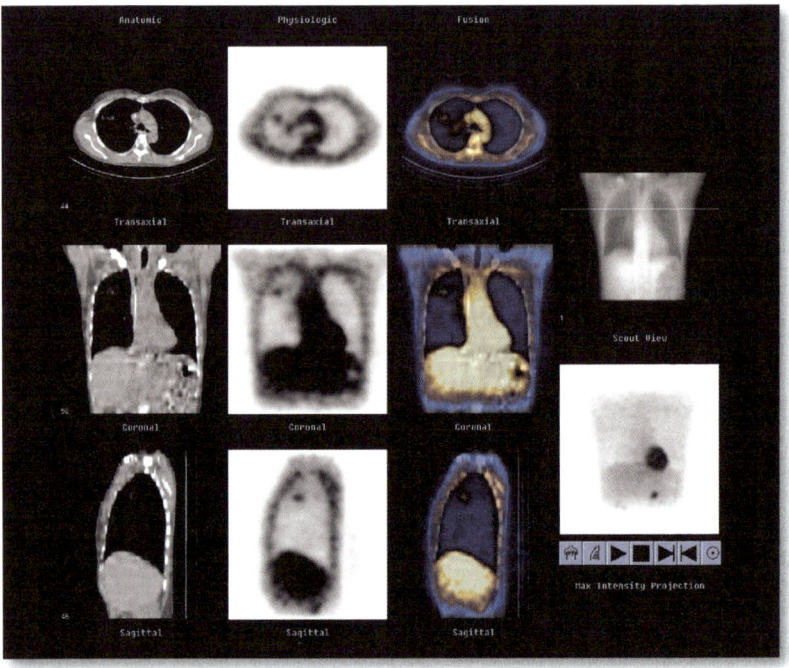

4. Therapie

4.1 Sentinel Lymphknoten Biopsie (SLNB)

Zur Operation von Brustkrebs gehört heutzutage neben der Entfernung des Tumors aus der Brust auch die Entfernung von mindestens zehn Achsellymphknoten. Im Bereich der Achselhöhle laufen jedoch auf engem Raum zahlreiche Nerven und Gefäße. So sind auch bei sehr guter Operationstechnik und erfahrenen Operateuren Komplikationen nicht auszuschließen.

Es ist erwiesen, dass bei circa 60 Prozent der operierten Frauen keine befallenen Lymphknoten in der Achselhöhle sind. Dieses bedeutet, dass mehr als die Hälfte der Frauen mit dem Standardverfahren der axillären Lymphknotenentfernung übertherapiert wird und somit ein eventuell unnötiges Risiko von Komplikationen auf sich nimmt. Bisher gab es jedoch keine zuverlässige Methode, ohne eine komplette Operation in der Achsel die sogenannten axillären Metastasen (Tumore) zu diagnostizieren.

Die neue Operationsmethode (SLNB) geht von dem Vorhandensein eines Wächterlymphknotens (Sentinel Lymphknoten) in der Achselhöhle aus. Dieser Wächterlymphknoten ist der erste vom Lymphabfluss aus der Brust erreichte Lymphknoten. Man geht davon aus, dass dieser Lymphknoten eine Schleusenfunktion besitzt und somit zuerst von einer etwaigen Metastasierung betroffen ist. Ist dieser Wächterlymphknoten frei von Metastasen, braucht in den meisten Fällen keine Operation in der Achselhöhle mehr zu erfolgen. Ist ein solcher Wächterlymphknoten jedoch befallen, folgt daraus die Empfehlung zur kompletten Ausräumung der Lymphknotenstation.

Bei der Sentinel-Lymphknoten-Biopsie wird eine gering radioaktiv markierte Substanz um das Tumorgewebe eingespritzt. Das Radionuklid wird dann über die Lymphe abtransportiert und gelangt so in den Wächterlymphknoten. Somit wird dieser – ein einziger unter den unzähligen Knoten in der Achselhöhle – radioaktiv markiert. Mithilfe einer Sonde (Detektor), gelingt es, den markierten Lymphknoten nachzuweisen. Dieser wird selektiv aufgesucht und entfernt. Wenn dieser Lymphknoten tumorfrei ist, ist die Operation beendet. Die möglichen Nachteile einer kompletten Ausräumung der axillären Lymphknoten sind somit vermeidbar. Die Operationskosten sinken und der Krankenhausaufenthalt wird kürzer und die Behandlungskosten sinken.

4.2 Radionuklidtherapie

Die Radionuklidtherapie ist heute ein wesentlicher Bestandteil der Behandlung gut- und bösartiger Schilddrüsenerkrankungen. Außerdem haben sich in jüngerer Zeit deutliche Fortschritte auf dem Gebiet der Therapie von bösartigen Tumoren des blutbildenden Systems und der Lymphdrüsen (Lymphome) ergeben.

Die Radioimmuntherapie der Non-Hodgkin-Lymphome stellt heute einen Schwerpunkt der modernen Radionuklidthearpie dar. Weitere nuklearmedizinische Therapien mit radioaktiv markierten rezeptorbindenden Peptiden bei neuroendokrinen Tumoren des Verdauungstraktes sowie beim medullären Schilddrüsenkarzinom zeigen vielversprechende Ergebnisse.

Radiojodtherapie bei benignen Schilddrüsenkrankheiten

Die Radiojodtherapie wird insbesondere bei den verschiedenen Formen der Schilddrüsenüberfunktion (Hyperthyreose) wie z.B. der Basedowschen Hyperthyreose oder dem autonomen Adenom eingesetzt. Sie kann aber auch in seltenen Fällen zur Strumaverkleinerung eingesetzt werden.

Aufgrund der eindeutig niedrigeren Nebenwirkungsrate der Radiojodtherapie stellt diese Therapieform das Verfahren der ersten Wahl dar. Nur bei sehr großen Strumen, bei Malignomverdacht oder bei Kontraindikation (Schwangerschaft) sollte der Operation den Vorzug gegeben werden.

Radiojodtherapie bei malignen Schilddrüsenkrankheiten

Bei Patienten mit papillärem und follikulärem Schilddrüsenkarzinom ist die Thyreoidektomie beidseits die wichtigste Maßnahme. In den meisten Fällen wird der verbliebene Schilddrüsenrest routinemäßig durch Radioiodtherapie behandelt. Durch Radioiod können auch Schilddrüsenmetastasen selektiv beseitigt werden.

Vor der Radiojodtherapie wird mit einer kleinen I-131-Aktivität eine Speicherungsmessung durchgeführt. Aus der zu therapierenden Masse, die sonographisch ermittelt wird, lässt sich bei Kenntnis des Speicherungsverhaltens der Schilddrüse die zur Erreichung einer gewünschten Schilddrüsendosis benötigte Therapieaktivität berechnen. Die Durchführung der Radiojodtherapie erfolgt stationär in einer speziellen nuklearmedizinischen Therapiestation. Aus Strahlenschutzgründen darf der Patient erst entlassen werden, wenn die Ganzkörperaktivität den gesetzlich vorgeschriebenen Grenzwert erreicht hat und seit der Applikation mindestens 48 Stunden vergangen sind.

Die Nebenwirkungen beruhen in der Regel auf einer vorübergehenden strahleninduzierten Entzündung der Schilddrüse. Zu den Spätkomplikationen bei der Karzinomtherapie gehört das Sicca-Syndrom als Folge der radiogenen Sialoadenitis. Eine nach Hyperthyreosetherapie auftretende Hypothyreose wird nach heutiger Auffassung nicht mehr als eigentliche Nebenwirkung, sondern eher als Therapieerfolg ähnlich der Hypothyreose nach Operation verstanden. Bei diesen Patienten muss eine lebenslange thyreosubstitutive Therapie mit Levothyroxin durchgeführt werden. Eine gefürchtete Spätkomplikation stellen potentielle karzinogene Effekte der Radiojodtherapie dar. Für die Behandlung der gutartigen Schilddrüsenerkrankungen konnte in einer Vielzahl von Studien kein gehäuftes Auftreten von Spätkarzinomen oder Leukämien festgestellt werden. Bei der vergleichsweise hochdosierten Karzinomtherapie ist allerdings eine erhöhte Inzidenz von Leukämien nachgewiesen worden. Diese treten bei etwa ein Prozent der radiojodtherapierten Schilddrüsenkarzinompatienten durchschnittlich fünf Jahre nach Radiojodtherapie auf.

4.3 Radiosynoviorthese

Bei rheumatischen Erkrankungen kommt es zu einer Reaktion des Immunsystems gegen Gelenkinnenhäute, die mit einer entzündlichen Verdickung der Gelenkinnenhäute verbunden ist. Die Folgen sind Gelenkschwellung, Schmerzen und Bewegungseinschränkung.

Bei einer Radiosynoviorthese wird ein geeignetes radioaktives Medikament („Radionuklid") in den Gelenkraum über eine Kanüle eingespritzt und dadurch werden die entzündeten Anteile der Schleimhaut bestrahlt und die oberflächlichen vergrößerten Schichten zerstört, ohne dass tiefer gelegene Schichten (im Gelenk das Knorpelgewebe) geschädigt werden. Die Strahlung bleibt auf die Schleimhaut beschränkt, weil die verwendeten Radionuklide eine maximale Reichweite ihrer Strahlung von wenigen Millimetern aufweisen. Darüber hinaus wird das in kolloidaler Form applizierte Nuklid von den oberflächlichen Schleimhautzellen aufgenommen und führt über natürliche Umbauvorgänge zu einer Verödung dieser Zellschichten. Somit wird ein Rückgang der Vergrößerung und der Entzündung der Gelenkinnenhaut erreicht.

5. Strahlenschutz

Der Mensch lebt in einem natürlichen Strahlenfeld. Die Strahlung kommt aus dem Weltraum und von natürlich radioaktiven Stoffen in Luft, Wasser und Boden. Neben dieser natürlichen Strahlung ist der Mensch im Zeitalter der Technik auch einer zusätzlichen Strahlung ausgesetzt. Diese zivilisatorische Strahlung wird überwiegend verursacht durch die medizinische Anwendung (Radiologie, Nuklearmedizin, Strahlentherapie) und aus Kernkraftwerken.

Strahlung kann Mensch und Umwelt schädigen. Aus diesem Grund werden Grenzwerte gesetzt, sodass nachweisbare Schädigungen vermieden werden. Oberstes Ziel ist es darüber hinaus, die Strahlung so niedrig wie möglich zu halten. Während früher nur die vom Menschen hervorgerufene Strahlung in Regelungen berücksichtigt wurde, hat die Bundesregierung mit der neuen Strahlenschutzverordnung, die am 1. August 2001 in Kraft getreten ist, auch die erhöhte Strahlung aus natürlichen Quellen in die Regelungen mit einbezogen. Dies hat z. B. Auswirkungen auf das Flugpersonal.

Im Mittel entspricht die Strahlenexposition bei einer radiologisch- nuklearmedizinischen Untersuchung der Strahlendosis, die ein Mensch im Verlauf eines Jahres aus der Umgebung aufnimmt. Die für medizinische Anwendungen erlaubte Strahlenexposition ist in der Bundesrepublik Deutschland durch strenge Gesetze geregelt.

Mit der neuen StrlSchV und der neuen Röntgenverordnung (RöV) vom 18. 06. 2002 wurden die Grenzwerte für die Bevölkerung auf ein Millisievert (mSv) pro Jahr gesenkt. Für den beruflichen Umgang mit Radioaktivität, Röntgenstrahlen und Höhenstrahlung liegt nunmehr der Grenzwert bei 20 mSv pro Jahr. Dies betrifft z. B. Beschäftigte, die mit Röntgenstrahlen umgehen, die in Kernkraftwerken arbeiten, und das Flugpersonal.

PD Dr. Jamshid Farahati

Seit 2000 leitender Arzt der Klinik für Nuklearmedizin des Bethesda-Krankenhauses Essen und Partner einer Gemeinschaftspraxis für Radiologie, Nuklearmedizin und Strahlentherapie in Bottrop

1992–1999 Oberarzt der Klinik für Nuklearmedizin an den Universitätskliniken Essen und Würzburg

1999 Leitender Oberarzt der Abteilung für Nuklearmedizin der Klinik für Strahlenheilkunde an der Charité, Campus Virchow

U. a. Mitglied der Deutschen Gesellschaft für Nuklearmedizin, Society of Nuclear Medicine und American Thyroid Association

Dr. Martin Bünning

DIAGNOSTISCHE RADIOLOGIE

Gliederung:

1. Definition

Die Diagnostische Radiologie befasst sich mit der bildgebenden Darstellung der Organsysteme des menschlichen Körpers zum Nachweis oder Ausschluss von Erkrankungen. Die Bildgebung erfolgt mit künstlich erzeugter ionisierender Strahlung, den Röntgenstrahlen, mit Ultraschall und mit Magnetfeldern.

In Abhängigkeit der einzusetzenden Methode, des zu untersuchenden Organssystems und der klinischen Fragestellung werden Kontrastmittel appliziert. Hierdurch wird die Darstellung oder Abgrenzbarkeit anatomischer und pathologischer Strukturen erleichtert, außerdem können Informationen über die Organfunktion oder Durchblutung gewonnen werden.

Die bildgebenden Verfahren der Diagnostischen Radiologie umfassen die klassische Projektionsradiographie, auch konventionelles Röntgen genannt, die Computertomographie (CT), die Sonographie und die Magnetresonanztomographie (MRT, Kernspintomographie). Die interventionelle Radiologie (bildgesteuerte Probenentnahme, perkutane minimalinvasive Therapien, Aufweitung von verschlossenen Arterien, etc.) ist ebenfalls ein Teilgebiet der Diagnostischen Radiologie. Auf eine weitere Darstellung dieses großen Gebietes wird verzichtet, da dies sonst den Rahmen dieser kurzen Übersicht sprengen würde.

Die geschichtliche Entwicklung, die physikalisch-technischen Grundlagen und die Indikationen werden im Folgenden dargestellt.

2. Projektionsradiographie

Die Entdeckung der Röntgenstrahlen wird heute dem Würzburger Professor für Physik Wilhelm Conrad Röntgen (1845–1923) zugeschrieben. Er war der Erste, der diese neue Art von Strahlung, von ihm X-Strahlen genannt, in einer Veröffentlichung bekannt gab.

1901 wurde W.C. Röntgen für seine Entdeckung der Nobelpreis verliehen.

Die Tabelle 2.1 gibt einen Überblick über die historische Entwicklung der Radiographie.

Tabelle 2.1: Historische Entwicklung der Projektionsradiographie

8.11.1895	Entdeckung der Röntgenstrahlen durch W. C. Röntgen
1896	Erste medizinische Röntgenaufnahmen des Skeletts, der Lunge und des Abdomens , Erfindung der Durchleuchtung
1897	Erste Röntgenaufnahmen des Magen-Darmtraktes
1905	Gelenk- und Nierenuntersuchungen
1927	Cerebrale Angiographie und erste Mammographie
1929	Einsatz des ersten Röntgenkontrastmittels
1957	Erste Herzkatheteruntersuchung
1975	Einführung der DSA
90er-Jahre	Digitales Röntgen

2.1 Physikalisch-technische Grundlagen

Was sind Röntgenstrahlen?

Röntgenstrahlen gehören genau wie das natürliche Licht, Radio- und Mikrowellen zur elektromagnetischen Strahlung. Die jeweilige Strahlung kann anhand ihrer Wellenlänge bzw. ihrer Energie differenziert werden (Abb. 2.1).

Erzeugung von Röntgenstrahlen

Röntgenstrahlen werden künstlich erzeugt. Sie entstehen durch starke Beschleunigung geladener Teilchen oder durch hochenergetische Übergänge in den Elektronenhüllen der Atome.

Im Vakuum einer unter Hochspannung stehenden Röntgenröhre treten durch Erhitzung eines Wolframdrahts (Kathode) Elektronen aus und erfahren durch ein elektrisches Feld eine starke Beschleunigung. Beim Auftreffen auf einen Metallblock aus Wolfram / Molybdän-Rhenium (Anode) werden sie extrem abgebremst und übertragen ihre Energie auf die Anode. Hierbei entsteht hauptsächlich Wärme, etwa ein Prozent der Energie wird als Röntgenstrahlung, auch Bremsstrahlung genannt, frei und kann für die Bildgebung genutzt werden. Abbildung 2.2 zeigt den schematischen Aufbau einer Röntgenröhre.

Abbildung 2.1: Spektrum elektro-magnetischer Strahlung;

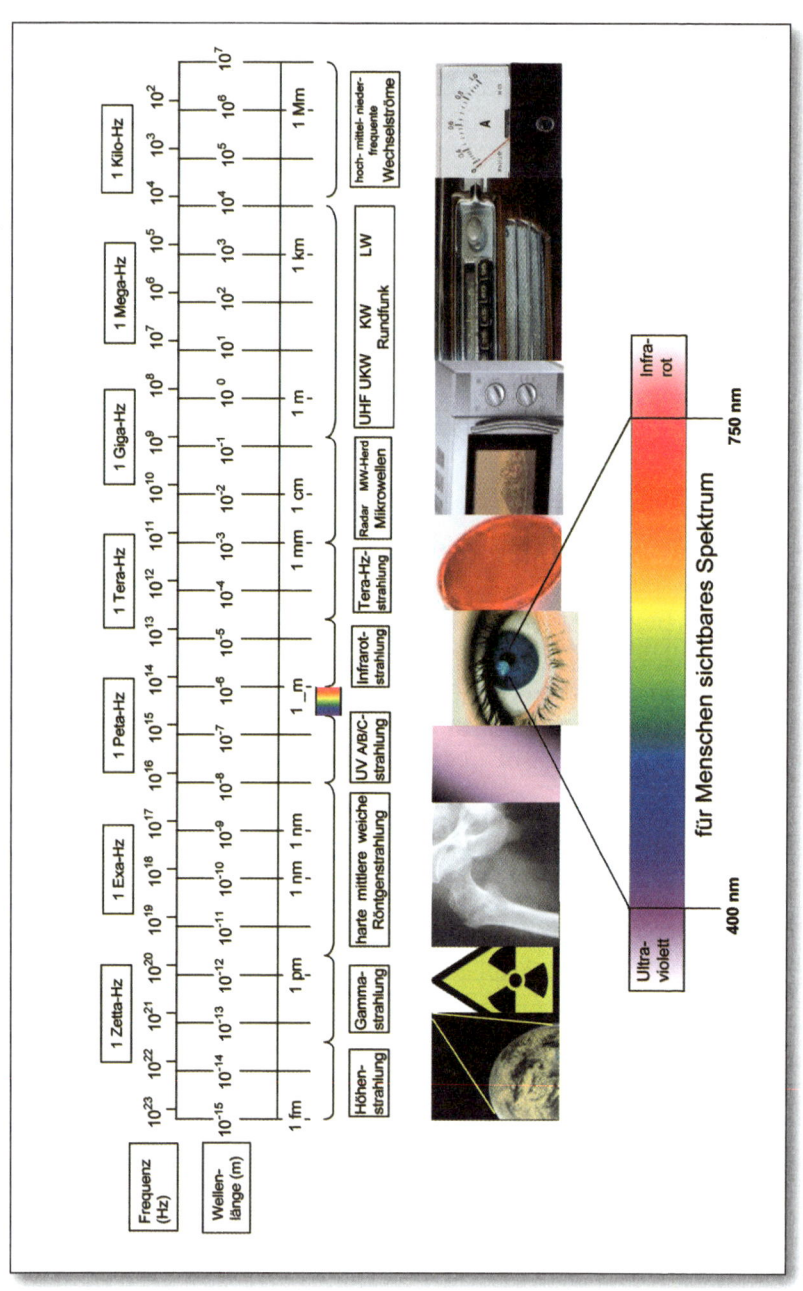

Abbildung 2.2: Aufbau einer Röntgenröhre

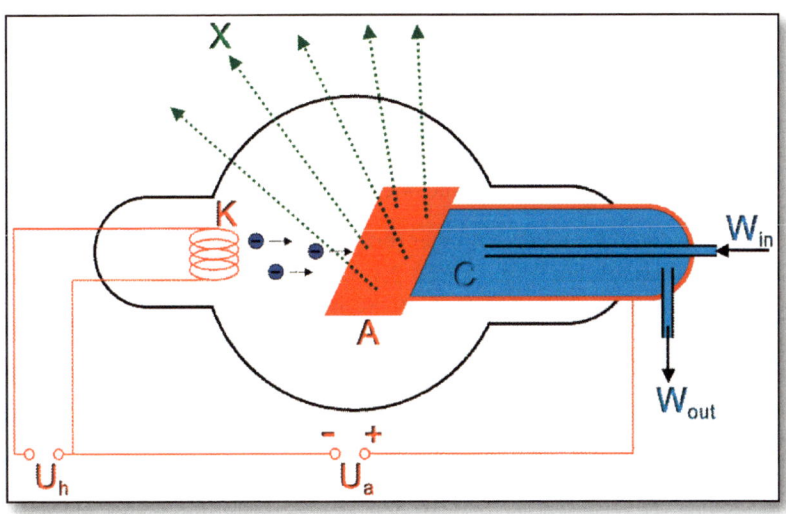

Symbol		Symbol		Symbol	
X	Röntgenstrahlen	W_{in}	Wassereingang	U_h	Kathode-Heizspannung
K	Kathode (und Heizspule)	W_{out}	Wasserausgang	U_a	Anoden-spannung
A	Anode	C	Wasserkühler		

2.2 Bildentstehung und Bilddetektoren

Der zu untersuchende Körperteil des Patienten wird von den Röntgenstrahlen durchstrahlt und trifft auf einen Detektor. Die Röntgenstrahlen werden dabei unterschiedlich stark geschwächt, so absorbiert Knochen mehr Strahlung als Lungen- oder Weichteilgewebe. Je nach Detektortyp erfolgt dann die direkte oder indirekte Darstellung mit dem Ziel, ein kontrastreiches, scharfes und rauscharmes Röntgenbild zu bekommen.

Bei der herkömmlichen Radiographie werden analog zur Photographie spezielle lichtempfindliche Röntgenfilme eingesetzt. Die Exposition führt zur Schwärzung des Films, die Entwicklung erfolgt ebenfalls auf chemischem Weg.

Bei der digitalen Projektionsradiographie werden besondere Detektormaterialen, wie die Speicherfolie und der Flachdetektor, eingesetzt.

Das Material der Speicherfolie wird durch die Strahlung angeregt und behält die Bildinformation nach der Exposition. Erst die Stimulation mit einem Laser führt zu einer Energieabgabe in Form von Licht. Ein Photomultiplier registriert die freiwerdenden Lichtquanten und wandelt sie in elektrische Signale um. Die Bilddokumentation erfolgt mit einem Laserimager.

Flachdetektoren bestehen aus einer röntgensensitiven Detektorschicht und einer Sensormatrix aus Silizium (Abb. 2.3). Die auftreffenden Röntgenstrahlen setzen im Detektor Licht frei. In der Sensormatrix zweidimensional verteilte Photodioden absorbieren dieses Licht und bauen proportional zur eingefallenen Röntgenstrahlung eine elektrische Ladung auf, die ausgelesen werden kann. Die Darstellung erfolgt auf einer PC-Auswertestation oder durch einen Laserimager auf Film.

Abbildung 2.3: Schematischer Aufbau eines Flachdetektors (GE Medical Systems)

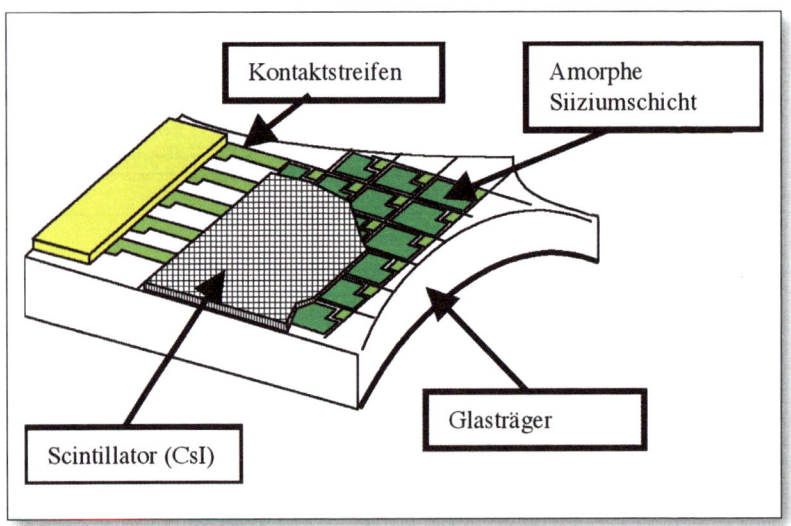

Im Vergleich mit analogen Systemen liegen die Vorteile der digitalen Technik in der höheren Kontrastauflösung, der Möglichkeit der digitalen Archivierung und Bildübertragung, der computergestützten Nachbearbeitung der Bilder sowie der computerassistierten Befundung.

Nachteilig sind die geringere räumliche Auflösung und die zurzeit etwa 50–100 Prozent höheren Anschaffungskosten.

Tabelle 2.2: Indikationsspektrum der konventionellen Röntgendiagnostik

Diagnostik des Skelettssystems	Traumatologie, Entzündungen, Knochen- und Gelenktumoren, Durchblutungsstörungen, Veränderungen des Knochenstoffwechsels und der Knochenmatrix, Fehlbildungen, Skelettveränderungen in Folge anderer Erkrankungen, Weichteilverkalkungen
Diagnostik des Schädels und Gesichtsschädels	Tumore, Entzündungen, Traumafolgen
Diagnostik der Thoraxorgane	Fehlbildungen, Infektionen, primäre und sekundäre Tumore, immunologische Erkrankungen, Inhalationsschäden, Zirkulationsstörungen, Herzgröße, Therapiefolgen
Diagnostik des Abdomens	Erkrankungen der Gallenwege, Darmverschluss, Nierensteine, Neoplasien des Nierenbeckens, der Harnleiter u. der Blase, Planung von Eingriffen am Darm u. an der Prostata

2.3 Röntgenarbeitsplätze / Untersuchungsverfahren

2.3.1 Röntgenaufnahmearbeitsplatz mit Rasterwand- und Röhrenboden-/deckenstativ

Dieser Arbeitsplatz, häufig auch als konventionelle Röntgendiagnostik bezeichnet, stellt die Grundausstattung einer Röntgenabteilung dar. Er ist geeignet für Röntgenaufnahmen des Skelettsystems, des Schädels und Gesichtsschädels, der Thorax- und Abdominalorgane (Tab. 2.2).

Abbildung 2.4 zeigt ein Gerät dieser Anwendungsgruppe. Mobile Röntgensysteme stehen für den Einsatz auf der Intensivstation zur Verfügung.

Die auf einem normalen Röntgenbild des Thorax erkennbaren anatomischen Strukturen sind in Abbildung 2.5 dargestellt.

Abbildung 2.4: Röntgenaufnahmeplatz mit Rasterwand-
und Röhrenboden-/deckenstativ

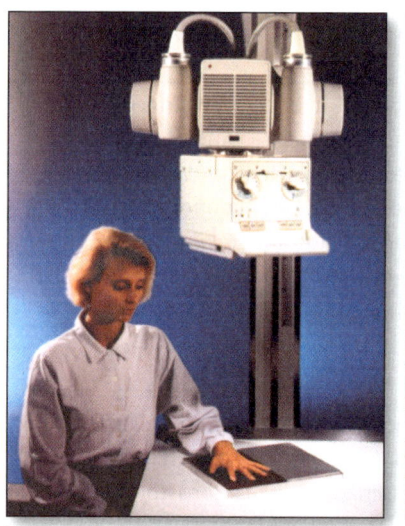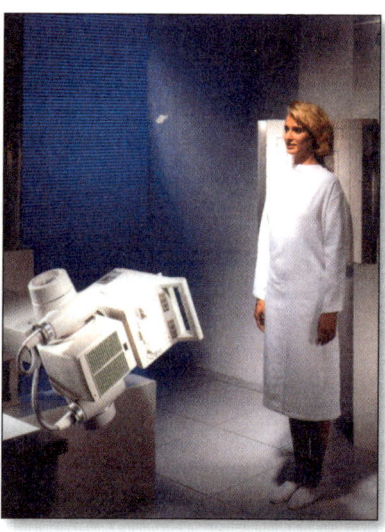

Quelle: GE Medical Systems

Die Darstellung physiologischer Gangsysteme oder Hohlräume (z. B. Gallen-blase und -gänge, ableitende Harnwege) erfolgt mit speziellen intravenös zu applizierenden Kontrastmitteln. Diese werden in das Gangsystem aus-geschieden und heben deren Dichte an, mit der Folge, dass durchtretende Röntgenstrahlen stärker geschwächt werden. Das Gangsystem wird sichtbar und röntgenologisch beurteilbar.

2.3.2 Mammographie-System

Mammographie-Systeme sind Spezialgeräte zur Anfertigung von Röntgen-aufnahmen der Brust. Da die Brust nur aus Weichteilgewebe mit nur geringen Dichteunterschieden besteht, wird besonders niederenergetische (weiche) Röntgenstrahlung verwendet. Hierzu wird spezielles Anoden- und Filtermaterial eingesetzt. Hohe Anforderungen an die Orts- und Kontrast-auflösung sind notwendig, um kleine Details, wie z. B. Mikroverkalkungen, optimal darzustellen.

Vielfach wird die Mammographie auch zur präoperativen Lokalisationshilfe verwendet. Bei der stereotaktischen Lokalisation wird anhand von zwei in un-terschiedlichen Winkeln aufgenommenen Bildern die Befundtiefe errechnet, eine genaue perkutane Markierung ist hiermit möglich.

Abbildung 2.5: Röntgenuntersuchung der Lunge mit Korrelation zu sichtbaren anatomischen Strukturen (Normalbefund) (GE Medical Systems)

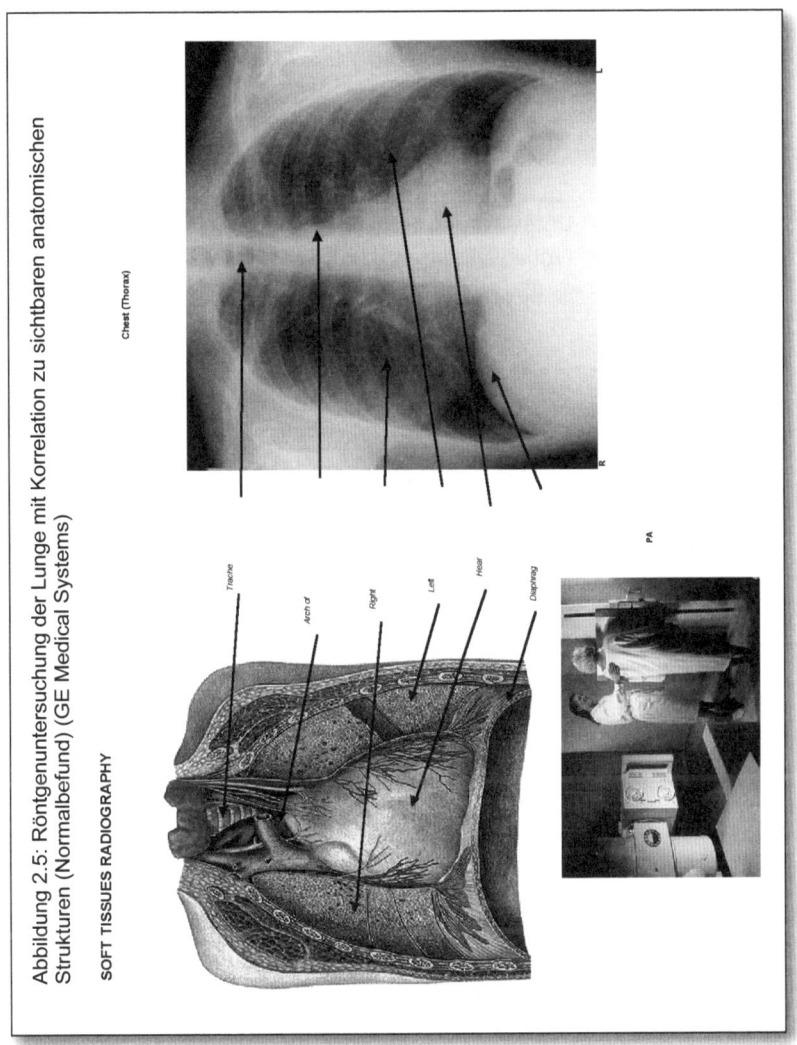

Tabelle 2.3 gibt eine Übersicht der verschiedenen Indikationen, Abbildungen 2.6 und 2.7 zeigen eine Mammographieeinheit bzw. eine typische Mammographie in 2 Ebenen.

Tabelle 2.3 Indikationen der Röntgenmammographie

Mammographie-Screening	Untersuchung asymptomatischer Frauen zur Früherkennung von Brustkrebs
Kurative Mammographie	Untersuchung symptomatischer Frauen • Tastbarer Knoten • Schmerzen • Sekretion, Rötung • Einziehung der Brustwarze
Galaktographie	Darstellung der Milchgänge mit Kontrastmittel
Präoperative Markierung	Markierung des mammographisch suspekten Areals mit Farbstoff oder einer Metallnadel als Lokalisationshilfe für den Operateur
Präparateradiographie	Aufnahme des entfernten Gewebeareals in Korrelation zur Ausgangsmammographie; Dokumentation der kompletten Entfernung von Mikrokalk

2.3.3 Röntgenbildverstärker (Durchleuchtung)

Die Durchleuchtung ermöglicht die Untersuchung bzw. „Online"-Beobachtung bewegter Organe und die Beurteilung dynamischer Vorgänge (z. B. Schluckakt, Magenentleerung, Durchblutung etc.).

Der Bildempfänger der Durchleuchtung besteht aus einem analogen Bildverstärker / Videosystem oder einem digitalen Bildverstärkersystem. Der Arzt bekommt während des Untersuchungsablaufs ein digital verbessertes Bild auf dem Untersuchungsmonitor dargestellt. Das Gerät kann sowohl im Durchleuchtungsraum bedient als auch von außen fernbedient werden.

Zu dieser Gerätegruppe gehören der fahrbare C-Bogen, z. B. für den Einsatz im Operationssaal, die digitale Subtraktionsangiographie (Darstellung des Gefäßsystems), die digitale Kardiographie (Herzkatheter) sowie die Durchführung von digitalen Zielaufnahmen unter Durchleuchtung (z. B. Untersuchung des Magens).

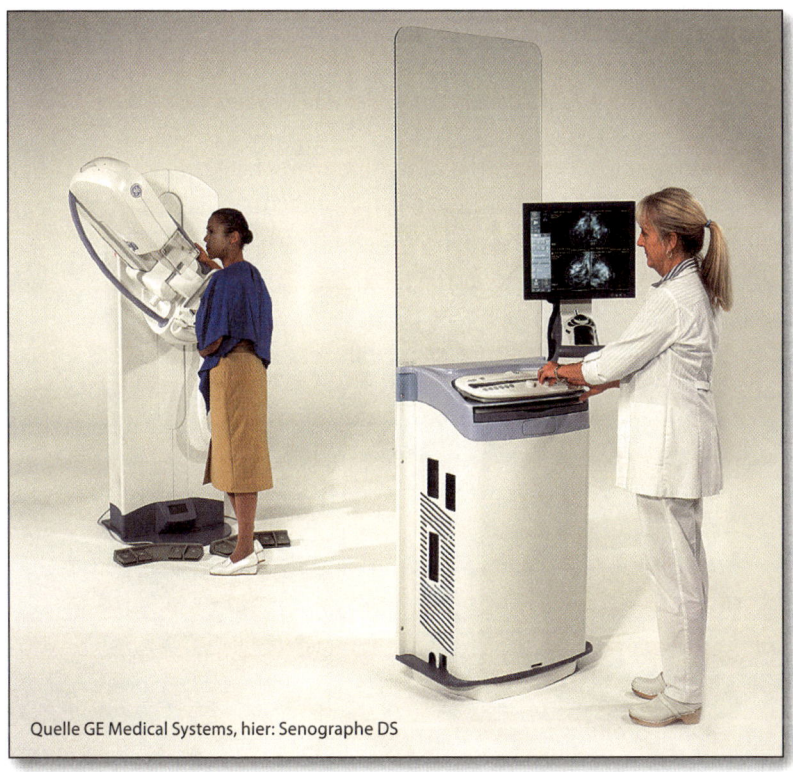

Quelle GE Medical Systems, hier: Senographe DS

Auf die DSA soll im Folgenden etwas genauer eingegangen werden:

Die digitale Subtraktionsangiographie dient der überlagerungsfreien Darstellung von Gefäßen, wobei der Schwerpunkt auf dem arteriellen System liegt.

Nach Lagerung des Patienten, steriler Abdeckung und Desinfektion des Punktionsareals (z. B. Leistenbeuge) erfolgt die Direktpunktion der Arterie mit einer Spezialnadel. Nach korrekter Einbringung der Nadel kann deren Innenleben (Mandrain) entfernt werden. Über diesen Kanal wird dann ein Führungsdraht eingebracht, über den letztendlich der Angiographiekatheter im arteriellen Gefäßsystem platziert wird (z. B. Hauptschlagader).

Zuerst erfolgt eine Röntgenaufnahme ohne Kontrastmittel, die so genannte Maske (Leerbild).

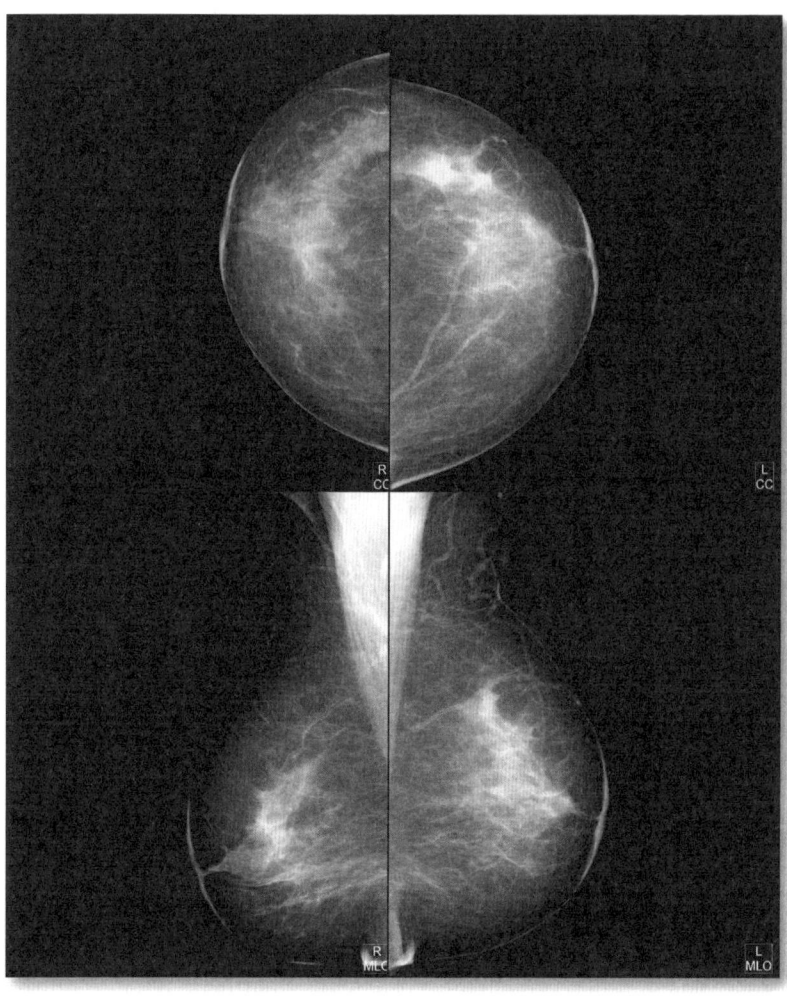

Nach Injektion des Kontrastmittels in das arterielle Gefäßsystem werden in schneller Abfolge (z. B. 2 Bilder / Sekunde) weitere Röntgenbilder aufgenommen. Nach digitaler Speicherung wird computergestützt die Maske von den Kontrastmittelbildern subtrahiert. Anatomische Strukturen, die die Gefäße überlagern, insbesondere Knochen, werden aus dem Bild entfernt. Im Idealfall bleibt nur das kontrastierte Gefäßsystem übrig und kann optimal beurteilt werden. Das Prinzip der DSA zeigt die Abbildung 2.8.

Abbildung 2.8: Prinzip der digitalen Subtraktionsangiographie (DSA)

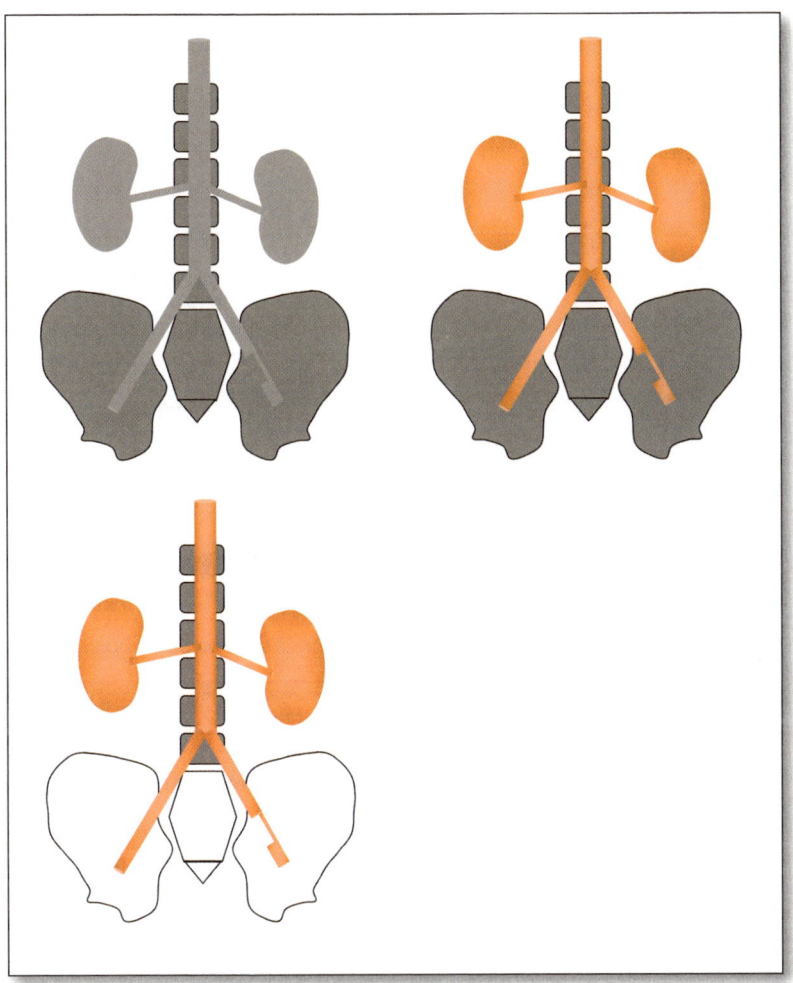

Die Darstellung des venösen Gefäßsystems wird Phlebographie genannt, hier findet das Subtraktionsverfahren im Allgemeinen keine Anwendung. Nach Punktion einer Fuß- oder Handrückenvene werden analoge oder digitale Bilder der Extremitätenvenen angefertigt. Tabelle 2.4 gibt eine Übersicht über die verschiedenen Indikationen.

Abbildung 2.9: Multifunktions-Durchleuchtung (Fa. Philips)

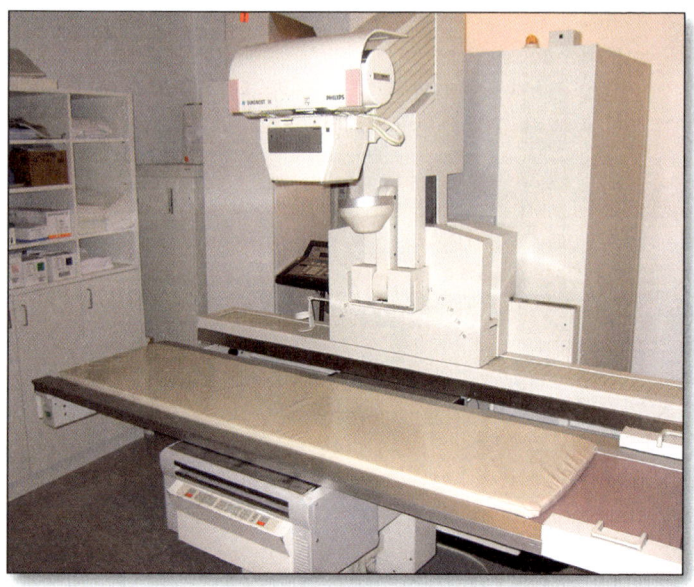

Tabelle 2.4: Indikationen der Angiographie (DSA, Phlebographie)

Erkrankungen des arteriellen Gefäßsystems	• Arterielle Verschlusskrankheit • Akute Verschlüsse • Gefäßerweiterungen (Aneurysma) • Gefäßverletzungen • Fehlbildungen • Erkrankungen entzündlicher oder immunologischer Genese mit Gefäßbeteiligung • Planung von Operation oder Interventionen (z. B. Stens, Angioplastie, etc.)
Erkrankungen des venösen Gefäßsystems	• Akute Verschlüsse (Thrombose) • Erfassung von Komplikationen nach abgelaufener Thrombose • Variköser Symptomenkomplex (Krampfadern) • Fehlbildungen der großen Körpervenen
Darstellung der Gefäßversorgung von Neoplasien	z. B. arteriovenöse Malformation im Gehirn

Die Darstellung des Magen-Darmtraktes einschließlich der Speiseröhre und des Schlundes (Pharynx) sind weitere Anwendungsbereiche der Durchleuchtung.

Für die Untersuchung des oberen Gastrointestinaltraktes wird dem Patienten das Kontrastmittel oral verabreicht. Ist eine Dünndarmdarstellung erforderlich, erfolgt die Einbringung des Kontrastmittels über eine Sonde, die zuvor über die Nase oder den Mund im oberen Dünndarm eingebracht wurde.

Die optimale Darstellung des Dickdarms gelingt mittels der Instillation des Kontrastmittels über einen Rektaltubus in Form eines Einlaufs. Zusätzlich wird dann Luft insuffliert, um eine gute Darstellung der Schleimhaut im so genannten Doppelkontrast zu bekommen. Eine Gesamtübersicht verschiedener Indikationen zeigt Tabelle 2.5.

Tabelle 2.5: Indikationen für Durchleuchtungsuntersuchungen

Erkrankungen der Speiseröhre und des Schlundes	• Schluckstörungen • Entzündungen • Tumore
Erkrankungen des Magens und des Zwölffingerdarms	• Entzündungen (Gastritis) • Geschwüre (Ulzera) • Tumore
Erkrankungen des Dünndarms	• Entzündungen (M. Crohn, u.a.) • Unklare Durchfälle • Tumore • Malabsorptionserkrankungen
Erkrankungen des Dickdarms	• Tumore • Divertikulose/Divertikulitis • Entzündungen (M. Crohn, Colitis ulcerosa) • Spastisches Kolon • Fehlbildungen • Unklare Durchfälle
Darstellung von natürlichen Gangsystemen	• Ohrspeicheldrüse • Gallenwege • Ableitende Harnwege
Darstellung von Gelenkbinnenräumen	• Zusatzuntersuchung bei nicht durchführbarer MRT
Darstellung von unnatürlichen Gangsystemen und Höhlen	• Fistelgänge • Abszesse

3. Computertomographie (CT)

Die theoretischen Grundlagen der CT wurden Anfang des letzten Jahrhunderts erarbeitet. In den 60er-Jahren und Anfang der 70er-Jahre entwickelten A.M. Cormack und G.N. Houndsfield die technischen Grundlagen. Obwohl die Durchführung der ersten Schnittbilder mehrere (!) Stunden dauerte, konnte sich die Methode in den nachfolgenden Jahren wegen ihrer hervorragenden Ortsauflösung im klinischen Alltag etablieren. Durch Einführung der Spiraltechnik Anfang der 90er-Jahre und letztendlich deren Weiterentwicklung zur Mehrschichtcomputertomographie (MSCT) mit der Möglichkeit, bis zu 64 Schichten im Submillimeterbereich gleichzeitig zu erfassen, wurden neue, innovative Anwendungsmöglichkeiten eröffnet sowie eine Verbesserung des etablierten Indikationsspektrums erreicht. Tabelle 3.1 gibt eine Übersicht der historischen Entwicklung der CT.

Tabelle 3.1: Historische Entwicklung der Computertomographie

1917	Entwicklung der mathematischen Grundlagen durch Radon
1964	Cormack experimentiert mit einer rotierenden Röntgenröhre
1971	Entwicklung der CT durch Houndsfield
1972	Erste CT des Schädels
1974	Vorstellung des ersten Körperscanners
1980	Medizin-Nobelpreis für Cormack u. Houndsfield
1980	Darstellung der Herzkranzarterien mit einem Prototyp
1989	Einführung der Spiral-CT
1998	Einführung des ersten Mehrschichtsystems (2-Zeilen)
2001	16-Zeilen – CT sind erhältlich
Dezember 2004	Vorstellung eines 64-Zeilenscanners

Tabelle 3.2: Technischer Fortschritt der Computertomographie

	1972	1980	1990	1998	2004
Rotationszeit in s	300	5	1	0.5	0.4
Datenmenge / Scan	58 kB	1 MB	2 MB	12 MB	50 MB
Datenmenge / Spiralscan	–	–	< 50 MB	< 500 MB	> 1GB
Matrix	80 x 80	256 x 256	512 x 512	512 x 512	512 x 512
Kollimation in mm	13	2 – 10	1 – 10	0.5 – 5	0.4

3.1 Technisch-physikalische Grundlagen

Wie funktioniert die Computertomographie?

Eine um den Patienten rotierende Röntgenröhre erzeugt mit Hilfe von Blenden einen schmalen Röntgenstrahl. Das aus Haut, Muskeln, Knochen, Fettgewebe und Organen bestehende Untersuchungsareal schwächt den Röntgenstrahl unterschiedlich stark.

Der abgeschwächte Strahl trifft auf der gegenüberliegenden Seite auf eine Vielzahl von Detektoren, diese registrieren die unterschiedliche Schwächung, bereiten das Signal elektronisch auf und leiten es an einen Computer weiter.

Ist dieser Messvorgang beendet, drehen sich die Röhre und die Detektoreinheit geringfügig weiter und der beschriebene Messvorgang wiederholt sich. Durch Registrierung verschiedener Projektionen kann der Computer mittels mathematischer Algorithmen ein Graustufenbild errechnen. Die Darstellung oder weitere Bearbeitung ist mit einem Befundungscomputer möglich, die Dokumentation bzw. Speicherung erfolgt auf einer CD-ROM, einem elektronischen Bildarchivierungssystem (PACS) oder mit einem Laserimager als Hardcopy (Laserfilm).

Im Vergleich mit der Projektionsradiographie wird kein Bild mit überlagernden Strukturen (Summationsbild) erzeugt, sondern die unterschiedlichen Gewebe werden im Schnittbild überlagerungsfrei und kontrastreich abgebildet (Abbildung 3.1).

*Abbildung 3.1: Axiales Schichtbild durch das Abdomen (1 = Leber, 2 = Milz,
3 = Bauchspeicheldrüse, 4 = re. Niere mit zentralem Tumor,
5 = li. Niere, 6 = Bauchaorta, 7 = Dünndarm, 8 = Wirbelkörper)*

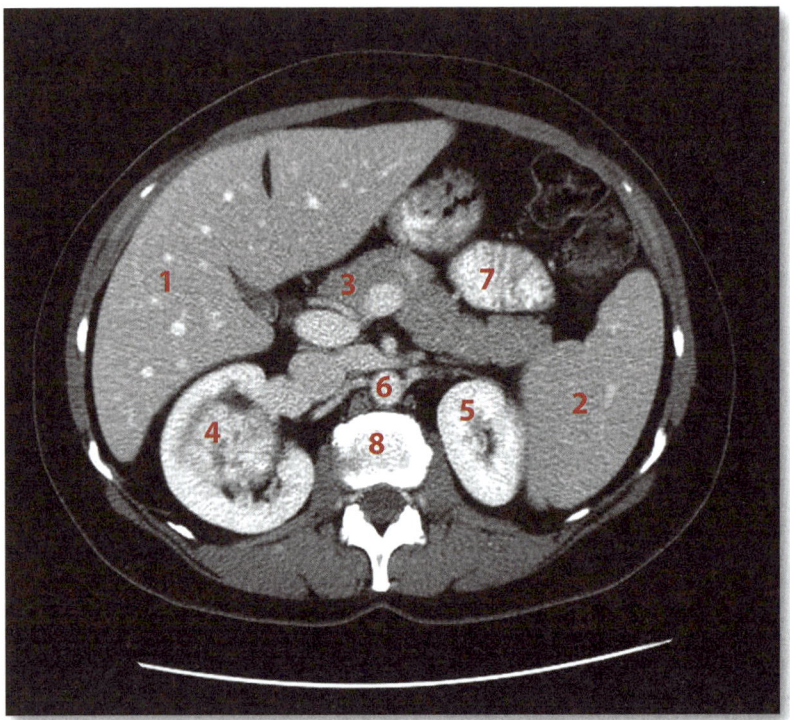

Die orale und / oder intravenöse Kontrastmittelapplikation verbessert die computertomographische Diagnostik des Gastrointestinaltrakts, der Gefäße oder auch Veränderungen parenchymatöser Organe (z. B. Metastasen in der Leber).

Geräte der ersten und zweiten Generation führten bei der Schichtmessung eine Translations-Rotationsbewegung von Röhre und Detektor durch; diese Geräte unterschieden sich lediglich in der Breite des Röntgenstrahls und der Detektoranzahl.

Bei Geräten der dritten Generation rotieren beide Einheiten um den Patienten.

Geräte der vierten Generation besitzen einen ortsfesten Detektorkranz und nur die Röhreneinheit rotiert.

Alle diese Gerätekonfigurationen ermöglichten nur jeweils die Akquisition einer einzelnen Schicht, auch Sequenz-CT genannt.

Die technischen Weiterentwicklungen der Spiral-CT (Schleifringtechnologie) erlauben eine kontinuierliche Rotation mit simultaner Durchstrahlung und Datenerfassung bei gleichzeitiger kontinuierlicher Verschiebung des Aufnahmetisches. Der Röntgenstrahl beschreibt dabei eine spiralförmige oder helixartige Bahn um den Patienten.

Im Gegensatz zur Sequenz-CT wird bei dieser Technik ein lückenloser Datensatz (Volumenscan) erhoben. Ein Computer berechnet die einzelnen Schichten, wobei diverse Parameter, wie z.B. die Schichtdicke, auch noch retrospektiv innerhalb bestimmter Grenzen verändert werden können.

Ein entscheidender Vorteil des Volumenscans liegt in der lückenlosen Datenerfassung, z.B. kann das Untersuchungsgebiet während einer Atemanhaltephase gescannt werden. Die optimale Ausnutzung intravenös applizierten Kontrastmittels, z.B. zur Darstellung unterschiedlicher Phasen der Organ/Tumordurchblutung oder zur optimalen Gefäßdarstellung, ist ein weiterer Vorteil. Die CT-Angiographie wurde durch diese Technik erst möglich.

Die Steigerung der Röhrenleistung, die Verringerung der Röhrenrotationszeit, Weiterentwicklungen der mathematischen Algorithmen sowie die Verwendung von mehrzeiligen Detektorsystemen führten zur Mehrschichtcomputertomographie (MSCT). Modernste High-Tech-CT messen bis zu 64 Schichten gleichzeitig bei einer Schichtdicke von etwa 0,5 mm.

Abbildung 3.2: CT-Angiographie (Aneurysma der Bauchaorta, Pfeile)

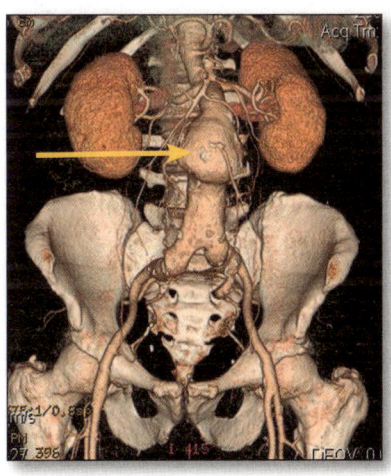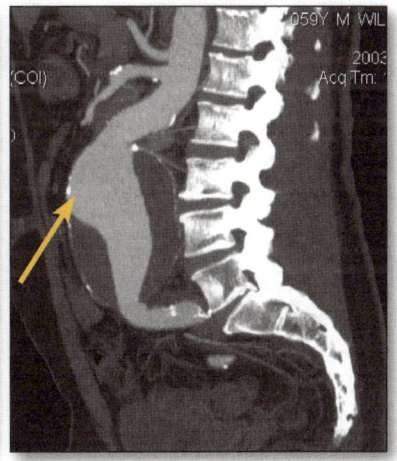

Die Kombination von lückenloser Erfassung, Abdeckung eines großen Untersuchungsvolumens und Weiterentwicklungen der computergestützten Nachbearbeitung der Ausgangdaten führten nochmals zu einer Erweiterung des Indikationsspektrums, wobei hier insbesondere die Untersuchung des Herzens, des Gefäßsystems (Abbildung 3.2 zeigt eine Erweiterung (Aneurysma) der Bauchaorta und von Anteilen der Beckenarterien) und die virtuelle Endoskopie des Dickdarms zu nennen sind.

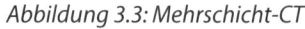

Abbildung 3.3: Mehrschicht-CT

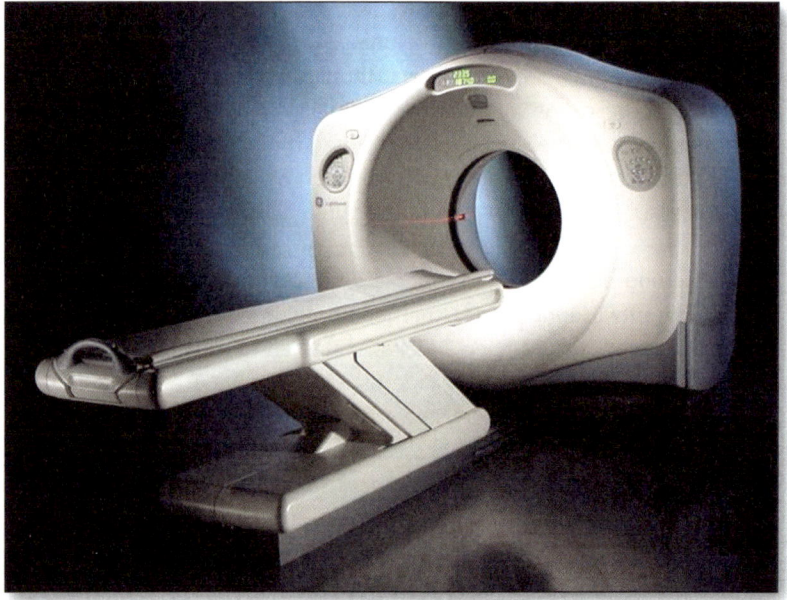

Quelle: GE Medical Systems, hier: Lightspeed 16

Abbildung 3.3 zeigt ein modernes 16-Zeilen-Gerät, Tabelle 3.3 gibt eine Übersicht der verschiedenen Anwendungsbereiche der CT, Tabelle 3.4 zeigt neue innovative Indikationen der MSCT.

Die MSCT des Herzens und die virtuelle Endoskopie des Dickdarms werden im Folgenden etwas detaillierter besprochen:

Tabelle 3.3: Übersicht einiger ausgewählter Indikationen der Computertomographie

Detektion von Tumoren	• Einschätzung der Dignität • TNM-Staging • Einschätzung der Operabilität
Detektion u. Ausbreitungserfassung Erkrankungen unterschiedlicher Genese	• Entzündungen • Erkrankung der Gefäßversorgung • Organschädigung durch verschiedene Noxen (z. B. Leberzirrhose) • Sonstige
Erkrankungen des ZNS	• Akuter Hirninfarkt • Akute Hirnblutung • Bandscheibenvorfall • Degenerative Wirbelsäulenveränderungen
Polytrauma, Trauma	• Ganzkörperuntersuchung • Verletzung innerer Organe • Darstellung komplexer Frakturen • Stabilitätsbeurteilung von Wirbelsäulenverletzungen
Muskulo-skelettales System	• Nachweis freier Gelenkkörper, Knochen-Knorpelläsionen, etc. • Degenerative Gelenkerkrankungen
Interventionen	• Führungshilfe zur Biopsie, Schmerztherapie, Tumortherapie, etc.

Tabelle 3.4: Übersicht neuer, innovativer Indikationen der MSCT

Herz	• Kalzium-Scoring • Virtuelle Koronarangiographie • Präzise Quantifizierung der linksventrikulären Funktion • Intrakardiale Thromben • Intra- u. parakardiale Raumforderungen • Erkrankungen des Herzbeutels
Gefäßsystem	• Erfassung u. Quantifizierung von Stenosen • Darstellung von Aneurysmen in allen 3 Raumebenen • Gefäßtumore • akute und chronische Lungenembolie
Virtuelle Endoskopie	• Dickdarm • Bronchialsystem

3.2 MSCT des Herzens (Mehrschichtcomputertomographie)

Die Untersuchung des Herzens stellt für die CT eine große technische Herausforderung dar. Die ständige Bewegung des Organs erfordert einen Abgleich der CT-Daten mit dem Herzschlag (Gating) und der Atembewegung, die Herzaktion wird „eingefroren".

Ein weiteres Problem ist die Abhängigkeit des für die Untersuchung geeigneten Zeitfensters von der Herzfrequenz; langes Zeitfenster bei niedriger Frequenz, kurzes Zeitfenster bei hoher Schlagfrequenz. Problematisch ist die Untersuchung von Patienten mit Rhythmusstörungen oder hoher Herzfrequenz (Tachykardie), da in diesen Fällen ein optimales Gating kaum erreicht werden kann.

3.2.1 Kalzium-Scoring des Herzens

Unter Kalzium-Scoring des Herzens versteht man die quantitative Auswertung von arteriosklerotischen Wandverkalkungen der Herzkranzarterien.

In mehreren Studien wurde nachgewiesen, dass zwischen der Höhe des Scores und dem Schweregrad der Herzkranzgefäßarteriosklerose eine gute Korrelation besteht; so schließt das Fehlen von Verkalkungen eine signifikante Einengung einer Kranzarterie weitgehend aus. Die Methode hat z.B. Relevanz bei der Untersuchung von Patienten mit atypischem Brustschmerz und nicht eindeutigen klinischen Befunden (Belastungs-EKG, etc.).

Der Nachweis von Gefäßwandverkalkungen ist jedoch nicht gleichbedeutend mit dem Nachweis einer Gefäßenge, da Verkalkungen auch häufig bei asymptomatischen Patienten auftreten, insbesondere mit zunehmendem Alter.

Die Methode wird derzeit kontrovers diskutiert, so ist die prognostische Bedeutung des Kalknachweises bei asymptomatischen Patienten unklar. Die Berücksichtigung des Scores zur Risikoabschätzung im Vergleich mit etablierten Risikofaktoren (Nikotinabusus, Diabetes mellitus, Fettstoffwechselstörung, etc.) ist ebenfalls unklar. Abbildung 3.4 zeigt Wandverkalkungen im Bereich der linken Koronararterie.

Abbildung 3.4: Kalzium-Scoring des Herzens
(Verkalkungen im Bereich der li. Herzkranzarterien, Pfeil)

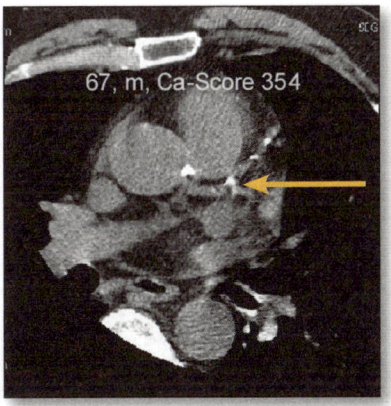

3.2.2 Virtuelle Koronarangiographie

Wird die CT des Herzens mit einer auf die Kranzarterien optimierten Kontrastmittelinjektion durchgeführt, können diese mittels spezieller Nachbearbeitungssoftware ähnlich einer Koronarangiographie dargestellt werden.

Die Beurteilbarkeit der Koronarien nimmt mit der Anzahl der gleichzeitig akquirierten Schichten zu; ein 16-Zeilengerät erreicht schon gute Ergebnisse.

Die Methode ist gut geeignet zur Darstellung von Bypässen, zum Nachweis von Koronaranomalien sowie zum Ausschluss einer koronaren Herzkrankheit bei Patienten mit atypischen Brustschmerzen und unauffälligen klinischen Befunden. Abbildung 3.5 zeigt eine unauffällige linke Herzkranzarterie in zwei verschiedenen Nachbearbeitungsformen.

Der Einsatz von mehr als 16 Zeilen lässt auch die Kontrollen von Koronararterienstents möglich erscheinen.

Abbildung 3.5: Virtuelle Koronarangiographie
(Blick auf die li. Herzkranzschlagader mit ihren Ästen)

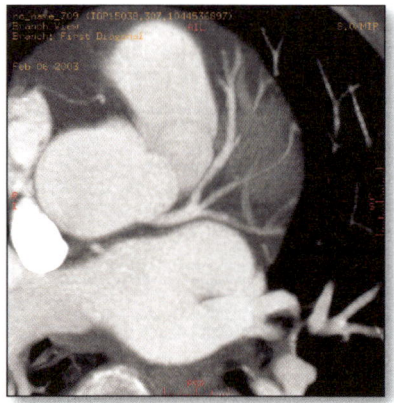
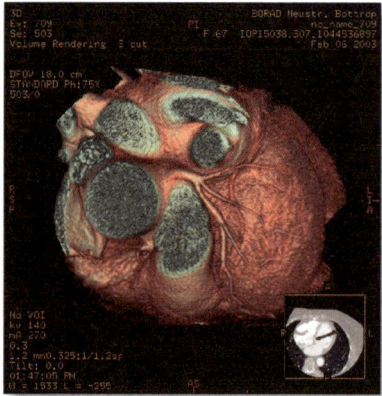

3.3 Virtuelle Endoskopie des Dickdarms

Die virtuelle Dickdarmspiegelung muss sich mit dem Goldstandard, der traditionellen Videoendoskopie, messen. Vergleichende Studien konnten zeigen, dass die CT eine sehr gute Empfindlichkeit für den Nachweis von Adenomen (Polypen) ab einer Größe von einem Zentimeter hat. Ihr Vorteil ist die geringe Invasivität, da nur ein kleiner Tubus in den Enddarm eingeführt wird, um den Dickdarm mit Luft aufzufüllen; eine Sedierung ist nicht notwendig.

Eine sorgfältige Darmreinigung ist für eine gute Beurteilbarkeit Grundvoraussetzung, um Stuhlreste nicht mit Adenomen zu verwechseln.

Die Durchführung der Untersuchung nimmt etwa zehn Minuten in Anspruch, die relativ aufwendige Auswertung der bis zu 800 Schichten erfolgt mit spezieller Software. Abbildung 3.6 zeigt eine virtuelle Ansicht eines kleinen Polypen.

Abbildung 3.6: Virtuelle Koloskopie
(Volume Rendering Darstellung – virtuelle Dissektion, Kolonpolyp)

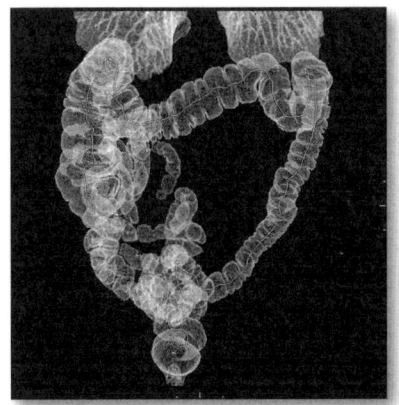
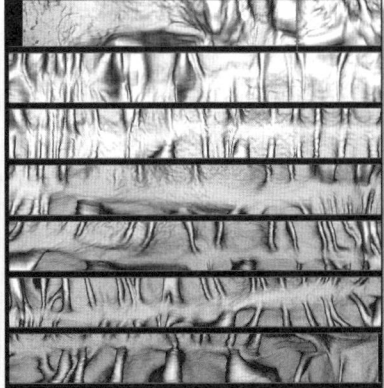
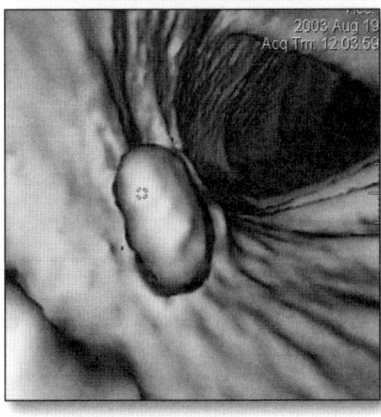

4. Magnet-Resonanztomographie (Kernspintomographie, MRT)

F. Bloch und E. Purcell entdeckten 1946 unabhängig voneinander, dass bestimmte Atomkerne, die sich in einem starken externen Magnetfeld befinden, hochfrequente Radiowellen absorbieren können, wenn die Frequenz der Radiowellen mit der Eigenfrequenz der Atomkerne übereinstimmt (Larmor-Frequenz). 1952 erhielten beide Wissenschaftler für den Nachweis der magnetischen Resonanz von Atomkernen den Nobelpreis für Physik.

Zuerst wurde die neue Methode in der Physik und Chemie angewendet, z. B. zur Untersuchung von Molekülstrukturen.

1974 stellte Raymond Damadian erstmals Tumorgewebe beim Tier kernspintomographisch dar, 1977 erfolgten dann erste Untersuchungen vom Menschen. In den darauf folgenden Jahren hat sich die Kernspintomographie als bildgebendes Verfahren fest etabliert und hat seitdem eine rasante technische Weiterentwicklung erfahren. Hierzu beigetragen hat sicherlich die Tatsache, dass zur MRT keine ionisierenden Strahlen benötigt werden. Die hohe Kontrastauflösung des Verfahrens, die freiwählbaren, an die anatomischen Gegebenheiten anzupassenden Schichtebenen und die Möglichkeit, in Echtzeit Bewegungsstudien und Funktionsstudien von Organen anzufertigen, sind weitere Vorteile.

Einen Überblick über die historische Entwicklung gibt Tabelle 4.1.

Tabelle 4.1: Historische Entwicklung der MRT

~ 1800	Die mathematischen Grundlagen der MR-Bildgebung werden vor etwa 200 Jahren beschrieben (Jean-Baptiste Fourier)
~ 1900	Nikola Tesla beschreibt die Wirkung und Entstehung von Magnetfeldern
1946	Die physikalische Entdeckung des „Kern-Spins" durch Bloch und Purcell – 1952 Nobelpreis für Medizin
1974	Erste Darstellung eines Tumors beim Tier
1977	Erste Anwendung beim Menschen
1981	Zunehmende klinische Akzeptanz; Einführung von Kontrastmittel
1989	MR-Angiographie
1990	MR-Mammographie
1993	Vorstellung der ersten MRT in offener Bauart
2000	3-Tesla-Geräte erhältlich

4.1 Physikalisch-technische Grundlagen

4.1.1 Die Entstehung des MR-Signals

Bei der MRT werden die Kerne von Wasserstoffatomen verwendet. Wasserstoff ist im menschlichen Körper außer in Wasser in vielen Geweben (z. B. Fettgewebe) vorhanden.

Abbildung 4.1 zeigt schematisch den Aufbau eines Wasserstoffkerns. Der Kern besteht aus einem einzelnen positiv geladenen Proton, das sich um seine eigene Achse dreht, es besitzt einen Spin. Die rotierende elektrische Ladung erzeugt ein Magnetfeld, sodass sich das Proton wie ein kleiner Stabmagnet verhält; die Ausrichtung des Stabmagneten wird durch einen Vektor entlang der Rotationsachse dargestellt.

Abbildung 4.1: Das Proton rotiert um die eigene Achse,
es besitzt einen Spin und verhält sich wie ein kleiner Stabmagnet

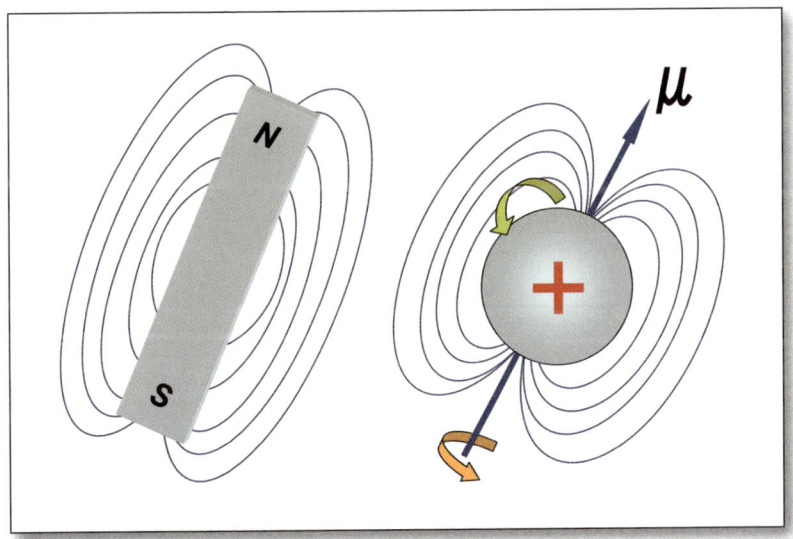

Im Gewebe sind diese Vektoren normalerweise in beliebige Richtungen verteilt. Wird das Gewebe in ein starkes Magnetfeld (z. B. ein MRT) gebracht, erfolgt eine Ausrichtung in Richtung der Achse des äußeren Magnetfelds. Diese wird in einem dreidimensionalen Koordinatensystem definitionsgemäß als z-Achse bezeichnet. Es stellt sich ein Gleichgewicht ein. Wird dieses

Gleichgeweicht durch einen Hochfrequenzimpuls gestört, vollziehen die Kerne eine Präzessionsbewegung; diese gleicht in etwa einem nicht aufrecht stehenden Kinderkreisel, der durch die Erdschwerkraft eine Veränderung seiner Rotationsachse erfährt (Abbildung 4.2). Die Frequenz des Impulses ist abhängig von der Magnetfeldstärke. In einem dreidimensionalen Koordinatensystem kann die schräg um die z-Achse präzedierende Magnetisierung in einen longitudinalen Vektor in Richtung der z-Achse und in einen horizontalen Vektor in Richtung der xy-Achse aufgeteilt werden. Der in der horizontalen Ebene gelegene rotierende Anteil erzeugt ein hochfrequentes magnetisches Wechselfeld, das mittels einer Empfangseinheit, der MR-Spule, gemessen werden kann (Abbildung 4.3).

Abbildung 4.2: Rotation des Protons
um die Achse des äußeren Magnetfeldes (B) – die Präzession

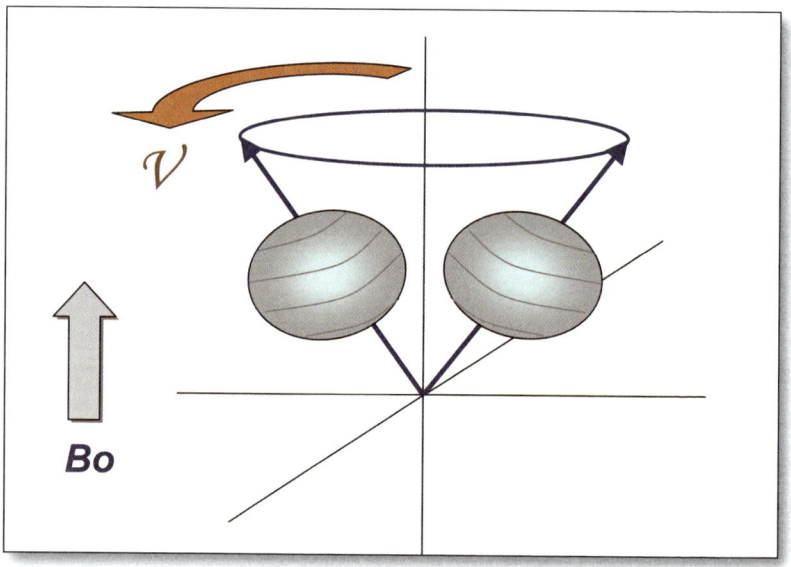

Durch zwei unabhängige, gleichzeitig ablaufende, als Relaxation bezeichnete Prozesse nimmt das MR-Signal wieder ab und die Längsmagnetisierung baut sich erneut auf. Der Wiederaufbau der Längsmagnetisierung wird T1-Relaxation genannt, hierbei geben die angeregten Kerne ihre Energie wieder an die Umgebung ab.

Die Abnahme der horizontalen Komponente wird als T2-Relaxation bezeichnet.

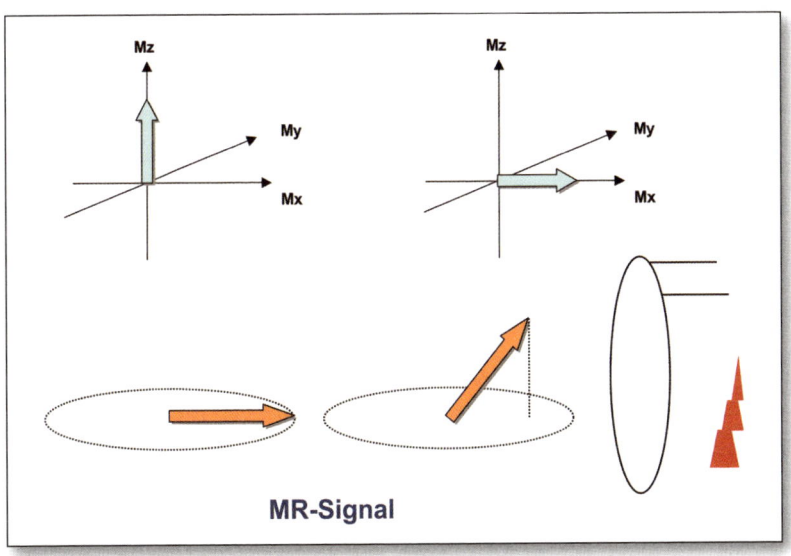

MR-Signal

Die unterschiedlichen Relaxationszeiten der verschiedenen Gewebe des menschlichen Körpers sind für den guten Kontrast der Methode verantwortlich (Abbildung 4.4).

Durch Variation diverser MR-Parameter (z. B. Amplitude, zeitliche Abfolge der Anregungsimpulse, etc.) können verschiedene Signale erzeugt (Spin-Echo-Sequenzen, Gradienten-Echo-Sequenzen, Turbo-Spin-Echo-Sequenzen, etc.), Kontraste betont oder auch Gewebesignale unterdrückt werden (z. B. Fettsignalsuppressionstechniken).

Um aus dem MR-Signal ein Bild des Untersuchungsareals zu erzeugen, ist eine örtliche Zuordnung des Signals notwendig. Die Ortskodierung erfolgt durch das Hinzuschalten von Gradienten, die ein zusätzliches inhomogenes Magnetfeld erzeugen.

Abbildung 4.4: T1- und T2-Relaxation

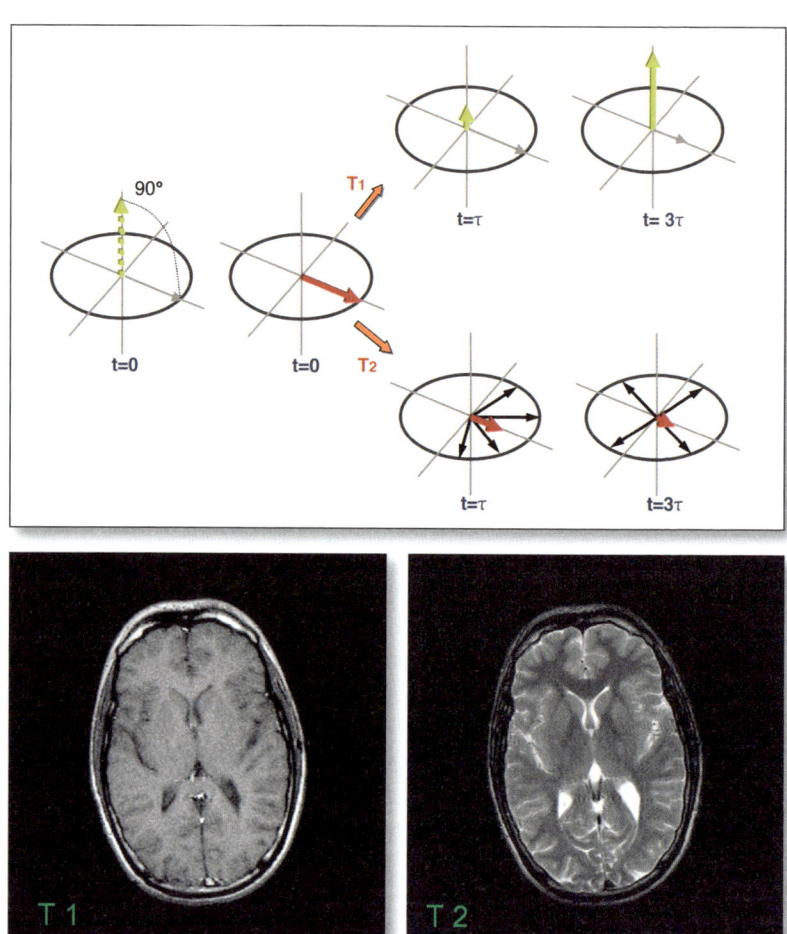

4.1.2 Der MR-Tomograph

Das Kernstück eines MR-Tomographen ist natürlich der Magnet. In der Vergangenheit wurden verschiedene Magnete verwendet, wobei sich Anfang der 80er-Jahre die supraleitenden Elektromagnete durchgesetzt haben. Dieser Magnet erzeugt ein relativ stabiles und homogenes Feld und ermöglicht Feldstärken bis vier Tesla.

Ein weiterer Gerätebestandteil sind die zur Ortskodierung notwendigen Gradientenspulen. Eine hohe Leistungsfähigkeit dieser Komponente (schnelle An- und Abschaltbarkeit, Stärke) führt zu einer kürzeren Aufnahmezeit und ermöglicht neue innovative Indikationen, wie z. B. die Kernspintomographie des Herzens.

Die Messung des erzeugten Signals erfolgt mit speziellen Empfangssystemen, den so genannten Spulen. In Abhängigkeit der zu untersuchenden Körperregion und der Fragestellung kommen verschiedene Spulentypen zum Einsatz. Im MR-Gerätetunnel sind große Spulen integriert, kleinere Kopf- oder flexible Oberflächenspulen ermöglichen eine bessere Detailerkennbarkeit, z. B. bei der Untersuchung des Gehirns oder von Gelenken. Array-Spulen kombinieren die Eigenschaften der beiden oben genannten Typen, indem sie gleichzeitig mehrere Bilder aufnehmen können, die vom Rekonstruktionscomputer zu einem Bild zusammengefügt werden. Diese Spulenart erlaubt eine gute Abdeckung großer Untersuchungsfelder bei guter Auflösung, z. B. zur Darstellung des Gefäßsystems.

Abbildung 4.5 zeigt verschiedene Gerätekonzepte. Die offenen Systeme verzichten auf eine tunnelartige Konfiguration und erlauben die einfachere Untersuchung von Kindern oder Patienten mit Platzangst. Der Interventions-MRT erlaubt die Durchführung von komplizierten kernspintomographisch geführten Therapien oder Operationen (z. B. in der Neurochirurgie, Thermoablation von Lebermetastasen).

4.2 Indikationen der MRT

Die MRT ermöglicht Bilder mit hoher Kontrastauflösung, die Schichtebene ist dabei in jeder beliebigen Raumrichtung frei wählbar; so können z. B. Hirntumore optimal in allen drei Raumebenen dargestellt werden, um unter Schonung gesunder Hirnanteile einen optimalen Zugangsweg zu planen.

Der Einsatz spezieller Sequenzen wird zur Frühdiagnostik und Therapieentscheidung des Hirninfarkts eingesetzt. Funktionsuntersuchungen des Gehirns mit Identifizierung aktiver Hirnareale (z. B. Steuerung willkürlicher Bewegung) sind ebenfalls möglich.

Bei der Bildgebung von Gelenken lassen sich mit der MRT die Bänder, Sehnen und auch Knorpel direkt darstellen.

Abbildung 4.5: MRT - Gerätekonfigurationen
(1= Standard-MRT, 2= Interventions-MRT, 3= offenes MRT)

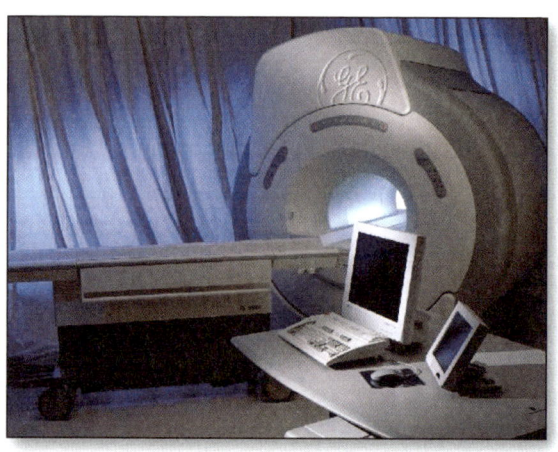

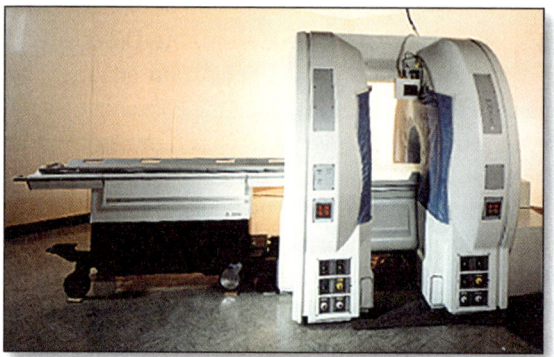

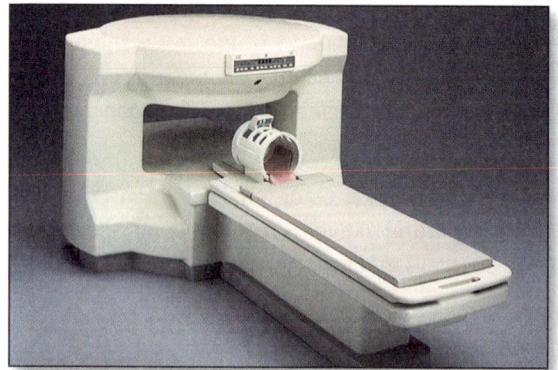

Quelle: GE Medical Systems

Tabelle 4.2: Übersicht einiger ausgewählter Indikationen der MRT

Detektion von Tumoren (Gehirn, Rückenmark, Halsweichteile, Kopfspeicheldrüsen, Oberbauchorgane, Beckenorgane, Muskulo-skelettales System)	• Einschätzung der Dignität • TNM-Staging • Einschätzung der Operabilität
Detektion u. Ausbreitungserfassung Erkrankungen unterschiedlicher Genese	• Entzündungen • Erkrankung der Gefäßversorgung • Organschädigung durch verschiedene Noxen (z. B. Leberzirrhose) • Erkrankungen der Gallenwege und der Bauchspeicheldrüse • Darstellung der ableitenden Harnwege • Dünndarmdiagnostik
Erkrankungen des ZNS	• Akuter Hirninfarkt • Bandscheibenvorfall, Narbe nach Bandscheiben-Op. • Entzündliche Erkrankungen (z. B. Multiple Sklerose)

Muskuloskelettales System, Trauma	• Verletzung von
	  • Bändern
	  • Knorpel
	  • Meniski
	  • Gelenkkapsel
	  • Freie Gelenkkörper
	• Entzündliche u. degenerative Gelenkerkrankungen

Gefäßsystem	• Erfassung u. Quantifizierung von Stenosen • Darstellung von Aneurysmen in allen 3 Raumebenen

Herz	• Herzklappenfehler
	• Herzmuskelerkrankungen
	  • Myokarditis
	  • Kardiomyopathien
	• Angeborene Herzfehler
	• Koronare Herzerkrankung
	  • Ischämiediagnostik
	  • Infarkts- u. Vitalitätsdiagnostik
	  • Koronarangiographie
	• Intrakardiale Thromben
	• Intra- u. parakardiale Raumforderungen
	• Erkrankungen des Herzbeutels

Interventionen	• Führungshilfe zur Biopsie, Schmerztherapie, Tumortherapie, etc.

Die kernspintomographische Untersuchung des arteriellen Gefäßsystems ermöglicht eine genaue Erfassung von Gefäßerweiterungen oder Verengungen. Da die MR-Angiographie nur gering invasiv ist, eine direkte Punktion einer Arterie ist nicht notwendig, hat sie die herkömmliche Angiographie (DSA) weitgehend ersetzt.

Tabelle 4.2 gibt eine Übersicht über die Einsatzmöglichkeiten der MRT, die Abbildungen 4.6, 4.7, 4.8, 4.9 zeigen Beispiele der MRT des Gehirns, der Wirbelsäule / Bandscheiben, des muskuloskelettalen Systems und der Extremitätengefäße.

Abbildung 4.6: MRT des Schädels
(Metastase eines Bronchialkarzinoms im Bereich des Kleinhirns, Pfeil)

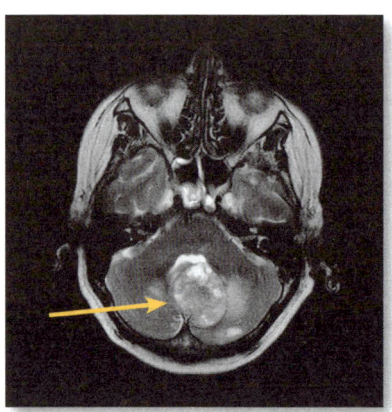 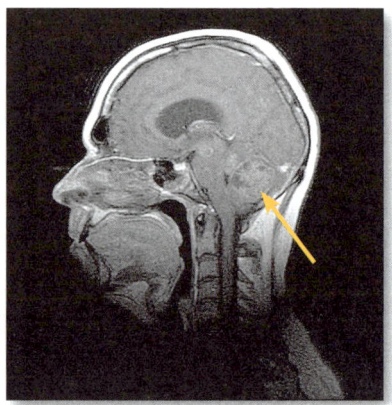

Die Diagnostik von Herzerkrankungen, insbesondere von Durchblutungsstörungen des Herzmuskels (Angina pectoris, koronare Herzerkrankung, Infarkt, etc.), sind noch ein relativ neues Gebiet. Sie stellt sehr hohe Anforderungen an die Gerätetechnik, da auch bei der MRT die permanente Herzbewegung die Untersuchungsbedingungen erschwert. Eine sorgfältige Überwachung des Patienten im MR-Tunnel ist ebenfalls notwendig und nicht immer ganz einfach, da zum Teil Risikopatienten (z.B. nach Herzinfarkt) untersucht werden.

Abbildung 4.7: MRT der Lendenwirbelsäule
(re. betonter Vorfall im Segment L5/S1, Pfeil)

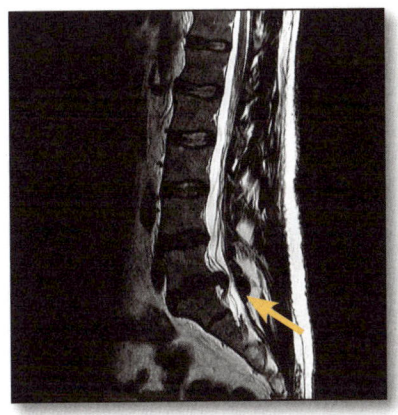 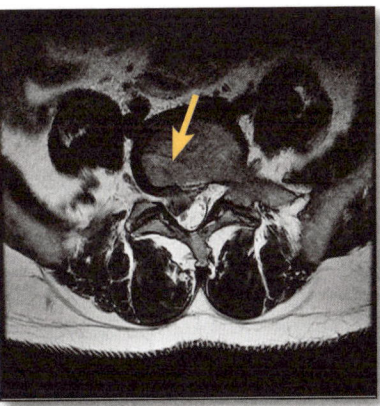

Abbildung 4.8: MRT des Skelettsystems; re.: Arthrose des Kniegelenks mit
aufgebrauchtem Knorpel, Pfeil; li.: Fraktur des Handgelenks/Radius, Pfeil)

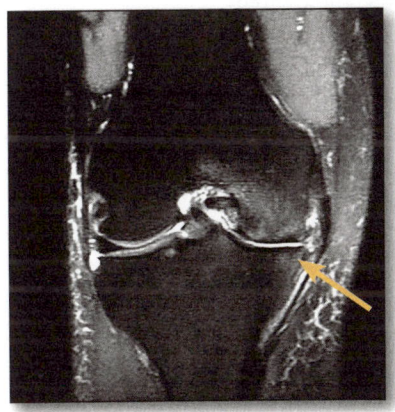 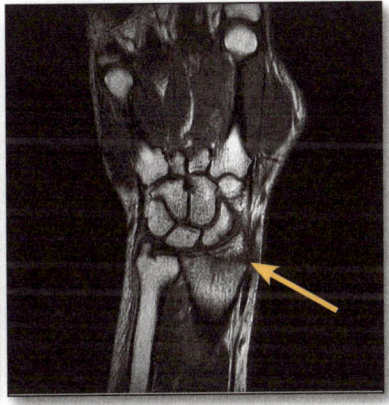

Abbildung 4.9: MR-Angiographie der Extremitäten
(periphere arterielle Verschlusskrankheit, Pfeil)

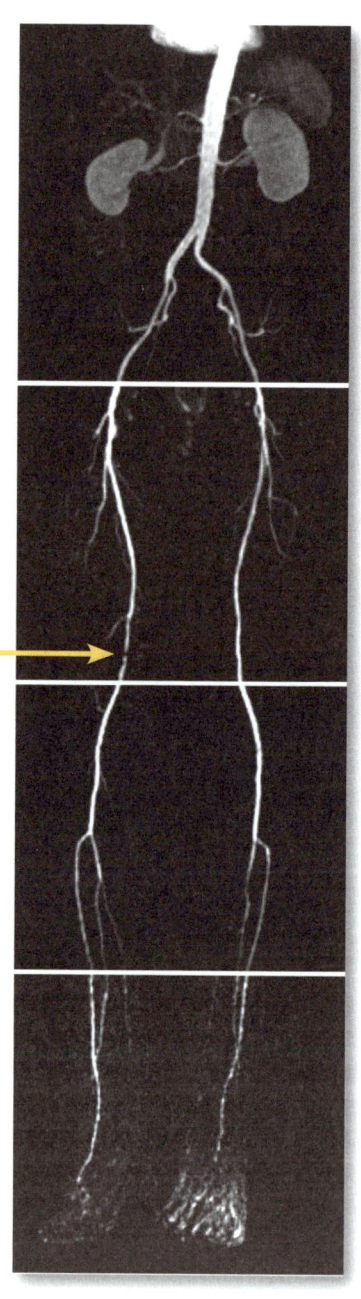

Mit speziellen Pulssequenzen können Bewegungsstudien des Herzens in Ruhe und unter Belastung in verschiedenen Raumebenen angefertigt werden (Cine-Sequenz). Durchblutungsgestörte oder narbige Herzwandabschnitte zeigen insbesondere unter Belastung Bewegungsstörungen. Durch den Einsatz von Kontrastmittel lassen sich Herzmuskelabschnitte mit reduzierter Durchblutung direkt als dunkle Areale abgrenzen. Die Lokalisation des betroffenen Wandabschnitts lässt Rückschlüsse auf die betroffene Herzkranzarterie zu (Abbildung 4.10).

Abbildung 4.10: Herz-MRT – Schnittbilder in der kurzen Achse
(re.: Perfusionsphase mit Durchblutungsstörung,
Pfeil; li.: Narbenareal bei Z.n. Infarkt, Pfeil)

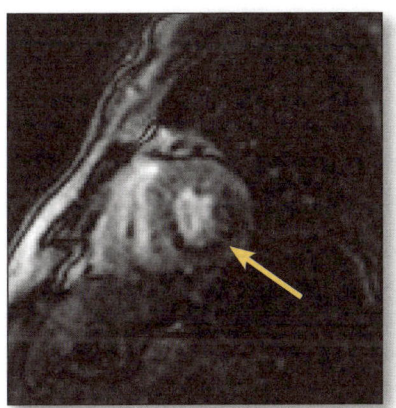 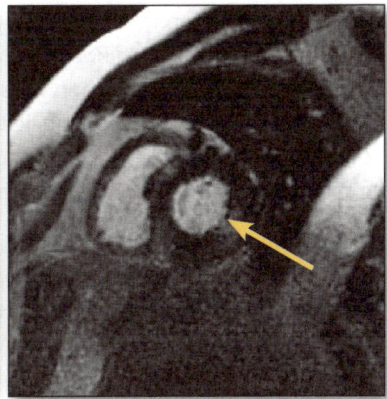

5. Gesetzliche Grundlagen und qualitätssichernde Maßnahmen

5.1 Gesetzliche Grundlagen

Der Betrieb einer Röntgeneinrichtung sowie Änderungen am Strahler einer bestehenden Anlage bedürfen der Genehmigung und müssen dem zuständigen Staatlichen Amt für Arbeitsschutz (STAFA) zeitnah vor Inbetriebnahme mitgeteilt werden. Die Betriebsräume müssen besondere bauliche Anforderungen erfüllen und müssen für den Röntgenbetrieb zugelassen sein.

Wer Röntgenstrahlen in der Medizin anwendet, muss die für den Strahlenschutz notwendige Fachkunde besitzen. Der Betreiber der Anlage wird zum Strahlenschutzverantwortlichen ernannt, in Kliniken nimmt diese Position im Allgemeinen der Verwaltungsleiter ein. Für den sicheren Betrieb der Röntgenanlage und für die Einhaltung des Strahlenschutzes ernennt der Strahlenschutzverantwortliche mehrere Strahlenschutzbeauftragte.

Dem Betreiber obliegt die Verpflichtung, die Anlage vor Inbetriebnahme einer Abnahmeprüfung (Festlegung optimaler Betriebsparameter, Erstellung von Prüfaufnahmen, etc.) durch den Hersteller oder Lieferanten zu unterziehen. Ebenfalls vor Inbetriebnahme sowie alle fünf Jahre hat eine Strahlenschutzprüfung durch einen Sachverständigen zu erfolgen. Für ausführliche Angaben sowie für die Anforderungen an den Patientenschutz, Aufzeichnung von Daten, Aufbewahrungspflichten, etc. wird auf die Verordnung über den Schutz vor Schäden durch Röntgenstrahlung (RöV) verwiesen.

Wird eine Anlage stillgelegt, so ist dies ebenfalls dem STAFA sowie auch der Ärztlichen Stelle mitzuteilen.

5.2 Qualitätssichernde Maßnahmen

Die Durchführung der Qualitätssicherung bei Röntgeneinrichtungen zur Untersuchung von Menschen nach den Vorgaben der RöV ist in der Qualitätssicherungs-Richtlinie vom 01.12.2003 festgelegt. Ziel dieser Richtlinie ist die Schaffung einheitlicher Vorgaben für die Vorgehensweise in den einzelnen Bundesländern auf einem hohen einheitlichen Niveau.

Regelmäßige Konstanzprüfungen der Filmverarbeitung und der Röntgengeräte sind in der Richtlinie ausführlich dargestellt.

Die Ärztliche Stelle überprüft regelmäßig die Vorgaben, insbesondere in Hinblick auf die eingesetzte Untersuchungstechnik, den technischen Stand der Röntgenanlage, die diagnostische Bildqualität, die Höhe der Strahlenexposition und die Einhaltung der vorgegebenen Referenzwerte.

Seit dem 01.01.2004 sind Vertragsärzte (Ärzte mit einer Kassenzulassung) verpflichtet, eine internes Qualitätsmanagement einzuführen und weiterzuentwickeln.

Ziele sind das Erreichen einer hohen Versorgungsqualität, die Steigerung der Patienten- und Mitarbeiterzufriedenheit und die effiziente Gestaltung von Arbeitsabläufen zur Vermeidung von Fehlern und Kosteneinsparung.

Für die Zertifizierung stehen Qualitätsmanagementsysteme der Kassenärztlichen Bundesvereinigung (QEP), einzelner Kassenärztlicher Vereinigungen (z.B. KPQM der KV Westfalen-Lippe), der European Foundation for Quality Management, nach DIN EN ISO 9001:2000 und der Bundesärztekammer zusammen mit dem Verband der Angestellten-Krankenkassen (VdAK), der deutschen Krankenhausgesellschaft und dem deutschen Pflegerat (KTQ® im ambulanten Sektor) zur Verfügung.

Dr. Martin Bünning

Facharzt für Diagnostische Radiologie

Seit Januar 2000 Partner einer Gemeinschaftspraxis für Radiologie, Nuklearmedizin und Strahlentherapie in Bottrop, Qualitätsmanagementbeauftragter der Praxis

1997–1999 Oberarzt der Radiologischen Klinik im Knappschaftskrankenhaus Bottrop für die Bereiche Computer- und Kernspintomographie

Mitglied der Deutschen Röntgengesellschaft

Prof. Dr. Pedro Michael Faustmann

NEUROLOGIE

Gliederung:

1. Überblick

Laut Weiterbildungsordnung der Landesärztekammern umfasst das **Gebiet der Neurologie** die Vorbeugung, Erkennung, konservative Behandlung und Rehabilitation der Erkrankungen des zentralen, peripheren und vegetativen Nervensystems, einschließlich der Muskulatur. Im Unterschied dazu umfasst das Gebiet der **Neurochirurgie** die Erkennung, operative, perioperative und konservative Behandlung, Nachsorge und Rehabilitation von Erkrankungen, Verletzungen, Verletzungsfolgen und Fehlbildungen des zentralen Nervensystems, seiner Gefäße und seiner Hüllen, des peripheren und vegetativen Nervensystems. Das Gebiet **Radiologie** umfasst die Erkennung von Krankheiten mit ionisierenden Strahlen, kernphysikalischen und sonographischen Verfahren und die Anwendung interventioneller, minimal invasiver radiologischer Verfahren. Innerhalb dieses Gebietes gibt es neben dem Schwerpunkt Kinderradiologie auch den für die Neurologie wichtigen Schwerpunkt der **Neuroradiologie.**

Das Gebiet Pathologie umfasst die Erkennung von Krankheiten, ihrer Entstehung und ihrer Ursachen durch die morphologiebezogene Beurteilung von Untersuchungsgut oder durch die Obduktion und dient damit zugleich der Beratung und Unterstützung der in der Behandlung tätigen Ärzte. Eine Spezialisierung zum Facharzt für **Neuropathologie** ist möglich.

Historisch gibt es in der Bundesrepublik Deutschland das Gebiet der **Nervenheilkunde,** welches, nunmehr nicht mehr in der Weiterbildungsordnung verankert, eine Verbindung der beiden Gebiete Neurologie und Psychiatrie darstellt.

Neben der klinischen Untersuchung sind im Gebiet Neurologie **definierte technische Untersuchungsverfahren** zwingend notwendig. Die **Elektroencephalographie (EEG)** erfasst die elektrische Aktivität des Gehirns (Hirnstrombild), wobei umschriebene Funktionsstörungen durch strukturelle Gewebsveränderungen, z. B. im Rahmen von Tumorerkrankungen, Durchblutungsstörungen oder Blutungen, zu herdförmigen Verlangsamungen der elektrischen Aktivität führen können und degenerative Erkrankungen oder Intoxikationen mit generalisierten Verlangsamungen in Form von Allgemeinveränderungen des Hirnstrombildes einhergehen. Von besonderer Bedeutung ist die EEG-Diagnostik in der Abklärung anfallsartiger neurologischer Störungen und Erkrankungen wie z. B. den Epilepsien, wobei dort je nach Ursache der Epilepsie umschriebene oder generalisierte Verlangsamungen wie auch epilepsietypische elektrische Potenziale diagnostisch wegweisend sind. Neben der Routine-EEG-Ruheableitung können verschiedene Provokationstechniken, z. B. mittels forcierter Ein- und Ausatmung (Hyperventilation), Fotostimulation mit Flackerlicht unterschiedlicher Frequenz, Ableitung im Schlaf oder nach Schlafentzug sowie Langzeitableitungen, zur weiteren diagnostischen Abklärung genutzt werden.

Einzelne EEG-Signale können auch durch gezielte Stimulationen in den Sinnessystemen (visuell, akustisch oder somatosensibel) zur Überprüfung dieser Leitungsbahnen als so genannte **evozierte Potenziale** genutzt werden. Im Falle eines somatosensibel evozierten Potenzials wird z. B. ein sensibler Nerv auf der Hand elektrisch gereizt und über den anatomischen Verlauf des Nerven über das Armnervengeflecht, die Nervenwurzeln im Halsbereich, das Halsrückenmark bis hin zum zentralen Repräsentationsareal im Bereich der somatosensiblen Hirnrinde kann die Stärke und Weiterleitung des Reizes und das dadurch in der Hirnrinde ausgelöste (evozierte) Signal gemessen werden. Bei Überprüfung des visuellen Systems bedient man sich definierter Licht-Schatten-Reize (z. B. eines Schachbrettmusters wechselnder Hell-/Dunkel-Felder) und leitet dann über den Bereich der Sehrinde im Hinterhaupthirn ab, wobei kleine Nadelelektroden an der Kopfhaut platziert werden. Mittels kortikaler Magnetstimulation kann auch über den motorischen Hirnarealen ein Reiz gesetzt werden und das Antwortsignal im Bereich umschriebener Muskeln hinsichtlich Stärke und Weiterleitungszeit gemessen werden. Man spricht in diesem Falle von **motorisch evozierten Potenzialen (MEP)**.

Die Stärke und Leitungsgeschwindigkeit der peripheren Nerven **(Elektroneurographie)** kann durch Stimulation und Ableitung über definierte periphere Nerven geprüft werden, mittels Nadelelektroden können die Muskelaktivitäten in Ruhe und nach definierter Nervenstimulation und willkürmotorischer Aktivierung gemessen werden **(Elektromyographie)**. Die beiden letzten Untersuchungstechniken sind von wesentlicher Bedeutung in der diagnostischen Abklärung von Erkrankung und Störungen des peripheren Nervensystems und der Muskulatur.

In der Schlaganfalldiagnostik und Sekundärprävention spielt die **Ultraschalldiagnostik** der außerhalb und innerhalb des Kopfes gelegenen hirnversorgenden Arterien eine wesentliche Rolle. Hierbei finden sowohl die **Dopplersonographie** mit Erfassung der Flussgeschwindigkeit des Blutes in den Gefäßen als auch die **farbkodierte Duplexsonographie** mit zusätzlicher bildhafter Darstellung der Gefäße und des umliegenden Gewebes und der Möglichkeit einer Erfassung der Gefäßwandanteile Anwendung. Die hirnversorgenden Gefäße innerhalb des Kopfes können mittels so genannter transkranieller Doppler- und Duplexsonographie sowohl vom Nackenbereich her über das Hinterhauptloch als auch durch den dünneren Schläfenknochen und durch das Auge als so genannter transorbitaler Zugang untersucht werden. Beide Ultraschalltechniken sind für das Monitoring von Patienten auf einer Schlaganfall-Spezialstation (Stroke Unit) unabdingbar.

Die weitere bildgebende Diagnostik mittels Gefäßdarstellung (Angiographie) oder computer- oder kernspintomographischer Techniken fällt in das Gebiet der Neuroradiologie.

Insbesondere entzündliche Erkrankungen des zentralen und peripheren Nervensystems (erregerbedingte Hirn- und Hirnhautentzündungen, aber auch autoimmunbedingte entzündliche Erkrankungen wie Multiple Skle-

rose) können über eine Untersuchung des Nervenwasser **(Liquor)** diagnostiziert und hinsichtlich ihrer Krankheitsaktivität im Verlauf beurteilt werden. Üblicherweise wird das Nervenwasser durch Punktion des
Nervenwasserraumes unterhalb des Rückenmarks, welches in Höhe des
zwölften Brustwirbelkörpers / ersten Lendenwirbelkörpers endet, zwischen
dem vierten und fünften Lendenwirbelkörper vom Rücken her punktiert
(Lumbalpunktion). Die Untersuchung des Nervenwassers auf entzündlich
bedingte Veränderungen des Eiweiß- und Zellgehaltes sollte in einer neurologischen Abteilung durchgeführt werden. Weitere speziellere Untersuchungen und die Erregerdiagnostik erfordern einen Kontakt zu einem entsprechenden Institut für Laboratoriumsmedizin und Mikrobiologie und Virologie.

Für die in der Neurologie erforderlichen definierten Zusatzuntersuchungen
müssen ausreichend Räume, Geräte und Personal zur Verfügung stehen. Das
ärztliche Personal sollte besonders weitergebildet und durch die jeweiligen
Fachgesellschaften (z. B. Deutsche Gesellschaft für Klinische Neurophysiologie
(DGKN) u. a., siehe dazu auch Links auf www.dgn.org) zertifiziert sein.

2. Die häufigsten neurologischen Krankenhausdiagnosen

2.1 Schlaganfall

Unter Schlaganfall versteht man ein plötzliches Ereignis (Insult), als ältere
Bezeichnung ist der Begriff Apoplex oder Apoplexie bekannt, im angloamerikanischen Sprachraum spricht man von einem Stroke, weshalb Schlag-
anfallversorgungseinheiten auch Stroke Unit genannt werden. In 85 Prozent
der Fälle liegt einem Schlaganfall eine Durchblutungsstörung (Ischämie) des
Gehirns zugrunde, in 15 Prozent handelt es sich um eine Blutung (Hämorrha-
gie) in das Gehirn oder seine Höhlen.

Bei einem **ischämischen Insult** (einer cerebralen Ischämie) handelt es sich
um eine plötzliche umschriebene Durchblutungsstörung des Gehirns.
Als Ursachen kommen in 30–40 Prozent der Fälle Makroangiopathien
der supraaortalen Gefäße (Gefäßwandveränderungen großer hirnversorgender Gefäße am Hals, z. B. Halsschlagader, Carotis), in 20–30 Prozent

Mikroangiopathien der Hirngefäße (kleine Gefäßäste im Kopf) und in 25–40 Prozent eine Emboliequelle (Gerinselbildung im Herzen oder den größeren Gefäßen) in Betracht. Die Inzidenz ischämischer Insulte beträgt 160–240/100.000 Einwohner und es ist eine deutliche Zunahme mit steigendem Lebensalter festzustellen: 50 Prozent der Patienten sind über 70 Jahre alt. Die Prävalenz liegt bei 700–800/100.000 Einwohner. Die Mortalität nach einem Jahr liegt bei 25 Prozent, weitere 25 Prozent der Betroffenen haben keine Behinderungen, 25 Prozent haben leichte Behinderungen und weitere 25 Prozent sind schwer behindert und pflegebedürftig. Das klinische Erscheinungsbild ischämischer Insulte ist abhängig von der Ursache und den betroffenen Gefäßterritorien. Als Risikofaktoren gelten arterielle Hypertonie, Rauchen, Fettstoffwechselstörung, Diabetes mellitus und Herzerkrankungen. Makroangiopathien beinhalten arterioarterielle Embolien, selten hämodynamische Insulte und lokale Thrombosen (Gefäßverschlüsse). Bei den Emboliequellen handelt es sich am ehesten um eine kardiale (vom Herzen ausgehende) Ursache: In 45 Prozent der Fälle um eine absolute Arrhythmie bei Vorhofflimmern, bei 15 Prozent um Myokardinfarkte, bei 10 Prozent um Aneurysmen (Wandaussackungen) des linken Ventrikels, weiteren 10 Prozent um rheumatische Herzklappenerkrankungen und um weiteren 10 Prozent künstliche Herzklappen. Somit ist eine adäquate neurologische Versorgung der Patienten eng an eine internistische und kardiologische Mitversorgung gebunden. Aufgrund der Häufigkeit besonderer Gefäßterritorien umfasst das klinische Erscheinungsbild überwiegend Halbseitensyndrome mit motorischen, sensiblen, sensorischen oder neuropsychologischen Störungen unter Einbeziehung von Sprache und Kognition, hinzu kommen psychoorganische affektive Störungen und epileptische Anfälle. Die Grundzüge der Behandlungen richten sich nach dem Prinzip „time ist brain". Die Behandlung auf einer Schlaganfall-Station (Stroke Unit) reduziert die Mortalität um 18–46 Prozent und die Pflegebedürftigkeit um 25 Prozent. Die Behandlung des ischämischen Insultes ist abhängig vom Ergebnis der obligaten Diagnostik, zu der ein craniales Computertomogramm (CCT) und bei spezieller Fragestellung in der Frühdiagnostik eine Kernspintomographie (MRT), in jedem Fall aber eine Doppler- und Duplexsonographie hirnversorgender Gefäße, Elektrokardiogramm (EKG), transthorakale und transösophageale Echokardiographie (Ultraschalluntersuchung des Herzens durch die Brustwand bzw. mithilfe einer geschluckten Ultraschallsonde durch die Speiseröhrenwand) und eine Labordiagnostik gehören. Somit ist neben einer internistisch-kardiologischen Mitbetreuung eine qualifizierte neuroradiologische Diagnostik unabdingbar. Die akute Schlaganfallbehandlung auf einer Stroke Unit beinhaltet das Monitoring und die Behandlung vitaler Parameter wie respiratorische Funktion und Atemwegshygiene, kardiale Behandlung, Blutdruckbehandlung, Glukosestoffwechsel, Körpertemperatur und Flüssigkeits- und Elektrolythaushalt. Als spezifische Behandlungen kommen rekanalisierende Therapien wie z. B. eine intravenöse oder eine intraarterielle Lyse in Betracht. Für die letztere Therapieoption ist eine qualifizierte Neuroradiologische Abteilung mit interventioneller Behandlungsmöglichkeit unabdingbar. Des Weiteren stützt sich die akute Schlaganfallbehandlung auf eine frühe Sekundärprophylaxe mit Thrombozytenfunktionshemmern (z. B. AspirinR). Vorbeugung und Behandlung von Komplikationen wie Aspirationspneumonie, Harnwegsinfekt, tiefe Beinvenenthrombose und Lungenembolie, Dekubitus, epileptische Anfälle und psychoorganische Agitation und Unruhe sind notwendig. Frühzeitig müssen unterstützende Maßnahmen im rehabilitativen Bereich wie Logopädie, Ergotherapie, Neuropsychologie und Krankengymnastik mit einbezogen werden. Spezielle intensiv-medizinische Behandlungen sind bei erhöhtem intracraniellem Druck und Hirnödemen notwendig. Neben einer konservativen Therapie mit Lagerung und medikamentöser Behandlung kommen heutzutage insbesondere bei jüngeren Patienten eine dekompressive Kraniektomie und eine Hypothermie in Betracht.

Der **hämorrhagische Insult,** die intrakranielle Hirnblutung, ist ursächlich entweder auf eine Einblutung in das Hirngewebe durch Ruptur einer kleinen Hirnarterie **(intracerebrale Blutung, ICB)** oder auf eine Einblutung in den Raum der weichen Hirnhäute durch Ruptur eines Gefäßaneurysmas **(Subarachnoidalblutung, SAB)** zurückzuführen. 40 Prozent der intracerebralen Blutungen lassen sich auf eine hypertensive Massenblutung zurückführen, zum überwiegenden Teil subkortikal im Großhirnbereich (circa 85 Prozent), zu einem kleineren Teil im Hirnstamm / Kleinhirnbereich (15 Prozent). 30 Prozent der intracerebralen Blutungen sind ursächlich auf vaskuläre Malformationen, meist Angiome, zurückzuführen, 20 Prozent auf eine Amyloidangiopathie (spezielle Gefäßerkrankung) und sieben Prozent auf Tumorblutungen, wobei es sich meist um Metastasen handelt. Subarachnoidalblutungen sind zu 80 Prozent auf ein Gefäßaneurysma der basalen Hirnarterien zurückzuführen, in 20 Prozent der Fälle ist eine Blutungsquelle als Ursache nicht nachweisbar. Die Inzidenz intracerebraler Blutungen liegt bei 11–23 / 100.000 Einwohner. Die Prognose richtet sich nach der Größe und liegt bei 4,5 cm Durchmesser messenden Blutungen bei einer Mortalität von 50 Prozent. Berücksichtigt man nicht nur die Größe der Blutung, sondern auch den Bewusstseinszustand anhand einer Komaskala, so ist die Mortalitätsrate davon abhängig und liegt zwischen 19–91 Prozent. Subarachnoidalblutungen treten mit einer Inzidenz von 6–12/100.000 Einwohnern auf. Die Mortalität vor dem Krankenhausaufenthalt liegt bei 15 Prozent. In Abhängigkeit von der Bewusstseinslage zum Zeitpunkt der stationären Aufnahme liegt die Mortalität zwischen 13 und 72 Prozent, sie steigt mit dem Alter und mit der Größe des Aneurysmas auf bis zu 50 Prozent in der initialen Phase. Die klinische Symptomatik intracerebraler Blutungen ist abhängig von ihrer Lokalisation, stellt eine wichtige Differentialdiagnose zum ischämischen Insult dar und muss durch bildgebende Diagnostik erfasst werden, hier reicht ein kraniales Computertomogramm (CCT) aus. Die klinische Symptomatik der Subarachnoidalblutung ist gekennzeichnet durch einen plötzlichen, heftigen, nie gekannten Kopfschmerz, je nach Ausmaß der Blutung zusammen mit Bewusstseinsstörung, Meningismus (Nackensteife), vegetativen Symptomen, fokalen Ausfällen und epileptischen Anfällen. Die Kopfschmerzsymptomatik wird, wenn sie nicht mit den oben beschriebenen zusätzlichen Symptomen einhergeht, häufig als Migräneattacke verkannt. Die Grundzüge der Behandlung bei der intracerebralen Blutung bestehen in der Blutdruckkontrolle und einer leichten Sedierung, einer Analgesie und einer Krampfprophylaxe. Bei tiefer gradiger Bewusstlosigkeit (soporöskomatös) ist gegebenenfalls eine Ventrikeldrainage und eine Hirndruckbehandlung notwendig. Komplikationen sind Aspiration, Hirndruck und Hydrocephalus (Druckanstieg in den Hirnkammern). Die Subarachnoidalblutung führt nach Diagnose eines Aneurysmas zur Operation mit Klipping des Aneurysmas, zu einer endovaskulären Therapie mit Coiling des Aneurysmas oder Ballonokklusion des aneurysmatragenden Gefäßes. Komplikationen sind Nachblutungen, Gefäßspasmen und Hydrocephalus. Die Behandlung der Subarachnoidalblutung und der schweren intracerebralen Blutung setzt immer die interdisziplinäre Versorgung des Patienten durch eine neurologische und neurochirurgische Abteilung voraus.

Transient-ischämische Attacken (TIA) werden in den DRG gesondert aufgeführt und gelistet. Die Definition ist aus medizinisch-wissenschaftlicher Sicht nach dem heutigen Stand der Kenntnis, welcher sich nicht an klinisch manifesten Zeitfenstern, sondern an pathophysiologischen Konzepten der Pathogenese orientiert, überholt. Die ursprüngliche Definition umfasste den Nachweis eines fokalen neurologischen Defizits infolge einer Durchblutungsstörung des Gehirns mit kompletter Rückbildung der Symptomatik innerhalb von 24 Stunden. Klinisch ist die Symptomatik meist schon unter einem Zeitfenster von einer Stunde rückläufig, sofern die klinische Symptomatik länger als vier Stunden andauert, handelt es sich meist um kleine subkortikale (unterhalb der Hirnrinde gelegene) Infarkte. Ein typisches Beispiel mit hoher klinischer

Relevanz ist die so genannte Amaurosis fugax, die vorübergehende Erblindung auf einem Auge. Ursächlich handelt es sich in der Regel um eine arterioarterielle Embolisation aus dem Stromgebiet der Arteria carotis interna, von der als erster Ast die die Netzhaut des Auges versorgende Arteria ophthalmica und die nachfolgende Arteria centralis retinae abgehen. Patienten, die über eine Amaurosis fugax berichten, haben ein signifikant erhöhtes Risiko, einen Schlaganfall zu erleiden. Neben dem klinischen Bild der TIA wird das so genannte reversible ischämische neurologische Defizit (RIND) mit Rückbildung innerhalb von 72 Stunden unterschieden, hierbei handelt es sich meist um kleine Infarkte. Das jährliche Hirninfarktrisiko nach einer TIA liegt bei fünf bis sechs Prozent. Die Mortalität der Patienten mit TIA ist um 20 Prozent erhöht, als Todesursache kommt in erster Linie ein Myokardinfarkt in Betracht. Dieser Befund spricht dafür, dass die Ursache der Durchblutungsstörung in den systemisch vorhandenen Risikofaktoren zu suchen ist.

2.2 Epilepsie

Epilepsien sind chronische Erkrankungen des zentralen Nervensystems mit wiederkehrenden epileptischen Anfällen und in den anfallsfreien Intervallen oft Befindlichkeits- und/oder Verhaltensbeeinträchtigungen. Epileptische Anfälle sind plötzlich auftretende Verhaltens- und/oder Befindlichkeitsstörungen mit dem cerebralen elektrophysiologischen Korrelat paroxysmaler rhythmischer synchroner Entladungen ausreichend großer Neuronengruppen. Als Ursachen kommen in Betracht: **Symptomatische Epilepsien** als Ausdruck einer identifizierbaren Grunderkrankung, z. B. eines Tumors, einer Gefäßmissbildung, einer Durchblutungsstörung des Gehirns oder einer Hirnentzündung, **kryptogener Epilepsien** mit mutmaßlich symptomatischer Genese ohne Nachweis einer Grunderkrankung und **idiopathischer Epilepsien** aus vermuteter oder nachgewiesener genetischer Disposition. Die Ursache der Epilepsie bestimmt die Behandlungsprognose. Die Epidemiologie zeigt eine Prävalenz von 0,5–1 Prozent, es sind zwei Altersgipfel im Kindesalter und im Senium festzustellen. Die Diagnose epileptischer Anfälle erfolgt hauptsächlich auf der Grundlage der Anfallsanamnese (Eigenanamnese plus Fremdanamnese). Die **Anfallsklassifikation** unterscheidet zwischen fokalen und generalisierten Anfällen. Als ergänzende Untersuchungen sind zwingend notwendig ein EEG und ein MRT. Bei den fokalen Anfällen werden einfach-fokale Anfälle mit erhaltenem Bewusstsein, mit motorischen, somatosensorischen, spezifisch-sensorischen, autonomen oder psychischen Symptomen oder einer Aura, unterschieden von komplex-fokalen Anfällen mit allmählicher Störung des Bewusstseins, Verharren, oroalimentären oder komplexeren Automatismen und einer Dauer von mehreren Minuten mit erst verzögerter Reorientierung. Sekundär-generalisierte Anfälle infolge eines einfachen oder komplex-fokalen Anfalls werden ebenfalls den fokalen Anfällen zugerechnet. Davon zu unterscheiden sind primär-generalisierte Anfälle, die als Absencen mit plötzlichem Beginn und Ende einer Bewusstseinsstörung und einer Dauer von wenigen bis maximal 30 Sekunden auftreten. Hinzu kommen myoklonische Anfälle als Impulsiv Petit mal mit erhaltenem Bewusstsein und der typische primär-generalisierte tonisch-klonische Anfall (Grand mal). Die Grundzüge der Behandlung orientieren sich am Anfallstyp, der in erster Linie die Auswahl des Medikamentes (Antikonvulsivum) bestimmt. Anfallsauslösende Faktoren wie Schlafentzug, Alkohol, andere Medikamente und individuelle Faktoren müssen vermieden werden. Differentialdiagnostisch müssen nicht epileptische Anfälle abgegrenzt werden. Somit ist hier aufgrund des anfallsartigen Charakters immer eine interdisziplinäre Zusammenarbeit mit internistischen und psychiatrischen psychosomatischen Kliniken anzustreben. Ein epilepsiechirurgischer Eingriff erfolgt nur in spezifischen Zentren oder Neurochirurgischen Abteilungen mit entsprechender Erfahrung. Die Komplikationen der Epilepsie liegen im intensiv-medizinisch zu behandelnden Status epilepticus.

2.3 Schmerzsyndrome der Wirbelsäule

Wirbelsäulenschmerzsyndrome (meist Rückenschmerz) beinhalten zervikale und lumbale Schmerzsyndrome bei degenerativen und / oder entzündlichen Prozessen im Bereich der Bandscheiben, der Wirbelgelenke und des Wirbelkanals mit Radikulopathien (Schmerz plus sensibles und / oder motorisches Defizit) oder nicht radikulären Schmerzen. Die Prävalenz von Rückenschmerzen liegt bei 40 Prozent und steigt zwischen dem 40. und 60. Lebensjahr an. Die Lebenszeitprävalenz liegt bei 80 Prozent. Klinisch stehen im Vordergrund Schmerzsyndrome ohne und mit sensiblen und / oder motorischen Reiz- und Ausfallserscheinungen und Beeinträchtigung der Mobilität. Die Grundzüge der Behandlung beinhalten eine mäßige Belastung (Physiotherapie, keine Bettruhe) und die frühzeitige und ausreichende analgetische Therapie mit nichtsteroidalen Antirheumatika sowie muskel-relaxierenden Medikamenten. Operationsindikationen bestehen bei progredienten Paresen oder Blasen-Mastdarm-Störungen. Bei chronischen Schmerzsyndromen ist zusätzlich zur medikamentösen Analgesie eine Kombination mit Physio- und Psychotherapie anzustreben.

2.4 Morbus Parkinson

Der Morbus Parkinson ist eine akinetisch rigide Bewegungsstörung mit Ruhe- und Haltetremor sowie Störungen der Körperhaltung. Bei der Ursache handelt es sich um eine Degeneration umschriebener Neuronenpopulationen, vor allem der dopaminergen Neuronen in der Substantia nigra des Mittelhirns. Die Epidemiologie beinhaltet eine Prävalenz von 0,16 Prozent der Bevölkerung mit zunehmender Prävalenz im höheren Lebensalter: ein Prozent der 60-Jährigen, drei Prozent der 80-Jährigen. Das mittlere Erkrankungsalter liegt bei 55 Jahren. Klinisch bekannt ist die klassische Trias, bestehend aus Hypokinese, Rigor und Tremor plus oft psychischer und autonomer Störungen. Die Grundzüge der Behandlung beziehen sich auf eine gezielte medikamentöse Therapie des Dopamin-Mangels, schließen Krankengymnastik und Ergotherapie ein. In besonderen Fällen kann eine stereotaktische Operation notwendig sein. Als Komplikationen könnten medikamentöse Wirkungsfluktuationen, medikamentös-induzierte Bewegungsstörungen mit Dyskinesien und Hyperkinesien sowie psychovegetative Störungen mit Schlafstörungen, Depression und Psychose auftreten.

2.5 Polyneuropathie

Bei Polyneuropathien handelt es sich um Schädigungen mehrerer peripherer Nerven durch einen systemischen Prozess. Ursächlich handelt es sich meist um erworbene Polyneuropathien durch Stoffwechselerkrankungen, meist Diabetes mellitus oder toxische Genese, meist Alkoholismus oder um erworbene entzündliche Polyneuro- und Radikulopathien, meist autoimmunbedingt. Seltener sind angeborene genetische, so genannte hereditäre Polyneuropathien. Die Prävalenz der Polyneuropathien liegt für die diabetische Polyneuropathie bei 15–60 Prozent, bei der alkoholtoxischen bei 16–50 Prozent. Die klinische Symptomatik umfasst sensomotorische und autonome Defizite, Störungen der Mobilität und Schmerzsyndrome. Die Grundzüge der Behandlung orientieren sich an der Grunderkrankung, sodass hier eine interdisziplinäre internistisch-endokrinologische Mitbehandlung notwendig ist. Zudem ist oft eine symptomatische Schmerztherapie notwendig.

2.6 Kopf- und Gesichtsschmerz

Kopf- und Gesichtsschmerzen beinhalten im Wesentlichen Spannungskopfschmerzen, medikamenteninduzierte Dauerkopfschmerzen, Migräne, Cluster-Kopfschmerz und Trigeminusneuralgie. Beim **Spannungskopfschmerz** handelt es sich um einen beidseits drückenden bis ziehenden, nicht pulsierenden Kopfschmerz (Schraubstock-, Band- oder Helmgefühl), der episodisch oder chronisch auftritt. Disponierende Faktoren sind psycho-sozialer Stress und Schlafdefizit. Die Lebenszeitprävalenz der Bevölkerung beträgt für den episodischen Typ 20–30 Prozent, für den chronischen Typ circa drei Prozent. Wichtigste Differentialdiagnosen sind intracranielle Raumforderungen, Kombinationskopfschmerz mit Migräne, medikamenteninduzierter Kopfschmerz, Sinusitis und cervikogener Kopfschmerz. Die Grundlagen der Behandlung beinhalten beim episodischen Spannungskopfschmerz eine medikamentösanalgetische Therapie, beim chronischen Spannungskopfschmerz psychohygienische und verhaltensmedizinische Maßnahmen und eine medikamentösantidepressive, nicht analgetische Therapie.

Beim **medikamenten-induzierten Dauerkopfschmerz** handelt es sich um einen dumpfdrückenden, gelegentlich pochend-pulsierenden Dauerkopfschmerz, uni- und bilateral wechselnd, bereits beim Aufwachen auftretend und zunehmend bei körperlicher Anstrengung. Die Ursache ist unklar, man geht von einer Senkung der Schmerzschwelle und Veränderung der Empfindlichkeit von Schmerzrezeptoren, auf der Verhaltensebene von Erwartungs- und Versagungsängsten aus. Fünf bis acht Prozent aller Kopfschmerzen sind dieser Klasse zuzuordnen, Frauen sind fünfmal mehr betroffen als Männer. Die durchschnittliche Zeitdauer bis zur Diagnose beträgt fünf Jahre. Kopfschmerzen bestehen an mindestens 15 Tagen im Monat und es werden täglich Dosen einer Substanz über mindestens drei Monate eingenommen. Die Grundlage der Behandlung beinhaltet den ambulanten oder stationären Entzug, medikamentös meist durch nichtsteroidale Antiphlogistika gestützt. Komplikationen im Rahmen eines medikamenten-induzierten Dauerkopfschmerz-Syndroms sind im systemischen Bereich zu sehen mit Entwicklung chronischer Nephropathien, Malignome der ableitenden Harnwege, chronische Anämie und Leberschäden, sodass hier eine interdisziplinäre Zusammenarbeit mit internistischen Abteilungen notwendig ist.

Bei der **Migräne** handelt es sich um einen anfallsartigen einseitigen pulsierenden Kopfschmerz mit Verstärkung bei körperlicher Aktivität und zusätzlich bestehender Übelkeit, Erbrechen, Licht- und Geräuschempfindlichkeit.

Bei 85–90 Prozent handelt es sich um eine Migräne ohne Aura, in 10–15 Prozent um eine Migräne mit Aura. Ursächlich handelt es sich um eine Dysfunktion neuronaler Aktivität im Hirnstamm mit Störung der aktivierenden Systeme und der Schmerzempfindung der Hirnhäute mit aseptischer Entzündungsreaktion. Die Prävalenz liegt bei 10–30 Prozent, Frauen sind drei- bis viermal häufiger betroffen als Männer, im jugendlichen Alter sind Mädchen zweimal häufiger als Jungen betroffen, im Kindesalter gibt es keine geschlechtsbezogenen Häufigkeitsunterschiede. Die Erstmanifestation der Erkrankung hat einen Gipfel zwischen dem 15. und 25. Lebensjahr, nach dem 40. Lebensjahr tritt die Erkrankung sehr selten auf. Die höchste Prävalenz liegt in der Zeitspanne zwischen dem 25. und 55. Lebensjahr. Im intraindividuellen Verlauf kommt es klinisch zu einer Besserung in der Schwangerschaft und Menopause. Die klinische Symptomatik umfasst fakultativ Prodromi, Ankündigungssymptome Stunden bis ein bis zwei Tage vor der Migräne-Attacke in Form von Stimmungsänderung, Heißhunger, Hypo- oder Hyperaktivität, vermehrtem Gähnen und Ähnlichem. Im Falle einer Migräne ohne Aura kommt es unbehandelt über 4–72 Stunden zu einer einseitigen pulsierenden Kopfschmerz-Symptomatik mit Verstärkung bei körperlicher Aktivität und erheblicher Behinderung der Tagesaktivität. Als Begleitphänomene treten Übelkeit, Erbrechen, Licht- und Geräuschempfindlichkeit auf. Bei einer Migräne mit Aura treten ein oder mehrere zentralbedingte Symptome, häufig visuelle Phänomene oder Sensibilitätsstörungen, selten Dysphasie und Hemiparese auf, die Symptomatik ist vollständig reversibel. Differentialdiagnostisch muss hier an eine Hirnischämie oder einen fokalen epileptischen Anfall gedacht werden. Die medikamentöse Behandlung der Attacke umfasst die Gabe eines Antiemetikums vor dem Analgetikum, bei schwerer Attacke ein Antiemetikum rektal und Ergotamin oder Triptan nachfolgend. Nicht medikamentös gehören Schmerzbewältigungstraining und eine kognitive Aufmerksamkeitslenkung zum Therapiekonzept, sodass eine interdisziplinäre Behandlung mit speziell ausgebildeten Psychologen die fachneurologische Behandlung ergänzt. Bei häufigen und beeinträchtigenden, lang anhaltenden Migräne-Attacken (in der Regel drei bis vier und mehr pro Monat) ist eine medikamentöse Prophylaxe indiziert. Als nicht medikamentöse Prophylaxe sei auf verhaltensmedizinische Maßnahmen, Biofeet back, Stressbewältigungstraining und progressive Muskelrelaxation verwiesen.

Bei einem **Cluster-Kopfschmerz** handelt es sich um heftige einseitige, bevorzugt in den Nachtstunden auftretende Kopfschmerzen im Stirn- und Schläfen-/Augenbereich mit lokalen vegetativen Störungen (Augentränen, einseitigem Nasenlaufen, Nasenverstopfen, Horner-Syndrom, Augenrötung, Lidschwellung, einseitigem Schwitzen an Stirn und im Gesicht, ruhelosem Umhergehen und Druck gegen die betroffene Seite). Die Ursache ist unklar, migräneähnliche Mechanismen werden diskutiert, es handelt sich aber wohl eher um eine diencephale Dysfunktion im Thalamus und Hypothalamus. Man spricht von der Migräne des Mannes. Die Prävalenz liegt bei circa 3/1.000, Männer sind fünf- bis achtmal häufiger betroffen als Frauen. Die Erkrankung beginnt als episodischer Cluster-Kopfschmerz bei circa 80 Prozent in der dritten Dekade. Es werden unterschieden eine Attackenbehandlung und eine prophylaktische Behandlung bei episodischem und chronischem Cluster-Kopfschmerz.

Die **Trigeminusneuralgie** geht einher mit einer blitzartig einschießenden, meist nur Sekunden dauernden, einseitigen Gesichtsschmerzsymptomatik unerträglicher Intensität. Ursächlich werden diskutiert mikrovaskuläre Kompressionen des Nerven, Störungen im trigeminovegetativen System, zentralnervöse Störungen epileptiformer Art und symptomatische Ursachen durch Tumoren, Multiple Sklerose und Gefäßmissbildungen. Die Insidenz liegt bei 4/100.000, Frauen sind 3/2 gegenüber Männern häufiger betroffen und das Erstmanifestationsalter liegt bei 40–60 Jahren. Zu Beginn ist die Symptomatik oft schubweise über Wochen. Als Auslöser kommt eine Berührung in Triggerzonen wie durch Kauen, Sprechen, Zähneputzen, Rasieren usw. in Betracht und es kommt zu einer reflektorischen Zuckung der Gesichtsmuskulatur (Tic douloureux) und autonomen Reaktionen. Findet sich ein sensibles Defizit, so spricht dies für eine symptomatische Genese. Die medikamentöse Therapie erfolgt meist durch ein Antiepileptikum (z.B. Carbamazepin), die operative Therapie beinhaltet die mikrovaskuläre Dekompression nach Janetta, sodass hier frühzeitig eine Zusammenarbeit mit einer Neurochirurgischen Abteilung anzustreben ist.

2.7 Multiple Sklerose

Bei der Multiplen Sklerose (Encephalomyelitis disseminata) handelt es sich um eine autoimmun vermittelte entzündliche Erkrankung des zentralen Nervensystems mit disseminierten Entmarkungsherden. Die Ursache ist unklar, man muss von einer genetischen Disposition und einer durch virale Antigene getriggerten Erkrankung und/oder einer gestörten Immunreifung ausgehen. Die Prävalenz liegt bei 30–80/100.000 Einwohnern in Europa. Es ist ein Nord-Süd-Gefälle festzustellen, Frauen sind circa doppelt so häufig betroffen wie Männer. Verwandte ersten Grades haben ein 15- bis 25-fach erhöhtes Erkrankungsrisiko. Die Erkrankung beginnt überwiegend zwischen dem 20. und 40. Lebensjahr, nur circa sieben Prozent der Betroffenen erkranken vor dem 20. und zwölf Prozent nach dem 50. Lebensjahr. Als Frühsymptome treten häufig Sensibilitätsstörungen (30–40 Prozent) und eine Sehnerventzündung (Retrobulbärneuritis in 20–30 Prozent) auf. Häufigste Symptome sind dann motorische Störungen, Sensibilitätsstörungen, cerebelläre Störungen, Augensymptome und Blasenentleerungsstörungen. Von den Verlaufsformen werden schubförmig remetierende und schubförmig progrediente sowie sekundärprogrediente und primär chronisch-progrediente unterschieden. Die Diagnose stützt sich neben dem klinischen Verlauf auf die Zusatzdiagnostik mit Nachweis eines immunreaktiven Liquors, verzögerter evozierter Potenziale und den Nachweis disseminierter Entmarkungs- und Entzündungsherde in der Kernspintomographie. Es werden unterschieden eine Therapie des akuten Schubes mit Corticosteroiden und eine Schubprophylaxe mit Immunsuppression oder Immunmodulation sowie symptomatische Therapien der durch die Erkrankung auftretenden Spastik, Müdigkeit, Myoklonien, Tremor und Blasenstörung.

2.8 Schwindel

Schwindel ist letztendlich keine Diagnose, sondern ein Symptom. Die Abklärung einer Schwindelsymptomatik ist in der Regel interdisziplinär und umfasst die Einbeziehung des internistischen und HNO-ärztlichen Fachgebietes. Im neurologischen Patientengut werden sehr häufig bei älteren Patienten Sekundenschwindel bei Lagewechsel des Kopfes im Raum, z.B. Umdrehen nachts im Bett, festgestellt. Diagnostisch handelt es sich meist um einen **benignen paroxysmalen Lagerungsschwindel.** Die Untersuchung kann klinisch durch Lagerungsprobe erfolgen, wobei eine schnelle Kippung in Richtung des jeweiligen hinteren Bogenganges, z. B. im Sitzen mit Nase um 45 Grad zur Gegenseite gedreht umlegen, festgestellt werden. Mit zwei bis vier Sekunden Latenz fällt ein Drehschwindel und Nystagmus zum unten liegenden Ohr mit rotatorischer Komponente auf. Die Grundlage der Behandlung liegt in der wiederholten Lagerungsprobe im Sinne eines Lagerungstrainings. Der akute **Vestibularis-Ausfall** geht mit akutem Drehschwindel und Fallneigung mit Nystagmus, Übelkeit und Erbrechen ohne Tinnitus und Hörstürze einher und ist meist entzündlich-vaskulär parainfektiöser Genese. Ein **pho-**

bischer Schwankschwindel tritt oft in der Kombination eines Zustandes nach spezifischem Schwindel, meist benignem paroxysmalen Lagerungsschwindel, und zusätzlich zu psychischer Konstitution, z. B. zwanghafter oder ängstlich-vermeidender Persönlichkeit, auf. Hier ist eine interdisziplinäre Therapie mit einer Psychiatrischen / Psychosomatischen Abteilung notwendig.

Schlafassoziierte Störungen und Atemstörungen werden oft sowohl inter-nistisch als auch neurologisch in speziellen Schlaflabors mit Überwachung der Atemfunktion, Herz-Kreislauf- und EEG-Funktion durchgeführt.

3. DRGs in der Neurologie

Für 2005 ergaben sich für 21 Neurologische Abteilungen im Rhein-Ruhr-Gebiet mit einer Fallzahl von 24.712 folgende durchschnittliche Häufigkeiten an ver-schlüsselten DRGs: 30,6 Prozent (14,6–49 Prozent) Schlaganfälle und 11,5 Prozent (4,5–16,6 Prozent) transiente ischämische Attacken, d. h. 2/5 aller neu-rologischer Krankenhauspatienten haben Störungen der Gehirndurchblutung. Weitere 1/5 der neurologischen Krankenhauspatienten sind auf Anfallsleiden zurückzuführen: Epileptische Anfälle machen die zweite große Gruppe mit durchschnittlich 21,6 Prozent (5,1–31,1 Prozent) aus. An dritter Stelle fol-gen die degenerativen neurologischen Erkrankungen, d. h. die chronischen Erkrankungen mit Funktionsverlust und Zerstörung von Nervenzellen, vor allem die Parkinson'sche Erkrankung, die bei 18 der 21 ausgewerteten Kliniken unter den fünf häufigsten DRG-Diagnosen subsumiert ist mit einer mittleren Häufigkeit von 12,6 Prozent (6,5–26,4 Prozent). Krankheiten der Hirnnerven oder Nervenkrankheiten außerhalb des Gehirns und Rückenmarks (Polyneuropathien) finden sich in 16 der 21 ausgewerteten Kliniken unter den fünf häufigsten DRGs mit einer durchschnittlichen Häufigkeit von 8,5 Prozent (4,2–14,7 Prozent). Chronische entzündliche Erkrankungen des zen-tralen Nervensystems (Multiple Sklerose oder Erkrankung des Kleinhirns mit Störungen des Bewegungsablaufes an Rumpf und Gliedmaßen) werden von 13 der 21 ausgewerteten Kliniken unter den ersten fünf DRGs gelistet mit ei-ner durchschnittlichen Häufigkeit von 16,6 Prozent (7,2–43,1 Prozent). Nicht operativ behandelte Krankheiten oder Verletzungen im Wirbelsäulenbereich (z. B. Lenden- und Kreuzschmerzen) werden von neun der 21 Kliniken gelistet mit einer durchschnittlichen Häufigkeit von 11,9 Prozent (5,8–23 Prozent). Gleichgewichtsstörungen (Schwindel) werden von lediglich vier der Neurologischen Kliniken gelistet mit einer Häufigkeit von 8,1 Prozent (6,7–10,7 Prozent). Kopfschmerzen werden von lediglich zwei Kliniken gelistet mit 9,9 Prozent bzw. 20,7 Prozent und Infektionen des Nervensystems, jedoch nicht Entzündungen der Hirnhäute durch Viren, werden von einer Klinik mit 5,2 Prozent gelistet. Als sonstige Besonderheiten werden von einer Klinik mit 8,4 Prozent sonstige Krankheiten des Nervensystems (z. B. Stürze unklarer Ursache, Sprachstörungen, Störungen der Bewegungsabläufe) gelistet. Eine weitere Klinik hat sich auf Atemaussetzer im Schlaf mit Schnarchen (Schlafapnoe) spezialisiert und listet hier diese DRG bei 21,4 Prozent der behandelten Fälle.

4. Zusammenfassung

Zusammenfassend ist festzustellen, dass im neurologischen Krankenhaus-Patientengut **am häufigsten die Diagnosen Schlaganfall und transiente ischämische Attacke, Epilepsie, neurodegenerative Erkrankungen und Multiple Sklerose, danach Polyneuropathie und nicht operative Behandlungen im Wirbelsäulenbereich** gelistet sind. Anhand der oben genannten jeweiligen Streubreite wird ersichtlich, dass einzelne Kliniken sich auf einzelne Krankheitsbilder spezialisiert haben.

Unter dem Aspekt einer **interdisziplinären Versorgung** der Patienten ist festzuhalten, dass die Versorgung von **Schlaganfall-Patienten** idealerweise auf einer Schlaganfall-Station **(Stroke Unit)** erfolgt und eine internistisch-kardiologische Mitbetreuung sowie eine adäquate neuroradiologische und im Falle schwerer Krankheitsbilder eine neurologische Intensiv-Station und eine Neurochirurgische Abteilung benötigt. Die neurologische Zusatzdiagnostik beinhaltet hier im Wesentlichen die Doppler- und Duplexsonographie der hirnversorgenden Gefäße.

Bei einem Schwerpunkt im **epileptologischen Bereich** ist zur differentialdiagnostischen Abklärung der Symptomatik ebenfalls eine internistisch-kardiologische, aber auch eine psychiatrisch-psychosomatische Mitbetreuungsmöglichkeit anzustreben. Bei Ausrichtung auf epilepsiechirurgische Eingriffe ist eine entsprechende Neurochirurgische Abteilung notwendig. Die neuroradiologische Diagnostik ist zwingend notwendig, ebenso eine klinischneurophysiologische Diagnostik unter Einbeziehung einer EEG-Diagnostik, einschließlich Doppelbild-Video-Aufzeichnung und Schlafableitung, dies könnte durchaus kombiniert werden, auch mit einem Schlaflabor.

Die Spezialisierung auf **neurodegenerative Erkrankungen** sollte zum Ausschluss chronisch-entzündlicher Erkrankungen immer auch ein entsprechendes Liquorlabor beinhalten. Eine allgemein-internistische Abklärung ist ebenfalls notwendig, zusätzlich auch eine psychiatrische Mitbehandlung. Auch die neuroradiologische Diagnostik ist hier unabdingbar.

Die diagnostische Abklärung der **Multiplen Sklerose** ist eine typisch neurologisch-neuroradiologische unter Einbeziehung von Liquordiagnostik, Elektrophyisiologie und Neuroradiologie. In speziellen Zentren sind aufgrund der krankheitsbedingten Funktionsstörungen eine urologische Mitbetreuung und neuro-chirurgische Mitversorgung, z. B. durch eine Applikation von Antispastika über eine Medikamentenpumpe, erforderlich.

Polyneuropathien erfordern eine sehr genaue elektrophysiologische Diagnostik und aufgrund der Ursachenabklärung eine breite internistische Mitbetreuung.

Konservative Behandlungen bei **Wirbelsäulen-Schmerzsyndromen** sollten interdisziplinär mit orthopädischen und neurochirurgischen Abteilungen sowie einer interdisziplinären Schmerztherapie unter Einbeziehung auch einer Psychosomatischen Abteilung erfolgen.

Im Falle eines Schwerpunktes **Schwindel-Diagnostik** ist eine interdisziplinäre Betreuung mit internistisch-kardiologischer Abteilung und HNO-ärztlicher Abteilung zu empfehlen.

Tumorerkrankungen des Nervensystems werden überwiegend in Neurochirurgischen und speziellen onkologischen Kliniken behandelt. Nur vereinzelt finden sich spezielle onkologisch ausgerichtete neurologische Kliniken. Typische Folgeerkrankungen sind Epilepsien und fokal neurologische und neuropsychologische Syndrome.

Prof. Dr. Pedro Michael Faustmann

PSYCHIATRIE UND PSYCHOTHERAPIE

Gliederung:

1. Überblick

Laut Weiterbildungsordnung der Landesärztekammern umfasst das Gebiet der **Psychiatrie und Psychotherapie** die Vorbeugung, Erkennung und somatotherapeutische, psychotherapeutische sowie sozialpsychiatrische Behandlung und Rehabilitation primärer psychischer Erkrankungen und Störungen im Zusammenhang mit körperlichen Erkrankungen und toxischen Schädigung, einschließlich ihrer sozialen Anteile, psychosomatischen Bezüge und forensischen Aspekte.

Die **forensische Psychiatrie** wurde von der Fachgesellschaft, der Deutschen Gesellschaft für Psychiatrie, Psychotherapie und Nervenheilkunde, im Rahmen einer Zertifizierung als Zusatzqualifikation anerkannt und mittlerweile von einzelnen Landesärztekammern als Schwerpunktbezeichnung in die ärztliche Weiterbildungsordnung implementiert. Die forensische Psychiatrie beinhaltet die fachpsychiatrische gutachterliche Beurteilung von Personen in allen Bereichen der Gerichtsbarkeit. Im deutschen Strafrecht gibt es neben dem Strafvollzug den **Maßregelvollzug,** der beim Vorliegen bestimmter rechtlicher Voraussetzungen im Zusammenhang mit psychischen Störungen und Krankheiten angewendet wird. Psychisch kranke Straftäter werden sowohl in besonderen forensisch-psychiatrischen Kliniken als auch in Stationen und Abteilungen Psychiatrischer Allgemeinkrankenhäuser im Rahmen des Maßregelvollzugs behandelt. Auf die in diesem Zusammenhang vier wesentlichen Paragraphen des Strafgesetzbuches soll hingewiesen werden:

§ 20 StGB Schuldunfähigkeit – Ohne Schuld handelt, wer bei Begehung einer Tat wegen einer krankhaften seelischen Störung, wegen einer tiefgreifenden Bewusstseinsstörung oder wegen Schwachsinns oder einer schweren anderen seelischen Abartigkeit unfähig ist, das Unrecht einer Tat einzusehen oder nach dieser Einsicht zu handeln.

§ 21 StGB Verminderte Schuldfähigkeit – Ist die Fähigkeit des Täters, das Unrecht der Tat einzusehen oder nach dieser Einsicht zu handeln, aus einem der im § 20 bezeichneten Gründe bei Begehung Tat erheblich vermindert, so kann die Strafe nach § 49, Abs. 1, gemildert werden.

§ 63 StGB **Unterbringung in einem Psychiatrischen Krankenhaus** – Hat jemand eine rechtswidrige Tat im Zustand der Schuldunfähigkeit (§ 20 StGB) oder der verminderten Schuldfähigkeit (§ 21 StGB) begangen, so ordnet das Gericht die Unterbringung in einem Psychiatrischen Krankenhaus an, wenn die Gesamtwürdigung des Täters und seiner Tat ergibt, dass von ihm infolge des Zustandes erhebliche rechtswidrige Taten zu erwarten sind und er deshalb für die Allgemeinheit gefährlich ist.

§ 64 StGB **Unterbringung in einer Entziehungsanstalt** – (1) Hat jemand den Hang, alkoholische Getränke oder andere berauschende Mittel im Übermaß zu sich zu nehmen, und wird er wegen einer rechtswidrigen Tat, die er im Rausch begangen hat oder die auf seinen Hang zurückgeht, verurteilt oder nur deshalb nicht verurteilt, weil seine Schuldunfähigkeit erwiesen oder nicht auszuschließen ist, so ordnet das Gericht die Unterbringung in einer Entziehungsanstalt an, wenn die Gefahr besteht, dass er infolge seines Hanges erhebliche rechtswidrige Taten begehen wird. (2) Die Anordnung bleibt, wenn eine Entziehungskur von vornherein aussichtslos erscheint.

In den deutschen ärztlichen Weiterbildungsordnungen wird vom oben referierten Gebiet Psychiatrie und Psychotherapie das Gebiet **Psychosomatische Medizin und Psychotherapie** unterschieden, welches die Erkennung, psychotherapeutische Behandlungen, Prävention und Rehabilitation von Krankheiten und Leidenszuständen, an deren Verursachung psychosoziale und psychosomatische Faktoren, einschließlich dadurch bedingter körperlichseelischer Wechselwirkungen, maßgeblich beteiligt sind, umfasst.

Die **Grundprinzipien psychiatrischer Klassifikationen** gehen davon aus, dass Menschen unterschiedliche Eigenschaften haben, welche nach unterschiedlichen Konzepten, z. B. dem ICD 10 oder dem DSM IV TR, definiert werden und zu umschriebenen Konstrukten, Typen oder Diagnosen wie z. B. Schizophrenie, Persönlichkeitsstörung oder Sucht führen. Diese idealen Kategorien erwecken aufgrund operationaler Definitionen den Eindruck einer hohen kategorialen Trennschärfe. Die klinische Realität, die realen Kategorien, zeigen aber, dass derartige konstrukte Typen und Diagnosen typologisch stark überlappend im Sinne einer **Komorbidität** auftreten. Dabei können unterschiedliche ursächliche Wechselwirkungen vorhanden sein, z. B. kann eine subjektive psychische Störung zu Alkohol- und Drogenmissbrauch führen und dann zunächst als Suchterkrankung imponieren, nach Entgiftung und beginnender Entwöhnungsbehandlung tritt dann die zugrunde liegende schwere psychische Störung, z. B. eine schizophrene Psychose, stärker in den Vordergrund. Ebenso können Persönlichkeitsstörungen zu Suchtverhalten führen oder Suchterkrankungen zu Veränderungen der Persönlichkeit. Auch können bestimmte Persönlichkeitsstörungen oder Konstellationen eher als Basis für die Entwicklung einer Schizophrenie fungieren. Des Weiteren sind gerade bei Suchterkrankungen zusätzlich körperlich begründete Folgeschäden an den inneren Organen und insbesondere im Bereich des zentralen Nervensystems zu berücksichtigen. **Dieses hohe Ausmaß an Komorbidität im psychiatrischen Fachgebiet erschwert im klinischen Alltag die Beurteilung von Behandlungsverläufen.**

2. Die häufigsten psychiatrischen Krankenhausdiagnosen

2.1 Störungen durch Alkohol

Störungen durch Alkohol (Alkoholismus, Alkoholkrankheit) umfassen die **Alkoholintoxikationen** (den Alkoholrausch), den **Alkoholmissbrauch** (den fortgesetzten Konsum trotz erkennbarer Nachteile) und die **Alkoholabhängigkeit** (körperliche und/oder psychische Abhängigkeit). Hinzu kommen Alkoholfolgekrankheiten in Form eines Alkoholentzugssyndroms mit psychovegetativen Störungen bis zum Delir, zur Halluzinose, zum epileptischen Anfall und hirnorganische Störungen in Form der Alkoholencephalopathie, Alkoholpersönlichkeitsveränderung, Alkoholdemenz und Alkohol-Wernicke-Korsakow-Syndrom, aber auch alkoholbedingte Schädigungen im Bereich des peripheren Nervensystems, der Muskulatur und des Kleinhirns in Form einer Alkoholpolyneuropathie, Alkoholmyopathie und Alkoholataxie. Die Ursachen liegen in den **alkoholtoxischen funktionellen Beeinträchtigungen des Nervensystems,** hier insbesondere bestimmter Neurotransmittersysteme und/oder in strukturellen Schädigungen einzelner anatomischer Bereiche des zentralen Nervensystems, des peripheren Nervensystems und der Muskulatur. In der Bundesrepublik muss man davon ausgehen, dass zwei bis drei der Bevölkerung Alkoholiker sind, etwa 10 Prozent der Bevölkerung trinken 50 Prozent des insgesamt verbrauchten Alkohols. Der Anteil alkoholkranker Personen in Psychiatrischen Kliniken beträgt für Männer 30 Prozent, für Frauen 10 Prozent. Im Allgemeinkrankenhaus ist mit einer Quote von 7–19 Prozent zu rechnen. Klinisch werden vier Phasen der **Entwicklung des Alkoholismus** unterschieden: Präalkoholische Phase (Alkoholmissbrauch), Prodromalphase (erste Entzugserscheinungen, Blackouts), kritische Phase (psychische Abhängigkeit, Kontrollverlust), chronische Phase (pathologisches Trinken, körperliche und psychische Folgeschäden). Jellinek unterscheidet fünf verschiedene Typen des Trinkverhaltens: Alpha-Alkoholismus: Starke psychische Abhängigkeit, Konflikttrinker ohne Kontrollverlust. Beta-Alkoholismus: Soziokulturelle Einflüsse, Gelegenheits- und Verführungstrinker, kein Kontrollverlust. Gamma-Alkoholismus: Psychische und physische Abhängigkeit mit Kontrollverlust, Neigung zur Progression, süchtiger Trinker. Delta-Alkoholismus: Kulturelle und ökonomische Faktoren, gleichmäßige Aufnahme, Spiegeltrinker, Unfähigkeit zur Abstinenz, Kontrolle lange erhalten. Epsilon-Alkoholismus: Episodisch, Quartalssäufer (differentialdiagnostisch muss an eine phasische psychische Erkrankung gedacht werden).

Die Grundlagen der Behandlung beinhalten die **Implementierung eines Behandlungsnetzes für Suchtkranke** mit Kontaktphase (Diagnosestellung, Klärung der psychosozialen Situation, Therapiemotivation, Selbsthilfegruppen, erster Behandlungsversuch), einer Entgiftungsphase, gegebenenfalls medikamentösstationär, eine Entwöhnungsphase mit Rückfallprophylaxe und eine Weiterbehandlungs- und Nachsorgephase mit Stabilisierung der Persönlichkeit und Einbindung in Selbsthilfegruppen. In der forensischen Psychiatrie sei diesbezüglich auf den oben schon referierten § 64 StGB verwiesen.

2.2 Schizophrene Psychosen

Bei der Schizophrenie handelt es sich um eine **endogene Psychose** mit Störung des Denkens, der Wahrnehmung, des Affektes und des subjektiven Erlebens. Schon von Bleuler, der das Krankheitsbild erstmals definierte, wurde auf Assoziationslockerung (Denkstörung), Affektstörung (Parathymie), Störung des subjektiven Erlebens, Abspaltung und Eigenweltlichkeit (Autismus, Ambivalenz) als Grundsymptome verwiesen. Als accessorische Symptome nannte Bleuler Sinnestäuschungen, Wahn, Katatonie, Störung der Wahrnehmung (illusionäre Verkennung, Halluzinationen), Neologismen, Mutismus und Echophänomene. Von Schneider wurden Symptome ersten Ranges wie laut ausgesprochene Gedanken, das Hören dialogisierender und kommentierender Stimmen, leibliche Beeinflussungserlebnisse, Gedankenentzug und andere Gedankenbeeinflussungen, Wahnwahrnehmungen und Beeinflussungserleben von Symptomen zweiten Ranges unterschieden. Zu letzteren zählte er alle übrigen Sinnestäuschungen, Wahnideen, Ratlosigkeit, Depression und frohe Stimmung sowie erlebte Gefühlsverarmung. Nach DSM IV TR versteht man unter einer Schizophrenie eine Störung, die mindestens sechs Monate dauert und mindestens einen Monat andauernde Symptome der floriden Phase beinhaltet, d.h. mindestens zwei der folgenden: Wahnphänomene, Halluzinationen, desorganisierte Sprachäußerungen, grob desorganisiertes oder katatones Verhalten, negative Symptome. Als Schizophrenie-Subtypen werden im DSM IV unterschieden: Paranoid, desorganisiert, kataton, undifferenziert und residual. Die Ursachen der Schizophrenie sind unklar, es werden biologische, ein Ungleichgewicht von Neurotransmittersystemen mit Dopaminübergewicht und eine psychosoziale Reifungsstörung diskutiert. Die psychosozialen Auswirkungen der Erkrankung werden durch ihre so genannte Residualentwicklung und dem damit verbundenen Persönlichkeitsdefekt bedingt. Die Prävalenz liegt bei 0,4–1,4 Prozent. Es ist in der Bundesrepublik

Deutschland mit circa 240.000 Erkrankten zu rechnen, circa 35 Prozent der Psychiatrischen Krankenhausbetten werden von an Schizophrenie Erkrankten belegt. Die Grundlagen der Behandlung sind medikamentös durch Gabe von Neuroleptika, wobei unerwünschte Wirkungen auf Motorik, Stimmung, Antrieb, Kognition, vegetative Funktionen und Körperfunktionen wie Blutbildung, Herzfunktion und Leberstoffwechsel berücksichtigt werden müssen. Unerwünschte Bewegungsstörungen (Früh- und Spätdyskinesien) treten mit interindividueller Variabilität durch unterschiedliche, meist so genannte klassische Neuroleptika auf. Bezüglich der forensisch-psychiatrischen Aspekte sei auf § 63 StGB verwiesen.

2.3 Depressionen

Unter einer Depression wird ein Gemütsleiden verstanden, das mit psychischen, psychomotorischen sowie vegetativ-somatischen Symptomen einhergeht. Die Ursachen sind reaktiv-psychogen, endogen oder körperlich begründbar. Die Prävalenz liegt bei Männern bei 1,3–2,2 Prozent, bei Frauen bei 3,0–4,6 Prozent. Die Stichtagsprävalenz in Deutschland liegt für affektive Störungen (Depression, Angst und Manie) bei zehn Prozent. Sozialpsychiatrisch relevant ist der hohe Anteil therapieresistenter und damit chronischer Depressionen, der bei 15–25 Prozent liegt. Als klinische Symptomatik der Depression sind festzuhalten: Herabgestimmtheit, Gefühl der Gefühllosigkeit, Freudlosigkeit, Interessenlosigkeit, Energielosigkeit, innere Unruhe, Mutlosigkeit, Schwunglosigkeit, Zwänge, Angstzustände, Reizbarkeit, Denkstörungen, Entscheidungsunfähigkeit, Grübelneigung, Schuldgefühle, Beziehungsstörungen, stimmungskongruente Wahnsymptome, innere Leere, Leidgefühlsstörungen, Entfremdungserlebnisse, Zeitdehnung, mangelndes Krankheitsgefühl, Lebensüberdruss und Suizidalität, Schlafstörungen, Appetitlosigkeit. Nach DSM IV TR wird von einer major depression gesprochen, wenn eine oder mehrere Episoden mit mindestens zwei Wochen depressiver Verstimmtheit oder Interessensverlust sowie zusätzlich vier weitere Symptome festzustellen sind. Von einer dysthymen Störung spricht man, wenn eine depressive Verstimmung über mindestens zwei Jahre lang mehr als die Hälfte der Zeit plus depressive Symptome, jedoch keine Episode festzustellen ist. Als Grundlage der Behandlung ist eine Pharmakotherapie indiziert, die durch eine Psychotherapie im Sinne des ärztlichen Gespräches in Form von Zuwendung und Zugang zum Mitmenschen, als menschliche Präsenz des Behandlers eingeleitet werden muss. Dazu gehören Zuhören, freundlich-zugewandtes Annehmen, vorbehaltloses Verständnis, Vermeiden oberflächlich wirkender Versprechungen, Einbeziehung der Bezugspersonen, Organisation eines ausreichenden Maßes an Anforderungen, die Definition eines gemeinsamen therapeutischen Ziels und das Prinzip der stellvertretenden Hoffnung. Falsche Ratschläge sollen unbedingt vermieden werden. Dazu gehören Appelle, Ablenkung, Überredungsversuche, der Hinweis auf Urlaub oder Kuraufenthalt, der Versuch, Wahnideen auszureden und zu Entscheidungen zu drängen sowie zu beruflichen Änderungen zu raten. Neben der Pharmakotherapie werden verschiedene weitere Therapieverfahren je nach Schwere der Erkrankung eingesetzt, dazu gehören Schlafentzug, Lichttherapie, Elektrokrampftherapie, Physiotherapie, Entspannungsübungen, Musiktherapie, Beschäftigungs- und Arbeitstherapie und ein dosiertes Freizeitprogramm.

2.4 Manie

Unter einer Manie versteht man einen Überschuss an Affektivität, Inadäquatheit affektiver Reaktion, eine krankhafte Heraufgestimmtheit. Mania heißt Raserei, Wut, Wahnsinn, Begeisterung. Ursächlich handelt es sich um eine endogene Affektpsychose. Die Epidemiologie ist schwierig einzuschätzen, da viele manisch Erkrankte nicht in Behandlung gehen oder Suizid begehen. Das Morbiditätsrisiko der bipolar manisch depressiven Psychose wird auf 0,6– 0,9 Prozent als Lebenszeitprävalenz geschätzt. Bei Einschluss hypomanischer Zustände ist von einer Prävalenz in Höhe von 1,2–3,1 Prozent auszugehen. Die Kernsymptome sind gehobene Stimmung, Rededrang und Überaktivität. Das Problem der Behandlung liegt in dem fehlenden Krankheitsgefühl der Betroffenen. Im günstigsten Fall kann man zum vorübergehenden Ausspannen wegen Überarbeitung, Schlaflosigkeit und Ähnlichem raten. Bisweilen sind Zwangsunterbringungen notwendig, um eine medikamentöse Behandlung einleiten zu können. In der medikamentösen Akuttherapie werden Neuroleptika eingesetzt. Von großer Bedeutung ist eine konsequente medikamentöse Phasenprophylaxe mit Liziumsalzen und/oder Antiepileptika.

2.5 Belastungs- und Anpassungsstörungen

Unter einer **posttraumatischen Belastungsstörung** versteht man die Reaktion auf außergewöhnlich schwere traumatische Ereignisse, z. b. akute lebensbedrohliche Vorkommnisse wie Straßen-, Schiffs- und Flugzeugunfälle, Erdbeben, Kriegsereignisse, Geiselnahme, aber auch Todeserfahrungen bei Reanimation nach Herzstillstand oder anaphylaktischem Schock. Die Häufigkeit der Störung ist unklar, es existiert wahrscheinlich eine hohe Dunkelziffer. Klinisch imponiert ein Verlust an Zuwendung, Resonanz und Anteilnahme am aktuellen Geschehen, es finden sich emotionale, psychosomatische und kognitive Störungen. Charakteristisch sind zudem Angstfixierung, Panikattacken, vegetative Störungen mit Schreckhaftigkeit und Schlafstörungen sowie depressive Zustände, Zwangssymptome und zum Teil hirnorganisch anmutende Konzentrations- und Leistungsstörungen. Neben einer längerfristigen psychotherapeutischen Begleitung ist oft eine symptomatische medikamentöse Therapie notwendig. Unter einer **Anpassungsstörung** versteht man die psychische Reaktion auf ein oder mehrere identifizierbare Belastungsfaktoren, die die Entwicklung klinisch bedeutsamer emotionaler oder verhaltensmäßiger Symptome zur Folge hat. Die Störung kann mit depressiver Stimmung, Angst, Störung des Sozialverhaltens und / oder emotionalen Störungen einhergehen.

2.6 Persönlichkeitsstörungen

Unter der Persönlichkeit eines Menschen wird in der Regel die stabile, überdauernde Organisation einer Person hinsichtlich Charakter, Temperament, Intellekt und Physis verstanden, die die Anpassung an die Umwelt bestimmt. Persönlichkeitsstörungen werden als ein überdauerndes Muster von innerem Erleben und Verhalten, das merklich von den Erwartungen der soziokulturellen Umgebung abweicht, tief greifend und unflexibel ist, seinen Beginn in der Adoleszenz oder im frühen Erwachsenenalter hat, im Zeitverlauf stabil ist und zu Leid oder Beeinträchtigungen führt, verstanden. Bedeutungsgleiche bzw. bedeutungsähnliche Begriffe sind Psychopathie, abnorme Persönlichkeit, psychopathische Entwicklung, psychopathische oder dissoziale Persönlichkeit, Soziopathie und andere. Unter Charakter wird in der Regel die stabile und überdauernde Systematisierung des strebenden Verhaltens (der Wille) verstanden, unter Temperament das stabile System affektiven Verhaltens (Emotionalität), unter Intellekt das stabile System kognitiven Verhaltens

(Intelligenz) und unter Physis das stabile System der körperlichen und neuroendokrinen Konstitution. Persönlichkeitsstörungen finden sich bei circa zehn Prozent der Allgemeinbevölkerung, bei 50 Prozent der psychiatrischen Patienten und bei 80 Prozent der forensisch-psychiatrischen Patienten. Entsprechend den Klassifikationen der Persönlichkeitsstörung werden unterschieden: Paranoide, schizoide, schizotypische, antisoziale, Borderline, histrionische, zwanghafte, selbstunsichere, vermeidende, abhängige, narzisstische und passiv aggressive. Kombinationsformen der einzelnen Störungen kommen häufig vor. Die Grundlagen der Behandlung bestehen in der Psychotherapie und hier überwiegend der Gruppentherapie sowie der Psychopharmakotherapie. Auf die forensisch-psychiatrischen Aspekte gemäß § 63 StGB sei hingewiesen.

2.7 Störungen durch multiplen Substanzgebrauch

Neben den Störungen durch einzelne Substanzen wie Morphin, Barbiturate, Alkohol, Kokain, Cannabis, Halluzinogene und Amphetamine wird von einem multiplen Substanzgebrauch bei länger anhaltendem Konsum von drei unterschiedlichen Substanzen gesprochen. Es werden unterschiedliche Rauschtypen mit Euphorie, Apathie, Antriebssteigerung, Halluzinationen, Angstlösung, Unlustbeseitigung, Entspannung und anderem unterschieden. Epidemiologisch ist von circa 80.000 Drogenabhängigen in der BRD auszugehen. Nur circa fünf Prozent der tatsächlich im Handel befindlichen Drogen wird sichergestellt. Die klinische Symptomatik ist abhängig vom Typ der Droge, es werden typische und atypische Rauschzustände unterschieden, bei Polytoxikomanie kann die alternierende Einnahme gegensätzlich wirkender Drogen zu sehr vielfältigen klinischen Symptomatiken führen. Zudem besteht eine **hohe Komorbidität mit Persönlichkeitsstörungen und endogenen Psychosen.** Die Grundlage der Behandlung liegt im Ziel der Entgiftung und Entwöhnung, gegebenenfalls Behandlung der zusätzlichen Erkrankung und Störung. Aus forensisch-psychiatrischer Sicht sei auf den oben referierten § 64 StGB verwiesen, zusätzlich auch auf § 35 des Betäubungsmittelgesetzes, wonach eine Strafaussetzung zugunsten einer Entwöhnungstherapie angeordnet werden kann.

2.8 Delir, nicht durch Alkohol oder sonstige psychotrope Substanzen bedingt

Klinisch imponiert ein **akutes organisches Psychosyndrom** mit motorischer Unruhe (Nesteln, Wälzen), Erregung, Halluzinationen, Personen- und Situationsverkennung, Desorientiertheit, Tremor und vegetativen Störungen. Differentialdiagnostisch muss an einen Verwirrtheitszustand mit inkohärentem Gedankengang, Desorientiertheit, Angst und Agitiertheit wie auch an einen Dämmerzustand mit Einengung des Bewusstseins, Einschränkung der Fähigkeit zu kritisch reflektierender oder emotionaler Selbstbewertung und partieller oder kompletter Amnesie im Rahmen einer Epilepsie gedacht werden. Ursächlich kommen metabolische Entgleisungen, postiktuale und postcontusionelle Zustände sowie infektiösfibrile Erkrankungen wie eine Meningoencephalitis oder vaskuläre Prozesse, z. B. im Rahmen einer Hirnstamm-Durchblutungsstörung (Basilaris-Thrombose), in Betracht. Die Grundlagen der Behandlungen richten sich nach der zwingend erforderlichen initialen diagnostischen Zuordnung der Grundstörung, weshalb eine interdisziplinäre internistische Mitbehandlung notwendig ist.

2.9 Demenz

Unter einer Demenz wird eine erworbene Störung der kognitiven Leistungsfähigkeit und Veränderung der Persönlichkeit verstanden. Es werden primäre und sekundäre, z. B. vaskuläre Degenerationen von Neuronen als Ursache gesehen. Epidemiologisch ist von einer Prävalenz der **Demenz vom Alzheimer-Typ** in Höhe von ein bis vier Prozent der 65- bis 70-Jährigen auszugehen, danach kommt es zu einer Verdopplung der Prävalenz pro Fünf-Jahres-Schritt. Es handelt sich um eine cortikale Demenz mit im Vordergrund stehenden Gedächtnisstörungen und anderen Werkzeugstörungen wie Aphasie, Apraxie, Störungen von Denk- und Urteilsvermögen mit oft gut erhaltener Fassade. Im Unterschied dazu zeichnet sich eine subcortikale Demenz durch Verlangsamung, Konzentrationsschwäche, diffuses kognitives Defizit und Wesensänderung aus. Ursächlich handelt es sich meist um eine **vaskuläre Encephalopathie,** eine so genannte subkortikale arteriosklerotische Encephalopathie vom Typ Morbus Binswanger. Bei einer rein frontalen Demenz stehen im Vordergrund Sprach- und Antriebsverarmung sowie Persönlichkeitsveränderungen. Die Grundlage der Behandlung orientiert sich aufgrund großer kontrollierter Studien an einer frühzeitigen medikamentösen Behandlung mit Acethylcholinesterasehemmern, symptomatisch werden bei depressiver Verstimmung Antidepressiva vom Typ der selektiven Serotonin-Wiederaufnahmehemmer eingesetzt sowie symptomatisch Neuroleptika, allerdings oft mit dem Problem unerwünschter Wirkungen mit psychomotorischer Unruhe und Akathisie. Neben der medikamentösen Therapie sind psychosoziale stützende Konzepte mit stabiler stressfreier Lebenssituation unter Einbeziehung der Angehörigen notwendig.

2.10 Geistige Behinderung

Unter geistiger Behinderung versteht man eine signifikant von der Norm unterschiedliche erniedrigte intellektuelle Funktionsfähigkeit, die gleichzeitig mit deutlichen Mängeln im Anpassungsverhalten einhergeht und sich während der Entwicklung manifestiert hat. Es werden angeborene oder früh erworbene Schädigungen höherer Hirnfunktionen als Ursache festgestellt. Die Inzidenz liegt bei 0,5–6 Prozent je nach Schweregrad. Nach Erfassung des Intelligenzquotienten (Normbereich > = 85) wird eine Lernbehinderung oder so genannte Grenzdebilität mit einem IQ von 70–84 von einer leichten geistigen Behinderung (Debilität IQ 50–59) und einer mittelschweren geistigen Behinderung (Imbezillität IQ 35–49) und schweren geistigen Behinderung im Sinne einer Imbezillität mit einem IQ von 20–34 und einer schwersten geistigen Behinderung (Idiotie mit einem IQ < 20) unterschieden. Je nach Leistungsfähigkeit sind bei Grenzdebilität oder leichter geistiger Behinderung partielle Schulbildungsmöglichkeiten im Lernbehindertenbereich umsetzbar, zum Teil auch berufliche Bildungsfähigkeit unter Bevorzugung lebenspraktischer Fähigkeiten in beschützenden Einrichtungen. Die Grundlagen der Behandlung beinhalten Psycho- und Soziotherapie im beschützten Rahmen, je nach Schwere der geistigen Behinderung und zusätzlichen Verhaltensstörungen sind medikamentöse Behandlungen von z. B. Erregungszuständen, epileptischen Anfällen, Bewegungsstörungen (insbesondere Spastik) und Schlafstörungen notwendig. Komplikationen treten im Wesentlichen im Rahmen von individuellen Unverträglichkeiten der verordneten Medikamente auf.

3. DRGs in der Psychiatrie

Auf der Basis einer Analyse von fünf großen Psychiatrischen Kliniken mit einer Fallzahl von 12.239 ist festzustellen, dass **Störungen durch Alkohol zu den häufigsten Krankenhausdiagnosen** Psychiatrischer Kliniken zählen mit einer durchschnittlichen Häufigkeit von 25,15 Prozent (17,8–30,7 Prozent). An zweiter Stelle folgen die **schizophrenen Psychosen** mit einer mittleren Häufigkeit von 20,9 Prozent (14,7–26,1 Prozent), an dritter Stelle die **depressiven Episoden** mit einer mittleren Häufigkeit von 14,2 Prozent (9,4–29,3 Prozent). Rezidivierende Depressionen machen einen Anteil von 9,6 Prozent im Mittel aus (3,4–14,7 Prozent), bipolare affektive Erkrankungen finden sich im Mittel mit einem Anteil von 4,4 Prozent (3,3–5,4 Prozent). Reaktionen auf schwerwiegende Belastungen und Anpassungsstörungen machen im Mittel sieben Prozent der Krankenhausdiagnosen Psychiatrischer Kliniken aus (4,4–9,3 Prozent), Persönlichkeitsstörungen werden im Mittel mit 5,2 Prozent diagnostiziert (4,0–6,7 Prozent). Delirante Syndrome, die nicht durch Alkohol oder sonstige psychotrope Substanzen induziert sind, finden sich im Mittel bei 6,4 Prozent der Psychiatrischen Krankenhausdiagnosen (3,7–8,6 Prozent). Störungen durch Opioide zeigen einen hohen Unterschied in der Häufigkeit als psychiatrische Krankenhausdiagnose in Abhängigkeit von der Spezialisierung der einzelnen Kliniken. Hier gibt es Kliniken, in denen 20 Prozent der Krankenhausdiagnosen Störungen durch Opioide beinhalten, in anderen Kliniken ist der Anteil bei vier bis fünf Prozent anzusetzen.

Grundsätzlich ist festzuhalten, dass im Rahmen der psychiatrischen Krankenhausdiagnosen drei große **Schwerpunkte** hinsichtlich der Häufigkeit einzelner Diagnosegruppen erkennbar sind. Zum einen gibt es Spezialisierungen auf den Bereich der **Suchterkrankungen,** zum anderen auf den Bereich der **endogenen Psychosen** aus dem schizophrenen und affektiven Bereich, ein dritter Schwerpunkt ist die Behandlung **depressiver Episoden** und Reaktionen auf schwerwiegende Belastungen und Anpassungsstörungen sowie Persönlichkeitsstörungen. Anzumerken ist, dass im Falle einer Ausrichtung der Klinik auf den Suchterkrankungsbereich enge Kooperationen mit einer Internistischen und Neurologischen Abteilung aufgrund der häufig vorhandenen Folgeerkrankungen notwendig sind. Auch im Falle eines Schwerpunktes im Bereich der Alterspsychiatrie ist eine enge Anbindung an eine Internistische und / oder Allgemeinmedizinische Abteilung notwendig.

Prof. Dr. Pedro Michael Faustmann

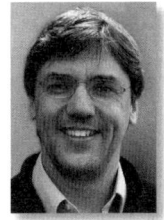

2006 Erlangung des Zertifikats Qualifizierter neurologischer Gutachter durch die Deutsche Gesellschaft für Neurologie

2004 Erlangung des Zertifikats Forensische Psychiatrie der Deutschen Gesellschaft für Psychiatrie, Psychotherapie und Nervenheilkunde

1998 Umhabilitation für Neurologie und Erweiterung Neuroanatomie (Bochum)

Leitung der Arbeitsgruppe Klinische Neuroanatomie und Experimentelle Neurologie an der Abteilung für Neuroanatomie und Molekulare Hirnforschung der Ruhr-Universität Bochum ab Oktober 1997

Seit 1997 Facharzt für Neurologie, Fachkunde Laboruntersuchungen sowie Habilitation für Neurologie (Essen)

Seit 1990 Facharzt für Nervenheilkunde

Carlo Stahl

LEITEN UND FÜHREN IM KRANKENHAUS

*Führen durch Loslassen –
moderne Steuerung im Pflegedienst*

Gliederung:

1. **Hintergründe**

2. **Zur ärztlichen Führungsverantwortung**

3. **Zur pflegerischen Führungsverantwortung**

4. **Umsetzung und Praxis**

5. **Zusammenfassung**

1. Hintergründe

Die Krankenhäuser nehmen im Gesundheitsmarkt eine **prominente** Stellung ein *(vergl. Duden: prominent: a) hervorragend, bedeutend, maßgebend; b) weithin bekannt, berühmt).*

Als Versicherter **und** im Krankenhaus Aktiver assoziiert man dabei durchaus mit Zufriedenheit Begriffe wie: hervorragendes medizinisches Niveau, Millioneninvestitionen in Hightech und eine optimale Sicherheit, ähnlich der im Tower des Frankfurter Flughafens bei über tausend An- und Abflugprozessen je Tag. Mindestens regional bekannt bzw. berühmt sind Kliniken auch als Arbeitgeber und Wirtschaftsfaktor. Welch großartige Organisation und präzise Planung kann man da vermuten?

In SGB V und im Krankenhausfinanzierungsgesetz (KHG) sind im Wesentlichen Rolle und geregeltes Miteinander der Krankenhäuser in der Gemeinschaft definiert:

zum Beispiel: KHG

§ 1 Grundsatz

(1) Zweck dieses Gesetzes ist die wirtschaftliche Sicherung der Krankenhäuser, um eine bedarfsgerechte Versorgung der Bevölkerung mit leistungsfähigen, eigenverantwortlich wirtschaftenden Krankenhäusern zu gewährleisten und zu sozial tragbaren Pflegesätzen beizutragen.

In dem folgenden Beitrag werde ich aus diesem Grundsatz Anforderungen an das Pflegemanagement ableiten und im Hauptteil Möglichkeiten der Umsetzung beschreiben.

Die zahlreichen Mitwirkenden aller Berufsgruppen machen in den überaus komplexen Strukturen eines Krankenhauses gesellschaftliche Eigenschaften, Trends und Werte sichtbar. Die im Krankenhaus arbeitenden Menschen sind keine anderen als „du und ich", als die in der U-Bahn, im Lokalteil der Tageszeitung, im Einkaufszentrum. Als offenes soziales System ist der Klinikbetrieb ständig (nicht plötzlich) demographischen, gesellschaftlichen und politischen Entwicklungen ausgesetzt.

Einhergehend mit Stagnation und Depression der wirtschaftlichen Gesamtsituation sind Krankenhäuser und Trägerorganisationen in einer Weise unter Druck geraten, der für diese sozialen Systeme neuartig ist.

Das Zusammenwirken der Einzelnen im Krankenhaus entscheidet über die Erreichbarkeit ökonomischer Ziele und die Lebensfähigkeit des Betriebes und somit auch über die Lebensgrundlage des Beschäftigten. Im Alltag kann man bei externer Beobachtung jedoch folgenden Eindruck erhalten:

Analog dem Motto
„Der Strom kommt aus der Steckdose – was kümmern mich die Kraftwerke"
erscheint das Gehalt am Ersten des Monats auf dem Konto – ohne Reflexion darüber, wo es seinen Ursprung hat.

Ich behaupte, dass Zusammenhänge von Lohnnebenkosten, Arbeitslosenzahl und Klinikbudget einerseits und der Besetzung eines Frühdienstes andererseits selbst auf mittlerer Führungsebene in den Kliniken wenig transparent sind. Allerdings halte ich es bezüglich der Zukunftsfähigkeit eines Betriebes für essentiell, dass der Beschäftigte weiß, woher das Gehalt kommt. Fortbildungen zu Themen wie Service, Dienstleistung usw. werden angeboten und besucht.

„Der Patient *macht* keine Arbeit – er *ist* meine Arbeit."

Der Satz ist zwar mancherorts in aller Munde, er gehört jedoch in alle Köpfe! Diese Zusammenhänge für die Mitarbeiter des Pflegedienstes begreifbar zu machen, gelingt dem Pflegemanagement u. a. durch eine selbstverständliche Offenlegung von Leistungszahlen und Personalaufwand einer Einheit.

Dem Arbeitnehmer bei VW in Wolfsburg ist der direkte Zusammenhang von Absatzzahlen und seinem Lohn bewusst; und jeder in der Firma wusste es und war stolz, als der millionste Golf vom Band lief.

Vor über zehn Jahren begann die Metamorphose des Patienten zum Kunden. Auf dem gleichen Entwicklungsweg ist der Pflegedienst von der Krankenpflege zur Dienstleistung unterwegs; der Patient ist bald da …

Die wirtschaftliche Sicherung der Krankenhäuser (vergl. §1 KHG) steht nun mal auch für die wirtschaftliche Sicherung der darin Beschäftigten. Und „… eigenverantwortlich wirtschaftende Krankenhäuser …" bedeutet für die Pflegeleitung, Verantwortung für sich und andere tragen.

Zum Thema Verantwortung will ich Ihre Aufmerksamkeit auf eine herausragende technische Entwicklung Tibets lenken. Sie erlangte Weltruf – und das mit Recht: Die Rede ist von der Gebetsmühle.

Dabei handelt es sich um einen trommelförmigen Behälter, durch dessen Öffnung die Tibeter eine Papierrolle einbringt, auf der klein und eng geschrieben immer wieder der gleiche Satz geschrieben steht: Om mani padme hum – frei zu übersetzen mit „Om, o Du Kleinod in der Lotusblüte". Das geht an Buddha.
Die Trommel dreht sich um ihre mittige Spindel und wird beständig vom Wind angetrieben. Sie dreht sich und dreht sich, und dabei wird das Mantra, also der auf der Rolle stehende, religiös als wirkungsfähig geltender Spruch, abgespult. Immer wieder. Weil Buddha alles hört, sieht und lesen kann, wird dadurch ein Großteil der Pflichten des Tibeters vollautomatisch erledigt. Während sich die Gebetstrommel dreht, wünscht sich der Tibeter wie jeder das eine oder das andere: etwas Regen, reiche Ernte, Glück, ein besseres Haus usw. Das also sind die Wünsche des Tibeters, aber was tut er dafür? Nichts, gar nichts. Die Gebetstrommel schafft und Buddha wird's schon richten.

Verantwortlich sind immer die anderen, der Staat, die Krankenkasse, der Chef, eben immer die anderen.

Das Krankenhaus soll wirtschaftlich sicher und eigenverantwortlich handeln – das Krankenhaus ist der Buddha.

2. Zur ärztlichen Führungsverantwortung

Alles Tun in einer Klinik, alle wertschöpfenden Prozesse und Handlungen sind ärztlich induziert, bzw. setzen die ärztliche Anordnung oder mindestens die sichere Annahme einer solchen voraus. Somit entscheidet der Arzt über eine großen Teil der Ausgaben und Erlöse des Betriebes. Eine wirtschaftlich selbständige und gesicherte Position eines Krankenhausbetriebes am Markt hängt wesentlich davon ab, wie sehr seine leitenden Ärzte in die Erlös- und Aufwandsverantwortung genommen werden können.

Je höher ein Mitarbeiter in der Hierarchie steigt, umso weniger befasst er sich mit operativen Tätigkeiten und umso mehr seiner Zeit setzt er für Führungs- und Managementaufgaben ein. Er weist Mitarbeiter ein, nimmt an Besprechungen teil, kümmert sich um die Personalentwicklung, befasst sich mit strategischen Fragen, trifft Entscheidungen. Diese Entwicklung lässt sich in jedem hierarchisch organisierten Unternehmen beobachten.

Der klassische Chefarzt versteht sich mehr als Arzt (Studium / Ausbildung) denn als Kaufmann oder Unternehmer. Systembedingt wird ihm gleichzeitig die Rolle eines Managers mit einer Fülle von nicht-medizinischen Aufgaben „kraft Amtes" zugewiesen. Um diesen Spagat wird der leitende Arzt nicht beneidet. Da er zeitliche Prioritäten setzen muss, seine Profession und Leidenschaft im medizinischen Können und in Kliniken der Lehre und Forschung auch voller wissenschaftlichen Engagements ist, können Führungsaufgaben in den Hintergrund gelangen.

Dieser Systemfehler in der Organisation des Krankenhauses tritt immer offener zutage, weil die Managementanforderungen zunehmen. So muss sich der Chefarzt unter anderem mit Organisations- und Finanzierungsfragen, der Evaluation von Fallpauschalen und Qualitätsmanagement beschäftigen.

Diese „Spagatfunktion" kann fatale Folgen haben, wenn klinisch herausragende Mediziner sich mit organisatorischen und betriebswirtschaftlichen Fragestellungen beschäftigen müssen.

Zur Sicherung von Qualität und Wettbewerbsfähigkeit gehen nicht wenige Krankenhäuser mittlerweile den Weg, die fachliche Verantwortung von disziplinarischen Leitungs- und Verwaltungsaufgaben zu trennen. Damit werden jedoch vielfach – gleichermaßen ressourcenverzehrend – Doppelstrukturen gebildet.

Zukünftig muss daher bei der Auswahl von ärztlichem Führungspersonal neben der klinischen auch die Leitungs- und Budgetkompetenz bewertet werden – viele Bewerber haben sich im Management weitergebildet und qualifizierte Abschlüsse berufsbegleitender Studiengänge abgelegt. Nur so kann die Erlös- und Aufwandsverantwortung in der ärztlichen Führungsebene sichergestellt werden.

3. Zur pflegerischen Führungsverantwortung

Mit dem anhaltenden Professionalisierungswillen im Pflegebereich werden positive Bewertung und kalkulierbare Wertschätzung der Pflege auf dem Weg zur Dienstleistung belebend wirken. Kalkulierbar wird die objektive, handwerkliche Pflegeleistung als solches sein; die Art und Weise der Darbietung, also die Verrichtung der Einzelleistung, wird subjektiv durch den Kunden positive oder negative Bewertung erfahren. Neue Schwerpunkte werden nicht nur aus dem gesamten Pflegeprozess, der kontinuierlichen Versorgung sowie der betreuenden Zuwendung hervorgehen. Ein pragmatisches Schnittstellenmanagement zu den anderen Beschäftigten im Krankenhaus minimiert Reibungsverluste und optimiert Sicherheit; ein interdisziplinäres Engagement des „dienstleistenden" Pflegedienstes schafft wirtschaftliche Ressourcen.

Die Erwartungen an den Pflegedienst hinsichtlich seiner Funktion und Rolle müssen eindeutig und verbindlich kommuniziert werden. Seine Ziele, Zuständigkeiten und Verantwortlichkeiten werden sich danach ausrichten:

- verlässliche Bewirtschaftung erlösgebundener Vollkraftbudgets,
- Plausibilitätsdiskussion „medizinisch notwendiger" Abläufe,
- verantwortliches Patientenmanagement und Prozessorganisation im Rahmen der Clinical Pathways,
- Wahrnehmung des Kundenservice.

Eine Zielorientierung des Pflegedienstes kann längst oberhalb des einzelnen Fachbereiches, also frei von fachbereichsspezifischen Egoismen stattfinden. Berufliche Intuition sollte in den betrieblichen Zielen aufgehen. In den Pflegedirektionen ist die Rolle des interdisziplinären Unternehmergeistes mit medizinischem Fachwissen als vertraute Unterstützung des Geschäftsführers notwendig und Chance zugleich.

Innerhalb eines vom Träger vorgegebenen Rahmens muss der Pflegedienst selbstständig handeln können. Dadurch wird er in der Klinikorganisation nicht nur vom Arzt, sondern insbesondere vom Kaufmann als zuverlässiger, verantwortlicher Partner identifiziert.

Eine definierte Pflegeleistung zeichnet sich durch jederzeitige Abrufbarkeit und Messbarkeit aus. Fakten zu Quantität und Qualität der pflegerischen Leistungen sind aus den Zeiten der Pflegepersonalregelung vorhanden; wie oben bereits erwähnt, ist die Pflege unterwegs vom Dienen zum Dienstleisten mit höchsten Qualitätsansprüchen. Die Pflegenden wollen und können die Leistung erbringen; jedoch ist die „Dienstleistung Pflege" selbst nicht mit einem leistungs- und kostendeckenden Preis versehen worden, sondern – per Definition – wirtschaftlich abgesichert in den Fallpauschalen enthalten.

Das eigene Verständnis von Pflege wird bei einigen Pflegemanagern und praktisch Pflegenden auch heute noch nicht als eine mit Preis versehene Dienstleistung gesehen. Diese Ansicht wird sich nicht zeitnah von selbst ändern, sondern muss weiter – günstigenfalls durch externe Prozessbegleitung – angestoßen werden. Die Personalgruppe Pflegedienst ist die größte Berufsgruppe im Krankenhaus mit großem wirtschaftlichem Potential.

Noch einmal: *Die originäre und wertschöpfende Krankenhausleistung liegt in der Kompetenz des Arztes.*

Das Pflegemanagement hat seine Aufgaben so wahrzunehmen, dass basierend auf den betriebswirtschaftlichen Rahmenbedingungen des Krankenhauses und der Zielsetzung des Trägers die Vollkraftzahl innerhalb der Budgetgrenzen im Jahresmittel nicht überschritten wird. Damit sind die vereinbarten Leistungen in Bezug auf eben genannte originäre erlösbringende Aufgaben des ärztlichen Dienstes sicherzustellen.

4. Umsetzung und Praxis

Das Prinzip:

Der Träger bzw. die kaufmännische Leitung bildet in einziger Abhängigkeit von den Einnahmen der Klinik ein Budget für den Pflege- und Funktionsdienst.

Der/Die Pflegedirektor/in nimmt den Auftrag an, die prospektiven pflegerischen Leistungen sicherzustellen. In Korrespondenz zu den geplanten medizinischen Leistungen erhält er/sie ein Personalbudget (in Vollkräften oder in Euro) zur allein-verantwortlichen Bewirtschaftung (= Vereinbarung).

Die Ausführung:

Auf Grundlage der durchschnittlichen Belegung, der Fallzahl und dem Schweregrad der Patienten wird das Gesamtbudget zu Beginn des Geschäftsjahres einvernehmlich im Kreise der Stations- bzw. Abteilungsleitungen auf die Teamebene heruntergebrochen. Dabei ist ein Höchstmaß an Transparenz der Leistungszahlen selbstverständlich. Bauliche, strukturorganisatorische Gegebenheiten sind dabei zu berücksichtigen. Ebenso können Daten aus der Pflegepersonalregelung (PPR) zur objektiven Diskussion unterstützend beitragen. Ziel ist die Bildung von selbstständig zu bewirtschaftenden Teilbudgets in Vollkräften durch die Abteilungsleitung (AL) bzw. Stationsleitung (SL). Am Ende dieses anstrengenden Prozesses, der zielorientiert durch die Pflegedirektion (PD) zu moderieren ist, werden die Vollkraft-Budgets (VK) im Sinne einer Vereinbarung zwischen AL und PD unterschrieben.

Auszug aus der Stellenbeschreibung einer Stations-/Abteilungsleitung:

Der/die Stelleninhaber/in hat dazu beizutragen, dass der/die Patient/in Mittelpunkt des Dienstleistungsbetriebes ist. Leistung und Organisation haben sich an den Bedürfnissen der Patienten zu orientieren. Der/die Stelleninhaber/in trägt wesentlich zur Patienten-/Kundenzufriedenheit bei. Er/Sie gestaltet das Erscheinungsbild des Pflegedienstes nach Vorgaben der Krankenhausleitung und nimmt dabei Vorbildfunktion an.

Die Abteilungsleitung hat ihre Aufgaben so wahrzunehmen, dass basierend auf den betriebswirtschaftlichen Rahmenbedingungen des Krankenhauses und der Zielsetzung des Trägers

- die Vollkraftzahl innerhalb der Budgetgrenzen im Jahresmittel nicht überschritten wird,
- die Leistungserfassung und die Qualität der Pflege sichergestellt werden,
- die Kooperation und Kommunikation des Pflegedienstes mit anderen Bereichen des Krankenhauses positiv und konstruktiv im Sinne des Ganzen gestaltet wird,
- der/die Stelleninhaber/in für einen effizienten Pflegepersonaleinsatz sorgt.

Auf dieser Grundlage sind eine Menge von Entscheidungen dort zu treffen, wo sie anfallen – nämlich auf der Station bzw. in der Abteilung. Auch wird die Auswirkung der Entscheidung eher spürbar und bereits während des Entscheidungsprozesses berücksichtigt. Dagegen werden in weniger selbstständigen Abteilungen Probleme immer wieder „nach oben" geschaufelt, dort geregelt und wieder „nach unten" informiert, wo dann häufig Unzufriedenheit und Aggression zum außerhalb des Teams stehenden Entscheider gezeigt wird. Hier ist immer ein „Buddha", in diesem Fall ein schuldiger, im Angebot.

Führen durch Loslassen heißt Entscheidungen dort treffen lassen, wo sie anfallen.

Dies setzt auch voraus, dass die Abteilungs-/Stationsleitung über eine „gewisse Entscheidungsfreude" und über die dazu notwendigen Informationen verfügt und, das ist mancherorts das Schwierigste, die vorgesetzte Stelle muss loslassen können.

Wie bereits erwähnt, verfügt die Abteilungsleitung über ein selbstständig und eigenverantwortlich zu bewirtschaftendes Vollzeitkräfte-Budget, mit dem sie wiederum die Pflege für das kommende Kalenderjahr 24 Stunden an 365 Tagen gewährleistet. Selbstverständlich ist sie bei *allen* Personalentscheidungen ihrer Abteilung maßgeblich, d.h. entscheidend zu beteiligen. Hierzu gehören beispielsweise:

1. Einsicht in die Bewerbersituation, Auswahl und Vorschlag von Einstellungen (Die Abteilungsleitung ist bei allen Vorstellungsgesprächen anwesend.),
2. Übernahme von Auszubildenden,
3. Anträge auf Arbeitszeiterhöhung/-reduktion, Versetzung,
4. Bildung von zeitlich befristeten Arbeitsverhältnissen,

5. Steuerung des Personaleinsatzes im Rahmen der vorgegebenen Budgets, gegebenenfalls durch Anordnung von Freizeit, bzw. Mehrstunden, durch Einsatz von Aushilfen oder durch Priorisierung (Hierzu gehört die absolute Selbstständigkeit bei allen Dienst- und Urlaubsplanangelegenheiten.) und

6. Teilnahme von Mitarbeitern an Fort- und Weiterbildungsveranstaltungen.

Die Prozesse 1. – 4. werden durch die Pflegedirektion moderiert; sie hat infolge ihrer Gesamtverantwortung ein Vetorecht. Mitbestimmungsrecht sowie arbeits- und tarifrechtliche Bestimmungen behalten selbstverständlich ihre Bedeutung.

Die Pflegedirektion wird für bzw. in „ihrem" Pflegedienst zum zielorientierten Moderator und zum impulsgebenden Coach. Für die Ebene der Abteilungs-/Stationsleitungen bedeutet dies einen immensen Wissenszuwachs, eine echte Identifikation mit der Aufgabe und somit eine stabile Basis, um Entscheidungen treffen zu können.

Mindestens einmal pro Monat oder bei Bedarf erhält jede Abteilungs-/Stationsleitung eine Vollzeitkräfte-Übersicht zur Kontrolle und eigenem Soll-Ist-Abgleich (vgl. Tabelle 1 im Tabellenanhang).

Die Pflegedirektion pflegt diese Excel-Tabellen und ist in der Lage, für und mit der Abteilungs-/Stationsleitung so genannte „Was-wäre-wenn-Rechnungen" in Bezug auf gewünschte Einstellungen oder Überstundenauszahlungen zu machen. In den Zeilen sind Berufsbezeichnung (geht in Qualitätsbericht ein), Name der Mitarbeiter, Kurzinformation, Vollzeitkräfte-Wert je Monat und im Jahresmittel enthalten. In der unteren Zeile ist das Ergebnis je Monat unter Einbezug der vollzeitkräftewirksamen, ausgezahlten Mehrarbeitsstunden und möglicher Aushilfskräfte saldiert.

Da die Pflegedirektion aktuell jede Veränderung (z. B. krankheitsbedingte Kostenneutralität, Versetzungen, Austritte, Wiederkehrer nach Elternzeit, usw.) mit wenig Aufwand einbringen kann und nicht erst im Zusammenhang des nächsten Gehaltslaufes der Personalverwaltung die rechnerische Auswirkung vorliegt, ist damit ein sehr einfaches und präzises Kontroll- und Steuerungsinstrument für die große Personalgruppe geschaffen.

Im Falle der gezeigten Tabelle handelt es sich um eine Urologische Station, deren Leistung als operativer Fachbereich saisonal unterschiedlich abgerufen wird. Mit der Abteilungsleitung war für das entsprechende Jahr ein Personalbudget von 19,00 Vollzeitkräften (VK) vereinbart, das im Jahresmittel (= 18,52 VK) eingehalten wurde. Die Abteilungsleitung (AL) passte ihren Personaleinsatz jeweils den aktuellen Erfordernissen an. In den Monaten August und September konnte für insgesamt sechs Wochen auf einer anderen Station ausgeholfen und somit im eigenen Budget **ent**lastet, im dortigen Budget **be**lastet werden.

Um Missverhältnisse von Leistungsbedarf und vorhandener Personalkapazität zu kompensieren, werden hier zwei Springermodelle vorgestellt:

1. Monatsspringer:

Der Monatsspringer dient zur Kompensation von Mutterschutz, Kur, längerer Krankheit und zur Überbrückung bis zum Zeitpunkt der nächstmöglichen Einstellung. Er gibt seinen Dienstplan selbst vor, ausschließlich in „Früh-, Spätdienst und Frei", dadurch erhält er eine maximale Möglichkeit und absolute Sicherheit für seine Freizeitplanung. Durch Entscheid im Abteilungs- / Stationsleitungskreis wird der Springer jeweils für den nächsten Monat nach Bedarf einer Pflegeeinheit zugewiesen. Dort hat sein Dienstplan absolute Priorität und wird in den vorhandenen Dienstplan der Abteilung eingepflegt.

Die Vorteile für den Springer sind klar:

- 100 Prozent verlässlicher Dienstplan (absolute Rarität im Pflegedienst),
- Nie Änderung! Nie Einspringen!,
- besonders geeignet für Alleinerziehende, Personen, deren Partner im Schichtdienst sind, usw.,
- breites Fach- und einrichtungsbezogenes Wissen,
- Arbeitsplatzsicherheit und
- Karrierevorteile.

2. Tagesspringer:

Der Tagesspringer dient zur Kompensation von plötzlichen, meist krankheitsbedingten Ausfällen oder ungeplanten Arbeitsspitzen. Seine Arbeitszeit ist beispielsweise außerhalb des Schichtdienstes von 8.00–12.00 Uhr. Besonders motiviert und geeignet für diesen Dienst sind mehrjährig Beschäftigte nach der Erziehungspause. Oft sind sie wegen ihrer familiären Aufgaben nicht in der Lage, andere Zeiten zu arbeiten, und die wertvolle im Betrieb erlangte Berufserfahrung ginge dem Unternehmen verloren.

Beide Springer werden in einer allgemeinen Kostenstelle der Personalgruppe ‚Pflegedienst' als Pflegepool geführt. Der Vollzeitkräftewert des Pools wird jeweils Anfang des Jahres bei der Bildung der Stationsbudgets einvernehmlich mit den Abteilungs-/Stationsleitungen gebildet und ist selbstverständlich im Gesamtbudget der Pflegedirektion enthalten. Da die Einsätze der Beschäftigten eines Pools als Arbeitsleistung im Laufe der Zeit allen Pflegeeinheiten zugutekommen, erübrigt sich eine Berücksichtigung im Vollkraftnachweis der jeweiligen Abteilung bzw. Station. Im Personalpool werden ebenso die Vollzeitkraftanteile der Auszubildenden, „Taschengeld-Praktikanten", Zivildienstleistenden und anderer Empfänger von Geldbezügen geführt.

Mittels einer Ausfallstatistik, die stations- bzw. abteilungsweise geplanten und ungeplanten Ausfall erfasst, sind in der geschützten „Binnen-Öffentlichkeit" der Abteilungsleitungen (Leitungskonvent) Effizienz, Motivation und Folgen objektiv zu ventilieren. Diese Art des offenen Gesprächs darf niemals den Charakter des Vorwurfs haben; viel eher soll es den Ressourcenverlust durch Krankheit feststellen und den Anwesenden nachvollziehbare Ursachen anbieten und ihnen Möglichkeiten der Einflussnahme geben. Grundsätzlich werden alle Ausfälle sämtlicher Teams nebeneinander gezeigt. Gleichermaßen offen werden Überstunden, Soll-Ist-Abgleich der Vollkräfte und ein Verhältnis von Leistung je Vollkraft in den Teams stets transparent und sachlich besprochen.

Dieser kooperative Führungsstil lebt durch Transparenz und bedingt organisierte Kommunikationsstrukturen, die einen ständigen Informationsfluss in vertikaler Ebene sicherstellen und der Pflegedirektion zahlreiche Möglichkeiten zur zielorientierten Moderation bieten:

1. Regelmäßiger Abteilungs-/Stationsleitungs-Konvent, z. B. monatlicher Jourfix mit vorab bekannter Tagesordnung und nachfolgendem Protokoll, in dem etwaige Beschlüsse und Vereinbarungen festgehalten sind (Eine Anwesenheitspflicht ist selbstverständlich.),
2. Eine fünf- bis zehnminütige Frühbesprechung zweimal je Woche, vorschlagsweise Dienstag und Donnerstag, um auf aktuelle Geschehnisse eingehen zu können, bzw. zur regulierenden Einflussnahme hinsichtlich des Personaleinsatzes, der Belegung, der Tagesspringer etc.

5. Zusammenfassung

Das Offenlegen der Fallzahl, der durchschnittlichen Belegung, der DRGs und somit die Abbildung der durch die Abteilung generierten Einnahmen schafft eine direkte plausible Verbindung zum Sach- und Personalaufwand. Das Prinzip, dass man nur den Euro ausgeben kann, den man eingenommen hat, ist jeder Abteilungs-/Stationsleitung aus dem Privathaushalt selbstverständlich. Sich dabei in Haushaltsgrenzen – einem Budget – zu bewegen, ist darum nichts, das man erst in einer Weiterbildung lernen muss. Die einzelne Abteilungs-/Stationsleitung ehrlich und umfassend zu informieren, sie mit diesen Informationen selbstständig und verantwortlich entscheiden zu lassen, bedeutet, dass man sie ernst nimmt und zeigt, dass sie zum Erreichen der Ziele wahrhaft gebraucht wird.

Die Abteilungs-/Stationsleitung wächst mit ihren Entscheidungen, die sie selbst vertreten und umsetzen muss. Dieses Wachsen stärkt den Betrieb und schafft ein kritisches, mitdenkendes mittleres Management in der Pflege – und damit ein „Weniger Buddha".

Entscheiden heißt Verantwortung übernehmen; dass dabei auch suboptimale Entscheidungen fallen können, ist wahrscheinlich. Aber Fehler kann eben nur der machen, der entscheidet. Nicht nur in Krisenzeiten gibt es viele Mitarbeiter, die wissen, *wie es nicht geht*. Wie wertvoll sind da Persönlichkeiten, die entscheiden, *wie es gemacht werden kann*?

Carlo Stahl

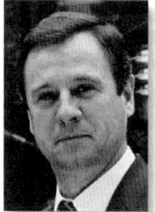

Gründer und Geschäftsführer der „DIAKOM Carlo Stahl"

Bis 2006 Pflegedirektor am Krankenhaus Sachsenhausen in freiberuflicher Ausübung

1992–2002 Pflegedirektor des Diakoniekrankenhauses Mannheim

Zuvor kommissarischer Pflegedirektor am Universitätsklinikum Mannheim sowie Pflegedienstleitung des Institutes für Anästhesiologie und Reanimation sowie der Klinik für Allgemeinchirurgie

2005 Weiterbildung zum Qualitätsmanager bei der DGQ

Winfried Gill

MEDIZINISCHE SCHNITTSTELLEN

Gliederung:

1. Hintergründe

2. Aufnahmemanagement

3. Ambulantes OP-Zentrum

4. Zentral-OP

5. Kurzzeitpflege

6. Ambulante Krankenpflege

7. Fazit

1. Hintergründe

Um die Probleme und geänderten Aufgabenstellungen der Krankenhäuser in der heutigen Situation zu verstehen, ist es ganz gut, sich die historische Entwicklung des Krankenhauswesens vor Augen zu führen.

Die Krankenhäuser in Deutschland befinden sich heute in kirchlicher, öffentlicher oder privater Hand. Noch im letzten Jahrhundert wurden alle Krankenanstalten in Deutschland von der Kirche geführt und waren häufig an ein Kloster angegliedert. Dort wurde die Versorgung der Kranken von Nonnen und Mönchen durchgeführt und wurde als Akt der christlichen Nächstenliebe betrieben.

„Die Sorge für die Kranken steht vor und über allen Pflichten."
(Regeln des Heiligen Benedikt, Kap. 36)

Die ökonomische Betrachtung wurde zu dieser, wie auch späteren Zeiten, vernachlässigt. Auch als die Versorgung der Kranken zunehmend vom Staat und entsprechend ausgebildetem Personal übernommen wurde, war die Behandlung der Patienten nicht an finanzielle Voraussetzungen gebunden. Durch die Einführung der Krankenversicherung durch Bismarck im Jahre 1883 war eine medizinische Versorgung jedes Bürgers gewährleistet. Die Versicherung bezahlte jegliche Art an Behandlung, die von den Ärzten entschieden wurde.

Dieses Prinzip galt in Deutschland bis vor wenigen Jahren. Doch die demographische Entwicklung und der Fortschritt der Medizin sorgten für eine Steigerung des Bedarfes an medizinischen Leistungen. Diese Leistungen wurden aufgrund neuerer diagnostischer und therapeutischer Möglichkeiten gleichzeitig auch teurer und die Kosten des Gesundheitswesens stiegen. Zusätzlich müssen unter anderem aufgrund der hohen Arbeitslosenzahlen immer mehr Gesundheitskosten von immer weniger Versicherungsnehmern getragen werden.

Die Krankenhäuser müssen nun lernen, mit begrenzten finanziellen Mitteln auszukommen. Gleichzeitig muss das Gesundheitswesen einen Weg finden, diese Mittel so zu verteilen, dass die notwendige Versorgung der Bevölkerung gewährleistet ist. Heute werden die Diskussionen in den Krankenhäusern durch die Wirtschaftlichkeit dominiert. Um ihren Patienten weiterhin eine gute medizinische Behandlung anbieten und gleichzeitig finanziell bestehen zu können, müssen die Krankenhäuser neue Wege beschreiten. Medizinische und ökonomische Konzepte sind zu vereinigen, ein Vorgang, der sowohl den nicht betriebswirtschaftlich geschulten Ärzten als auch den nicht medizinisch geschulten Betriebswirten schwerfällt.

Weiterhin wird die Transparenz in den Krankenhäusern erheblich vergrößert, sodass die Kassen, aber auch der Patient die Möglichkeit haben, Leistungskennzahlen einzusehen und zu vergleichen.

Das Krankenhaus lässt sich grob in vier Bereiche unterteilen:

- ärztlicher Dienst,
- pflegerischer Dienst,
- medizinale Fachberufen (Physiotherapeuten, Röntgenassistenten, Labor, MTA etc.),
- administrativer Dienst.

Diese vier Bereiche arbeiten weitgehend unabhängig voneinander. Dies führt in den meisten Krankenhäusern zu einer problematischen Organisationsstruktur. Das Problem ist dabei, dass die Mitarbeiter der jeweiligen Bereiche aufgrund ihrer Ausbildung und der krankenhausinternen Strukturen über die Ziele und Tätigkeitsinhalte der anderen Bereiche nicht hinreichend informiert sind. Aus diesem Grunde ist die Einrichtung einer strukturierten Schnittstelle zwischen den Bereichen erforderlich, die für eine effiziente Zusammenarbeit sorgt und die operative Umsetzung der erforderlichen Maßnahmen begleitet.

Der Gesetzgeber und die Krankenkassen haben den Handlungsdruck für die Krankenhäuser verstärkt, dieses wird erkennbar an der sinkenden Verweildauer, an der verschärften regionalen Wettbewerbssituation, den erweiterten Fehlbelegungsprüfungen durch den Medizinischen Dienst der Krankenkassen in den Krankenhäusern und der starken Konzentration über Spezialisierungseffekte.

Durch den finanziellen Druck von außen und dem Leistungs- und Qualitätswettbewerb der Krankenhäuser werden sich in der Zukunft die externen Angebotsstrukturen und die internen Ablaufstrukturen sehr schnell verändern. Das vertraute traditionelle Bild des Leistungsanbieters Krankenhaus wird sich kurz- bis mittelfristig durch die Bildung sektorenübergreifender ambulanter, teilstationärer und stationärer Angebote und Leistungsstrukturen drastisch wandeln. Dieser Leistungs- und Wettbewerbsdruck wird auch die „gleich-konfessionellen" Krankenhäuser in Zukunft zu Konkurrenten machen.

Durch diesen oben genannten Druck und die Einführung der Abrechnungsmethode mit Hilfe der DRGs konzentriert sich im Moment die Zusammenarbeit zwischen der Verwaltung und der Klinik hauptsächlich zwischen der Leistungsabteilung bzw. Medizincontrolling auf der einen Seite und dem ärztlichen Dienst auf der anderen Seite. In Ausnahmefällen hat man frühzeitig die Pflege miteinbezogen, um die pflegerelevanten Nebendiagnosen auch mit in die Abrechnung mit einbeziehen zu können. Der Fokus auf diese Schnittstelle ist natürlich dadurch besonders interessant, dass man hier den direkten Bezug zur Liquidität des Krankenhauses herstellen bzw. berücksichtigen kann. Hier kann man Werte „gewinnen" und noch schneller verlieren. Nicht umsonst wächst die Anzahl der Medizincontroller und der medizinischen

Kodierkräfte ständig an, denn durch sie ist die Leitung des Krankenhauses in Geldwerten zu messen.

Aber durch die zu erwartenden Veränderungen muss sich besonderes ein regionales Krankenhaus weitere Chancen erarbeiten, um sich auf dem Markt zu behaupten. Dazu bieten sich unter anderem folgende interne und externe Möglichkeiten an:

- eine Erweiterung im ambulanten Bereich der einzelnen Kliniken,
- die erweiterte interdisziplinäre Kooperation zwischen Nichtvertragsärzten und nicht ärztlichen Leistungsbringern wie Physiotherapeuten,
- Kostensenkung durch bessere Auslastung durch Organisationsverbesserung, z. B. im OP-Bereich oder bei medizinisch diagnostischen Großgeräten,
- Verbesserung der Kooperationen im ambulanten/stationären und im stationären/stationären Bereich, insbesondere der Pflege,
- Verbesserung der Kooperationen mit dem niedergelassenen ärztlichen Sektor.

Ein großer weiterer Punkt, um den sich viele Vorträge und Veröffentlichungen „ranken", ist die integrative/integrierte Versorgung und die medizinischen Versorgungszentren (MVZ). Beide Bereiche sind jedoch zurzeit nicht greifbar und stecken derzeit in der Entwicklung noch in den Kinderschuhen. Aber auch hier scheint in näherer Zukunft „Geld zu stecken". Aber für die heutige Betrachtung der Krankenhäuser und deren Wirtschaftlichkeit sind weder die DRGs alleine noch die integrierte Versorgung bzw. die MVZ im Krankenhaus von morgen die einzige Lösung.

Haben die Krankenhäuser mit den stationären Leistungen im Jahre 1990 noch circa 90–95 Prozent der Erlöse erzielt, werden es wahrscheinlich im Jahre 2010 nur noch 60 Prozent sein. Aufgrund der sinkenden Erlöse, besonders im stationären Bereich, sind auf der einen Seite neue Erlösquellen zu suchen. Aber auch in den „alten Bereichen" ist durch die stations(z)ersetzenden Leistungen eine weitere finanzielle Einsparung nötig, um die anfallenden Kosten zu decken, da die Patienten durchschnittlich multimobider und die Krankenhausleistungen immer teurer werden.

Gleichzeitig ist die Patientenbindung an den Leistungserbringer, das Krankenhaus, nötig. Dieses ist neben einer hohen Leistungsqualität nur durch

Organisationsverbesserung, bei der die Prozessabläufe gesteuert und gleichzeitig die Kosten minimiert werden.

Die Zukunft vieler Krankenhäuser wird nicht allein durch die Folgen des Fallpauschalensystems (DRGs) und einer wie immer angepassten Krankenhausplanung als vielmehr durch die nachweisbar fehlenden Investitionsmittel in Milliardenhöhe für die kurz- und mittelfristige Modernisierung der Angebotsablaufstrukturen gefährdet werden.

Aber genau diese Punkte sind in den öffentlichen Diskussionen deutlich zu kurz gekommen.

Wahrscheinlich deshalb, weil man hier die Erlöse nicht direkt berechnen kann, bzw. sich der Gewinn nicht direkt auf dem Konto erkennen lässt. Deutlich sind die hier aufzuzeigenden Mängel, neben dem täglichen Erleben der Mitarbeiter, u.a. bei der Selbstbewertung in einem Qualitätsmanagement. Natürlich sind die Reibungen zwischen Berufsgruppen, Funktionsabteilungen oder auch Hierarchieebenen schon intern lange bekannt. Sie werden aber manchmal auch als, für die Gesamtheit des Krankenhauses gesehen, nicht bedeutend genug betrachtet, um hier zu handeln. Aus diesem Grunde werden die medizinisch/pflegerischen Schnittstellen häufig nicht aufgezeigt und zu einer Klärung keine Aufgaben- bzw. Zuständigkeitsbereiche festgelegt.

Im „Brockhaus" steht unter dem Begriff „Schnittstellen" als Erstes die EDV-technische Schnittstelle (Interface). Erst weiter unten wird die Schnittstelle als „... näher zu bezeichnende Berührungs- oder Verbindungsstelle zwischen zwei Teilsystemen" näher erklärt.

Auch in dem modernen Medium Internet sind bei der Suchmaschine Google nach der Eingabe „medizinische Schnittstellen" über 33.000 Suchergebnisse allein aus Deutschland zu finden. Unter den ersten 150 Eintragungen findet man 80 Prozent IT-Themen und nachrangig dann forschungs- oder medizinische Themen, in denen meist zwei benachbarte Bereiche in direkte Beziehung gebracht werden.

Auch in der Mengenlehre, in der sich die Mathematik mit den Eigenschaften und den Beziehungen zwischen Mengen beschäftigt, ist hier zum einen von Teilmengen, aber auch von Durchschnitt die Rede. Die Durchschnittsmenge (Schnittmenge) ist die Menge aller Elemente aus zwei Mengen, die sowohl

Elemente von Menge A wie auch von Menge B sind. Mit dem Begriff „medizinische Schnittstellen" sind dementsprechend die über einander liegenden Organisations- bzw. Arbeits-, Aufgabenbereiche der verschiedenen Berufsgruppen oder Abteilungen zu nennen. Dies gilt ebenso für die internen Bereiche wie auch die Schnittstellen nach draußen, die besonders für die Rekrutierung von Patienten bzw. die gute und schnellstmögliche Entlassung wichtig sind.

Jedes Krankenhaus muss sich die eigenen Kernprozesse ansehen (Stärken- und Schwächenanalysen) und optimieren. Im täglichen Arbeitsgeschehen im Krankenhaus gibt es viele Schnittstellen und noch mehr Reibungspunkte, die durchaus auch regelmäßige Reibungsverluste ergeben können. Hier sind einige „kleine" Reibungspunkte aufgezeigt:

- Der Arbeits- bzw. Dienstbeginn der Röntgenabteilung liegt morgens so ungünstig, dass die stationären Patienten zum Röntgen gerufen werden, wenn sie gerade nach der Grundpflege frühstücken. Parallel dazu sind die ambulanten Patienten noch nicht im Hause, die anstatt dessen geröntgt werden könnten. So gibt es regelmäßig Wartezeiten der Röntgenassistenten bzw. Diskussionen mit dem Stationspersonal, die die Patienten in Ruhe frühstücken lassen wollen (Servicequalität).
- Die zu operierenden Patienten, die optimalerweise am gleichen Tag operiert werden sollen, stehen als erste Position auf dem OP-Plan und werden dementsprechend so früh von den Stationen in den OP abgerufen, dass sie noch gar nicht auf der Station eingetroffen sind bzw. noch vorbereitet werden müssen.
- Die Physikalische Therapie arbeitet hauptsächlich von Montag bis Freitag und vereinzelt auch samstags. Wer ist mit der Behandlung an Sonntagen bei kurzer Verweildauer und immer multimobileren Patienten zuständig, um eine schnellere Entlassung zu gewährleisten und gleichzeitig die Mobilität zu erreichen, damit der Patient in eine anschließende REHA-Maßnahme entlassen werden kann?
- Die Blutuntersuchung der Routine werden in den Laboren gerne in größeren (und wirtschaftlichen) Stückzahlen durchgeführt. Aber ist es wirklich wesentlich und notwendig, dass diese Blutentnahmen morgens in der Hauptarbeitszeit des Pflegepersonals und zu Beginn der Arbeitszeit der Ärzte durchgeführt werden, wenn diese beiden Berufsgruppen zur gleichen Zeit am meisten Zeitdruck verspüren?

In der Folge werden drei Beispiele etwas näher und konkreter aufgezeigt und auch Veränderungsvorschläge dargestellt, mit denen die Organisation zu straffen und dadurch gleichzeitig die Ausgaben zu minimieren sind.

2. Aufnahmemanagement

Der Ablauf der Aufnahmesituation eines Patienten ist in vielen Krankenhäusern so, dass Patienten entweder durch die Sprechstunden aufgrund von Einweisungsscheinen oder aufgrund von akuten Erkrankungen stationär aufgenommen werden. Diese Patienten durchlaufen neben der eigentlichen Sprechstunde oder Notfallambulanz dann viele andere Bereiche, wie Röntgenabteilung, Prämedikations-Sprechstunde, die EKG-Abteilung oder auch anästhesistische Aufklärungen erst kurz vor der OP. Des Weiteren werden teilweise Doppeluntersuchungen durchgeführt, die schon bei der Erstuntersuchung in der Ambulanzen und meistens am Aufnahmetag durchgeführt werden. Immer schwieriger wird es, diese ganze „Vorleistung" am Aufnahmetag zu erbringen, da dieser im chirurgischen Bereich nach Möglichkeit gleichzeitig der OP-Tag sein sollte.

Eine Lösung zu dieser relativ weit verzweigten klassischen Aufnahmestruktur ist ein Aufnahmemanager und ein zentraler Aufnahmebereich.

Das Ziel der Implementierung eines Aufnahmemanagers ist eine über das ganze Jahr verteilte gleichmäßige Auslastung der Betten und die bestmögliche Nutzung der OP-Kapazitäten. Es ist zur optimalen Arbeit des Aufnahmemanagers (AM) zu gewährleisten, dass er alle Informationen über zukünftig aufgenommene Patienten unverzüglich erhält.

Zu seinem Aufgabengebiet gehören alle Patienten, die aus den Ambulanzen kommen (auch Wahlleistungspatienten), die über eine Sprechstunde oder den Notfallbereich aufgenommen werden. Für alle Patienten wird die stationär erforderliche Aufnahme oder die OP-Indikation von einem Facharzt festgelegt und vier Dringlichkeitsstufen zur Aufnahme bzw. zur Einleitung der OP angegeben.

1. Notfall unter 24 Stunden
2. OP-Indikation von 24–48 Stunden
3. elektive Indikation innerhalb einer Woche
4. elektive OP-Indikation

Alle vier Indikationen beziehen sich sowohl auf die ambulanten als auch auf die stationären Eingriffe bzw. Behandlungen. Für jeden Patienten, der aufgenommen werden soll, wird ein zentraler Aufnahmebogen genutzt, der alle Informationen zu dem Patienten erhält. Hierzu gehören nicht nur die Stammdaten des Patienten, sondern auch die Aufnahmediagnose, die geplante OP / Behandlung, die benötigten Voruntersuchungen und, wie schon beschrieben, der gewünschte OP-Termin.

Ebenfalls legt der aufnehmende Arzt die wahrscheinliche Verweildauer fest, die dann bei Aufnahme vom Stationspersonal in das Krankenhausinformationssystem eingegeben wird, sodass der Aufnahmemanager auch gleichzeitig weiß, welche Patienten aller Wahrscheinlichkeit zu welchem Termin wieder das Krankenhaus verlassen und wieder die Betten für die Neuaufnahmen frei machen.

Bei den chirurgischen Patienten mit Elektiveingriffen wird der Patient am ersten Tag nach der ambulanten Erstuntersuchung vom Aufnahmemanager angerufen und ein prästationärer Termin im Krankenhaus festgelegt, an dem die Blutentnahme, die Aufklärung, die Prämedikation und gegebenenfalls die Röntgen- und die EKG-Untersuchungen durchgeführt werden. Ebenso wird ein stationärer Aufnahme- und OP-Termin festgelegt sowie eine Absprache über mögliche notwendige Voruntersuchungen durch den Hausarzt besprochen. Diese Termine werden durch den Aufnahmemanager in einem zentralen Aufnahmebereich koordiniert. In diesem Bereich sollten alle aufnehmenden Fachabteilungen sowie auch die Verwaltung zur Patientenaufnahme räumlich zusammengefasst sein, um eine schnelle zeitnahe Abwicklung zu gewährleisten, damit der Patient nicht durch das ganze Krankenhaus irren und überall neue Wartezeiten in Kauf nehmen muss. Um die Wartezeiten im zentralen Bereich möglichst gering zu halten, werden die Patienten in einem Rhythmus von 20 Minuten einbestellt.

Der Aufnahmemanager koordiniert also:

1. die Terminierung für den Aufnahmebereich zur prästationären Versorgung,
2. die Terminierung für die stationäre Versorgung oder
3. die Terminierung für die ambulante Versorgung.

Parallel dazu informiert der Aufnahmemanager die betroffenen Schnittstellen, z. B. Patientenaufnahme, Stationen, Operateure, OP-Koordinatoren, OP-Organisatoren, die Pflegedirektion und Chefärzte, täglich zur geplanten Bettenbelegung über das Intranet.

Die entsprechenden Abläufe müssen in einer Verfahrensanweisung festgelegt werden. Der Aufnahmemanager ist eine Stabstelle der Geschäftsführung und keine klinische Seite ist ihm weisungsberechtigt.

Parallel zu der Indikationsstellung durch den Facharzt, bei dem ersten Kontakt des Patienten mit dem Krankenhaus, werden ihm Formulare ausgehändigt, die ihn über ein mögliches Aufnahmegespräch informieren und gleichzeitig auch die Vorgehensweise mit dem zentralen Aufnahmebereich und dem Aufnahmemanager erklären.

3. Ambulantes OP-Zentrum

Neben dem Aufnahmebereich ist der ambulante Operationsbereich eine wesentliche Schnittstelle mit unterschiedlichen Berufsgruppen, Hierarchien und Abläufen innerhalb des Krankenhauses. Neben dem Erstkontakt in den Ambulanzen koordiniert der Aufnahmemanager, wie oben beschrieben, die Voruntersuchungen des ambulant zu operierenden Patienten bzw. legt auch in Absprache mit den Operateuren den OP-Tag fest. Der ambulant zu operierende Patient ruft am Vortag bis 17.00 Uhr in den operativen Ambulanzen an, um den OP-Termin noch einmal zu bestätigen. Die ambulanten Patienten werden dann im Halbstundenabstand ins ambulante OP-Zentrum bestellt.

Diese Patienten werden dann, möglichst hintereinander, in einem OP-Saal operiert. Wenn mehrere Fachabteilungen am gleichen Tag operieren, wird versucht, die ambulanten Patienten auch parallel einzubestellen. Da die ambulanten Patienten meist kurzfristig operiert werden, sind hier bei dem Erstkontakt schon folgende Dokumente mitzugeben:

- eine Zusatzaufklärung für das ambulante Operieren,
- ein Patientenmemo für die Organisation des ambulanten Operierens,
- Aufklärung und Einwilligung zur Anästhesie,
- OP-Aufklärung zur entsprechenden OP,
- eine Patienteneinladung zu dem Termin,
- eine Patienteninformation mit Verhaltensregeln für die nachambulante Zeit.

In einer Verfahrensanweisung für alle Mitarbeiter des Krankenhauses ist geregelt:

- wie und wann die Aufnahme erfolgt,
- wie eine Musterakte für den Patienten aussieht,
- welche die möglichst anzuwendenden Anästhesiemethoden sind,
- wie die ärztliche und pflegerische Dokumentation, z. B. der OP-Bericht oder der Entlassungsbericht, durchgeführt werden muss,
- wie die postoperative Analgesie standardmäßig aufgebaut ist,
- wie der Transport zum OP, die Ausschleusung und der Rücktransport zum ambulanten Zentrum durchgeführt wird,
- wie die postoperative Phase mit der Nachuntersuchung zu organisieren ist,
- wie die Abholung durch die Angehörigen gewährleistet werden muss,
- wie der gesamten Aktenlauf inklusiv später hinzuzufügender histologischer Ergebnisse praktiziert werden muss,
- und die Zuständigkeiten und Verantwortungsbereiche der einzelnen Mitarbeiter, die in diesem Bereich arbeiten.

Zudem ist eine telefonische Nachfrage beim Patienten durch das ambulante OP-Zentrum am ersten postoperativen Tag definitiv festgelegt. Hier werden anhand einer Checkliste u. a. Fragen zur OP, zur Schmerz- und Wundsituation (soweit vom Patienten zu beurteilen) vom Patienten abgefragt.

4. Zentral-OP

Eine weitere große Schnittstelle mit sehr vielen Reibungspunkten ist die zentrale OP-Abteilung. Hier ist es aufgrund der verschiedenen Berufsgruppen und der unterschiedlichen Tagesabläufe der hier tätigen Mitarbeiter schwierig, eine zeitliche Koordination zu erreichen.

Umso wichtiger ist dies aufgrund der baulichen, instrumentellen und ausstattungsmäßigen Investitionen und auch durch die große (und teure) Personalkonzentration in der OP-Abteilung zu erreichen. So kostet z. B. das Warten auf einen Patienten, wenn die gesamte OP-Mannschaft vor Ort ist, circa fünf Euro pro Minute. In diesen Kosten sind keine Investitions- oder andere Kosten hinzugerechnet worden.

Neben dem allgemeinen Willen, eine gute Organisation im einem der zentralen Leistungsbereiche des Krankenhauses zu erreichen, sind die ersten Schritte zu einer möglichst optimalen Koordination:

- der Abgleich der Arbeitszeiten der unterschiedlichen Berufsgruppen,
- der Abgleich des wirklichen Arbeitsbeginns im OP-Saal,
- die Absprache mit den Stationen, Ambulanzen bzw. Aufnahmebereich über die Zeitpunkte der Einbestellung der Patienten.

Alle Bereiche müssen sich darüber im Klaren sein, dass sie in diesem Fall Kunde des zentralen OP-Bereiches sind, der somit in dem täglichen Arbeitsablauf den Mittelpunkt der Arbeitsorganisation darstellt. Dementsprechend müssen die umliegenden Bereiche versuchen, ihren Teil zum optimalen Ablauf beizusteuern.

Um diese internen Arbeitsabläufe besser zu koordinieren, bietet sich an, ein OP-Statut (Verfahrensanweisung) zu entwerfen, in dem die Arbeitsweise des OP-Managements, aber auch die Organisation bis zur einzelnen OP genau beschrieben ist. Die Organisationsverantwortung muss von allen (auch leitenden Ärzten) an eine Zentralorganisation abgegeben werden.

Das Ziel dieses Statutes sollte

- die Optimierung des Ablaufes im OP
- die reibungslose und optimale Patientenversorgung
- die interdisziplinäre, berufsgruppenübergreifende Zusammenarbeit und
- der wirtschaftliche Umgang mit den Ressourcen

sein. Dieses OP-Statut gilt für alle Mitarbeiter, die im zentralen OP arbeiten, also auch für alle leitenden Ärzte, Oberärzte, aber auch für das Reinigungs- und Pflegepersonal.

Die tägliche Arbeit und die Abstimmung in den Sälen bzw. auch die Vorbereitung für den nächsten Operationstag sollte durch ein OP-Managementteam (OPM-Team) organisiert werden. Die Leitung dieses Teams sollte in der Hierarchie möglichst hoch angesiedelt, entweder vom leitenden Anästhesiearzt, leitenden Chirurgen, ärztlichen Direktor oder der Pflegedienstleitung besetzt, sein.

Unter diesem Manager, der die Endverantwortung für den gesamten Betrieb im OP hat, stehen dann je ein Mitarbeiter der Anästhesie sowie vom pflegerischen Team des Ops und des Anästhesiedienstes. Dieses OPM-Team untersteht direkt der Geschäftsleitung und ist keinem Mitarbeiter aus dem Krankenhaus weisungsgebunden.

Das Team ist u. a. zuständig und verantwortlich für

- die Prozessorganisation,
- die tägliche Auswertung der OP-Daten, OP-Dokumentation und Schreibung der OP-Berichte,
- einen geplanten organisierten, verantwortungsbewussten Einsatz aller zur Verfügung stehenden Mittel,
- die Erstellung der aktuell anstehenden Tagesplanung,
- die Integration von Notfällen in das laufende Tagesprogramm,
- das Beschaffungs- und Materialwesen in Zusammenarbeit mit dem Einkauf,
- die Hygiene unter der Berücksichtigung des geltenden Hygieneplanes.

Das OPM-Team hat dafür Sorge zu tragen, dass die operative Patientenversorgung unter den gegebenen personellen, räumlichen und zeitlichen Kapazitäten optimal ablaufen kann und dass medizinisch und betriebswirtschaftlich der größtmögliche Erfolg erreicht wird. Das OPM-Team informiert die Geschäftsführung regelmäßig schriftlich über Entwicklung und Ergebnisse, aber auch über Probleme in diesem Bereich.

Dieses oben genannte Team ist nach Absprache mit einem Fachkoordinator (meist ein Oberarzt) der einzelnen Fachabteilungen berechtigt, elektive Operationen auf den Folgetag zu verschieben, wenn die elektiven Eingriffe den geplanten Endzeitpunkt des Tagesprogramms vorhersehbar überschreiten bzw. nach der Anmeldung zum regulären Tagesprogramm die geplante Gesamtdauer überschritten wird. Darüber hinaus ist jenes Team befugt, die Zuteilung der Operationssäle unter Beachtung medizinisch-hygienischer Erfordernisse und mit dem Ziel der möglichst gleichmäßigen Auslastung aller Säle vorzunehmen. In Ausnahmefällen kann es die Überziehung des geplanten Tagesprogramms genehmigen, wenn an einem anderer Tag kurzfristig ein entsprechender Zeitausgleich erfolgen kann.

Am Ende einer Woche treffen sich die Fachkoordinatoren mit dem OPM-Team, um die darauf folgende Woche zu besprechen. Hierzu werden der OP-Plan, der vorläufige Aufnahmeplan (siehe Aufnahmemanagement) sowie auch spezielle Wünsche der Fachabteilungen berücksichtigt. Parallel dazu stellt das OPM-Team die Kapazitäten der Säle für die nächste Woche dar.

Von den Fachabteilungen wird täglich bis 14.00 Uhr der aktuelle OP-Plan für den nächsten Tag eingereicht, der dann jeweils noch einmal mit der Aufnahmeliste des Aufnahmemanagers verglichen wird und nach dem dann die Säle verteilt werden. Gegen 14.30 Uhr ist dann für den Folgetag der feststehende OP-Plan vorhanden. Ebenso wird an dieser Stelle die Intensivstation abgefragt, ob für den nächsten Tag die benötigten Intensivplätze vorhanden sind.

Ebenso sollen feste Strukturen für die Veränderung des ursprünglich geplanten OP-Programms in der Regelarbeitszeit durch Notfälle und im Bereitschaftsdienst festgelegt werden. Ebenfalls sollte schriftlich festgelegt werden, welche Notfallkategorien für den OP-Bereich gelten, da es hier häufig unterschiedliche Interpretation von dem Begriff „Notfall" gibt. Hier bietet sich an, die Notfälle wie folgt zu definieren:

1. Notfall sofort –
   die OP muss abteilungsunabhängig in einem freien oder dem nächsten frei werdenden Saal sofort durchgeführt werden,
2. Notfall weniger als sechs Stunden –
   die OP wird innerhalb von sechs Stunden in einem abteilungsspezifischen Saal durchgeführt,
3. dringliche OP innerhalb von 24 Stunden –
   die OP wird innerhalb von 24 Stunden in einem abteilungsspezifischen Saal durchgeführt und wird in der OP-Planung des Folgetages berücksichtigt.

Ebenso bedarf es einer weiteren Regelung der OP-Zeiten, insbesondere des gemeinsamen Beginns und des geplanten Endes.

Neben diesen Festlegungen sollte auch eine quartalsmäßige Abstimmung der OP-Kapazitäten für die einzelnen Fachabteilungen aufgrund der Erfahrung des Vergleichsquartals des Vorjahres und den akuten Entwicklungen aus dem letzten Quartal getroffen werden, sodass hier jede Fachabteilung ihre spezifischen Zeitfenster für die OP erhält. Dies führt zusätzlich zu einer Straffung der Organisation der Patientenaufnahme, da sonst keine freie OP-Kapazität geplant zur Verfügung steht. Die Anpassung der Saalkapazitäten sollte immer in einer größeren Runde mit den Leitenden und Oberärzten der Abteilung sowie auch mit den leitenden Pflegekräften der Anästhesie, Intensiv- und OP-Bereich stattfinden, sodass hier schon die Argumente ausgetauscht werden können und nicht in Einzelgesprächen „hinter den jeweiligen Operateuren hergelaufen werden muss".

Neben diesen dargestellten Schnittstellen gibt es zahlreiche weitere Schnittstellen / Reibungspunkte, die sicherlich einzeln betrachtet und nicht alle von heute auf morgen abgestellt werden müssen. Aber insgesamt wird an diesen Beispielen sehr deutlich, dass durch eine gezielte und straffere Organisation Zeitressourcen wie auch wirtschaftlich zu nutzende Kapazitäten auszuschöpfen sind.

Neben diesen reinen internen Schnittstellen gibt es auch eine Vielzahl von externen Schnittstellen. Diese sind in der Regel in den letzten Jahren aufgrund der „Öffnung des Krankenhauses nach außen" bzw. „dem Outsourcen" automatisch entstanden. Hier gibt es im Bereich des Outsourcen z. B. die Cafeteria, die Wäscherei, die Apotheke, die Zentralsterilisation, das Labor, die Pathologie, den Entbindungsbereich sowie auch die Reinigung des Hauses. Aber auch medizinische und verwaltungstechnische Bereiche wie z. B. die Schnittstelle zum anderen Krankenhaus aufgrund von engeren Kooperationen. Ebenso wie die intensive Zusammenarbeit mit Feuerwehr und Rettungs- und Transportdiensten, aber auch in der Verwaltung im Bereich des Einkaufes oder z. B. bei der Abrechnung durch die Personalabteilung entstehen neue oder / und intensivere Schnittstellen.

Zudem gibt es auch neben der Schaffung der integrierten Versorgungseinrichtung bzw. auch der MVZ weitere Möglichkeiten der Zusammenarbeit mit niedergelassenen Ärzten, den rein medizinischen Schnittstellen. Hier folgen nur einige punktuell angesprochen:

1. die Nutzung von Endoskopieräumen und -geräten durch einen niedergelassenen Internisten oder Allgemeinchirurgen. Hier gibt es die Möglichkeit der reinen Raumnutzung, aber auch der Gerätemitnutzung mit eigenem oder auch Fremdpersonal.

2. das Angebot für niedergelassene Ärzte, im Krankenhaus zu operieren. Hier gibt es neben der Überlassung der Räumlichkeiten mehrere Möglichkeiten der Zusammenarbeit:
   a. die Nutzung des vorhandenen Instrumentariums
   b. das Operieren mit eigenem oder Krankenhauspersonal
   c. das Operieren „der Praxispatienten" durch krankenhauseigenes Personal
   d. das Operieren von „Praxispatienten", die ambulant im Krankenhaus aufgenommen, aber durch den niedergelassenen Arzt operiert werden

3. die Niederlassung eines Arztes als Praxis in weniger genutzten Räumlichkeiten eines Krankenhauses bzw. die Teilverlegung einer Praxis in das Krankenhaus. Hier z. B.
   a. die Nutzung von vorhandenen Untersuchungsmöglichkeiten (CT, MRT), die dem Krankenhaus gehören, durch die Praxis
   b. das Verfügbarmachen von Räumlichkeiten, damit die Praxis ihre eigenen Röntgengeräte aufstellen kann. Krankenhauspatienten können dann über die Praxis untersucht werden oder den Ärzten des Krankenhauses kann ein Zeitfenster für eigene Untersuchungen eingeräumt werden.
   Beide Modelle sind mit den unterschiedlichsten Abrechnungsmöglichkeiten, wie z. B. Raum- und Gerätemiete, aber auch nach den unterschiedlichen Leistungskennzahlen (GOÄ) möglich.

Außerdem bietet sich die Nutzung der Konsiliarleistungen von niedergelassenen Ärzten zur Anbindung der Ärzte, aber auch der Patienten an das Krankenhaus an.

So ist auch ohne oben genannte MVZ eine enge Zusammenarbeit und Verzahnung mit niedergelassenen Praxen auch jetzt schon möglich.

Eine weitere ärztliche Schnittstelle zeigt sich bei der Bindung von einweisenden Fachärzten und Hausärzten an das Krankenhaus. Hier ist zumindest quartalsweise für jede Fachabteilung eine EDV-technische Auswertung über die Veränderung der Einweiser zu führen. Diese Statistik sollte folgende Daten enthalten:

- die Daten der einweisenden Ärzte
- die Menge der Patienten dieses einweisenden Arztes
- die Menge der Überweisungsscheine des einweisenden Arztes
- die Daten des Hausarztes der Notfallpatienten.

Als Benchmark sollte das letzte Quartal und das Vergleichsquartal des Vorjahres genommen werden. Die Betreuung der niedergelassenen und einweisenden Ärzte, gerade aufgrund der schon am Anfang aufgezeigten veränderten Situation im Gesundheitswesen, ist ein wesentlicher Punkt des krankenhaus- bzw. abteilungsspezifischen Marketingkonzeptes. Hier ist das Vieraugengespräch zwischen dem Leitenden/Chefarzt der Krankenhausabteilung und dem Niedergelassenen notwendig. Nur so ist oft nur aufgrund der persönlichen Beziehung die Fallzahl zu erreichen. Es muss klar sein, dass das Krankenhaus nicht mehr dem Alleinstellungsanspruch genügt, Patienten in das Krankenhaus zu locken, sondern, dass wir uns in den Krankenhäusern um die Einweisung der Patienten zukünftig deutlich mehr bemühen müssen, da die Patienten aufgrund der neuen Medien wie Internet sehr viel besser aufgeklärt sind und sich nicht nur aufgrund des Stadtteiles (Einzuggebietes) zu einem bestimmten Krankenhaus hingezogen fühlen.

Weitere wesentliche (interne) Schnittstelle für das Krankenhaus ist das Entlassungsmanagement. Hier sollte schon bei Beginn der stationären Behandlung, aber auch der Planung der ambulanten Versorgung (z.B. ambulante OPs) die Entlassungsplanung beginnen. Dies ist insbesondere im Bereich der pflegebedürftigen Patienten unabdingbar. Die Voraussetzungen, die das Krankenhaus zu schaffen hat:

1. ein funktionierender Sozialdienst, der schon bei ersten Anzeichen einer späteren Heim- oder Kurzzeitpflegeversorgung aktiviert wird,
2. die aktive Zusammenarbeit mit einem ambulanten Pflegedienst, der möglichst dem Krankenhaus auch räumlich angegliedert sein sollte,
3. eine enge Zusammenarbeit mit mehreren stationären Altenpflegeeinrichtungen, um eine weiterführende qualitativ gute und kurzfristige Versorgung gewährleisten zu können.

Um die Möglichkeiten und Ressourcen der „anderen Seite" bewerten zu können, ist es nötig, u.a. deren Organisation und auch die Finanzierungsmöglichkeiten zu kennen. Dieses ist leider bei vielen Pflegenden, Ärzten und Verwaltungsmitarbeitern nicht der Fall. Im Gegensatz zum Krankenhaus mit den Fallpauschalen ist z. B. die Finanzierung bei den Kurzzeitpflegeplätzen völlig anders. Werden im Krankenhaus viele medizinische / pflegerische Hilfsmittel für die Patienten vorgehalten, da diese in den Fallpauschalen enthalten sind, müssen diese in den anderen Pflegeformen (stationäre Altenpflege, ambulante Pflege, Kurzzeitpflege) teilweise erst nach einer Verschreibung durch den Hausarzt oder eventuell sogar nach einem Antrag bei den Kostenträgern „besorgt" werden.

5. Kurzzeitpflege

Die Kurzzeitpflege ist nach dem Sozialgesetzbuch XI, §42 wie folgt definiert:

„Kann die häusliche Pflege zeitweise nicht, noch nicht oder nicht im erforderlichen Umfang erbracht werden und reicht auch die teilstationäre Pflege nicht aus, besteht Anspruch auf Pflege in einer vollstationären Einrichtung."

Dies gilt:

1. für eine Übergangszeit im Anschluss an eine stationäre Behandlung des Pflegebedürftigen,
2. in sonstigen Situationen, in denen vorübergehend häusliche und teilstationäre Pflege nicht möglich oder nicht ausreichend ist.

Dieses bedeutet, dass die Kurzzeitpflege ein wichtiges Angebot in folgenden Punkten ist:

1. die Hauptpflegeperson ist krank, im Urlaub oder braucht Abstand von der Pflege oder fällt aus anderen Gründen aus,
2. bei der Stabilisierung nach einer schweren Krankheit oder nach einem Krankenhausaufenthalt,
3. zur Vorbereitung auf die Übernahme einer häusliche Pflege,
4. in Einzelfällen auch zur Überbrückung der Wartezeit auf einen Heimplatz.

Der Anspruch auf Kurzzeitpflege (SGB XI, §42 Abs.1) ist maximal vier Wochen pro Kalenderjahr bei Übernahme der Kosten für Pflege und Betreuung (zurzeit maximal 1.432 Euro). Dieser Betrag deckt bei einem Bewohner der Pflegestufe 1 (pflegebedingter Aufwand) in der Regel die 28 Tage Betreuungsaufwand ab. Bei der Pflegestufe 2 und 3 muss der Bewohner entsprechend früher als 28 Tage selbst für die Pflege und Betreuung aufkommen. Neben der Pflege und Betreuung, die nach der Einstufung in der Pflegestufen entsprechend dem Gesetz anteilig vergütet werden, muss für die Unterkunft und Verpflegung der Bewohner selbst aufkommen. Eine dritte Säule der Finanzierung für die Kurzzeitplätze ist der bewohnerorientierte Aufwendungszuschuss. Hier kann nach Antrag im Nachhinein dem Träger der Maßnahme eine Förderung zur Refinanzierung der Investitionskostenanteile durch das Landespflegegesetz zugesprochen werden.

Die ärztliche Versorgung muss ausschließlich durch den Hausarzt erfolgen.

Aufgrund des oben genannten Finanzierungsmodells werden in der Regel nur Patienten in die Kurzzeitpflege übernommen, die schon nach der Pflegestufe eingestuft worden sind und für die somit eine Kostenübernahme der Pflegekassen gewährt wird. Sollte dieses nicht der Fall sein, müssen die Patienten statt dessen im Vorhinein eine private Kostenübernahme unterschreiben.

Darüber hinaus muss neben der Kostenübernahme auf Antrag auch noch eine Heimnotwendigkeitsbescheinigung durch die Kostenträger (Krankenkassen oder Pflegekassen) ausgestellt werden.

Eine kurzfristige Übernahme ist im Regelfall mit größeren Schwierigkeiten verbunden, zumal wenn zur weiteren Betreuung medizinische Hilfsmittel oder auch Verbandsmaterial oder Ähnliches benötigt werden. Alle diese Einzelmaßnahmen müssen über den Hausarzt rezeptiert und erst einmal besorgt werden. Wie im Altenheim sind auch auf Kurzzeitpflegestationen Hilfsmittel wie Antidekubitusmatraze, hochwertiges Verbandmaterial oder auch Sondenkost zur Ernährung meist nicht vorrätig und müssen für den Einzelfall organisiert werden.

Aus den oben genannten Gründen ist hier ein Schnittstellenmanagement nötig, um eine schnelle und übergangslose Verlegung zu gewährleisten. Ähnliche Finanzierung ist auch in der stationären Altenpflege gegeben. Auch hier gibt es keine pauschale Bezahlung für den Patienten und dessen pflegerische Situation.

6. Ambulante Krankenpflege

Die Grundvoraussetzung, überhaupt in der ambulanten Pflege tätig zu werden und diese Leistungen mit den Kostenträgern abrechnen zu können, ist ein Versorgungsvertrag mit den Kranken- und Pflegekassen für die „Leistungen der häuslichen Krankenpflege und Haushaltshilfen" gemäß Sozialgesetzbuch V, § 132. Auch die abzurechnenden Kosten für einzelne pflegerische und hauswirtschaftliche Tätigkeiten werden mit den Kostenträgern individuell verhandelt und vereinbart.

Für den ambulanten Kranken- und Pflegedienst ist die gesetzliche Grundlage in den Sozialgesetzbüchern V, IX und XI gegeben.

Im Sozialgesetzbuch V ist im § 37 Abs. 1+2 die Grund- und Behandlungspflege zur Vermeidung stationärer Pflege oder nach dem Krankenhausaufenthalt bzw. die Behandlungspflege der Leistungsgruppe I–III geregelt. Die Tätigkeiten sind unter anderem: Messen von Blutdruck und Puls, Medikamentenverabreichung, Blutzuckermessung, Anlegen und Wechseln von Wundverbänden, An- und Ausziehen von Kompressionsstrümpfen, Dekubitusbehandlung, Einlegen von Blasenkathetern, Stoma-Behandlungen u.v.m.

Im Sozialgesetzesbuch IX ist das Bundessozialhilfegesetz mit den § 68–69c „Hilfe zur Pflege" sowie § 70+71 „Hilfe zur Weiterführung des Haushaltes" verankert.

Im Sozialgesetzbuch XI ist in der Pflegeversicherung die Grundpflege und die hauswirtschaftliche Versorgung geregelt.

Darüber hinaus gibt es zahlreiche landesrechtliche Bestimmungen, Ausführungsgesetze und Ähnliches.

Ähnlich wie für die Abrechnungen der stationären Krankenhausleistung gibt es seit 1990 auch in den ambulanten Diensten alle zwei bis fünf Jahre neue gesetzliche Bestimmungen. Die letzte im Jahre 2002 mit dem Pflegeleistungsergänzungsgesetz. Vor der Verordnung und damit Vergütung von ambulanten Pflegeleistungen nach dem Pflegegesetz muss die Pflegebedürftigkeit bestimmt werden. Hierzu muss Folgendes zugrunde liegen: „... Antragsteller, die wegen einer körperlichen, geistigen oder seelischen

Krankheit oder Behinderung für die gewöhnlichen und regelmäßig wiederkehrenden Verrichtungen im Ablauf des täglichen Lebens auf Dauer, voraussichtlich für mindestens 6 Monaten in erheblichen oder im höheren Maße der Hilfe bedürfen ..."

Um die Pflegebedürftigkeit nachzuweisen und eine spätere Zuordnung zu einer Pflegestufe zu erreichen, muss:

1. die individuelle Ausprägung von funktionellen Einschränkungen und Fähigkeitsstörung durch eine Krankheit oder Behinderung nachgewiesen werden,
2. die individuelle Lebenssituation (Wohnverhältnisse, soziales Umfeld etc.) dargestellt werden,
3. die individuelle Pflegesituation dokumentiert sein.

Gleichermaßen wird die Laienpflege / Angehörigenpflege der Familie schon bei der Überprüfung vorausgesetzt.

Bei den Formen der Hilfeleistung gibt es drei Möglichkeiten:

1. die Unterstützung (z. B. Vor- und Nachbetreuung, ansonsten selbstständig),
2. die teilweise oder vollständige Übernahme der Verrichtung,
3. die Beaufsichtigung und Anleitung.

Verrichtungen im Sinne der Pflegeversicherung sind:

1. die Körperpflege,
2. Ernährung,
3. Mobilität,
4. hauswirtschaftliche Versorgung.

Die Stufen der Pflegebedürftigkeit sind entsprechend des § 15 SGB XI:

Pflegestufe 1

erhebliche Pflegebedürftigkeit bei einer Dauer von mindestens sechs Monaten.

Pflegesachleistungen	384,– € (ambulanter Pflegedienst)
ggf. Geldleistungen	205,– € (Angehörige)

Pflegestufe 2

Schwerpflegebedürftigkeit
Pflegesachleistung   921,– €
ggf. Geldleistung   410,– €

Pflegestufe 3

Schwerstpflegebedürftigkeit
Sachleistung   1432,– €
Geldleistung   665,– €

Zudem kann eine Härtefallregelung getroffen werden, dabei würde dann die Pflegesachleistungen mit 1.918 € bezahlt. Wenn Pflegegeld bezahlt wird, müssen die Angehörigen durch einen ambulanten Pflegedienst so genannte Beratungsbesuche durchführen lassen. Zur Qualitätskontrolle werden die zu Pflegenden in Stufe 1 und 2 mindestens halbjährlich und in Stufe 3 mindestens vierteljährlich besucht.

Die Leistungsarten des Sozialgesetzbuches XI sind:

- Pflegegeldleistungen
- Sachleistungen
- Kombination von Geld- und Sachleistungen
- Verhinderungspflege (z. B. Urlaubsvertretung der pflegenden Angehörigen, wenn mindestens ein Jahr gepflegt wurde, oder Unterbringung in Kurzzeitpflegeheim für den Zeitraum von 28 Tagen (s. o.)
- Maßnahmen zur Verbesserung des individuellen Wohnumfeldes
- Verbrauch bestimmter Hilfsmittel

Sollte eine Verordnung für die Pflegeleistung oder eine Einstufung nach einer Pflegestufe nicht vorhanden sein, muss die Leistung von dem Patienten selbst erbracht werden.

Aufgrund der oben geschilderten Situation ist eine „Mal-Eben-Verlegung" in den ambulanten Bereich nur schwer möglich. Denn auch hier sind die einzelnen Maßnahmen jeweils zu beantragen bzw. durch den niedergelassenen Arzt zu rezeptieren und die pflegerische Tätigkeiten und Sachmittel erst bei der Krankenkasse zu beantragen und deswegen in den Sozialstationen in der Regel nicht vorrätig.

Aus den geschilderten verschiedenen Finanzierungsformen in der Kurzzeitpflege, ambulanter Pflege aber auch, in ähnlicher Situation, in den Senioren-/ Altenheimen ist eine Vorhaltung von Personal oder auch medizinisch pflegerischen Hilfsmitteln nicht möglich. Um eine qualitativ gute Nachsorge zu erhalten, muss bei den zu entlassenden Patienten schon frühzeitig ein Entlassmanagement beginnen. Gleichermaßen reduzieren sich bei schneller Verlegung die Kosten für das Krankenhaus und es ergibt sich dann die Möglichkeit, neue Krankenhausfälle zu behandeln.

Allein durch die hier nur kurz angerissenen unterschiedlichen Finanzierungs- bzw. Organisationsarten ist ersichtlich, dass nur durch ein großes Wissen über den weiterversorgenden Dienst eine qualitativ hochwertige Pflege der Patienten möglich ist.

7. Fazit

Die internen und externen Schnittstellen sind möglichst schnell zu analysieren, zu bewerten und bei Bedarf neu zu organisieren. Aber es muss auch bewusst sein, dass dieses Schnittstellenmanagement nicht mal einfach nebenbei zu gestalten ist, sondern es muss geplant, gezielt und strukturiert durchgeführt werden.

Weder in der Verwaltung, im ärztlichen noch im pflegerischen Bereich sind hier Stellenanteile vorgesehen. Meines Erachtens ist für die Organisation der Schnittstellen der Pflegedienst die einzige Berufsgruppe, die die benötigte Gesamtübersicht hat. Der Vorteil der Pflegenden ist, dass sie vom ersten Tag der Berufstätigkeit im Krankenhaus als die Berufsgruppe zählen, die am nächsten am Patienten arbeitet und gleichzeitig versucht, die nicht abgestimmten Abläufe des Krankenhauses zum Wohl des Patienten und der Station aufeinander abzustimmen. Schon in Weiterbildungen zur Stationsleitung aber erst recht zur Pflegedienstleitung, ist die Organisationslehre und das Schnittstellenmanagement ein wichtiger Inhalt der Weiterbildung. In den Ausbildungen der Mitarbeiter in der Verwaltung und im ärztlichen Dienst sind diese Inhalte nicht routinemäßig vorhanden. Da die Pflege darüber hinaus noch einen ganzheitlicheren Ansatz in ihrer Arbeit am Patienten hat, kann die Patientenorientierung noch eher gewährleistet werden. Der Arzt hat dann wieder mehr Zeit, sich um die Medizin zu kümmern, und muss sich nicht mit Organisatorischem herumschlagen. Die eingesetzten Pflegekräfte sind zudem noch deutlich preisgünstiger als die ärztliche Berufsgruppe. Wichtig erscheint aufgrund der Erfahrungen aber auch die direkte Zuordnung zur Geschäftsführung, da der Schnittstellenmanager gerade anfänglich einen großen Rückhalt benötigt, um eingerostete Strukturen zu ändern.

Die Neuorganisation der Schnittstellen im Tagesablauf eines Krankenhauses führt zu reibungsloseren Abläufen, die den Patienten zugute kommen und die Dienstleistungen eines Gesundheitsanbieters funktionell optimieren. Hier sind Zeitressourcen einzusparen, der Stressfaktor der Mitarbeiter zu reduzieren, aber auch finanzielle Ressourcen offen- und freizulegen und dann gegebenenfalls anders zu nutzen. Durch gute Arbeitsabläufe steigen die Qualität der Behandlung und die Zufriedenheit der Kunden und Mitarbeiter und damit auch die allgemeine Akzeptanz der Klinik im Umfeld.

Winfried Gill

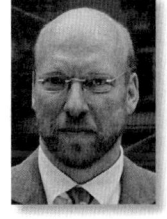

Seit Oktober 2006 Pflegedirektor der Klinikum Coburg gGmbH

1991–2006 Pflegedirektor der Ev. Bethesda-Krankenhaus Essen gGmbh

1995–2005 nebenberuflich Geschäftsführer des „Deutschen Netzes Gesundheitsfördernder Krankenhäuser e. V."

Zuvor im Lukas Krankenhaus Neuss, im Evangelischen Krankenhaus Lutherhaus Essen und im Universitätsklinikum Essen in unterschiedlichen Funktionen im Bereich der Pflege

2002–2005 berufsbegleitendes Studium „Betriebswirt für soziale Berufe (KA)"

Wolfgang Müller

INTEGRIERTE VERSORGUNG

Gliederung:

1. Einleitung

Neben Disease-Management-Programmen, DRGs, Vertragswettbewerb, Transparenz und Qualität, Begriffen, die die gesundheitspolitischen Debatten der letzten Jahre geprägt haben, ist die „Integrierte Versorgung" durch das Gesundheits-Modernisierungs-Gesetz (GMG) im vergangenen Jahr in den Mittelpunkt der Diskussion gerückt. Ausgestattet mit einer Anschubfinanzierung, verfolgt der Gesetzgeber, eine innovative Versorgungsform zu etablieren und die verkrusteten in Jahrzehnten eingeübten und erstarrten Beziehungen zwischen den Kostenträgern (Krankenkassen) und den Leistungserbringern (Vertragsärzte und Krankenhäuser) aufzumischen und auf den Vertragswettbewerb vorzubereiten.

Ein Jahr nach Inkrafttreten des GMG soll hier ein erstes Resümee gezogen werden.

Der nachfolgende Beitrag befasst sich kritisch mit den Intentionen des Gesetzgebers, den Interessen der Krankenkassen und Leistungserbringern, den Schwierigkeiten bei der Umsetzung der Integrierten Versorgung in Verträgen und den Problemen bei der operativen Umsetzung der Integrierten Versorgung.

2. Definition der Integrierten Versorgung

Integrierte Versorgung ist die Antwort auf die inhaltliche Desintegration der Medizin als Folge zunehmender Spezialisierung und der durch gesetzliche Vorschriften entstandenen Sektorierung. Die inhaltliche Integration erfolgt über die gemeinsame Definition von Behandlungspfaden von allen an der Behandlung beteiligten Leistungserbringern.

Die zeitliche und räumliche Integration bestimmt Abläufe und den Ort medizinischen Handelns, der unter fachlichen und ökonomischen Gesichtspunkten das beste Ergebnis erwarten lässt. Die Koordination der Leistungserbringer wird als logistische Leistung zentralisiert und professionalisiert.

3. Ursachen und Dimensionen der Desintegration in der Medizin

Wenn heute der Ruf nach Integration der medizinischen Leistungserbringung erschallt, ist zunächst nach den Ursachen für diesen Ruf zu fragen. Den Fortschritt in der Medizin schulden wir, wie in jeder angewandten Naturwissenschaft, der zunehmenden Spezialisierung. Vor 150 Jahren fand das medizinische Wissen noch mühelos in einem Kopf Platz. Heute stehen wir vor einer Spezialisierung und Subspezialisierung angewandter Medizin, die in der operativen Medizin ebenso wie in der konservativen Medizin zu Organfachärzten geführt hat. Allein dieser hohe Grad an Spezialisierung sichert das hohe Niveau in der medizinischen Versorgung unter Nutzung der modernsten Erkenntnisse und Verfahren. Dem Spezialisten steht aber wie vor 150 Jahren nicht ein Organ, sondern ein Mensch gegenüber, der ein krankes Organ präsentiert, aber auch körperlich und seelisch leidet, in seinen sozialen Bezügen gestört ist und zu Teilen seine Integrität verloren hat. Die medizinische Antwort des Spezialisten mag vollendet sein, es bleibt offen, ob sie dem Menschen genügt. Der Ruf nach dem Lotsen im Gesundheitssystem, z. B. dem Hausarzt, ist ein Versuch, das Dilemma der subspezialisierten Medizin zu lösen.

Neben der inhaltlichen Desintegration infolge des immensen medizinischen Wissenszuwachses besteht zugleich und aus gleichem Grund eine personelle Desintegration. Das Ausmaß der Desintegration kann um eine weitere Dimension erweitert werden, der räumlichen Desintegration als Folge der auch örtlich fraktionierten Leistungserbringung in spezialisierten Praxen der Vertragsärzte oder Fachkrankenhäusern. Das Konzept einer „Integrierten Versorgung" hat also Antwort zu geben, auf welche Weise medizinisch-inhaltlich, zeitlich und räumlich und personell Integration betrieben werden soll.

Die inhaltliche Integration medizinischer Leistungen gelingt durch die fachübergreifende Definition von Behandlungspfaden für eine Erkrankung unter Beteiligung aller Berufsgruppen, die diagnostische und therapeutische Elemente der Behandlung beisteuern. Neben den Ärzten sind Physiotherapeuten, Pflegeberufe und Sozialarbeiter in gleichberechtigter Weise an der Entwicklung der Behandlungspfade zu beteiligen. Bereits der Vorgang der Entwicklung von Behandlungspfaden ist ein integratives Erlebnis für die Beteiligten, weil die Teilnehmer die unterschiedlichen Sichtweisen der jeweiligen Berufsgruppe verstehen lernen. Das führt sehr schnell zur Wertschätzung dessen, was eine andere Berufsgruppe zur Gesundung eines Patienten beitragen kann. Gegenseitige Wertschätzung ist ein gutes Fundament für die tägliche Zusammenarbeit, sie schafft bereits ein gesundes Arbeitsklima, eine der Voraussetzungen, damit sich ein Patient wohlfühlen kann. Die Zusammenarbeit zu planen und zu leben sind in gleicher Weise Weg und Ziel.

Viel schwieriger ist es, eine Lösung für die zeitliche und räumliche Integration zu finden. Das Krankenhaus ist der geborene Ort für Integration, als Institution beherbergt das Krankenhaus unterschiedliche Fachabteilungen an einem Ort unter einer Leitung (Verwaltung). Als Partner kommen neben Einzelpraxen fachübergreifende Gemeinschaftspraxen oder Medizinische Versorgungszentren infrage. Idealerweise begünstigt das Krankenhaus die Ansiedlung von Facharztpraxen an seinem Standort in den Räumen des Krankenhauses oder auf dem Gelände des Krankenhauses. Je mehr Kompetenz an einem Standort gebündelt werden kann, umso besser für diesen Standort und alle dort Ansässigen. Der Erfolg einer solchen Konzeption der räumlichen Integration hängt davon ab, dass die leitenden Ärzte des Krankenhauses und die dort angesiedelten Vertragsärzte, insbesondere wenn sie aus der gleichen Fachrichtung stammen, diese Zusammenarbeit als nützlich verstehen und wollen. Leitende Ärzte, die diese „Konkurrenz" am Hause nicht wollen, sind für das Krankenhaus keine zukunftsfähigen Partner.

Die personelle Integration kann in einigen Indikationsbereichen durch den Hausarzt als Lotsen im System gelingen. Dies gilt in erster Linie für die zahlenmäßig häufig auftretenden Krankheitsbilder des Bluthochdrucks, der Zuckerkrankheit, der chronischen Bronchitis etc. Diese Krankheitsbilder werden im Wesentlichen ambulant behandelt, spezialisierte Einrichtungen werden nur selten und kurz in die Behandlung eingebunden. Diese Krankheitsbilder sind eine Domäne der Disease-Management-Programme.

Anders verhält es sich bei Erkrankungen, deren Diagnose und Behandlung in erster Linie in Krankenhäusern erfolgt. Hier unterscheiden wir zwei Modalitäten: lineare und verzweigte Behandlungsstränge.

Als Beispiel für lineare Behandlungsstränge können die Endoprothetik und die cardiochirurgischen Eingriffe dienen. Von der Diagnostik über den therapeutischen Eingriff bis zur Rehabilitation lassen sich diese Eingriffe durchplanen, die therapeutischen Ergebnisse sollten nahezu gleich sein.

Verzweigte Behandlungsstränge finden sich vor allem in der Onkologie. In fortgeschrittenen Tumorstadien, bei denen durch die therapeutischen Maßnahmen nicht mehr sicher mit einer Heilung gerechnet werden kann, finden sich verzweigte Behandlungswege unter Beteiligung unterschiedlicher Fachdisziplinen. Die Entscheidung über diese Behandlungsvorgänge ist Expertensache (Tumorkonferenz), die Steuerung bleibt jetzt den Fachabteilungen überlassen, die dies mal mit mehr und mal mit weniger Engagement durchführen.

Die Leistung einer Facharztpraxis oder einer Krankenhausabteilung lässt sich in drei Kompartimente unterteilen:

1. die medizinischen Kernleistungen
2. die Praxisorganisation
3. die Koordination mit anderen Leistungserbringern.

Die Leistungen zu 1. und 2. gehören untrennbar zueinander, die Koordination über eine Vielzahl von fraktionierten Leistungserbringern hinweg ist eine vornehmlich logistische Leistung. Klassischerweise werden solche Leistungen Stabsabteilungen zugewiesen, weil sie einen größeren Überblick über das (Be-)Handlungsgeschehen erfordern. Die komplexen multimodalen Behandlungskonzepte wie z. B. in der Onkologie verlangen nach einer übergeordneten Steuerung, die Koordinationsleistung sollte in diesem Bereich professionalisiert werden. Es ist nicht zufällig, dass in verschiedenen völlig unabhängig voneinander entstandenen Projekten zur Integrierten Versorgung (Versorgung chronisch Kranker nach Krankenhausentlassung, AOK Rheinland-Pfalz, Integrierte Versorgung von Patienten mit Bronchial-Carcinom in Osnabrück) dieses Problem erkannt wurde und in allen Projekten eine ähnliche Antwort gefunden wurde, die Professionalisierung der Koordinationsleistungen.

4. Intentionen des Gesetzgebers

Mit dem Gesundheitsmodernisierungsgesetz (GMG) unternimmt der Gesetzgeber den Versuch, die Integrierte Versorgung umzusetzen. Bereits in der alten Fassung des § 140a ff. SGB V aus dem Jahr 2000 war Integrierte Versorgung gewollt, sie scheiterte jedoch an den Mitwirkungsrechten, die der

Gesetzgeber den Körperschaften der Selbstverwaltung eingeräumt hatte. Die neue Fassung des § 140a ff. SGB V enthebt die Vertragspartner der Verpflichtung, sich mit den Körperschaften der Selbstverwaltung abzustimmen, und schafft breiten Raum für die Vertragsgestaltung. Es gibt allerdings auch in der jetzigen Fassung einige Pferdefüße, die die Vertragsgestaltung immens erschweren, hierzu wird in anderen Kapiteln dieses Beitrags noch Stellung genommen.

Das Pflichtenheft der Integrierten Versorgung ist mit wenigen Sätzen zu beschreiben:

- Informationspflicht der Krankenkasse über die teilnehmenden Leistungserbringer, besondere Leistungen und vereinbarte Qualitätsstandards
- Verpflichtung der Leistungserbringer zur qualitätsgesicherten, wirksamen, ausreichenden und wirtschaftlichen Versorgung
- Verpflichtung zur Zusammenarbeit und Koordination
- Verpflichtung zur ausreichenden Dokumentation, die allen an der Versorgung Teilnehmenden im jeweils erforderlichen Umfang zugänglich sein muss.

Die ersten beiden Punkte waren schon seit Jahren Forderungen des SGB V an die Vertragspartner, neu sind die Verpflichtung zur Zusammenarbeit und Koordination und die Regelungen zur Dokumentation, dies sind die Kernforderungen an eine neue Versorgungsform. Jeder von einem Leistungserbringer oder einem Zusammenschluss von Leistungserbringern einer Krankenkasse angebotene Vertrag ist von der Krankenkasse auf die Umsetzung dieser Forderungen zu prüfen.

Mit den Regeln zur Anschubfinanzierung, dem Bis-Zu-Ein-Prozent-Abzug der Gesamtvergütung der KV und des Gesamtbetrages der Krankenhausleistungen, wollte der Gesetzgeber den Krankenkassen einen budgetneutralen Handlungsraum einräumen, neue Versorgungsformen zu erproben. Tatsächlich wurde der neue Handlungsraum zunächst mit Altmöbeln ausgestattet, aufpolierten Komplexpauschalen-Verträgen zur Endoprothetik und standardisierten Herzoperationen, die formal den Kriterien der Integrierten Versorgung genügten. Das war sicher nicht das Ziel der Gesetzgebung. Zwischenzeitlich wurden eine ganze Reihe von indikationsbezogenen Integrierten Versorgungsverträgen abgeschlossen, bislang jedoch noch kein neuer Vertrag, der eine Vollversorgung unter den Regeln der Integrierten Versorgung anbietet, wenn man von den Vollversorgungsnetzen der Bundesknappschaft, die unter den Sonderbedingungen des Verbundsystems der Bundesknappschaft laufen, einmal absieht.

5. Interessenfokus der Integrierten Versorgung aus Sicht der Vertragspartner

5.1 Krankenkassen

Wettbewerbsfähigkeit

Der Wettbewerb unter den Krankenkassen hat gerade erst begonnen. Bisher steht bei einheitlichen Leistungen aller Krankenkassen der Beitragssatz im Mittelpunkt des Wettbewerbs. Bei zukünftiger freierer Vertragsgestaltung zwischen den Krankenkassen und den Leistungserbringern werden Versorgungskonzepte den Wettbewerb stärker bestimmen. Gewinnen wird die Krankenkasse, die es schafft, die anwachsende Zahl chronisch kranker Versicherter, die dauerhaft medizinischer Hilfe bedürfen, qualitativ gut und zugleich kostengünstig zu versorgen. Integrierte Versorgungskonzepte sind die Vorläufer künftiger Versorgungsstrukturen. Krankenkassen, die es jetzt versäumen, Erfahrungen in der Bewertung von Konzepten, in der Entwicklung von neuen Vergütungsformen und Kompetenz in der Verhandlungsführung zu entwickeln, werden Nachteile erleiden.

Strukturelle Veränderungen der Versorgungslandschaft

Die neuen Vertragsformen zur Integrierten Versorgung erlauben den Krankenkassen erstmals auch, Einfluss auf die Kapazitäten der Leistungserbringer zu nehmen. Krankenhäuser mit Integrierten Versorgungsverträgen haben einen Überlebensvorteil. Mit der Auswahl der Vertragspartner können Krankenkassen Strukturveränderungen bei den Leistungserbringern auslösen.

Qualitäts-, Effektivität- und Effizienzgewinne

Integrierte Versorgungsverträge können zu einer Bündelung der Leistungen an wenigen Standorten führen. Die Konzentration der Leistungen an wenigen Standorten verbessert die Steuerbarkeit der Versorgung durch die Krankenkasse. Im Rahmen des Integrierten Versorgungsvertrags können mit den Leistungserbringern auch krankenhausinterne Strukturmaßnahmen vereinbart werden, so kann die Kompetenzbündelung innerhalb eines Standortes der Weiterentwicklung der Professionalisierung dienen (Übertragung von Aufgabenbereichen zwischen den Kliniken, um Zweigleisigkeit abzubauen – keine fachgebundene Chemotherapie in der Urologie und Gynäkologie, wenn der Standort über einen Hämatologen / Onkologen verfügt).

Die Bündelung der Leistungen an einem Standort sichert diesem die Refinanzierung der Investitionen, dies wird sich in niedrigeren Preisen niederschlagen.

Die Sicherung der Refinazierung führt zum rechtzeitigen Technikwechsel (Verringerung der Standzeit der Geräte) und damit zu einer zeitnahen Teilhabe der Patienten (Versicherten) am technischen Fortschritt, ein weiterer Aspekt, den Qualitätsanforderungen in der Integrierten Versorgung zu genügen.

5.2 Krankenhäuser

Krankenhäuser müssen durch den Bis-zu-Ein-Prozent-Abzug ihrer Rechnungsbeträge de facto eine Budgetkürzung hinnehmen. Vordergründig besteht also das Interesse, diese Kürzung wieder auszugleichen. Die Integrierte Versorgung kann darüber hinaus zu extrabudgetären Erlösen führen, wenn es gelingt, mit den Kostenträgern eine Leistungskonzentration am Standort des Krankenhauses zu vereinbaren. Damit verbessern sich die Voraussetzungen des Krankenhauses, eine betriebswirtschaftliche Optimierung voranzutreiben.

Eine weitere Option zur Leistungsausweitung ergibt sich aus der Übertragung des Zulassungsstatus beteiligter Vertragsärzte an der Integrierten Versorgung. Für die Krankenhäuser ist es eine große Herausforderung, Ambulatorien unter den gleichen Finanzierungsbedingungen wie bei einer Praxis kostendeckend zu führen.

Neben den betriebswirtschaftlichen Anreizen bietet die Integrierte Versorgung dem Krankenhaus Möglichkeiten, sich als innovativer Träger darzustellen, der neuen Versorgungsformen aufgeschlossen gegenübersteht und bereit ist, den damit verbundenen Ansprüchen an Qualität und Transparenz gerecht zu werden.

5.3 Vertragsärzte

Auch unter den Vertragsärzten nimmt die Konkurrenz zu. Mit dem jetzt einsetzenden Vertragswettbewerb können die Vertragsärzte erstmals außerhalb des Korsetts der Kassenärztlichen Vereinigungen eigenes Profil entwickeln und zeigen. Als Partner eines Integrierten Versorgungsvertrag nimmt der niedergelassene Arzt eine herausgehobene Stellung ein. Da Vertragsfreiheit besteht, werden nur ausgewählte Praxen Partner sein.

Eine Einzelpraxis wird nur in Ausnahmefällen der Nukleus für einen Integrierten Versorgungsvertrag abgeben können. Der Vorbereitungsaufwand ist von Einzelpraxen nicht zu schultern. Es werden sich Zusammenschlüsse von Ärzten bilden, die bereit sind, zusammen mit anderen Leistungserbringern Integrierte Versorgungsangebote zu entwickeln. Beratungsfirmen haben diesen Markt längst entdeckt und bieten ihre Dienste an.

„Wir sind dabei, wenn es darum geht, die medizinische Versorgung zu verbessern" – das ist die positive Botschaft, die Kostenträger und Leistungserbringer ständig wiederholen dürfen, wenn sie über IV-Projekte berichten.

6. Grenzen der Integrierten Versorgung

Grundsätzlich gibt es von der Seite des Gesetzgebers keine Grenzen in der Integrierten Versorgung. Zwar ist die Anschubfinanzierung auf ein Prozent begrenzt, die Vertragsparteien können theoretisch aber die gesamte Versorgung über Integrierte Versorgungsvorhaben abbilden. Dies geschieht aber nicht und dafür gibt es eine Reihe nachvollziehbarer Gründe.

6.1 Fehlende Werkzeuge

Größere Vorhaben wären nur im Zusammenhang mit Budgetbereinigung aus der Gesamtvergütung der Kassenärztlichen Vereinigung zu regeln. Schon in der Vergangenheit war dies der Stolperstein, an dem Vorhaben gescheitert sind.

Wenn eine Gesamtversorgung auf ambulantem und stationärem Gebiet durch einen Integrierten Versorgungsvertrag vereinbart werden soll, müssen Regeln der Vergütung außerhalb der KV-Regeln existieren, die zur leistungsgerechten Vergütung einerseits und zur richtigen Allokation der Leistung innerhalb des Systems anderseits führen. Dies bedeutet die Existenz von Behandlungspfaden, die die gesamte Behandlungskette abbilden und eindeutige Zuweisungen treffen, was wo von wem mit welchen Mitteln und welchem Ziel behandelt wird. Derartige Behandlungspfade zu entwickeln, braucht Zeit und erhebliche personelle Kapazität und auch finanzielle Mittel, die keiner der Beteiligten zurzeit bereitstellen kann.

Der nächste Schritt, der der Budgetverantwortung hinzugenommen wird, ist, nach den Methoden zu suchen, die zum einen die Höhe des Budget berechnen, und zum anderen nach dem Controlling, das in der Lage ist, ein solches Budget zu verwalten. Hierzu bedarf es einer informationstechnischen Infrastruktur, die weder bei den Vertragsärzten noch in den Krankenhäusern zu finden ist. Es bedarf der Werkzeuge, um das Controlling durchzuführen, und der Maßnahmenkataloge, um erkennbaren Fehlentwicklungen wirkungsvoll entgegenzusteuern. All dies fehlt noch.

6.2 Fehlende Managementfähigkeit und -kapazitäten

Aus welchen Gründen fällt es den Vertragspartner so schwer, sich mit den neuen Versorgungsformen anzufreunden?

Die Zurückhaltung der Krankenkassen wird verständlich, wenn die Fülle der Neuerungen der letzten Jahre durch den Gesetzgeber betrachtet wird. Die Auswirkungen des EBM 2000 Plus, der Disease-Managements-Programme auf den Risiko-Struktur-Ausgleich, die neuen DRG-Abrechnungsregeln für die stationäre Behandlung und nicht zuletzt die völlige Unbekannte, der morbiditätsorientierte Risiko-Struktur-Ausgleich, lassen die Krankenkassen beim Abschluss integrierter Versorgungsverträge zurückhaltend sein.

Neues Denken braucht Zeit!

Jahrzehnte haben die Krankenkassen in etatistischem Denken und im Zustand des Kollektivvertragswesens verbracht. Jetzt sind Einzelverträge mit unternehmerischem Kalkül gefordert. Das entspricht einer Kulturrevolution im Denken der Krankenkassenverwaltungen. Auf diesen Kulturschock sind die Kostenträger nicht vorbereitet.

Darüber hinaus offenbart sich hier insbesondere für die kleineren Krankenkassen auch ein Managementproblem. Es fehlt den Krankenkassen an Personal, quantitativ und auch qualitativ, um Projekte der Integrierten Versorgung zu bewerten, inhaltlich voranzutreiben und zu administrieren. Die Krankenkassen sind in ihrer Personalstruktur auf den Abschluss von Kollektivverträgen ausgerichtet. Die Integrierte Versorgung nähert sich in Hinblick auf die Vertragsabwicklung bereits der Einzelvertragsbetreuung. Diesem Aufwand sind die Krankenkassen zurzeit noch nicht gewachsen, andererseits ist mit der Deckelung der Verwaltungskosten durch den Gesetzgeber den Krankenkassen auch der Spielraum genommen worden, auf die neuen Anforderungen mit Einstellung qualifizierten Personals zu antworten.

Die Lage sieht bei den Leistungserbringern ebenso unerfreulich aus. Im Bereich der Vertragsärzteschaft, die Vertragsangebote zur Integrierten Versorgung jetzt ohne Hilfestellung der Körperschaft Kassenärztliche Vereinigung entwickeln soll, fehlt es eindeutig an Kompetenz. Das ist auch nicht anders zu erwarten, welcher Vertragsarzt kann neben einem Praxisalltag ausreichend Zeit finden, Konzepte zur Marktreife zu entwickeln, Vertragsangebote zu formulieren und zu verhandeln? Diese Managementfähigkeiten hat er bisher nicht gebraucht. Als Franchisenehmer der Kassenärztlichen Vereinigung war er bislang von diesen Verpflichtungen befreit. Jetzt gilt es, ein Produkt zu entwickeln und zu vermarkten. In der Tat der Beginn der Selbstständigkeit der niedergelassenen Ärzte.

Für den Krankenhausbereich sieht es etwas besser aus, dieser verfügt zumindest über einen Apparat, der Konzepte entwickeln kann und Vertragsverhandlungen zu führen gewohnt ist. Andererseits ist die Personaldecke der Krankenhäuser bei schwacher Ertragslage so ausgedünnt, dass die notwendigen Personalkapazitäten nicht ohne Weiteres verfügbar gemacht werden können, ohne den Routinebetrieb des Krankenhauses zu gefährden.

Allein diese Hindernisse erklären ausreichend, dass das Volumen der Integrierten Versorgungsverträge bislang bescheiden klein geblieben ist.

7. Vorschläge zum praktischen Vorgehen bei Projekten zur Integrierten Versorgung

Die Chancen, die die Integrierte Versorgung bietet, und die Hindernisse, die ihrer Umsetzung im Wege stehen, sind in den vorangegangenen Kapiteln beleuchtet worden. Dies sollte die Euphorie dämpfen, Hilfestellung bei der realistischen Einschätzung der Möglichkeiten leisten und durchaus ermutigen, mit der Umsetzung der Integrierten Versorgung zu beginnen. Die Chancen überwiegen eindeutig: Wer als Leistungserbringer keinen Integrierten Versorgungsvertrag abschließt, versäumt die Wettbewerbsvorteile, entwickelt nicht die Entwicklungskompetenz für die Integrierte Versorgung und die Kompetenz in den Vertragsverhandlungen. Erfolgreich durchgeführte Integrierte Versorgungsverträge sind eine Empfehlung für weitere Vertragsabschlüsse.

7.1 Angebotssichtung durch die Krankenkassen

Kostenträger können auf Angebote zur Integrierten Versorgung durch die Leistungserbringer warten, Angebote werden sie in hoher Anzahl erreichen. Mit der Wahl kommt auch die Qual – eine Fülle von Fragen ist zu beantworten:

- Ist das Angebot für meine Versicherten relevant?
- Kann der Anbieter die verlangte Qualität liefern, wie kann ich das überprüfen?
- Habe ich Vorteile im Wettbewerb oder ziehe ich mit dem Programm ungünstige Risiken an?
- Welchen Einfluss kann ich auf die weitere Gestaltung nehmen?

Die Liste ließe sich problemlos weiterführen, aber bereits die wenigen Fragen zeigen, dass Krankenkassen sich selbstständig auf die Integrierte Versorgung vorbereiten müssen. Sie sollten pro aktiv bestimmen, welche Indikationen für ihren Versichertenstamm in integrierte Versorgungsformen eingebracht werden, sie sollten aus eigener Kenntnis der Leistungserbringer entscheiden, welche Leistungserbringer die bevorzugten Partner in der Integrierten Versorgung sein könnten. Auch die Krankenkasse kann auf die Leistungserbringer zugehen und Angebote machen. Perfekt wäre die gemeinsame Entwicklung eines Integrierten Versorgungskonzeptes. Ebenso wichtig ist es für die Leistungserbringer, Klarheit über die Wünsche der Kostenträger zu haben und das eigene Angebot entsprechend zu gestalten.

7.2 Angebotsentwicklung des Krankenhauses

Krankenhausleitungen stellen sich die Frage: – Was machen wir besonders gut? Was machen wir besonders kostengünstig? Eine Leistung, die sie besonders gut, aber zu teuer produzieren, eignet sich nicht zur Leistungsausweitung. Eine Leistung, die sie zwar günstig produzieren, aber nicht den erhöhten Qualitätsanforderungen der Integrierten Versorgung entspricht, eignet sich ebenso wenig für ein Vertragsangebot in der Integrierten Versorgung. Diese betriebswirtschaftliche Banalität hat Folgen. Ohne eine halbwegs funktionierende Kostenträgerrechnung fällt es schwer, die Handlungsfelder zu bestimmen, auf denen sie sofort Vertragsangebote machen können, und jene aufzudecken, auf denen zunächst eine betriebswirtschaftliche Optimierung erfolgen muss. Zu niedrige Fallzahlen sind entweder mit der Verabschiedung aus diesem Handlungsfeld verbunden oder Ansporn, über ein Integriertes Versorgungsvorhaben an Attraktivität zu gewinnen und die Fallzahl so zu erhöhen, dass eine wirtschaftliche Leistungserbringung gesichert wird. Spätestens hier fragen Sie sich, ob das leitende ärztliche Personal Ihres Hauses bereit ist, diese Entwicklung mitzugehen. Notwendig ist die Entwicklung von Behandlungspfaden, die möglichst genau festlegen, welche Maßnahmen zur Diagnostik erforderlich sind, welche therapeutischen Maßnahmen durchzuführen sind und wie lange der gesamte Prozess dauert. Damit wäre ein erster Schritt getan. Die betriebswirtschaftliche Auswertung des Behandlungspfades schafft die Grundlage für ihre Kalkulation.

Wie steht es mit der Bereitschaft, dieses Konzept auch umzusetzen? Andere Berufsgruppen wollen gefragt sein. Was bedeutet die Umsetzung von Behandlungspfaden für die Pflege – höherer Dokumentationsaufwand? Übernahme weiterer Pflichten? Lassen sich andere Abteilungen in das Konzept einbinden (zeitgerechte Erbringung radiologischer Leistungen gemäß der Vorgaben des Behandlungspfades)? Anhand dieser wenigen Fragen wird deutlich, dass die Umsetzung von Integrierter Versorgung selbst innerhalb einer Institution zu einer Veränderung der Geschäftsprozesse führt, dass

Integration auch innerhalb der Institution gelebt werden muss, wenn die Werthaltigkeit ihres Angebots Bestand haben soll.

7.3 Auswahl der Indikationen für Integrierte Versorgung

Mit Integrierten Versorgungsverträgen setzt ein Krankenhaus oder eine Praxis Schwerpunkte für die zukünftige Entwicklung. Handlungsfelder, die sie nicht mit Integrierten Versorgungskonzepten vertraglich erschließen, werden von ihren Mitbewerbern besetzt werden und allmählich ihrem Versorgungsauftrag entzogen werden. Sie können sich auf diese Weise ihrer Schwachstellen entledigen, ohne selbst harte strukturelle Einschnitte vorzunehmen. Bei allzu zögerlichem Handeln können aber auch ihre Mitbewerber die Handlungsfelder besetzen, die sie selbst gerne weiter ausbauen wollten. Vertragsangebote zur Integrierten Versorgung sollten deshalb ihre strategischen Ziele berücksichtigen.

7.4 Gewinner und Verlierer

Ein erfolgreiches integriertes Versorgungsvorhaben kennt wenigstens drei Gewinner, die Leistungserbringer, die Kostenträger und die Versicherten, die sich in das Modell einschreiben. Wo es Gewinner gibt, gibt es auch Verlierer. Bei den Leistungserbringern sind es die, die das gleiche Leistungsspektrum anbieten, aber nicht in den Genuss der Vertragspartnerschaft zur Integrierten Versorgung kommen. Diese haben die Möglichkeit, mit anderen Kostenträgern Verträge zu schließen. Dies könnte den Vorteil des eigenen Hauses mindern, wenn Versicherte dieser Kassen zu anderen Krankenhäusern gelenkt werden. Das Interesse ihres Krankenhauses ist deshalb darauf ausgerichtet, mit einer möglichst großen Krankenkasse, wenn nicht sogar mit allen, den gleichen Vertrag abzuschließen, um den Markt abzuschöpfen.

7.5 Gründung einer Vertragspartnerschaft

Integrierte Versorgungsformen sind für alle Beteiligten neu. Ihre Auswirkungen auf die Versorgung selbst, auf die Vertragspartner und ihre Akzeptanz durch die Versicherten sind unbekannt. Selbst bei sorgfältiger Vorbereitung lassen sich nicht alle auftretenden Probleme vorausschauend beschreiben und lösen. Die Vertragspartner müssen deshalb von Beginn an die Bereitschaft zeigen, über den Vertragsabschluss hinaus konstruktiv zusammenarbeiten zu wollen. Die Verträge bedürfen der Ergänzung, Präzisierung, Erweiterung oder auch Änderung, wenn die Ziele, die jede Seite mit dem Vertrag verfolgt hat, so nicht eintreten oder erreicht werden können. Im Gegensatz zu bislang üblichen Verhandlungsritualen, bei denen bekannte Vertragsmuster unter Anpassung von Häufigkeiten und Preisen eine jährliche Neuauflage erfuhren, ist jetzt eine Entwicklungspartnerschaft zwischen den Leistungserbringern und den Kostenträgern entstanden.

7.6 Projektteam und Lenkungsausschuss

Eine Entwicklungspartnerschaft braucht einen institutionalisierten Rahmen, der das Zusammenwirken der Parteien regelt. In der Projektierungsphase kann das ein von allen Beteiligten besetztes Projektteam sein, das je nach Thematik im Verlauf der Projektentwicklung mit anderen Experten besetzt wird. Die Person des Projektleiters sollte nicht wechseln. Ein Lenkungsausschuss wacht über den Projektfortschritt und entscheidet. In der Umsetzungsphase des Vertrages begleitet der Lenkungsausschuss das Vorhaben weiter, berät auftretende Probleme und entscheidet über Problemlösungen auf einer untervertraglichen Ebene. Zu den Aufgaben eines Lenkungsausschusses können zum Beispiel gehören:

- Die Abnahme der abgestimmten Behandlungspfade
- Klärung von Auffassungsunterschieden in der Rechnungslegung und der Interpretation des Vertrages
- Bestimmen der Qualitätssicherungsmaßnahmen

Weiterhin gehört zu seinen Aufgaben die Befassung mit und gegebenenfalls die Entscheidung bei Verstößen gegen vertragliche Regelungen sowie die Beratung über:

- Zielsetzung des Projektes sowie die Änderung derselben,
- Aufnahme neuer Vertragspartner in das Projekt,
- Finanzplanung des Projektes,
- Vergütung der Leistungserbringer,
- Weiterentwicklung der Strukturen des Vergütungssystems,

- Abnahme der Berichte der externen Dienstleister sowie Genehmigung der weiteren Planung,
- Einhaltung der definierten Qualitätsanforderungen; der Lenkungsausschuss ist berechtigt,
- Entgegennahme des Berichts des Koordinationsbüros über die Umsetzung der Integrierten Versorgung,
- Beratung und gegebenenfalls Beschlussfassung über Vorschläge des Koordinationsbüros zur Verbesserung der Versorgung.

7.7 Vertragsentwicklung

Viele Köche verderben den Brei. Diese Regel gilt auch bei der Vertragsentwicklung. Je größer die Anzahl der potentiell beteiligten Vertragspartner in der Entwicklungsphase ist, umso schwerfälliger wird der Prozess. Sie können auch nicht ausschließen, dass sich potentielle Vertragspartner beteiligen, die nur die Verzögerung im Sinn haben, aber nicht den Vertragsabschluss.

Suchen sie unter den Kostenträgern an ihrem Ort nach einem starken Partner mit hoher Marktdurchdringung. Bieten sie ihm eine Entwicklungspartnerschaft an. Benennen sie die Indikationen, für die sie eine Integrierte Versorgungsform entwickeln wollen, und die Partner im ambulanten Bereich, die bereits Interesse gezeigt haben. Der Kostenträger wird prüfen, ob für seine Versicherten ein Bedarf an ihrer Dienstleistung besteht.

Gründen sie eine Projektgruppe, die die Ziele formuliert, die mit dem Vertrag erreicht werden sollen. Erst wenn sie sich auf Ziele verständigt haben, kann die eigentliche Arbeit beginnen, denn so lange die Ziele nicht feststehen, ist jeder Weg richtig und eine Projektarbeit ohne Richtung.

7.8 Entwicklung von Behandlungspfaden

Eine medizinische Projektgruppe wird die Behandlungspfade beschreiben. Jede Fachgesellschaft hat für alle relevanten Erkrankungen in ihrem jeweiligen Fachgebiet Leitlinien entwickelt. Sie stehen im Regal des Chefarztes, konkrete Auswirkungen auf die klinische Praxis müssen sie nicht haben. Warum ist das so? Leitlinien sind in der bisherigen Form für den klinischen Alltag nicht operationabel. Die wichtigste Aufgabe der Medizinischen Arbeitsgruppe besteht darin, diese bereits bekannten Leitlinien mit einer nach Behandlungstagen geordneten Dokumentationsgrundlage zu fusionieren. Dabei wird für jeden Behandlungstag das Ziel definiert, das erreicht werden soll. In einer zweiten Kategorie werden die ärztlichen Aufgaben für den jeweiligen Tag definiert, in der dritten Kategorie, die der Pflege, folgen Laboruntersuchungen, medikamentöse Behandlung, Sozialdienst und Entlassungsmanagement etc. Es wird zwischen obligaten und fakultativen Untersuchungen unterschieden. Obligate Untersuchungen sind jene, die zur Diagnosestellung und Therapieentscheidung unerlässlich sind. Diese Untersuchungen sind in jedem Fall durchzuführen und werden nicht mehr gesondert ärztlich angeordnet. Bei Pfadeintritt des Patienten können diese Untersuchungen von der Station bereits terminiert werden. Die fakultativen Leistungen werden vom Arzt nach Bedarf (z. B. Komorbidität) angeordnet. Selbstverständlich können weitere Untersuchungen aufgenommen werden, wenn die individuelle Situation des Patienten dies erfordert. Der Pfad passt sich den individuellen Erfordernissen an.

Die zwei wichtigsten Frage bei der Erarbeitung des Pfades sind: Ist die Untersuchung zur Sicherung der Diagnose notwendig? Hängt vom Ergebnis einer Untersuchung eine Differenzierung in der Therapie ab?

Nur Untersuchungsmaßnahmen, die unter diesen Fragestellungen mit „Ja" beantwortet werden, finden Aufnahme in die obligaten Untersuchungen. Diese strikte Fragestellung führt zu einem schlanken Weg von Diagnose und Therapieentscheidung.

Der Behandlungspfad wird mit einem Abweichungsprotokoll gekoppelt. Hier werden alle Vorkommnisse protokolliert, die zur Änderungen in der Reihenfolge oder Verzögerungen im Ablauf geführt haben. Die Auswertung der Abweichungsprotokolle gibt der Klinik die objektive Grundlage für die Schwachstellenanalyse. Damit eröffnen sich Chancen, sachgerecht über Fehler zu diskutieren und Lösungswege aufzuzeigen. Behandlungspfade und Abweichungsprotokolle erweisen sich damit als gutes Instrumentarium der Qualitätskontrolle und –entwicklung. Sie lösen damit auch die Forderungen nach gesicherter Qualität aus dem Integrierten Versorgungsvertrag ein.

7.9 Vergütungssystematik

Ein anderer Teil ihrer Projektgruppe wird sich mit der Vergütung befassen. Drei Hauptvarianten in der Vergütungssystematik lassen sich unterscheiden:

1. Sie benutzen die bekannten Abrechnungswege und -systeme und definieren nur für neue Leistungen oder mengenmäßige Mehrleistungen abweichende Vergütungen.
2. Sie bilden Komplexpauschalen für einen Behandlungspfad, gegebenenfalls unter Ergänzung von Zusatzentgelten für fakultative Leistungen.
3. Sie definieren ein sektorübergreifendes Budget für eine definierte Leistungsmenge bei einer definierten Anzahl von Versicherten (Patienten).

Die **Variante 1** eignet sich für Verträge zu Indikationen mit chronischen Krankheitsverläufen. Weder der Eintrittszustand des Versicherten zu Beginn noch das Resultat nach Behandlung sind in diesen Fällen vergleichbar. Eine vorausschauende Kostenkalkulation ist in diesen Fällen nicht möglich. Die Orientierung an bekannten auf (Einzel-)Leistung bezogenen Vergütungen ist für beide Vertragspartner ein sicherer Weg.

Die **Variante 2** ist geeignet für lineare Behandlungspfade mit einfach zu definierendem Eintritt und Austritt aus dem Behandlungspfad wie bei der Endoprothetik oder Herzoperationen. Hier liegt ein uniformes Vorgehen zugrunde mit nahezu identischen Resultaten.

Die **Variante 3** ist außerhalb der Sonderbedingungen, die im knappschaftlichen Verbundsystem gelten, noch nicht praktikabel. Die gemeinsame Budgetverantwortung für ambulante und stationäre Leistungen setzt Steuerungsmechanismen voraus, die bisher nicht entwickelt sind. Neben der zeitnahen Erfassung der Leistungen und des Ressourcenverbrauchs braucht es geeignete Kennziffern für die minimale und maximale Häufigkeit von Untersuchungen in einem Kollektiv, Methoden, das Inanspruchnahmeverhalten der Versicherten bzw. die Gewährung der Leistungen durch die Ärzte zu beeinflussen und gegebenenfalls auch Sanktionsmaßnahmen, um die Einhaltung der Regeln zu erzwingen. Dieses Instrumentarium steht heute noch nicht zur Verfügung und es wäre zweifelhaft, ob sich die Leistungserbringer und die Versicherten auf diese Spielregeln einlassen würden. Die Verpflichtung, mit einem bestimmten Finanzvolumen auskommen zu müssen, stimmt nicht mit dem Wunsch der Profitmaximierung der Einzelpraxis überein.

Typischerweise finden wir solche Globalbudgets deshalb im staatlich dominierten Versorgungssystem wie z. B. in Kanada, wo die medizinische Versorgung in regionalen Strukturen in Konferenzen beraten und organisiert wird.

7.10 Zusätzliche Leistungen

Die zusätzlichen Leistungen, die erst durch die integrierte Versorgungsform zusätzlich erbracht werden, fassen sie in einer IV-Pauschale zusammen, die mit der Einschreibung des Versicherten einmal fällig wird. Hierzu gehören die Entwicklungskosten des Programms, die Entwicklungskosten der Behandlungspfade, zusätzlicher Beratungs- und Betreuungsangebote (Patientenscout, Koordinationsbüro), Informationsmaterialien für die Versicherten etc.

7.11 RSA-Problematik von Pauschalen in der Integrierten Versorgung

Für die Krankenkassen ist es wichtig, eine Pauschale RSA-relevant verbuchen zu können. Kosten für die ambulante ärztliche Behandlung und Fahrtkosten sind z. B. nicht risikopoolfähig. Wenn die IV-Pauschale für einen sektorübergreifenden Integrierten Versorgungsvertrag gezahlt wird, ist der Anteil, der auf die ambulante Versorgung entfällt, auszuweisen. Verwaltungskosten sind nicht RSA-fähig. Soweit ein Verwaltungshandeln im Auftrag der Krankenkasse durch die Leistungserbringer mit der IV-Pauschale abgegolten wird, ist auch dieser Anteil auszuweisen. Unzweifelhaft können die Entwicklungskosten des Programms, auch unter Zuhilfenahme Dritter und der dafür aufgewendeten Mittel, über eine IV-Pauschale finanziert werden.

Soweit nachgelagert Ausgleichszahlungen vertraglich vereinbart werden, z. B. um Mehrleistungen (höhere Anzahl von operativen Eingriffen als im Budget vorgesehen) mit einem höheren Vergütungssatz auszustatten, als die Mehrerlösausgleichsregeln vorsehen, wollen die Krankenkassen auch diese Kosten RSA-relevant verbuchen. Eine RSA-relevante Verbuchung heißt dabei immer eine versichertenbezogene Verbuchung. Eine exakte versichertenbezogene Verbuchung ist nachgelagert nicht möglich. Die Ausgleichszahlungen sind deshalb von den Krankenkassen gleichmäßig auf alle

Versicherte zu verteilen, die im betreffenden Jahr im Rahmen des Vertrages behandelt wurden. Da mit Mehr- oder Mindererlösausgleichen im Prinzip nicht anders verfahren wird, sollte diese Regelung auch von den Aufsichtsbehörden nicht beanstandet werden.

7.12 Vertragsverhandlung

Kostenträger würden gerne einen exklusiven Vertrag mit den Leistungserbringern abschließen. Andererseits sind sie sich ihrer begrenzten Marktmacht bewusst und wissen, dass die Leistungserbringer nicht unbedingt den gleichen, wohl aber ähnliche Verträge mit anderen Kostenträgern abschließen können und dass das nicht zu verhindern ist. Sinnvoll ist deshalb das Angebot, ein Beitrittsrecht anderer Kostenträger für einen bestimmten Zeitraum (z. B. sechs Monate) auszuschließen. Dies sichert dem Kostenträger die Möglichkeit, seine Innovationsfähigkeit zur Werbung zu nutzen. Andere Kostenträger können dem Vertrag nach der Karenzzeit beitreten. Die wirtschaftlichen Interessen des Krankenhauses, eine möglichst große Anzahl der Patienten in ein Integriertes Versorgungsmodell einzuschleusen, bleiben gewahrt.

7.13 Vertragsumsetzung

Die Vertragsumsetzung setzt die Existenz der Behandlungspfade voraus. Jetzt ist festzustellen, wie die zur Einschreibung in das Programm berechtigten Patienten erkannt werden. Welche Einheiten des Krankenhauses haben den ersten Kontakt? Welche Ärzte können die Einschreibvoraussetzungen des Patienten überprüfen und ihr Vorliegen testieren? Sie bestimmen in ihrem internen Ablaufschema diese Strukturen und Personen.

Wo werden die Unterlagen der Einschreibung gesammelt? Wer leitet diese Unterlagen an die zugehörige Krankenkasse weiter? Wer schreibt die Rechnung für die jetzt fällige Integrierte-Versorgungs-Pauschale? Wie werden die eingeschriebenen Patienten in ihrem Krankenhausinformationssystem gekennzeichnet? Wie erkennen sie nach Ablauf des Jahres die Patienten in ihrer Jahresauswertung? Wer fertigt die Listen mit den Versichertendaten für die Krankenkasse?

Aus diesen Fragen wird deutlich, dass an das KI-System neue Anforderungen gestellt werden, nur wenn es diesen Anforderungen gerecht wird, ist die verwaltungstechnische Bewältigung eines Integrierten Versorgungsvertrages gesichert. Die Fülle von Regelungen, Zuständigkeiten und Fristen legen sie in einem Handbuch nieder.

7.14 Umgang mit der E-1-Statistik und Mehrerlösausgleichen

Weitere Abrechnungstücken schlummern in der Datenübertragung nach § 301 SGB V. Krankenhausleistungen im Rahmen von Integrierten Versorgungsverträgen sind zum Teil Leistungen aus dem vereinbarten Budget, eine Budgetbereinigung wird nicht vorgenommen. Mehrleistungen können aus der Anschubfinanzierung bezahlt werden. Die Mehrleistungen unterliegen, wenn nichts anderes vereinbart wird, den Mehrerlösausgleichsregelungen. Integrierte Versorgungsverträge können aber auch andere Erlösvereinbarungen enthalten, so z.B. eine Rabattierung ab der ersten Leistung. Die Krankenhäuser wollen diese Leistungen dann außerhalb des Budgets erbringen, sie also nicht in der E-1-Statistik erfassen. Damit fallen bisher über die Budgetgrenze hinaus erbrachte Leistungen in das Budget und werden voll vergütet. Die Rabattierung der IV-Leistungen wird dann durch die höheren Kosten zu Lasten Dritter finanziert. Es ist unwahrscheinlich, dass solche Verträge vor den Sozialgerichten bestehen werden. Daraus folgt zwingend, dass, soweit Budgetanteile für die Finanzierung der IV-Vertragsleistungen herangezogen werden, diese Leistungen auch in der E-1-Statistik erfasst werden müssen. Wie aber soll die Abgrenzung erfolgen? Ab welcher Leistung ist der Budgetanteil verbraucht? Wie bestimme ich überhaupt den Budgetanteil? Wie begründe ich gegenüber dem Wirtschaftsprüfer meine Eingriffe in die E-1-Statistik? Wie begründe ich die Eingriffe in eine zertifizierte Software, die die Grundlage für die Mehrerlösausgleichsberechnung liefert? Riskiere ich das Testat des Wirtschaftsprüfers?

Der Gesetzgeber hat mit den Regelungen des § 140a ff. SGB V eine Verknüpfung zwischen zwei nicht kompatiblen Rechtskreisen geschaffen, auf der einen Seite das Budgetrecht, auf der anderen die Vertragsfreiheit in Vergütungsfragen unter Ausschluss der Budgetbereinigung. Die Vertragsfreiheit kann aber nur zur Geltung kommen, wenn das Budget bereinigt wird, anderenfalls gelten die Beschränkungen des Budgetrechts fort und die Vertragsfreiheit ist ohne Substanz.

Die derzeit einzig gangbare Lösung besteht darin, alle Leistungen des Krankenhauses aus einem IV-Vertrag regulär als DRG abzurechnen. Alle Leistungen werden in der E-1-Statistik erfasst. Die Mehrerlösausgleichsregelungen werden nicht tangiert. Zwischen dem Krankenhaus und dem IV-Partner auf der Kostenträgerseite werden nachgelagerte Ausgleichszahlungen vereinbart. Nach Jahresabschluss wird festgestellt, welche Mehrleistungen angefallen sind, diese von den Vertragsparteien gewollte Leistungsausweitung und Leistungskonzentration kann nicht zu den gesetzlichen Mehrerlösausgleichbedingungen erbracht werden, sondern wird mit höheren Sätzen vergütet. Das ist auch für die Kostenträger kein Problem, zum einen werden diese Leistungen an anderen Orten nicht mehr erbracht, werden dort allenfalls als Mindererlösausgleich anfallen, zum anderen werden die Mehrleistungen aus der Anschubfinanzierung beglichen. Der Schönheitsfehler in dieser Regelung besteht in den Mitnahmeeffekten für Kostenträger, die nicht an der Integrierten Versorgung teilnehmen. Diese Kassen kommen durch die Mengensteigerung in den vermehrten Genuss des Mehrerlösausgleiches, ohne dafür etwas geleistet zu haben.

8. Facharztzentren und Medizinische Versorgungszentren im Kontext der Integrierten Versorgung

Zeitgleich mit dem erneuerten § 140a ff SGB V wurde die Errichtung von Medizinischen Versorgungszentren nach § 95 SGB V ermöglicht. Medizinische Versorgungszentren können von zugelassenen Leistungserbringern errichtet werden und sich an der vertragsärztlichen Versorgung beteiligen. Also können auch Krankenhäuser über die Beteiligung an einem Medizinischen Versorgungszentrum Einfluss auf die ambulante Versorgung nehmen.

Einige Krankenhäuser haben bereits Arztsitze aufgekauft, wagen aber zurzeit nicht, diese zu besetzen und als Medizinisches Versorgungszentrum auszuweisen, weil sie Boykottdrohungen von Vertragsärzten ausgesetzt sind. Die Achillesferse des Krankenhauses sind die Zuweiser im ambulanten Bereich. Da ist es erst recht verlockend, Zuweiserstrukturen über Medizinische Versorgungszentren aufzubauen, um sich von anderen Zuweisern unabhängiger zu machen. Beteiligungen an Medizinischen Versorgungszentren schaffen die strukturellen Voraussetzungen, um sektorenübergreifende integrierte Versorgungskonzepte leichter gestalten zu können, als mit einer Vielzahl von Einzelpraxen, die zumeist sehr individualistisch geführt werden. Zwischen Medizinischen Versorgungszentren und Krankenhäusern wären die erforderlichen Abstimmungen über sektorenübergreifende Behandlungspfade, die Abgrenzung zwischen ambulanter und stationärer Behandlung etc. leichter zu vollziehen. Auch die Erprobung neuer Vergütungsformen (kombiniertes Budget, gemeinsames Budget und Budgetverantwortung) könnte in diesem Umfeld gelingen. Einerseits ist die Errichtung von Medizinischen Versorgungszentren durch die Krankenhäuser für die Vertragsärzte der Casus belli, andererseits geht es für die Krankenhäuser in Regionen mit einem Bettenüberhang um die Aufteilung des Marktes, die Sicherung des Marktzuganges. Wenn das Krankenhaus A es nicht schafft, ein Versorgungszentrum zu gründen oder an sich zu binden, so kann es dem Nachbarkrankenhaus B gelingen. Die Zurückhaltung der Krankenhäuser muss auf den Prüfstand.

8.1 Projektentwicklungsgesellschaften

Der Weg aus der Zwangslage führt über Projektentwicklungsgesellschaften, die sich mit der Bildung von Facharztzentren bereits auskennen und auch mit der Entwicklung von Medizinsichen Versorgungszentren bereits erste Schritte machen. Beauftragen sie eine Gesellschaft mit einer Machbarkeitsstudie und lassen die Gesellschaft dann mit eigenem Kapital ein MVZ errichten. An der Betreibergesellschaft eines MVZ können sich zum Beispiel die leitenden Ärzte ihrer Klinik beteiligen. Der Sturm der Entrüstung ist voraussehbar und legt sich zu dem Zeitpunkt, an dem die Unumkehrbarkeit des Vorgangs nicht mehr zu leugnen ist. Die Gegner dieses Projekts eint die Angst vor Verlusten, sie haben aber kein eigenes Konzept entgegenzusetzen, das Identität stiftend und einen nachhaltigen Widerstand oder Konkurrenz aufzubauen in der Lage wäre.

In einem zweiten Schritt kann dann das Krankenhaus zum bevorzugten Partner des MVZs werden und sich gegebenenfalls auch an der Betreibergesellschaft beteiligen.

8.2 Facharztzentren

Eine etwas anders gelagerte Problematik finden wir bei den Facharztzentren. Grundsätzlich ist die Einrichtung von Facharztzentren auf dem Krankenhausgelände zu begrüßen. Hier lassen sich komplementäre Fachrichtungen unterbringen, die den Konsildienst für das Haus übernehmen. Aber auch mit den Fachabteilungen des Hauses korrespondierende Praxen stärken das Krankenhaus unter der Voraussetzung, dass ein partnerschaftlicher Umgang gepflegt wird. Diese Praxen können als Portal zur Klinik dienen. Die gemeinsame Nutzung aufwendiger technischer Einrichtungen verbessert die betriebswirtschaftliche Rechnung beider Seiten. Generell gilt: Je mehr Kompetenz an einem Standort gebündelt wird, umso attraktiver wird der Standort für die Patienten.

Es gibt jedoch Besonderheiten, die den zeitlichen Ablauf der Ansiedlung von Facharztpraxen am Krankenhaus bestimmen sollten. Facharztpraxen, die das ambulante Operieren am Krankenhaus vollziehen wollen, stehen im latenten Widerspruch zu den übrigen Fachärzten gleicher Fachrichtung, die nicht ambulant operieren wollen und ihre Patienten in die Klinikabteilung einweisen müssen. Wenn die Klinikabteilung das ambulante Operieren nicht anbietet, weil sie es noch nicht gelernt hat, das wirtschaftlich anzubieten, wandern diese Patienten möglicherweise zum ambulant operierenden Facharzt am Krankenhaus und damit zum unmittelbaren Konkurrenten des Einweisers ab. Die Folge: Dieser Krankenhausstandort wird gemieden werden. Bevor also operativ tätige Vertragsärzte an das Krankenhaus gebracht werden, haben die operativ tätigen Abteilungen das ambulante OP-Angebot voll zu entwickeln, um vollwertiger Partner aller übrigen Fachärzte der Fachrichtung zu bleiben.

9. Zusammenfassung

Neben all den Schwierigkeiten, die sie bei der Umsetzung der Integrierten Versorgung erwarten, als Folge der unausgereiften Gesetzgebung, der begrenzten Ressourcen für die Entwicklung der Programme, der nicht ausgereiften Kompetenz bei den Kostenträgern und anderen, liegt in der Integrierten Versorgung ein großes Entwicklungspotential für die Leistungserbringer. Integrierte Versorgungsverträge zwingen sie, sich zu Schwerpunkten zu bekennen, die Kostenträgerrechnung voranzutreiben, Behandlungspfade zu entwickeln und damit beste Voraussetzungen für das Qualitätsmanagement zu schaffen und Entwicklungs- und Verhandlungskompetenz im zukünftigen Vertragswettbewerb zu erwerben.

Und letztlich: Das Krankenhaus und alle anderen Leistungserbringer finden über die Integrierte Versorgung eine Finanzierungsquelle für die Innovation in eigener Sache.

Wolfgang Müller

Zurzeit Projektleiter für MVP und Facharztzentren

2004 Projektleitung „Integrierte Versorgung Netz Essen Onkologie" unter Beteiligung aller Primärkassen, des Alfried Krupp Krankenhauses und der Kliniken Essen-Mitte

Seit 2003 Entwicklung Klinischer Behandlungspfade

2002 Kommissarische Geschäftsführung des Arbeitsausschusses „Ärztliche Behandlung" beim Bundesausschuss für Ärzte, Siegburg (heute: Gemeinsamer Bundesausschuss)

Zuvor Aufbau der Ärztenetze in Bottrop sowie dem Saarland

1985 Leitender Oberarzt der Medizinischen Klinik des Knappschaftskrankenhauses Dortmund

Peter Möckel

MEDIZINCONTROLLING

Gliederung:

1. Einleitung

Den Begriff des Medizincontrolling gibt es erst seit einigen Jahren. 1998 wurde innerhalb der Deutschen Gesellschaft für Medizinische Informatik, Biometrie und Epidemiologie (GMDS) eine bundesweite Projektgruppe Medizincontrolling etabliert[1]. Damals waren Medizincontroller vor allem an einigen Großkliniken tätig. Mit der Einführung des DRG-Systems wurde in der überwiegenden Mehrzahl der deutschen Krankenhäuser ein Medizincontrolling eingeführt. Seit Herbst 2001 gibt es eine deutsche Gesellschaft für Medizincontrolling[2].

Bereits mit der Ergänzung der Abrechnung von tagesgleichen Pflegesätzen mit Fallpauschalen und Sonderentgelten entstand in den Krankenhäusern auf Seiten der Administration ein Bedarf nach medizinischem Know-how. Mit der seit 2003 optionalen und seit 2004 verbindlichen Einführung des DRG-Systems ist eine Abrechnung der Krankenhausfälle ohne eine sachgerechte medizinische Kodierung schlicht nicht mehr möglich. Die Wirkung des DRG-Systems geht aber für die Krankenhäuser weit über die geänderte Abrechnung hinaus. Der jetzt bestehende Anreiz, die Verweildauer möglichst zu verkürzen bei gleichzeitiger Beibehaltung oder gar Verbesserung einer hohen Behandlungsqualität, zwingt die Krankenhäuser, ihre medizinischen Abläufe grundlegend zu überprüfen und zu optimieren. Im Fallpauschalengesetz wird die Einführung eines Qualitätsmanagements und die Erstellung eines Qualitätsberichts gesetzlich gefordert. Die Zusammenarbeit von Ärzteschaft und Administration war und ist in vielen Häusern auf beiden Seiten von Vorbehalten und Misstrauen geprägt, man spricht keine „gemeinsame Sprache".

Welche Anforderungen ergeben sich daraus für das Medizincontrolling? Zunächst sicher die Erlössicherung im neu eingeführten Abrechnungssystem. In der Mitarbeiterschaft ist insgesamt ein Verständnis für das neue Abrechnungssystem zu wecken. Ein Berichtswesen muss implementiert werden. Nicht zu unterschätzen ist die interne Beratung und die Funktion als „Dolmetscher" zwischen den Ärzten und den in der Administration Tätigen. Die Weiterentwicklung der Krankenhausorganisation beinhaltet das Krankenhaus-Informationssystem, die Entwicklung von klinischen Pfaden und Behandlungsstandards, die Mitarbeit bei der Einrichtung eines Qualitätsmanagementsystems sowie die Öffnung des Krankenhaus über die stationäre Versorgung hinaus in Richtung ambulantes Operieren, integrierte Versorgung und medizinisches Versorgungszentrum (Tabelle 1).

Tabelle 1: Aufgaben des Medizincontrollings

Aufgaben des Medizincontrollings
• Unterstützung bei der Einführung des DRG-Systems
• Sicherung der Dokumentations- und Kodierqualität
• Erlös- und Abrechnungsmanagement
• Berichtswesen
• Vorbereitung der Budgetverhandlungen
• Strategische Leistungsplanung
• Internes und externes Benchmarking
• Interne Beratung
• Qualitätssicherung und Qualitätsmanagement
• Organisationsweiterentwicklung im Krankenhaus
• Weiterentwicklung der IT-Systeme im Krankenhaus
• Klinische Pfade und Behandlungsstandards
• Integrierte Versorgung

Eine allgemein akzeptierte Definition, was Medizincontrolling bedeutet, gibt es bisher nicht.

2. Anforderungsprofil des Medizincontrollers

Für die Tätigkeit sind umfassende Kenntnisse medizinischer Zusammenhänge und Abläufe unabdingbar. Ein rein theoretisches Medizinstudium ist dafür nicht ausreichend. Daneben sind gute Kenntnisse in Betriebswirtschaft, Krankenhausrecht und Sozialgesetzgebung notwendig. Gute Kenntnisse der Informatik und EDV-Technologie, aber auch Beherrschung der Methoden aus dem Prozess- und Qualitätsmanagement sowie von Moderations- und Präsentations-Techniken sind erforderlich[3,4]. Daher sind Medizincontroller meist Ärzte, oft Fachärzte mit einer längeren klinischen Tätigkeit, mit einer betriebswirtschaftlichen Zusatzqualifikation. Auch aus der Krankenpflege heraus ist eine Weiterentwicklung in Richtung Medizincontrolling möglich.

Der umgekehrte Weg einer betriebswirtschaftlichen Ausbildung mit dem Erwerb medizinischer Kenntnisse ist ebenfalls denkbar. Allerdings ist der Erwerb medizinischer Kenntnisse außerhalb eines Medizinstudiums oder einer Pflege-Ausbildung derzeit kaum möglich.

Tabelle 2: Anforderungsprofil des Medizincontrollers

Anforderungsprofil Medizincontroller
• Medizinische Hochschulausbildung
• Betriebswirtschaftliche Zusatzausbildung
• Gute Kenntnisse in Krankenhausrecht und Sozialgesetzgebung
• Mehrjährige berufliche Praxis im Krankenhausbereich
• Gute Kenntnis in Informatik und EDV-Technologie
• Beherrschung von Methoden aus Prozess- und Qualitätsmanagement
• Beherrschung von Moderations- und Präsentationstechniken
• Teamfähigkeit, soziale Kompetenz

3. Anbindung des Medizincontrollings

Das Medizincontrolling ist häufig der kaufmännischen Geschäftsführung, manchmal auch dem ärztlichen Direktor in Form einer Stabstelle direkt zugeordnet. Auch Positionen im Zusammenhang mit dem Finanzcontrolling oder der Patientenabrechnung sind möglich.

Einzelne Ärzte einer medizinischen Fachabteilung können als so genannte DRG-Beauftragte Teile der Tätigkeit des Medizincontrolling übernehmen. Es handelt sich hier vor allem um die Kodierungs- und Dokumentationsaufgaben.

In kleineren Häusern kann es auch die Variante mit einer Teilzeittätigkeit im klinischen Bereich und im Medizincontrolling geben. Problematisch können der dabei entstehende zeitliche Konflikt und das „Dienen gegenüber zwei Herren" sein. Es müssen hier klare Regelungen der Abgrenzung der beiden Tätigkeiten getroffen werden.

4. Aufgaben des Medizincontrollings

4.1 Einführung des DRG-Systems

Das DRG-System verlangt von allen an der Patientenversorgung beteiligten Berufsgruppen neben der medizinischen eine betriebswirtschaftliche Orientierung. Eine Akzeptanz des Systems kann man nur über eine gute Kenntnis der Inhalte und Grundprinzipien des Systems erreichen. Der Schulungsbedarf ist erheblich. So müssen z. b. die Wiederaufnahmeregeln allen am Aufnahmeprozess beteiligten Ärzten, Pflege- und administrativen Kräften bekannt sein. Aber auch eine EDV-Abteilung muss bei der Einführung der entsprechenden Software über die Grundzüge des Systems informiert sein.

4.2 Sicherung der Dokumentations- und Kodierqualität

Zur Abrechnung der Fallpauschalen bedarf es einer medizinisch korrekten Kodierung aller Krankenhausfälle entsprechend der deutschen Kodierrichtlinien und der zugrunde liegenden Kodierwerke ICD und OPS. Bei einer Unterkodierung gehen dem Krankenhaus Erlöse verloren, bei einer Überkodierung werden bei einer zu erwartenden Überprüfung durch den medizinischen Dienst nicht relevante Diagnosen gestrichen werden und die zunächst erzielten Erlöse reduziert. Bei einer grob fahrlässigen Überkodierung sieht das Fallpauschalengesetz eine Rückzahlung des doppelten Betrags vor. Die Regelwerke müssen Gegenstand regelmäßiger Schulungen sein. Die jährliche Aktualisierung mit zum Teil erheblichen Änderungen ist dabei zu berücksichtigen.

Die Kodierung muss mit der Dokumentation in der Krankenakte übereinstimmen. Diese Dokumentation ist nicht neu, hatte bis jetzt aber nur eine medizinische und forensische Bedeutung. Da auch so genannte Pflegediagnosen den Schweregrad einer Fallpauschale erheblich steigern können, ist die Pflege in die Kodierung mit einzubeziehen.

Ein nicht unerhebliches Problem der Kodierung liegt darin begründet, dass die Kodierregeln und die medizinische Logik nicht unbedingt übereinstimmen. Die Kodierung zu Abrechnungszwecken verwendet zwar ein medizinisches Dokumentationssystem, ist aber ökonomisch geprägt und nicht medizinisch.

Nachdem bei der Einführung des DRG-Systems zunächst weitgehend davon ausgegangen wurde, die Kodierung der medizinischen Diagnosen und Prozeduren durch die Ärzte durchführen zu lassen, besteht inzwischen die Tendenz, dies Kodierfachkräften zu übertragen. Der behandelnde Arzt kennt seine Patienten und den Verlauf natürlich am besten. Aber kennt er auch die Kodierregeln? Gerade in großen Kliniken findet ein häufiger Personalwechsel im ärztlichen Bereich statt, der Schulungsbedarf ist daher sehr groß. Der ärztliche Dienst ist mit Dokumentationsaufgaben sehr stark belastet. In Zeiten eines zunehmenden Ärztemangels in den Kliniken kann durch eine zumindest teilweise Entlastung die Attraktivität für zu besetzende Arztstellen gesteigert werden.

Kodierfachkräfte sollten medizinische Kenntnisse haben, sie müssen zumindest die Fachterminologie beherrschen. Es sind meist Mitarbeiter aus der Pflege, die sich weiterbilden, aber auch medizinische Dokumentare. Es gibt inzwischen diverse Weiterbildungen zum „Casemix Performer" oder zur „klinischen Kodierfachkraft". Sie werden dem Medizincontrolling zugeordnet.

Die Kodierung muss überprüft und vor der Übermittlung der Daten an die Kostenträger freigegeben werden. Dafür gibt es Stufenkonzepte mit einer dezentralen Überprüfung und Freigabe auf Abteilungsebene durch einen DRG-Beauftragen und einer anschließenden zentralen Freigabe durch das Medizincontrolling. Auch andere Konzepte sind möglich.

4.3 Erlös- und Abrechnungsmanagement

Der Abrechnungsalltag in den Kliniken wurde bereits vor Einführung des DRG-Systems durch Überprüfungen durch den Medizinischen Dienst der Krankenkassen bestimmt. Dabei wurde vor allem die Notwendigkeit der stationären Behandlung an sich überprüft. Dabei bedeutet eine primäre Fehlbelegung, die Behandlung hätte insgesamt ambulant erfolgen können. Bei der sekundären Fehlbelegung werden einzelne Behandlungstage, zum Beispiel der präoperative Tag oder die letzten Tage der stationären Behandlung, infrage gestellt. Mit Einführung des DRG-Systems hat zumindest die Frage nach der sekundären Fehlbelegung an Bedeutung verloren, Behandlungstage innerhalb der oberen Grenzverweildauer werden naturgemäß nicht durch die Kostenträger nachgefragt. Dafür hat jetzt die Überprüfung der Kodierung und damit die Eingruppierung in die richtige Fallpauschale eine zentrale Bedeutung. Mittlerweile werden bis zu zehn Prozent der Krankenhausfälle von den Kostenträgern nachgefragt oder durch den medizinischen Dienst in Form von Einzelfallprüfungen überprüft. So wurde bei Überprüfungen durch den MDK Hessen in bis zu 30 Prozent der überprüften Fälle die Hauptdiagnose geändert, in bis zu 70 Prozent eine oder mehrere der angeführten Nebendiagnosen[5]. Die Änderungen der abgerechneten DRGs sowohl zugunsten der Krankenkassen als auch zugunsten der Krankenhäuser sind erheblich. Auch wenn man bedenkt, dass diese Fälle in der Regel durch die Kostenträger vorausgewählt sind, so wird daraus deutlich, wie stark die Kodierung und damit das Abrechnungssystem noch zu verbessern ist. Gerade bei der direkten Diskussion mit den Ärzten des MDK sieht man häufig, wie viel Spielraum die Kodierrichtlinien in manchen Fällen bieten und welche unterschiedlichen Interpretationsmöglichkeiten der Kodierung ein klarer medizinischer Fall bieten kann.

Die im Fallpauschalengesetz vorgesehene Stichprobenprüfung nach §17c KHG sieht abweichend von der Überprüfung der Abrechnung eines Einzelfalls vor, dass die Kostenträger gemeinsam den MDK beauftragen. Eine nach klaren Kriterien ausgewählte Stichprobe von Krankenhausfällen wird überprüft. Das Ergebnis kann dann auf die Gesamtheit der Stichprobe hochgerechnet werden.

Die Fallpauschalenverordnung legt fest, welche DRG-Fälle zusammenzuführen sind. Diese Regeln sind zwar zum großen Teil formal, in der Praxis steckt hier jedoch ein erhebliches Konfliktpotential in der Auseinandersetzung mit den Kostenträgern und dem Medizinischen Dienst. Ohne Kenntnisse von medizinischen Zusammenhängen sind diese Auseinandersetzungen nicht erfolgreich zu führen.

4.4 Berichtswesen

Das Berichtswesen dient der zeitnahen Information des Krankenhausmanagements und der weiteren Führungskräfte, gerade auch im ärztlichen Bereich. Fast alle Erlöse und ein Großteil der Kosten werden direkt oder indirekt durch die medizinischen Leistungserbringer veranlasst. Ohne Schaffung von Transparenz sowohl der Leistungserbringung als auch der dadurch bedingten Kosten ist eine effektive Steuerung kaum möglich.

Das Leistungsgeschehen im Krankenhaus wurde bisher sehr verdichtet mit den Parametern Pflegetage, Fallzahl und Verweildauern dargestellt[6]. Unter DRG-Bedingungen gehören hierzu der Casemix, Casemix-Index und die Datenqualität sowohl auf Krankenhausebene als auch auf Ebene der einzelnen Fachabteilungen. Die wichtigsten DRGs sind einzeln darzustellen (z.B. Top 10, Top 30), wobei hier einer Sortierung nach Casemix und damit nach Erlös gegenüber der Fallzahl der Vorzug zu geben ist. Die Berichtsform hängt von der EDV-Ausstattung des Krankenhauses ab, in vielen Fällen wird man auf selbst erstellte Berichte zurückgreifen müssen. Eine zusätzliche grafische Darstellung kann zur Verdeutlichung sehr nützlich sein.

Der ab dem Jahr 2005 gesetzlich geforderte Qualitätsbericht beinhaltet neben sonstigen Strukturdaten des Krankenhauses auch Leistungsdaten, die durch das Medizincontrolling zu liefern sind.

4.5 Vorbereitung und Mitwirkung bei Budgetverhandlungen

Bei den Budgetverhandlungen ist eine Leistungsplanung vorzulegen. Das Formular E1 beinhaltet alle DRGs, die das Krankenhaus zu erbringen plant. Für jede DRG werden die Zu- und Abschläge bei Unter- bzw. Überschreitung der Grenzverweildauer oder bei Verlegung aufgeführt. Aus dieser Planungsgrundlage ergeben sich die Grundgrössen Fallzahl, Casemix und Casemix-Index. Mit dem vereinbarten Krankenhausbudget wird daraus die krankenhausindividuelle Basisrate errechnet. In der Konvergenzphase von 2004–2008 wird diese krankenhausindividuelle Basisrate an eine landesweite Basisrate angepasst.

Die Planung sollte möglichst nahe an die real erreichte Leistungsmenge kommen. Eine Über- oder Unterschreitung der Fallmenge und eine Unterschreitung des vereinbarten Casemix wird teilweise ausgeglichen, eine Überschreitung des Casemix wird als Upcoding angesehen und nicht ausgeglichen, wenn sie nicht begründet nachgewiesen werden kann. Die Leistungsplanung ist auf Basis der Vorjahre und in enger Abstimmung mit den leistungserbringenden Fachabteilungen zu erstellen.

4.6 IT-Systeme, Krankenhaus-Informations-System

Eine Abrechnung im DRG-System ist ohne EDV-Unterstützung nicht möglich. Bei der Kodierung helfen Kodiertools, die in das Krankenhaus-Informations-System eingebunden sind. Die Abrechnung erfolgt über einen Grouper, ein EDV-Programm, in das die Diagnosen, Prozeduren und weitere Daten wie z. B. Alter, Beatmungszeiten usw. eingegeben werden und das daraus die Fallpauschale errechnet.

Die allgemeine Situation im medizinischen EDV-Bereich zahlreicher Krankenhäuser ist derzeit geprägt von einer teilweise mangelhaften Systemintegration, fehlender Nutzerorientierung mit häufig redundanter Dateneingabe und nicht ausreichender Prozessorientierung. Notwenig ist ein strategisches EDV-Konzept. Die Geschäftsführung, die medizinischen Fachabteilungen und die EDV-Abteilung können beim Ausbau eines praxisgerechten IT-Systems durch das Medizincontrolling unterstützt werden.

4.7 Interne Beratung

Das Medizincontrolling berät den ärztlichen Dienst in betriebswirtschaftlichen Dingen und die Administration in medizinischen Fragen. Gerade der Informationsbedarf dezentraler ärztlicher Entscheidungsträger hat durch die Ausweitung von Leistungs- und Finanzverantwortung auf Abteilungsebene deutlich zugenommen. Das Medizincontrolling spielt damit eine Mittler- und „Dolmetscher"-Rolle zwischen den verschiedenen Berufsgruppen im Krankenhaus, die teilweise erstaunlich wenig voneinander wissen und deren Umgang miteinander durchaus auch von Misstrauen geprägt sein kann.

4.8 Qualitätsmanagement, Qualitätsbericht

Die Einführung eines Qualitätsmanagements wird im Fallpauschalengesetz gesetzlich gefordert. Die Möglichkeit der Zertifizierung eines Qualitätsmanagementsystems hat eine entsprechende Öffentlichkeitswirkung. Inwieweit das Medizincontrolling hier eingebunden wird, bleibt jedem Krankenhaus selbst überlassen.

Erstmals muss im Jahr 2005 für das Jahr 2004 von jedem Krankenhaus ein Qualitätsbericht im Internet veröffentlicht werden. Form und Inhalt ist weitgehend durch die Selbstverwaltung vorgegeben, es bleibt aber in einem Systemteil genügend Raum für die Darstellung eigener Stärken und Besonderheiten. Der allgemeine Basisteil enthält in erster Linie zentrale Strukturen und Leistungsdaten des Krankenhauses, die durch das Medizincontrolling geliefert werden. Weiter enthalten sind apparative Ausstattung, therapeutische Möglichkeiten und Personalausstattung sowie die Teilnahme an der gesetzlichen Qualitätssicherung.

Der Qualitätsbericht dient vor allem der Information der interessierten Öffentlichkeit. Er wird aber maschinenlesbar den Kostenträgern übermittelt und kann auch Basis für die Bildung von Empfehlungen sein. Eine Auswertung der Berichte und Zusammenfassung zu einem Ranking ist zu erwarten.

4.9 Medizinisches Prozessmanagement, Einführung von Behandlungsstandards und klinischen Pfaden

Das neue Abrechnungssystem hat die ökonomischen Anreize der Krankenhausbehandlung völlig verändert. Je schneller die Patienten versorgt werden und je weniger Komplikationen auftreten, desto günstiger. Das medizinische Prozessmanagement befasst sich mit der Planung, Organisation und Steuerung der Patientenversorgung. Durch die Festlegung von Behandlungsstandards oder internen Behandlungs-Leitlinien wird die medizinische Behandlung von bestimmten Krankheitsbildern strukturiert.

Die Entwicklung von klinischen Behandlungspfaden[7] geht darüber weit hinaus. Der klinische Pfad beschreibt den optimalen Weg eines Patienten mit einem definierten Krankheitsbild mit seinen wesentlichen diagnostischen und therapeutischen Leistungen in zeitlicher Reihenfolge. Interdisziplinäre und interprofessionelle Aspekte finden ebenso Berücksichtigung wie Elemente zur Steuerung und ökonomischen Bewertung. Der klinische Pfad ist damit dem neuen Mitarbeiter Orientierungshilfe, dem leitenden Arzt und der Pflegedienstleitung dient er als Führungs- und Steuerungsinstrument. Im besten Fall wird der Dokumentationsaufwand reduziert bei gleichzeitiger Verbesserung der Qualität der Dokumentation. Der Prozess sollte durch entsprechende EDV-Lösungen bei der Dokumentation und der Bereitstellung von Dokumenten unterstützt werden.

Peter Möckel

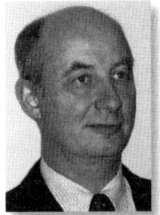

Facharzt für Chirurgie, Medizincontroller im Krankenhaus Sachsen-hausen, Frankfurt am Main

Dort bis 2002 parallel Oberarzt der Chirurgie, zuvor Assistenz in den Städtischen Kliniken Darmstadt

Seit Oktober 2004 Vorsitzender der Landesgruppe Hessen AG Medizincontrolling der GMDS

2003 Abschluss als Krankenhausbetriebswirt (VWA)

Dipl.-Pflegewirtin Gesine Dannenmaier

QUALITÄTSMANAGEMENT – DIE KTQ®-ZERTIFIZIERUNG

*Ein spezifisches Zertifizierungsverfahren zum Qualitäts-
nachweis von Einrichtungen des Gesundheitswesens der
Kooperation für Qualität und Transparenz im Gesundheitswesen – KTQ®-GmbH*

Gliederung:

1. Hintergrund

Die Kooperation für Transparenz und Qualität im Gesundheitswesen GmbH
wurde 2001 mit dem Ziel gegründet, ein für die Krankenhäuser freiwilliges
Zertifizierungsverfahren zur Verfügung zu stellen, um damit die kontinuierliche Verbesserung des internen Qualitätsmanagements zu fördern. Das zunächst krankenhausspezifische Zertifizierungsverfahren der KTQ®-GmbH
wurde nach Abschluss der Testphase zum 01. Januar 2002 in den Routinebetrieb überführt und mittlerweile durch spezifische Fragebereiche für Universitätskliniken bzw. Einrichtungen mit Maßregelvollzug erweitert. In
Ergänzung zum Krankenhaus bietet die KTQ®-GmbH seit Oktober 2004 auch
ein Zertifizierungsverfahren für den „Niedergelassenen Bereich (Arzt-, Zahn-

arzt- und Psychotherapiepraxen sowie Medizinische Versorgungszentren und Praxen mit Schwerpunkt Pathologie)"; seit Oktober 2005 ein Verfahren für „Rehabilitationskliniken" und seit November 2006 eines für „stationäre und teilstationäre Pflegeeinrichtungen, ambulante Pflegedienste, Hospize und alternative Wohnformen" an. Demzufolge beinhaltet das KTQ®-Zertifizierungsverfahren für Einrichtungen des Gesundheitswesens die derzeit einzigste spezifische Zertifizierungsoption aller Leistungserbringer im Sinne der Kooperation und Vernetzung, wie aus Abb. 1 ersichtlich.

Abb. 1: KTQ®-Philosophie: Kooperation & Vernetzung

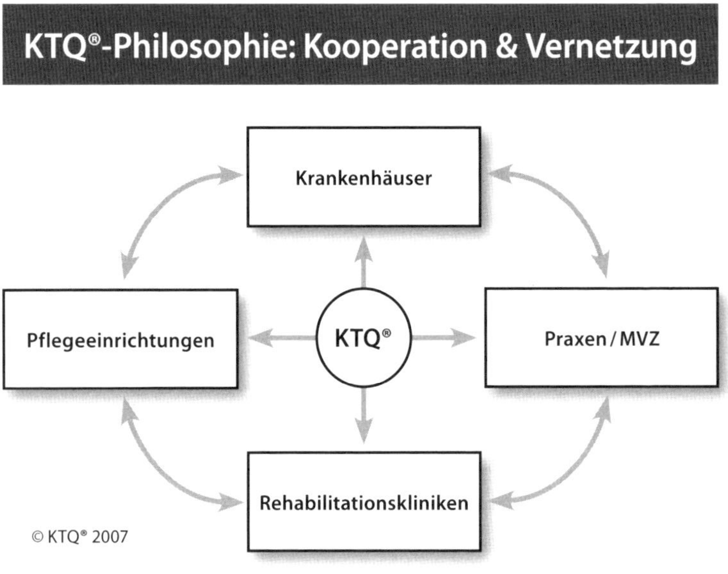

Die KTQ®-GmbH ist eine Gesellschaft der Spitzenverbände der Krankenkassen, der Bundesärztekammer, der Deutschen Krankenhausgesellschaft e.V. und des Deutschen Pflegerates e.V. Mit Beginn des Routinebetriebes im „Niedergelassenen Bereich" ist der Hartmannbund – Verband der Ärzte Deutschlands e.V. – ebenfalls Gesellschafter der KTQ®-GmbH geworden. Ziel der für die vorweg benannten Bereiche freiwilligen Zertifizierungsverfahren ist es, Geschäftsführung und Mitarbeiter der jeweiligen Einrichtung zu motivieren, ein internes Qualitätsmanagement im Sinne der Patientenorientierung zu implementieren bzw. deren bisher existierendes in diesem Sinne kontinuierlich weiterzuentwickeln. Im Mittelpunkt steht neben der Patientenorientierung die Betrachtung der Prozessabläufe. Dies findet berufsgruppen- und hierarchieübergreifend sowie interdisziplinär statt.

Ein wichtiger Grundsatz der Verfahren war von Beginn an der Bezug zur Praxis, um eine möglichst hohe Akzeptanz bei allen Mitarbeitern in den jeweiligen Versorgungsbereichen und -einrichtungen zu erzielen. Nach dem Leitgedanken „aus der Praxis – für die Praxis" konstituiert die KTQ®-GmbH Arbeitsgruppen, die mit Praktikern, z. B. im „Niedergelassenen Bereich" mit niedergelassenen, praktizierenden Ärzten und Arztfachhelferinnen, besetzt wurden. Die KTQ®-Arbeitsgruppen haben die Aufgabe, Themengebiete (Kategorien) zur Überprüfung des Qualitätsmanagements in den jeweiligen Versorgungsbereichen, z. B. Krankenhaus bzw. Rehaklinik oder Praxen, festzulegen. Die Ergebnisse der Arbeitsgruppen bilden die Basis der KTQ®-Kataloge für den jeweiligen Bereich.

2. Das KTQ®-Zertifizierungsverfahren

Der gesamte Zertifizierungsprozess lässt sich in drei Phasen unterteilen:
1. in die Selbstbewertung,
2. die Fremdbewertung und
3. die abschließende Vergabe des Zertifikates mit der zeitgleichen Veröffentlichung des Qualitätsberichtes auf der KTQ®-Homepage.

2.1 Selbstbewertung

Die Selbstbewertung ist die Gesamtdarstellung derjenigen Einrichtung, wie z. B. die eines Krankenhauses oder einer Pflegeeinrichtung, die sich auf das jeweils gültige KTQ®-Manual desjenigen Bereiches stützt, zu dem die Einrichtung gehört. In der Selbstbewertung werden die im KTQ®-Katalog beschriebenen Strukturdaten und Anforderungen zu den einzelnen Prozessabläufen kritisch hinterfragt. Dazu sind die Kategorien und Subkategorien des Kataloges mit einer Vielzahl von Kriterien hinterlegt. Sie dient der Einrichtung zur IST-Analyse bzw. Standortbestimmung. Bei der Selbstbewertung beurteilen und bewerten die Mitarbeiter ihre Leistungen in den folgenden sechs Kategorien:

1) Patientenorientierung
2) Mitarbeiterorientierung
3) Sicherheit
4) Informations- und Kommunikationswesen
5) Führung
6) Qualitätsmanagement.

Jeder KTQ®-Katalog hat insgesamt drei Ordnungsebenen: Kategorien, Subkategorien und Kriterien. Die vorgenannten sechs Kategorien benennen Themen, die sich im Rahmen der Entwicklung des KTQ®-Verfahrens für die Zertifizierung des Qualitätsmanagements bewährt haben. Die Kategorien sind thematisch in verschiedene Subkategorien unterteilt, von denen die nächstfolgende Ebene der Kriterien abgeleitet wird.

Das nachfolgende Beispiel für die Ordnungsebenen aus der ersten Kategorie soll dies verdeutlichen:

Kategorie
1. Patientenorientierung im Krankenhaus
    Subkategorie
    1.1 Vorfeld der stationären Versorgung und Aufnahme
        Kriterien
        1.1.1 Die Vorbereitungen einer stationären Behandlung
            sind patientenorientiert.
        1.1.2 Orientierung im Krankenhaus
        1.1.3 Patientenorientierung während der Aufnahme
        1.1.4 Ambulante Patientenversorgung

Im zurzeit aktuellen KTQ®-Katalog für Krankenhäuser – Version 5.0 gibt es sechs Kategorien, 21 Subkategorien und 72 Kriterien.

Ein Kriterium stellt den zu bewertenden Sachverhalt bei der Selbst- und Fremdbewertung dar. Zu jedem Kriterium sind entweder konkrete oder allgemeine Fragen dokumentiert, die im Rahmen der Selbstbewertung beantwortet und bewertet werden müssen, wenn sie für die zu bewertenden Einrichtung, z. B. einem Krankenhaus, zutreffen.

Plan:	Beschreiben Sie die Planung der Prozesse, auf die sich das Kriterium bezieht, sowie die geregelten Verantwortlichkeiten.
Do:	Beschreiben Sie den „Ist-Zustand" bzw. die Umsetzung der Prozesse, auf die sich das Kriterium bezieht.
Check:	Beschreiben Sie, wie die regelmäßige, nachvollziehbare Überprüfung und Bewertung der Zielerreichung der im Do dargestellten Prozesse erfolgt, ggf. gemessen an den Zielen des Plan (Kennzahlen, Messgrößen).
Act:	Beschreiben Sie die Verbesserungsmaßnahmen, die Sie aus den Ergebnissen des Check abgeleitet haben. • Nehmen Sie bitte Bezug auf alle Prozessbeschreibungen, die im Do und Check beschrieben sind. • Beschreiben Sie, wie diese Verbesserungsmaßnahmen ggf. in die erneute Prozessplanung einfließen.

Als Unterstützung dient hierzu die **KTQ®-Bewertungssystematik**, die auf der Grundlage des *Plan-Do-Check-Act-Zyklus* (Abb. 2) sowie dem *Erreichungs- und Durchdringungsgrad* basiert:

Um eine *Bewertung* der KTQ®-Kriterien vorzunehmen, bedarf es der Prüfung des Erreichungs- und des Durchdringungsgrades. Die nachfolgenden Erläuterungen dienen dem besseren Verständnis der zwei Bewertungsebenen.

* Der **Erreichungsgrad** beschreibt die Erfüllung der Kriterien (die Qualität), ausgedrückt durch die das Kriterium erläuternden Fragen.
* Der **Durchdringungsgrad** beschreibt die Breite der Umsetzung über alle Bereiche bzw. Fachabteilungen. Der Durchdringungsgrad erfragt somit, ob das Vorgehen in allen relevanten Bereichen angewandt wird.

Bei der *Bepunktung* setzt sich der Kriterienpunktwert aus der Addition der Plan-, Do-, Check- und Act-Schritte zusammen. Die Bepunktung erfordert zunächst die getrennte Bewertung des Erreichungs- und Durchdringungsgrades. Die beiden Bewertungen der einzelnen PDCA-Schritte werden über das arithmetische Mittel zu einer Gesamtbewertung zusammengeführt. Dabei wird der Do-Schritt **(0 bis 9 Punkte)** punktmäßig höher bewertet als die übrigen Plan-, Check- und Act-Schritte **(0 bis 3 Punkte),** da er die Umsetzung der Kriterienanforderungen in der täglichen Krankenhauspraxis darstellt. Die *Punktwerte* entsprechen der Skala: nicht (0), ansatzweise (1), teilweise (2) und umfassend (3) erfüllt; entsprechend sind für Do noch detailliertere Abstufungen möglich.

Abb. 2: PDCA-Zyklus

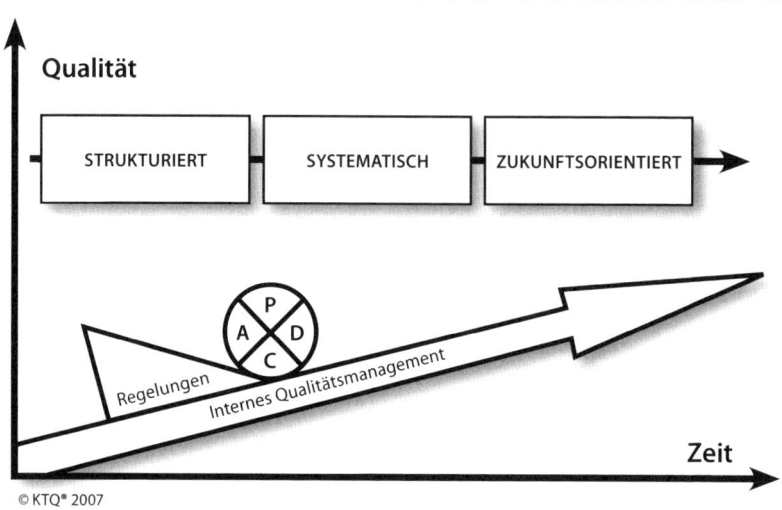

Darüber hinaus unterscheidet das KTQ®-Verfahren zwischen **Kernkriterien** und **Kriterien.** Ein *Kernkriterium* wird so genannt, weil seine Inhalte während der KTQ®-Pilotphase von den beteiligten Krankenhäusern und den beteiligten KTQ®-Visitoren als „unverzichtbar" für das Erreichen guter Qualität im Krankenhaus identifiziert wurden. Demzufolge werden die Kernkriterien bei der Bewertung mit dem Multiplikator 1,5 gewichtet, um ihre Wichtigkeit im Hinblick auf die Ziele des KTQ®-Verfahrens zu verdeutlichen: Die Weiterentwicklung des Qualitätsmanagements unter besonderer Berücksichtigung der Patientenorientierung. Die weiteren Kriterien werden nicht gewichtet. Jedem Kriterium bzw. jedem Kernkriterium ist eine Bewertungsmatrix zugeordnet, die die jeweils maximal erreichbare Punktzahl (18 Punkte für Kriterien, bzw. 27 Punkte für Kernkriterien) abbildet. Die Summe aller Kriterienpunkte ergibt die KTQ®-Gesamtpunktzahl für die jeweilige Einrichtung.

Zur Verdeutlichung der vorherigen Ausführungen zur KTQ®-Kriterienstruktur sowie zur KTQ®-Bewertungssystematik folgt hier exemplarisch die Darstellung eines Kriteriums aus dem KTQ®-Katalog für Krankenhäuser – Version 5.0:

Integration der Patienten in die Behandlungsplanung

Die Festlegung des Behandlungsablaufes erfolgt unter Einbeziehung des Patienten.

Plan	Do
• Die Prozessplanung ist systematisch und strukturiert. • Es gibt eine explizit dokumentierte kriteriumsabhängige Prozessplanung inklusive Zielformulierung. • Die Verantwortlichen werden zu jedem Prozess dokumentiert.	• Die Prozesse sind strukturiert umgesetzt.

0	1	2	3	0	1	2	3	4	5	6	7	8	9

Beschreiben Sie die Planung der Prozesse, auf die sich das Kriterium bezieht, sowie die geregelten Verantwortlichkeiten in Ihrer Klinik.

1. Beschreiben Sie Ihre Planungen zur Integration des Patienten in die Behandlungsplanung.

2. Wie ist das Vorgehen der Mitarbeiter bei ablehnender Haltung des Patienten bzw. seiner Angehörigen gegenüber diagnostischen und therapeutischen Maßnahmen geregelt?

3. Uni.: Beschreiben Sie Ihre Planungen zur Wahrung der Patientenrechte bei der Ausbildung von Studenten.

4. Uni.: Wie ist geregelt, dass Patienten über zusätzliche diagnostische Maßnahmen, die der Forschung und Lehre dienen, informiert werden?

5. Forensik: Bescheiben Sie Ihre Planungen zur Integration des Patienten in die Planung, Besserung und Sicherung der Behandlung.

Beschreiben Sie den „Ist-Zustand" bzw. die Umsetzung der Prozesse, auf die sich das Kriterium bezieht.

1. Wie werden bei der Festlegung des Behandlungsplanes die Ressourcen und Wünsche des Patienten berücksichtigt?

2. Wie informieren Sie den Patienten, ggf. dessen Angehörige oder gesetzlicher Vertreter, über wesentliche durchzuführende Behandlungsschritte und pflegerische Maßnahmen?

3. Wie werden Patienten mit infauster Prognose umfassend über die Möglichkeiten einer palliativen Behandlung informiert?

4. Wie werden die sprachlichen, kulturellen und religiösen Besonderheiten berücksichtigt (z. B. fremdsprachige Informationsbögen, Umgang mit religiös begründeten Patientenwünschen)?

5. Psych.: Wie ist sichergestellt, dass bei ggf. notwendigen Zwangsmaßnahmen bzw. Behandlungen gegen den Willen des Patienten die Persönlichkeitsrechte des Patienten gewahrt bleiben?

6. Uni.: Wie gewährleisten Sie, dass Patienten in klinischen Studien ihre Einwilligung nach Good Clinical Practice / Arzneimittelgesetz geben?

7. Uni.: Inwieweit werden die Patienten darüber informiert, wie sie in die Belange der Lehre involviert werden (z. B. Unterricht am Krankenbett , Vorstellung in der Vorlesung, zusätzliche diagnostische Maßnahmen, Prüfungen)?

Check

- Die Effektivität des Vorgehens und die Umsetzung der dargestellten Prozesse werden regelmäßig gemessen.
- Überprüfung und Bewertung der Zielerreichung

0	1	2	3

Beschreiben Sie, wie die regelmäßige, nachvollziehbare Überprüfung und Bewertung der Zielerreichung der im Do dargestellten Prozesse erfolgt, ggf. gemessen an den Zielen des Plan (Kennzahlen, Messgrößen).

Inwieweit überprüfen Sie, ob die verantwortlichen Mitarbeiter in angemessener Weise auf die Patienten und deren Angehörige eingehen?

Act

- Die Ergebnisse der Messungen werden analysiert und genutzt, um Verbesserungen zu identifizieren, zu priorisieren, zu planen und einzuführen.

0	1	2	3

Beschreiben Sie die Verbesserungsmaßnahmen, die Sie aus den Ergebnissen des Check abgeleitet haben.

- Nehmen Sie Bezug auf alle Prozessbeschreibungen, die im Do und Check beschrieben sind.
- Beschreiben Sie, wie diese Verbesserungsmaßnahmen ggf. in die erneute Prozessplanung einfließen.

Bewertung:

PDCA-Schritt	Maximal erreichbare Punkte jeweils für (E) und (D)	Erreichungs-grad (E)	Durchdrin-gungsgrad (D)	ERGEBNIS
Plan	3	E:	D:	_ (E+D)
Do	9	E:	D:	_ (E+D)
Check	3	E:	D:	_ (E+D)
Act	3	E:	D:	_ (E+D)
Summe	18			
Gewichtung als Kernkriterium	mal 1,5			
ERGEBNIS	max. 27			

Hinweis: Die Ergebnisse der einzelnen PDCA-Schritte werden addiert. Eine Aufrundung erfolgt erst in der Summenzeile bzw. bei Kernkriterien in der Ergebniszeile.

Durch die Bepunktung erhält die jeweilige Einrichtung einen Überblick über die eigenen Stärken und Schwächen. Anhand des Ergebnisses kann diese somit die Entscheidung zur Durchführung einer Fremdbewertung treffen oder zunächst die eruierten Qualitätsdefizite bearbeiten.

2.2 Fremdbewertung

Wenn sich eine Einrichtung entschließt, eine Fremdbewertung bzw. Zertifizierung durchzuführen, kann sie sich an eine von der KTQ®-GmbH akkreditierte Zertifizierungsstelle wenden. Die *Zertifizierungsstellen* haben im Rahmen des KTQ®-Zertifizierungsverfahrens die Aufgabe, den Zertifizierungsprozess zu organisieren bzw. zu begleiten. Dazu muss die Einrichtung ihre Selbstbewertung sowie weitere Antragsunterlagen bei der Zertifizierungsstelle einreichen und die Zertifizierung beantragen. Die Zertifizierungsstelle stellt dafür ein Visitorenteam zusammen, welches im Rahmen der Fremdbewertung zunächst eine Ersteinschätzung auf Grundlage des Selbstbewertungsberichtes vornimmt. Die KTQ®-Visitoren haben neben einer langjährigen Berufserfahrung und einer fundierten Ausbildung im Qualitätsmanagement zusätzlich noch ein mehrtägiges spezifisches KTQ®-Visitorentraining absolviert. Ein *Visitorenteam* ist stets interprofessionell besetzt. Im Krankenhaus mit einem ärztlichen, ökonomischen und pflegerischen Visitor; im Pfegebereich mit einem Pflegedienstleiter und Geschäftsführer; im Praxisbereich mit einem Arzt bzw. einer Arztfachhelferin oder beiden. In der Rehabilitation sind Visitoren aus ärztlichem, pflegerischem sowie therapeutischem Bereich eingebunden. Anschließend besuchen sie die Einrichtung und hinterfragen bzw. bewerten diese auf Basis der Selbstbewertung durch „Einsicht in Dokumente", „Kollegiale Dialoge" und „Begehungen" einzelner Bereiche. Wenn die Einrichtung die im folgenden genannten Voraussetzungen erfüllt, sprechen die KTQ®-Visitoren eine Empfehlung zur Zertifikatvergabe an die KTQ®-GmbH aus.

Voraussetzungen für die Zertifikatvergabe sind:

* Die gesamte Einrichtung wird zertifiziert.
* Die Krankenhäuser müssen
  * *mindestens 55 Prozent* der „adjustierten" KTQ®-Gesamtpunktzahl *pro Kategorie* erreichen,
  * zeitgleich mit Zertifikatserteilung den *KTQ®-Qualitätsbericht* veröffentlichen und
  * sich an allen *externen verbindlichen Qualitätssicherungsmaßnahmen* beteiligen.

2.3 Zertifikatvergabe und Veröffentlichung des KTQ®-Qualitätsberichtes

Nach einer erfolgreichen Fremdbewertung im Rahmen einer Visitation erfolgt die Vergabe des Zertifikates durch die KTQ®-GmbH, welches drei Jahre gültig ist. Der mit dem KTQ®-Zertifikat zu veröffentlichende KTQ®-Qualitätsbericht beschreibt in kompakter und verständlicher Form die konkreten Leistungen sowie Strukturdaten der Einrichtung. Er macht die Prozessabläufe im Hinblick auf die sechs Kategorien bzw. deren Kriterien des jeweils gültigen KTQ®-Kataloges für die Öffentlichkeit transparent. Der Qualitätsbericht wird für drei Jahre auf der KTQ®-Homepage veröffentlicht.

Das Krankenhaus kann kurz vor Ablauf der Zertifikatsdauer eine daran anschließende Rezertifizierung beantragen. Es muss dazu den Zertifizierungsprozess erneut durchlaufen.

3. Zusammenfassung und Ausblick

Zusammenfassend ist das Ziel der KTQ®-GmbH, Krankenhäusern bzw. Arzt-, Zahnarzt-, Psychotherapiepraxen und Medizinischen Versorgungszentren, Rehabilitationskliniken sowie stationären und teilstationären Pflegeeinrichtungen, ambulanten Pflegediensten, Hospizen und alternativen Wohnformen durch ein freiwilliges Zertifizierungsverfahren – mittels der Bearbeitung des KTQ®-Manuals im Rahmen der Selbstbewertung – Anregungen zu geben, neue Elemente des Qualitätsmanagements auf der Grundlage einer Analyse und Weiterentwicklung bestehender Strukturen und Versorgungsprozesse zu implementieren.

Die KTQ®-Zertifizierungsverfahren ermöglichen eine Zertifizierung der gesamten Einrichtung einschließlich aller Abteilungen / Bereiche. Es gehört zu den KTQ®-Grundsätzen, dass einzelne Abteilungen nicht mit diesen Verfahren zertifiziert werden können. Im Zentrum aller Qualitätsbemühungen steht die Verbesserung der Patientenversorgung sowohl hinsichtlich der Prozesse als auch der Ergebnisse im Sinne der Patientenorientierung.

Weiterhin will das KTQ®-Zertifizierungsverfahren eine Berücksichtigung hierarchieflacher sowie berufsgruppenübergreifender Zusammenarbeit fördern. Zudem ist das KTQ®-Verfahren das bislang einzige Zertifizierungsverfahren für Einrichtungen des Gesundheitswesens, das neutral, objektiv und reliabel aufgebaut ist und sich dazu noch transsektoral, multiprofessional und interdisziplinär darstellen lässt.

Es bietet allen Einrichtungen und deren Mitarbeitern die Möglichkeit, ihr bislang ureigenstes praktiziertes Qualitätsmanagementsystem darin abzubilden. So ist das KTQ®-Zertifizierungsverfahren ein absolut wertneutrales System, das mit allen gängigen QM-Verfahren kompatibel ist. Es holt die Einrichtungen dort ab, wo diese sich im Sinne des QMs befinden, ohne deren bisherige Bemühungen infrage zu stellen oder gar bloßzulegen.

Weitere integrative Aspekte bilden zukünftig das Umweltmanagement sowie das Integrierte Management im Sinne der künftig stärker praktizierten Vernetzung. Hierzu werden die KTQ®-Manuale und -Kataloge einer ständigen Revision unterzogen sowie im Bedarfsfall überarbeitet und angepasst. Von daher spiegelt das KTQ®-Zertifizierungsverfahren in sich den Prozess der Kontinuierlichen Verbesserung (KVP).

Somit kann die KTQ®-Systematik von jedem Einzelnen als grundlegender Handlungsleitfaden angesehen werden, um sich letztendlich mit seiner Arbeit in seiner Einrichtung nicht nur zu identifizieren, sondern sich darin auch wiederzufinden. Dadurch entsteht ein gelebtes Qualitäts- und Wissensmanagement, das nicht nur sehr gut in der tagtäglichen Arbeit benutzt, in entsprechenden Datenbänken hinterlegt und periodisch gut überprüft werden kann. Jeder Einzelne kann somit durch das KTQ®-Verfahren zu einem wesentlichen Gestaltungselement seiner Einrichtung werden und maßgeblich zu deren Erfolg oder Misserfolg beitragen.

Um all diese Ziele bestmöglich erreichen zu können, geht die KTQ®-GmbH strategische Partnerschaften ein. Ihr Ziel dabei ist, allen Beteiligten eine Win-Win-Situation zu ermöglichen, indem sie entsprechendes Handwerkszeug für das Qualitätsmanagement erzeugt. So sind die gesamten Kataloge mit entsprechender EDV-Software zur Datenerfassung hinterlegt. Ergänzend bietet die KTQ®-GmbH durch eine Kooperation mit der NEXUS AG die Entwicklungsmöglichkeit einer Wissensdatenbank an. Die dazu benötigte Basis-Software ist zurzeit kostenfrei auf KTQ-DOC und -PFLEGE hinterlegt.

Vielfältige Anfragen – beispielsweise seitens der Sanitätshäuser, der Apotheken, von Bildungseinrichtungen und Schulen des Gesundheitswesens, denen der Geburtshilfe und anderen Medizinischen Assistenzberufen – bestätigen das Interesse und die große Akzeptanz des KTQ®-Verfahrens.

Dipl.-Pflegewirtin Gesine Dannenmaier

Seit April 2006 Geschäftsführerin der KTQ®-GmbH

Ab 2004 Prokuristin der KTQ®-GmbH, Entwicklung bzw. Weiterentwicklung der KTQ®-Zertifizierungsverfahren sowie Trainerin für sämtliche KTQ®-Schulungen / Trainings im Bereich Krankenhaus, Rehabilitationskliniken, Praxen und MVZ sowie für stationäre Pflegeeinrichtungen, ambulante Pflegedienste, Hospize und alternative Wohnformen

Bis 2004 Mitglied in der Arbeitsgruppe Pflege der BQS

Seit März 2000 als wissenschaftliche Mitarbeitern bei der KTQ®-Geschäftsstelle

Studium Pflegemanagement 1996–2000 an der ASFH Berlin

1981 Ausbildung zur Krankenschwester und 1987 OP-Fachschwester; Tätigkeit im Gesundheitswesen bis 2000

Literaturhinweise

Prof. Dr. Andreas H. Grün

MEDIZIN UND ÖKONOMIE IM SPANNUNGSFELD?

Da-Cruz, P., Karrierechance für Top-Manager, in: Krankenhaus Umschau, S. 606-609, 7/2007.

Grün, A.H., Wirtschaftlichkeitsreserven durch Prozesskostenrechnung, Kosten- und Leistungsmanagement – Von der Wirkung zur Ursache. in Rebscher, H.: Gesundheitsökonomie und Gesundheitspolitik. 2006.

Grün, A. H., Der (regionale) Gesundheitsmarkt in Veränderung. in George, W.; Bonow, M.: Regionale Gesundheitsversorgung. Pabst Science Publishers, Lengerich 2007.

Grün, A. H. (Hrsg.), Wettbewerb versus Regulierung im Deutschen Gesundheitswesen. WiKu Verlag, Berlin 2005.

Grün, A. H. (Hrsg.), Die Rolle des Staates im Deutschen Gesundheitswesen. WiKu Verlag, Berlin 2004.

Grün, A. H. (Hrsg.), Patient Gesundheitswesen im Wartezimmer. WiKu Verlag, Duisburg 2007.

Grün, A. H. (Hrsg.), Aktuelle Entwicklungen des Deutschen Gesundheitswesens. Möglichkeiten und Grenzen sowie Gefahren und Konsequenzen der stationären und ambulanten Versorgung unter den DRGs sowie Disease Management. WiKu Verlag, Berlin 2005.

Heimig, F.: Das G-DRG-System wird zum Präzisionsinstrument, S. 136, in: führen und wirtschaften, 2/2007.

Jakobs-Schäfer, A., Mehr als geballte Einkaufsmacht, in: Krankenhaus Umschau, S. 591-594, 7/2007.

Kriegel, J., Was tun gegen die „logistische Fettleibigkeit"?, in: Krankenhaus Umschau, S. 598-610, 7/2007.

Mihm, Andreas, Mehr Markt für die Gesundheit, in: Die Gesundheitswirtschaft, 1/07, S. 46, 2007.

Mommsen, W.: Otto von Bismarck. Rowohlt Taschenbuch Verlag, Reinbeck 1966, S. 172.

Preusker, Uwe K., Konsumieren für die Gesundheitswirtschaft, in: Die Gesundheitswirtschaft, 1/07, S. 20-23, 2007.

Rebscher, H., Das Gesundheitssystem verträgt mehr Wettbewerb und weniger Staat, in: f&w, S. S. 290-313, 3/2007.

Rebscher, H, in Rolfes, G., Patientenhotel: Mehr Komfort und weniger Kosten, in: Die Gesundheitswirtschaft, 1/07, S. 25, 2007.

Roeder, N.; Hoppenheit, C.; Wolter, B.; Strauch, B.; Rudloff, B.; Hennke, M.; Rebig, S.; Palmer, U., Einführung eines softwaregestützten integrierten und ganzheitlichen Risikomanagements im Universitätsklinikum Münster, S. 429-438, in: das Krankenhaus, 5/2007

Schwarz, R.: Integration der ärztlichen Perspektive – Krankenhauseinkauf zwischen Ökonomie und Medizin. in: Klinikarzt (2006); 35: XVIII-XIX.

Internet:
Bundeszentrale für Politische Bildung: www.bpb.de
Deutsches Krankenhausinstitut e.V.: www.dki.de
Gesundheitsberichterstattung des Bundes: www.gbe-bund.de
Statistisches Bundesamt: www.destatis.de

Prof. Dr. Robert Behr
NEUROCHIRURGIE

Lacroix et al.: A multivariate analysis of 416 patients with glioblastoma multiforme: prognosis, extent of resection, and survival. J. Neurosurg 95,190–198, 2001

Laws et al. Survival following surgery and prognostic factors for recently diagnosed malignant glioma: data from the glioma outcome project J Neurosurg 99, 467–473, 2003

M. Benoist, The natural history of lumbar degenerative spinal stenosis, Joint Bone Spine, 69, 450–457, 2002

Behr, R.: Läsionen peripherer Nerven. In: Die Chirurgie, 4. Auflage 309–314. Hrsg.: Koslowski, Bushe, Junginger, Schwemmle, Schattauer 1999

Schädel-Hirn-Traumata. In: Neurochirurgie, 301–348, Hrsg.: Moskopp, Wassmann, Schattauer 2005

Intrakranielle Blutungen und Gefäßleiden. In: Neurochirurgie, 349–405, Hrsg.: Moskopp, Wassmann, Schattauer 2005

Intrakranielle Tumoren. In: Neurochirurgie, 407–529, Hrsg.: Moskopp, Wassmann, Schattauer 2005

Kompendium Neurochirurgie. Hrsg.: Hölper, Soldner, Behr, PROINN Verlag 2006

Prof. Dr. Dr. Michael Streppel
HALS-, NASEN- UND OHRENHEILKUNDE

Streppel M., Eckel HE., Goldschmidt O., Schrappe M. (1998). Qualitätsbewertende Indikatoren in der stationären Versorgung einer HNO-Klinik. HNO 46:864-869

Eckel HE., Streppel M., Schmalenbach K., Volling P., Schrappe M., Dietz A., Bootz F. (2000). Qualitätssicherung in der HNO-Tumorchirurgie. HNO 48(12):902-10

Wittekindt C., Kassens G., Bramlage S., Eckel HE., Goldschmidt O., Schrappe M., Streppel M. (2002). Qualitätsbewertende Indikatoren in einer HNO-Klinik. HNO 50:553-559

Streppel M., von Wedel H., Walger M. (2006). Hörstörungen und Tinnitus; Gesundheits-berichterstattung für die Bundesrepublik Deutschland. Robert Koch Institut, Berlin

Michel O., Jahns T., Joost-Enneking M., Neugebauer P., Streppel M., Stennert E. (2000). Das antiphlogistisch-rheologische Infusionsschema nach Stennert in der Behandlung von kochleovestibulären Störungen. HNO 48:182-188

Priv. Doz. Dr. Parwis Massoudy-Touiserkan
HERZCHIRURGIE

Kalmar P., Irrgang E.: Cardiac Surgery in Germany during 2000. A report by the German Society for Thoracic and Cardiovascular Surgery. Thorac Cardiovasc Surg 2001;49:XXXIII–XXXVIII

Kalmar P., Irrgang E.: Cardiac Surgery in Germany during 2001. A report by the German Society for Thoracic and Cardiovascular Surgery. Thorac Cardiovasc Surg 2002;50:30–35

Kalmar P., Irrgang E.: Cardiac Surgery in Germany during 2003. A report by the German Society for Thoracic and Cardiovascular Surgery. Thorac Cardiovasc Surg 2004;52:312–317

Gummert J.F., Funkat A., Krian A.: Cardiac Surgery in Germany during 2004. A report on behalf of the German Society for Thoracic and Cardiovascular Surgery. Thorac Cardiovasc Surg 2004;53:391–399

Prof. Dr. Richard Viebahn
VISZERALCHIRURGIE UND ORGANTRANSPLANTATION

Nagel E., Löhlein D. (Herausg): Pichlmayrs Chirurgische Therapie. 3. Auflage Springer-Verlag 2006

Bruch H.- P., Trentz O. (Herausg): Berchthold-Chirurgie. 5. Auflage Elsevier Urban & Fischer 2006

Deutsche Stiftung Organtransplantation (Herausg): Organspende und Transplantation 2005 DSO Neu-Isenburg 2006

Priv. Doz. Dr. Achim Lies
UNFALLCHIRURGIE

Arthroskopie des Schultergelenkes. Harry Merk, Jörg Jerosch, Georg Thieme Verlag 2001

Breitner chirurgische Operationslehre. Traumatologie 1, L. Schweiberer, Urban und Schwarzenberg

Chirurgie. V. Schumpelick, N.M. Bleese, U. Mommsen Enke im Georg Thieme Verlag 2000

Diagnostische Arthroskopie und arthroskopische Operationen am Kniegelenk. Werner Glinz, Hans Huber Verlag 1979

Frakturen und Luxationen im Wachstumsalter. Lutz von Laer, Georg Thieme Verlag 2001

Primär- und Revisions-Alloarthroplastik Hüft- und Kniegelenk (Endo Klinik). Springer Verlag 1987

Radiologische Diagnostik der Knochen und Gelenke. K. Bohndorf, H. Imhof Georg, Thieme Verlag 1998

Saegesser spezielle chirurgische Therapie. H. Denecke, B. Reichert, G. Muhr, Hans Huber Verlag 1996

Unfallchirurgie. Günther Hierholzer, Springer Verlag 1988

Unfallchirurgie in Deutschland. H.J. Oestern, J. Probst, Springer Verlag

Unfallchirurgie. Rüter, Frentz, Wagner, Urban und Schwarzenberg 2003

Prof. Dr. Johannes Brachmann

KARDIOLOGIE

1. Statistisches Bundesamt 2004

2. Leitlinien-Info-Modul „Hypertonie" der Ärztlichen Zentralstelle für Quali-tätssicherung (ÄZQ), 2002; Leitlinien-Clearing-Bericht „Hypertonie" der Ärztlichen Zentralstelle für Qualitätssicherung (ÄZQ), 2000

3. Deutsche Liga zur Bekämpfung, 2. Auflage 1997

4. Roskamm et al; Herzkrankheiten 4. Auflage 1996

5. Medizin Worldwide – Erkrankungen des Herz-Kreislauf-Systems

6. Dr. Andreas Lauber et al, 2001

7. Innere Medizin, Linus Geisler

Dr. Helmut Förster

GASTROENTEROLOGIE

Reimann, H.-J.; Lewin, J.: Differentialdiagnose. Symptome und Ursachen. W. Zuckschwerdt

Tympner, F.: Funktionale Beschwerden im Gastrointestinaltrakt. Georg Thieme

Burmester, G.-R.: Taschenbuch der Immunologie. Thieme

Schölmerich, J.; Bischof, S.C.; Manns, M.C.: Diagnostik in der Gastroenterologie und Hepatologie. Thieme

Phillip, J.; Allescher, H.-D.; Rohner, R.: Endoskopie. Struktur und Ökonomie. Normed

Caspary, F.; Leuschner, U.; Zeuzem, S.: Therapie von Leber- und Gallenkrankheiten. Springer

Malfertheiner, P.: Helicobacter pylori – von der Grundlage zur Therapie. Thieme

Kozuschek, W.; Paquet, K.J.: Pankreas. Diagnostik, Therapie. Karger

Kaspar: Gastroenterologie. Acropus

Jäger, L.; Wüthrich, B.: Nahrungsmittelallergien und -intoleranzen. Gustav Fischer

Bosseckert, H.: Gastroenterologie Ratgeber. Gustav Fischer

Univ.-Prof. Dr. Wolf D. Oswald
GERONTOLOGIE

Oswald, W. D., Lehr, U.; Sieber, C.; Kornhuber, J. (Hrsg.): Gerontologie (3. vollst. überarbeitete Auflage). Kohlhammer, Stuttgart 2006

Oswald, W. D.: SimA-basic. Hogrefe, Göttingen 2005 (ISBN 3-8017-1915-4)

Oswald, W. D.: Kognitive und körperliche Aktivität – Ein Weg zur Erhaltung von Selbständigkeit und zur Verzögerung demenzieller Prozesse? Zeitschrift für Gerontopsychologie & -psychiarie , 17 (3) 2004, 147–159.

Oswald, W. D.; Gatterer, G.; Fleischmann, U. M.: Gerontopsychologie (2. Aufl.). Springer, Wien 2007 (in Vorbereitung)

www.sima-akademie.de
www.wdoswald.de

Dr. Klaus Post
SCHMERZ – VOM SYMPTOM ZUR KRANKHEIT

(1) Antwort der Bundesregierung Drucksache 15/2295 vom 22.12.2003, S.1-8.

(2) Bundesgesundheitssurvey 1998 RKI Epidemiologie des Schmerzes: Bellach B.M.: Ergebnisse des Bundesgesundheitssurveys 1998 Bundesgesundheitsblatt Medizin, Vol. 43, Nr.6. Juni 2000: S.424-431.

(3) Forschungsinstitut NFO World Group, Schweiz: European Pain Survey 2003. http:// www.mundipharma.ch/de/docs/prof-pr-painineurope_dt.pdf

(4) http://www.forum-schmerz.de/web/schmerzcontent/de/

(5) Diemer W, Burchert H.: Chronische Schmerzen. Gesundheitsberichterstattung des Bundes, Heft 7.

(6) Neuhauser H., Ellert U., Ziese T. in: Das Gesundheitswesen, Jg. 67, Heft 10, Stuttgart, New York 2005.

(7) T. Kohlmann T., Schmidt C.: Rückenschmerzen in Deutschland: Orthopädie und Rheuma. Heft 1 2005.

(8) Bromm B.: in Schmerztherapie, AINS, Band 4: S.33.

(9) Bromm B.: in Schmerztherapie, AINS, Band 4: S.39.

(10) Tölle T.R., Berthele A: Das Schmerzgedächtnis in: Lehrbuch der Schmerztherapie, Zenz M, Jurna I, S.89.

(11) http://www.medizinfo.de/schmerz/kongress2000/gedaechtnis.htm

(12) Valer M., Sprenger T.: PAIN 109, (2004). S.399-408.

(13) Egle U.T., Derra C.: Psychotherapie bei Schmerz: in Lehrbuch der Schmertherapie; S.162.

(14) http://www.who.int/mediacentre/news/releases/2004/pr70/en/

(15) Kröner-Herwig B.: Chronischer Schmerz – eine Gegenstandsbestimmung; S.9.

(16) Hasenbring M.: Chronifizierung auf psychischer Ebene: in Lehrbuch der Schmerztherapie. S.189.

Basler H.D., Franz C., Kröner-Herwig B.: Psychologische Schmerztherapie, Grundlagen, Diagnostik, Krankheitsbilder, Behandlung; 4. Auflage, Springer Verlag, Berlin 1998.

Bundesministerium für Gesundheit und soziale Sicherung: Statistisches Taschenbuch 2005.

Kress H. G., Aktuelle Schmerztherapie, Standard und Entwicklungen, 3. Ergänzungslieferung, ecomed Medizin Verlag; 6/2006.

Melzack R., Wall P.D.: Pain mechanisms, a new theory. Science 150, 971-979 (1965).

Neumann U.: Schmerz. Gesundheitsökonomische Bedeutung aus Sicht der Kostenträger. Bundesgesundheitsblatt (2002), 45. S.451-454.

Zimmermann M.: Die Versorgung von Patienten mit chronischen Schmerzen. in: Der Schmerz, 15, 2001: S. 89-91.

Priv. Doz. Dr. Dieter Melchart
NATURHEILVERFAHREN

1. Ajzen I., Fishbein M. Understanding attitudes and predicting social behaviour. Prentice Hall, Englewood Cliffs 1980.

2. Antonovsky A. Health, stress, and coping: New perspectives on mental and physical well-being. Jossey-Bass, San Francisco, 1979.

3. Antonovsky A. The sense of coherence as adeterminant of health. In: Beattie A., Gott M., Jones L., Sidell M. (eds) Health and wellbeing: a reader. Macmillan / Open University, Basingstoke 1993; 202–214.

4. Assmann G., Cullen P., Schulte H. Simple Scoring Scheme for Calculating the Risk of Acute Coronary Events Based on the 10-Year Follow-Up of the Prospective Cardiovascular Münster (PROCAM) Study. Circulation, 2002;105: 310–315.

5. Bandura A. Health promotion from the perspective of social cognitive theory. Psychology and Health, 1998;13: 623–49.

6. Bandura A. Self-efficacy mechanism in human agency. Am Psychol 1982;37:122–47.

7. Barnes

8. Becker M. H. (ed) The Health Belief Model and personal health behaviour. Slack, Thorofare, New Jersey, 1974.

9. Becker P. Seelische Gesundheit und Verhaltenskontrolle. Eine integrative Persönlichkeitstheorie und ihre klinische Anwendung. Göttingen: Hofgrefe 1995.

10. Bengel J., Belz-Merk M. Subjektive Gesundheitsvorstellungen In: Scharzer R. (Hrsg.) Gesundheitspsychologie. Hofgrefe-Verlag Göttingen 1997;2:23–41.

11. Benson H.M.S. The Wellness book. Mind-Body Medicine. New York: Fireside, 1999.

12. Boessmann, U., Peseschkian N. (Hrsg.): Arbeitsbuch Positive Ordnungstherapie. Hippokrates Verlag, Stuttgart 1995.

13. Brug J., Steenhuis I., van Assema P., de Vries H. The impact of a computer-tailored nutrition intervention. Prev Med 1996; 25: 236–242.

14. Bühring M. „Damit auch Naturmedizin Schule macht" – Interview. NGM 1990;4:110.

15. Bühring M. Klassische Naturheilverfahren sind keine unkonventionelle Therapie.

16. de Lorgeril M., Salen P., Martin J.L. et al. Mediterranean diet, traditional risk factors, and the rate of cardiovascular complications after myocardial infarction: final report of the Lyon Diet Heart Study. Circulation, 1999; 99: 779–785.

17. Eurospire II Study Group. Lifestyle and risk factor management and use of drug therapies in coronary patients from 15 countries – principal results from EUROSPIRE II – Euro Heart Survey Programme. Lancet, 2001;357:995–1001.

18. Faltermaier T. Subjektive Konzepte von Gesundheit in einer salutogenetischen Perspektive. In: Lebenslust und Wohlbefinden. Kolip P. (Hrsg.) Juventa-Verlag, Weinheim, 1994.

19. Göpel E. Multimedialer Kooperationsverbund Hochschulen für Gesundheit. Sommerakademie zur Gesundheitsförderung, Magdeburg 2001.

20. Grote LR. Über die Einheit der Heilkunde und die hippokratische Medizin. Hippokrates-Verlag, 1954;25:1–11.

21. Härtel U., Volger E. Inanspruchnahme und Akzeptanz klassischer Naturheilverfahren und alternativer Heilmethoden in Deutschland – Ergebnisse einer repräsentativen Bevölkerungsstudie. Forsch Komplementärmed Klass Naturheilk 2004; 11: 327–334

22. Heine H.Lehrbuch der biologischen Medizin-Grundlagen und Systematik. Stuttgart: Hippkrates, 1991.

23. Henkel V., Mergl R., Kohnen R., Maier W., Möller H.-J., Hegerl U. Identifying depression in primary care: a comparison of different methods in aprospecitve cohort study. BMJ 2003; 326:200–201.

24. Henrich G., Herschbach P. Questions on Life Satisfaction (FLZM) – A Short Questionnaire for Assessing Subjective Quality of Life. European Journal of Psychological Assessment, 2000; 16;3: 150–159.

25. Hentschel HD. Naturheilverfahren in der ärztlichen Praxis. Köln: Deutscher Ärzteverlag, 1991.

26. Herriger N. Empowerment – Annäherung an ein neues Fortschrittsprogramm der sozialen Arbeit. Neue Praxis 1991;3:221–9.

27. Hildebrandt G. Therapeutische Physiologie. Grundlagen der Kurortbehandlung. In: Amelung W, Hildebrandt G. (Hrsg.) Balneologie und medizinische Klimatologie. Berlin, Heidelberg, New York, Tokio: Springer 1985.

28. Hildebrandt G. Therapeutische Physiologie. Grundlagen der Kurortbehandlung. In: Amelung W, Hildebrandt G. (Hrsg.) Balneologie und medizinische Klimatologie. Berlin, Heidelberg, New York, Tokio: Springer 1985.

29. Hoff F. Fieber, unspezifische Abwehrvorgänge, unspezifische Therapie. Stuttgart: Thieme, 1957.

30. Jakobi J., Schmieder RE. Volkskrankheit Hypertonie – „Deutschland ist Europameister". Bayerisches Ärzteblatt, 2004;10: 564–68.

31. Jolliffe JA., Rees K.,Taylor SS., Thompson D., Oldridge N., Ebrahim S. Exercised-based rehabilitation for coronary heart disease. In: The Cochrane Library,2001, Issue 1.

32. Kabat-Zinn J. An outpatient programm in behavioural medicine for chronic pain based on the practive of mindfulness meditation: theoretical considerations and preliminary results. Gen Hosp Psychiatry, 1982;4;1:33–47

33. Kobasa SC., Maddi SR., Kahn S. Hardiness and health: A prospective study. J Pers Soc Psychol 1982; 42:168–77.

34. Lancaster T., Stead LF. Self-help interventions for smoking cessation (Cochrane Review). In: The Cochrane Library, Oxford: Udate Software, 1999; Issue 4

35. Matthiesen PF. Zum Paradigmapluralismus in der Medizin Hufeland-Journal 1994; 9, 3: 61–71.

36. Melchart D., Wagner H. Naturheilverfahren – Grundlagen einer auto-regulativen Medizin. Stuttgart, NewYork: Schattauer, 1993.

37. Melchart D. Gesundheitstraining als moderne Ordnungstherapie. In: Melchart D., Brenke R., Dobos G., Gaisbauer M., Saller R.(Hrsg.): Naturheilverfahren. Schattauer Verlag, Stuttgart, New York 2002; 55–88.

38. Melchart D. Prinzip der Selbstheilung als eine zentrale Rahmentheorie für Naturheilverfahren – ein Gesundheits- und Krankheitsmodell für die klassische Naturheilkunde. In: Melchart D., Brenke R., Dobos G., Gaisbauer M., Saller R.(Hrsg.): Naturheilverfahren. Schattauer Verlag, Stuttgart, New York 2002;23–48.

39. Melchart D. Prinzip der Selbstheilung als eine zentrale Rahmentheorie für Naturheilverfahren – ein Gesundheits- und Krankheitsmodell für die klassische Naturheilkunde. In: Melchart D., Brenke R., Dobos G., Gaisbauer M., Saller R.(Hrsg.): Naturheilverfahren. Schattauer Verlag, Stuttgart, New York 2002;23–48.

40. Melzer J., Melchart D., Saller R. Entwicklung der Ordnungstherapie durch Bircher-Benner in der Naturheilkunde im 20. Jahrhundert Forsch Komplementärmed Klass Naturheilkd 2004;11:293–303.

41. Men's-Health-Pfizer-Gesundheitsmonitoring, Pfizer, 2002

42. Münch. med. Wschr.1998;140.

43. Peseschkian N. Positive Psychotherapie. Fischer, Frankfurt, 1977.

44. Pirlet K. Die Heilkraft der Natur Erfahrungsheilkunde 1996; 45,11:848–58.

45. Prochaska J.O., Velicer W.F. The Transtheoretical Model of Health Behavior Change. American Journal of Health Promotion. 1997; 12;1:38–48.

46. Pschyrembel Wörterbuch Naturheilkunde. Berlin, New York: Walter de Gruyter,2000

47. Rappaport J. Ein Plädoyer für die Widersprüchlichkeit: ein sozialpolitisches Konzept des „empowerment" anstelle präventiver Ansätze. Verhaltenstherapie und psychosoziale Praxis 1985;17:257–78.

48. Rosengreen A., Hawken St., Ounpuu St., Sliwa K., Zubaid M., Almahmeed W.A., Ngu Blackett K., Sitthiamom Ch., Sato H., Yusuf S. Association of psychosocial risk factors with risk of acute myocardial infarction in 11 119 cases and 13 648 controls from 52 countries (the INTERHEART study): case-control study. Lancet 2004; 364:953–62.

49. Rothschuh KE. Prinzipien der Medizin. München, Berlin: Urban und Schwarzenberg, 1965.

50. Rotter JB. Generalized outcome expectations for internal versus external control of reinforcement. Psychol Monographs 1966;80:609.

51. Scholler G., Fliege H., Klapp B.F. Fragebogen zu Selbstwirksamkeit, Optimismus und Pessimismus. PPmP Psychother. Psychosom. med. Psychol. 1999; 49: 275–283.

52. Schwarzer R. Gesundheitspsychologie, Göttingen, Hogrefe, 1997.

53. Seyle H. Einführung in die Lehre vom allgemeinen Adaptationssyndrom. Stuttgart: Thieme, 1953.

54. Singh R., B., Dubnov G., Niaz M.A. et al. Effect of an Indo-Mediterranean diet on progression of coronary artery disease in high risk patients: a randomised single-blind trial. Lancet. 2002;360:1455–1461.

55. Skinner CS., Strecher VJ., Hospers H. Physicians' recommendations for mammography: do tailored messages make a difference? Am J Public Health. 1994; 84;1: 43–49.

56. Tate DF., Wing RR., Winett RA. Using internet technology to deliver a behavioural weight loss program. JAMA 2001; 285: 1172–7.

57. Trojan A., Legewie H. (Hrsg.): Nachhaltige Gesundheit und Entwicklung Verlag für Akademische Schriften VAS, Frankfurt,2001;105–130.

58. V. Eckardstein A., Schulte H., Assmann G. Risk for Diabetes Mellitus in Middle-Aged Caucasian Male Participants of the PROCAM Study: Implications fort he Definition of Impaired Fasting Glucose by the American Diabetes Association. J Clin Endocrinol Metab 2000; 85: 3101–3108.

59. Yusuf S. Hawken, St,Ounrpuu St., Dans T.,Avezum A., Lanas F., McQueen M., Budaj A., Pais P., Varigos J., Lisheng L. Effect of potentially modifiable risk factors associated with myocardial infarction in 52 countries (the INTERHEART study): case-control study Lancet 2004;364:937–52.

Dr. Ulrich Haaf
DERMATOLOGIE

Dermatologie und Venerologie, O. Braun-Falco; G.Plewig; H.H.Wolf; u. a., 5. Auflage 2005, Springer Medizin Verlag Heidelberg

Dermatologie, Venerologie, P. Fritsch, 2. Auflage 2004, Springer-Verlag Berlin Heidelberg New York

Therapie der Hautkrankheiten, C.E. Orfanos; C. Garbe, 2. Auflage 2002, Springer-Verlag Berlin Heidelberg NewYork

Dr. Albert Möller
LABORMEDIZIN

Lothar Thomas: Labor und Diagnose. TH Books 1998

Martin Fischer, Martin Adler: Befundungstutor: Blut. Thieme Verlag, CD Version 1.0

Herbert Begemann, Michael Begemann: Praktische Hämatologie. Thieme Verlag 1989

Dr. Albert Möller
INFEKTIONSKRANKHEITEN

Stefan Silbernagl, Florian Lang: Taschenatlas der Pathophysiologie. Thieme 1998
Fritz H. Kayser, Kurt A. Bienz, Johannes Eckert, Rolf M. Zinkernagel: Medizinische Mikrobiologie. Thieme 2001

Bildtafeln Thomae: Klinische Visite

Veröffentlichungen des Robert Koch-Instituts (www.rki.de)

Veröffentlichungen der WHO (www.who.org, www.unaids.org)

Nationales Referenzzentrum für Surveillance von nosokomialen Infektionen (www.nrz-hygiene.de)

PD Dr. Jamshid Farahati
NUKLEARMEDIZIN

Schicha, H.; Schober, O.: Basiswissen und klinische Anwendung. Schattauer 2003

Gworski, L.; Lottes, G.; Reiners, C.; Schober, O.: Empfehlungen zur Qualitäts-kontrolle in der Nuklearmedizin. Schattauer 2003

Prof. Dr. Pedro Michael Faustmann

NEUROLOGIE

Ärztekammer Westfalen-Lippe – www.aekwl.de (Weiterbildungsordnung)

Brandt, T., Dichgans, J., Diener H.C. (Hrsg.) – Therapie und Verlauf neurologischer Erkrankungen. Kohlhammer Verlag, Stuttgart, 4. Auflage 2003

Deutsche Gesellschaft für Neurologie – www.dgn.org

Faustmann, P.M., Dermietzel, R. – Funktionelle Anatomie und Biomechanik, Halswirbelsäule-Lendenwirbelsäule. In: Krämer, J. (Hrsg.): Wirbelsäule – Thorax. In: Wirth, C.J., Zichner, L. (Hrsg.): Orthopädie und Orthopädische Chirurgie – Das Standardwerk für Klinik und Praxis. Thieme Verlag, Stuttgart 2004, S. 3-27

Hufschmidt, A., Lücking, C.H. – Neurologie compact. Leitlinien für Klinik und Praxis. Thieme Verlag, Stuttgart, 3. Auflage 2003

Initiativkreis Ruhrgebiet. Klinikführer Rhein-Ruhr 2005 / 2006. Klartext Verlag, Essen 2005; siehe auch: www.kliniken-rhein-ruhr.de

Limmroth, V., Faustmann, P.M., Diener, H.C. – Multiple Sklerose. In: Pschyrembel Therapeutisches Wörterbuch, de Gruyter Verlag, Berlin – New York, 2. Auflage 2001, S. 585-587

Neundörfer, B., Schneider, E., Dittmann, V., Pöldinger, W. – Atlas der Nervenheilkunde – Neurologie und Psychiatrie in Bild und Wort, G. Braun Fachverlage Karlsruhe 1996

Prof. Dr. Pedro Michael Faustmann

PSYCHIATRIE UND PSYCHOTHERAPIE

Ärztekammer Westfalen-Lippe – www.aekwl.de (Weiterbildungsordnung)

Berger, M., Fritze, J., Roth-Sackenheim, C., Voderholzer, U. (Hrsg.): Die Versorgung psychischer Erkrankungen in Deutschland – Aktuelle Stellungnahmen der DGPPN 2003– 2004, Springer Verlag, Heidelberg 2005

Deutsche Gesellschaft für Psychiatrie, Psychotherapie und Nervenheilkunde – www. dgppn.de

DSM-IV-TR. Diagnostisches und statistisches Manual psychischer Störungen – Textrevision – Deutsche Bearbeitung und Einführung von Saß, H., Wittchen, H.-U., Zaudig, M., Houben, I., Hogrefe Verlag Göttingen 2003

Faust, V. (Hrsg.): Psychiatrie – Ein Lehrbuch für Klinik, Praxis und Beratung, Urban und Fischer bei Elsevier München, 2. Auflage 2002

Foerster, K. (Hrsg.): Psychiatrische Begutachtung – Ein praktisches Handbuch für Ärzte und Juristen, Urban und Fischer bei Elsevier München, 4. Auflage 2004

Limmroth, V., Faustmann, P.M.: Alzheimer-Krankheit. In: Pschyrembel Handbuch Therapie, de Gruyter Verlag, Berlin – New York, 3. Auflage 2005, S. 35–36

Neundörfer, B., Schneider, E., Dittmann, V., Pöldinger, W.: Atlas der Nervenheilkunde – Neurologie und Psychiatrie in Bild und Wort, G. Braun Fachverlage Karlsruhe 1996

www.bkh-guenzburg.de / body_psychiatrie2.html – Bezirkskrankenhaus Günzburg

59,50

8/6/2

www.klinikum-hannover.de/minf/quali/qb03_lps.pdf – Klinikum Hannover

www.lwl.org/LWL/Gesundheit/psychiatrieverbund/K/klinik_dortmund/allg_infos/Qualitaetsbericht/ – Westfälische Klinik Dortmund

www.zfp-web.de/files/Gesetzlicher_QS_Bericht_4.2_Zentrum_fuer_Psychiatrie_Bad_Schussenried_260840391_Bad_Schussenried.pdf – Zentrum für Psychiatrie Bad Schussenried

Peter Möckel
MEDIZINCONTROLLING

(1) A. Goldschmidt: Medizin-Controlling, Forum der Medizininformatik 5/99

(2) www.medizincontroller.de

(3) K. Kazmierczak: Berufsbild des Medizin-Controlling, www.medizincontrolling.de

(4) J. Eckhardt: Das Berufsbild des Medizin-Controllers (Medical Controller), www.ecqmed.de

(5) MDK Hessen, persönliche Mitteilung

(6) NKG: Hinweise der Niedersächsischen Krankenhausgesellschaft zum Krankenhaus-Berichtswesen unter DRG-Bedingungen, www.nkgev.de

(7) J. Eckhardt: integrierte klinische Pfade, www.ecqmed.de

Weitere Literatur, wichtige Links:

A. Goldschmidt, M. Kalbitzer, J. Eckhardt: Praxishandbuch Medizincontrolling, Economica, Heidelberg 2005

G. Thiele (Hrsg.): Praxishandbuch Einführung der DRGs in Deutschland, R.v.Decker, Heidelberg 2001

M. Hübner, G.v. Mittelstaedt (Hrsg.): Leitfaden: DRG – Vergütungssystem für Klinikleistungen, Aventis Pharma Deutschland GmbH, Frankfurt/M 2002

www.g-drg.de, Homepage des InEK, des deutschen DRG-Instituts

www.mydrg.de, Deutschsprachiges DRG-Diskussions-Forum mit umfangreichem Downloadbereich

www.dimdi.de, Deutsches Institut für medizinische Dokumentation und Information

www.krankenhaus-aok.de, Informationen zum DRG-System und zur aktuellen Gesetzgebung, Auflistung